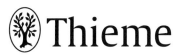

Infektionen in Gynäkologie und Geburtshilfe

Lehrbuch und Atlas

Eiko E. Petersen

5., neu bearbeitete und erweiterte Auflage

429 Abbildungen
62 Tabellen

Georg Thieme Verlag
Stuttgart · New York

Bibliografische Information der Deutschen Nationalbibliothek

Die Deutsche Nationalbibliothek verzeichnet diese Publikation in der Deutschen Nationalbibliografie; detaillierte bibliografische Daten sind im Internet über http://dnb.d-nb.de abrufbar.

1. Auflage 1988
2. Auflage 1994
3. Auflage 1997
4. Auflage 2003

Anschrift des Verfassers
Prof. Dr. med. Eiko E. Petersen
Eichbergstr. 18
79117 Freiburg

Wichtiger Hinweis: Wie jede Wissenschaft ist die Medizin ständigen Entwicklungen unterworfen. Forschung und klinische Erfahrung erweitern unsere Erkenntnisse, insbesondere was Behandlung und medikamentöse Therapie anbelangt. Soweit in diesem Werk eine Dosierung oder eine Applikation erwähnt wird, darf der Leser zwar darauf vertrauen, dass Autoren, Herausgeber und Verlag große Sorgfalt darauf verwandt haben, dass diese Angabe **dem Wissensstand bei Fertigstellung des Werkes** entspricht.

Für Angaben über Dosierungsanweisungen und Applikationsformen kann vom Verlag jedoch keine Gewähr übernommen werden. **Jeder Benutzer ist angehalten**, durch sorgfältige Prüfung der Beipackzettel der verwendeten Präparate und gegebenenfalls nach Konsultation eines Spezialisten festzustellen, ob die dort gegebene Empfehlung für Dosierungen oder die Beachtung von Kontraindikationen gegenüber der Angabe in diesem Buch abweicht. Eine solche Prüfung ist besonders wichtig bei selten verwendeten Präparaten oder solchen, die neu auf den Markt gebracht worden sind. **Jede Dosierung oder Applikation erfolgt auf eigene Gefahr des Benutzers.** Autoren und Verlag appellieren an jeden Benutzer, ihm etwa auffallende Ungenauigkeiten dem Verlag mitzuteilen.

© 2011 Georg Thieme Verlag KG
Rüdigerstraße 14
70469 Stuttgart
Deutschland
Telefon:+49/(0)711/89 31-0
Unsere Homepage: www.thieme.de

Printed in Germany

Redaktion: Dr. med. Daniela Kandels
Zeichnungen: Christiane und Dr. Michael von Solodkoff,
    Neckargemünd; Karin Baum, Paphos, Zypern
Umschlaggestaltung: Thieme Verlagsgruppe
Umschlagfoto: Jupiterimages GmbH, Ottobrunn, München
Satz: Druckhaus Götz GmbH, 71636 Ludwigsburg
    gesetzt in 3B2, Version 9.1, Unicode
Druck: Offizin Andersen Nexö Leipzig GmbH, Zwenkau

ISBN 978-3-13-722905-6

Geschützte Warennamen (Warenzeichen) werden **nicht** besonders kenntlich gemacht. Aus dem Fehlen eines solchen Hinweises kann also nicht geschlossen werden, dass es sich um einen freien Warennamen handelt.

Das Werk, einschließlich aller seiner Teile, ist urheberrechtlich geschützt. Jede Verwertung außerhalb der engen Grenzen des Urheberrechtsgesetzes ist ohne Zustimmung des Verlages unzulässig und strafbar. Das gilt insbesondere für Vervielfältigungen, Übersetzungen, Mikroverfilmungen und die Einspeicherung und Verarbeitung in elektronischen Systemen.

Danksagung

An dieser Stelle möchte ich meiner Frau Dagmar danken, die mich in all den Jahren mit klugem Rat und kreativer Fachkompetenz unterstützt, angeregt und auch kritisiert hat. Dabei gab sie mir die Freiräume, die für meine Arbeit und die Erstellung und wiederholte Erweiterung der Bücher notwendig waren. Die Kaysersberger Seminare hat sie entscheidend mitgestaltet und geprägt, die zu einem Forum für persönliche Kontakte, fruchtbaren Erfahrungsaustausch und anregende Erinnerung geworden sind.

Dem Thieme Verlag gilt mein Dank für seine nunmehr jahrzehntelange Treue und Beharrlichkeit, seine Bereitschaft, auf meine vielen Änderungswünsche einzugehen und sein Vertrauen in mich als Autor.

Auch meinen Kollegen möchte ich danken für ihr stetes Interesse, die kollegiale Verbundenheit, die vertrauensvolle Zuweisung von besonderen und auch schwierigen Patientinnen und die kritischen Fragen, die mich anregten und beflügelten.

Geleitwort

Seit Mitte des 19. Jahrhunderts hat die Bekämpfung der Infektion die Geburtshilfe und Gynäkologie entscheidend gefördert. Kaum vorstellbar ist heute das Leid, welches damals mit den Kindbettfieberepidemien in den geburtshilflichen Hospitälern verbunden war. Der gerade erst 29-jährige Assistent an der ersten Wiener Gebärklinik, Ignaz Philipp Semmelweis, gehörte zu den ersten, die mit großem Mut aufgrund ihrer Beobachtungen den langen, mühsamen Weg eröffneten, der schließlich zu den hoch differenzierten diagnostischen und therapeutischen Möglichkeiten der Gegenwart geführt hat. Nur allzu leicht vergessen wir, dass der Kampf gegen die Infektion zu den größten Erfolgen der Geburtshilfe und der Medizin überhaupt geführt hat. Die Entwicklung der modernen Chirurgie wäre ohne die Ergebnisse der Infektionsbekämpfung nicht denkbar.

Für die Frauenheilkunde unter Einschluss der Geburtshilfe ist die Infektiologie im weitesten Sinne im Verlauf des vergangenen Jahrhunderts zu einem traditionellen wissenschaftlichen Arbeitsgebiet geworden, von dem wichtige Erkenntnisse und Impulse ausgegangen sind. Dabei haben sich eine Reihe von fachspezifischen Problemen ergeben, so im Bereich der natürlichen Scheidenbakteriologie, der Infektionen im Genitalbereich mit ihren Folgen bis hin zu schweren Störungen der weiblichen Fortpflanzungsfunktionen und der geburtshilflichen Infektionen mit ihren Folgen für Mutter und Kind.

Auch heute stellt uns die Infektiologie ständig vor neue und unerwartete Probleme, die nicht selten von vitaler Bedeutung sind. Ich erinnere an die folgenschweren Viruserkrankungen, die sich zur Zeit noch wirksamen therapeutischen Eingriffen entziehen. Die intensive wissenschaftliche Pflege der Infektiologie einmal im Rahmen der engen Kooperation mit entsprechend sachkundigen theoretischen Fachgebieten, zum anderen aber auch durch Spezialisten innerhalb des Fachgebietes, die mit den fachspezifischen Problemen besonders vertraut sind, ist deshalb für die Gynäkologie und Geburtshilfe dringend erforderlich.

Eiko E. Petersen gehört seit vielen Jahren zu den letzteren und ist ausgewiesen durch systematische, klinisch orientierte Forschung in der gynäkologischen Infektiologie. Aus seinen ärztlichen und wissenschaftlichen Erfahrungen ist diese Monographie entstanden. In ihrem allgemeinen Teil vermittelt sie unter Berücksichtigung spezieller Gegebenheiten des Fachgebietes einen Überblick über den derzeitigen Stand der Infektiologie in ihrer Gesamtheit. In dem umfangreichen speziellen Teil werden die infektiologischen Fragestellungen und Probleme der Gynäkologie des Faches lückenlos dargestellt. Das Buch füllt zum rechten Zeitpunkt eine Lücke in der Lehrbuchliteratur aus. Es wird nicht nur Informationen vermitteln und damit auch zum unentbehrlichen Ratgeber werden, sondern infolge der praxisnahen Darstellung unmittelbaren Einfluss auf die Qualität unseres Handelns gewinnen. Eine weite Verbreitung unter den Fachkolleginnen und -kollegen ist dringend zu wünschen.

Prof. Dr. med. Dr. med. h. c. Josef Zander
em. Ordinarius für Gynäkologie und
Geburtshilfe an der Universität München

Geleitwort

Die Diagnose spezifischer und insbesondere unspezifischer Infektionen in der Gynäkologie ist auch heute noch weitaus schwieriger, als es den Anschein hat. Nach wie vor ist die kulturelle Anzüchtung spezieller Mikroorganismen aus dem Vulvovaginalbereich schwierig sowie personal- und kostenintensiv. Über die Ätiopathogenität vieler Mikroorganismen bestehen auch heute noch nicht immer gesicherte Vorstellungen.

Der von dem Verfasser unternommene Versuch, dem Gynäkologen einen Einblick in dieses Gebiet der Diagnostik, aber auch in die Problematik der vielfältigen Fragen der Infektiologie und Chemotherapie zu ermöglichen, kann in jeder Hinsicht begrüßt werden.

Herr Petersen ist einer der wenigen Gynäkologen, die auch über eine langjährige Erfahrung auf mikrobiologisch-virologischem Gebiet verfügen. Dies lässt sich deutlich im Allgemeinen Teil erkennen. Ich halte vor allem diesen Abschnitt für besonders lesenswert, nicht nur für den Gynäkologen, sondern auch für jeden praktizierenden Arzt.

Das heutige Wissen über die vielfältigen alten und neuen Infektionen ist deutlich gegliedert und hervorragend bebildert. Somit ist dieses Buch zweifellos eine wichtige Orientierungshilfe für den behandelnden Arzt. Das Buch zeigt überdies aber auch, dass die Infektiologie ein Gebiet ist, welches in erster Linie eine Sache des Wissens ist.

Prof. Dr. med. Hans Knothe
em. ord. Professor für Hygiene und Mikrobiologie
der Johann-Wolfgang-Goethe-Universität
Frankfurt am Main

Vorwort

Diese Neuauflage meines Buches zeigt sich Ihnen in neuem Gewand und ist erweitert durch viele neue Aspekte. Die wissenschaftlichen Erkenntnisse haben sich weiterentwickelt und auch meine persönliche Erfahrung.

Diese finden sich z. B. im leicht veränderten Erregerspektrum (u. a. Zunahme von resistenten Keimen wie MRSA und ESBL), der Diagnostik und Therapie, als auch in neuen Kenntnissen bei Infektionen in der Schwangerschaft.

Viele Infektionen, die in der Schwangerschaft sehr gefürchtet waren, sind durch konsequente Impfung nahezu verschwunden. Es gibt aber noch genügend infektiologische und ihnen zum Verwechseln ähnliche Probleme.

Ergänzt wird diese Ausgabe durch eine Vielzahl neuer Abbildungen und Tabellen, weil der didaktische Wert des Bildes nicht hoch genug geschätzt werden kann.

Nach wie vor liegt mir der Einsatz von Mikroskop und Kolposkop am Herzen und ich vertrete deren Einsatz und die Ausbildung daran mit Nachdruck. Die Gynäkologen sind die einzigen klinisch tätigen Ärzte, die mit diesen relativ einfach zu handhabenden Mitteln Diagnosen stellen und Infektionen von anderen Störungen abgrenzen können. Auch ermöglichen ihnen diese die rasche Entscheidung, ob sie zusätzliche Laborhilfe benötigen und welche es sein muss.

Das gilt ganz besonders für die Unterscheidung zwischen Infektion und anderen Ursachen von Beschwerden, wie Dermatosen, Dysplasien und Hautbeschädigung.

Die Infektiologie gilt als schwierig und durch ihre Vielfalt verwirrend. Dabei lassen sich viele Erkenntnisse einfach formulieren und für den täglichen Gebrauch zusammenfassen. Hier einige Beispiele.

Die Wahl des Antibiotikums wird bestimmt von der Wahrscheinlichkeit des Vorkommens eines bestimmten Erregers und seiner Gefährlichkeit. Wir brauchen die Mithilfe des Mikrobiologen zu Erkennung oder zum Ausschluss gefährlicher Erreger, aber nicht zum Nachweis von Kolonisationskeimen, wenn andere Ursachen offensichtlich sind.

Die beste Strategie gegen eine Resistenzzunahme ist eine Verbesserung der Prophylaxe und Antibiotika nur dort einzusetzen, wo sie sinnvoll sind. Impfungen, Förderung der schützenden Normalflora (Laktobazillen) und eine Terrainverbesserung (Hautverbesserung) sind ein guter Weg. Hautbeschädigungen fördern das Eindringen von Erregern in die Haut (z. B. HSV und HPV) und Erhöhen die Präsenz von unerwünschten Darmkeimen im ano-vulvo-urethralen Bereich.

Jucken und Brennen im Vulvabereich lassen sich leicht erkennen, differenzieren und auch erfolgreich behandeln.

Gerade bei der gestörten Vaginalflora ist eine Ansäuerung zusammen mit einer ano-vulvären Fettpflege eine einfache und wirkungsvolle Maßnahme. Die Quelle der meisten Bakterien ist nun einmal der Darm.

Keime im Urin oder im Vaginalabstrich sind kein Beleg für eine Infektion und Beschwerden werden nicht alleine durch Infektionen ausgelöst.

Eine Bakteriurie ist nicht gleichzusetzen mit einem Harnwegsinfekt (HWI) und erhöhte Keimzahlen im Urin ohne entzündliche Reaktion (Leukozyten im Urin) sind noch keine Infektion.

Die Aminvaginose ist keine Kolpitis, sondern nur eine Keimstörung, die man als ästhetisches Problem betrachten kann. In der Schwangerschaft jedoch ist eine gestörte Vaginalflora einer der Ursachen von Frühgeburt.

Die leider auch heute noch bestehenden Defizite in der klinischen infektiologischen Ausbildung kann dieses Buch nicht völlig beheben. Ich habe das Wissen eines langen wissenschaftlichen und klinischen Arztlebens darin eingebracht, und es ist und bleibt mir wichtig, die Kolleginnen und Kollegen zu ermutigen, mit Mikroskop und Kolposkop zu eigener guter Erfahrung und Sicherheit im Umgang mit ihren Patienten zu gelangen.

Allen Kolleginnen und Kollegen, die mich in den vergangenen Jahren kontaktiert und konsultiert haben, die mir ihre Patientinnen vorgestellt haben, danke ich für die Erweiterung meiner eigenen Kenntnisse und für das wunderbare Erlebnis des Vertrauens in meinen Rat und mein Wissen.

Freiburg, im September 2010
Eiko E. Petersen

Inhaltsverzeichnis

Allgemeiner Teil

1 Mikroorganismen und Erreger ... 3

Normalflora und Virulenz ... 3
Viren ... 3
Bakterien ... 4
    Überblick über die Eigenschaften und Anfärbbarkeit ... 4
    Pilze ... 5
Protozoen ... 10
Normalflora ... 10
    Vagina ... 10
    Zervix ... 12
    Haut ... 12
    Darm ... 12
    Mund ... 15
Bedeutung einzelner Bakterien und Bakterienarten ... 16
    Streptokokken ... 16
    Staphylokokken ... 17
    Enterobacteriaceen ... 18
    Aktinomyzeten ... 20

2 Abwehrsysteme ... 21

Wirksamkeit und Störungen des Immunsystems ... 21
Allgemeine Abwehrmechanismen ... 21
Unspezifische humorale Abwehrsysteme ... 21
Unspezifische zelluläre Abwehrsysteme ... 22
Spezifische humorale Abwehr ... 22
    Zelluläre Antikörper ... 22
    Immunglobuline ... 22
Spezifische zelluläre Abwehr ... 23
Störungen des Immunsystems ... 24
Ablauf einer Immunreaktion ... 24
Autoimmunerkrankungen ... 24

3 Erregernachweis ... 27

Allgemeines ... 27
    Direkter Nachweis ... 27
    Kulturelle Anzüchtung ... 27
    Serologischer Nachweis (Antikörper) ... 27
    Molekularbiologischer Nachweis ... 27
Nachweis von bakteriellen Infektionen ... 27
    Abstrich mittels Watteträger/Tupfer (Weichteilinfektion) ... 27
    Urindiagnostik (Harnwegsinfekt) ... 28
    Blutkultur (Sepsis) ... 28
    Transportmedium ... 28
    Kulturverfahren ... 29
Nachweis von Viren ... 29
    Materialien und Entnahmemethoden ... 30
    Transportmedium ... 30
    PCR ... 30
    Kulturverfahren ... 30
Nachweis von Pilzen ... 30
    Mikroskopie und Indikation zu Kulturverfahren ... 30
    Materialentnahme ... 32
    Transportmedium ... 33
    Kulturverfahren und Differenzierung ... 33
    Serologie ... 34
Nachweis von Protozoen ... 34
Serologischer Nachweis und Antikörpernachweis ... 36
    Serologische Verfahren ... 36
    Verschiedene serologische Nachweisverfahren ... 37
    Spezielle Nachweisverfahren ... 40
    Molekularbiologischer Nachweis ... 41
Infektiologische Pränataldiagnostik ... 42
    Erregernachweis im Fruchtwasser ... 42
    Antikörpernachweis im Nabelschnurblut ... 43

4 Antiinfektiva ... 45

Antibakterielle Präparate 45
   Wirksamkeitsbestimmung in vitro . 46
   Resistenzen 46
   Dauer einer Antibiotika-Therapie
   und Dosisintervall 47
Betalaktam-Antibiotika 47
   Resistenzmechanismen
   bei β-Lactam-Antibiotika 47
   Penicilline 47
   Cephalosporine 48
   Carbapeneme 49
   Tetrazykline, vor allem Doxycyclin . 50
   Aminoglykoside 50
   Makrolidantibiotika 51
   Lincosamide 51
   Glykopeptide und Lipopeptide 51
   Oxazolidinone 51
   Fluorchinolone (Gyrasehemmer) .. 52
   Nitroimidazole 53
   Sulfonamide 53
   Nitrofurantoin 53
   Mupirocin 54
   Chloramphenicol 54
   Rifamycin 54
   Fosfomycin 54
   Reserve-Antibiotika 54
   Neue Antibiotika gegen hoch-
   resistente Bakterien 54
   Negative Nebenwirkungen
   von Antibiotika 54
   Positive Nebenwirkungen
   von Antibiotika 55
Virustatika 55
   DNA-Analoga (Hemmung der
   DNA-Replikation) bei HSV, CMV,
   HCV und HIV 55
   Nicht-nukleosidische Reverse-Tran-
   skriptase-Hemmer (nur bei HIV) .. 56
   Protease-Inhibitoren (Hemmung der
   Reifung und des Zusammenbaus von
   Viren) hauptsächlich für HIV 56
   Andere Substanzen zur Behandlung
   von Virusinfektionen 56
   Spezielle Substanzen zur Beseitigung
   von Condylomata acuminata (HPV) 56
Antimykotika 56
   Polyene 57
   Imidazolderivate 57
   Triazole (oral und i. v.) 57
   Pyridone 58
   Pyrimidine 58
   Andere Substanzen 58
   Systemische Pilztherapie
   (oral oder i. v.) 58
Antiparasitäre Therapeutika 58
Antiseptika 59
Immunglobuline 59
   Präparate 61

5 Infektionszeichen ... 63

Abwehrreaktion 63
Entzündungsreaktion 63
Lokale Symptome 63
Allgemeinsymptome 64
   Schmerzen 64
   Fieber 64
Laborwerte 65
   Leukozyten im Blut 65
   Thrombozyten 66
Thrombozytopenie 66
Blutkörperchensenkungs-
geschwindigkeit (BSG, ESR) 66
Akute-Phase-Proteine 67
   C-reaktives Protein [CRP] 67
   Procalcitonin (PCT) 67
Gerinnungsstörung 68
Leberwerte 68
Nierenwerte 69

6 Infektionsdiagnostik bei gynäkologischer Untersuchung ... 71

Der Fluor und seine diagnostische
Bedeutung 71
   Physiologischer Fluor 73
   Hormonell veränderter Fluor 73
   Mikrobiell veränderter Fluor 75
Fluordiagnostik 80
   pH-Messung des Fluors (Spezial-
   indikator-Papier 4,0 – 4,7 von
   Merck) 80
Amintest 80
Mikroskopie 80
Abstrichentnahme für Mikrobiologie
(Labor) 81
Kolposkopie 83
Biopsie 84
   Techniken der Vulvabiopsie 84
   Schnelltests in der Praxis 86

Spezieller Teil

7 Gynäkologische Infektionen ... 89

7.1 Infektionen der Vulva (Vulvitis) ... 89
    Einführung und Pathogenese ... 89
        Hautpflege im Anogenitalbereich ... 92
    Pilzinfektionen ... 92
        Candidose (engl. candidiasis) ... 92
        Andere Hefepilze ... 101
        Fadenpilze (Tinea inguinalis) ... 102
    Vulvitis durch Bakterien ... 102
        Infektionen durch Staphylococcus aureus ... 102
        Infektionen durch A-Streptokokken ... 104
        Erythrasma ... 108
        Bartholinitis/Empyem/Stauung ... 112
    Vulvitis durch Viren ... 112
        Herpes genitalis ... 112
        Molluscum contagiosum ... 123
        Zoster der Vulva ... 123
        Infektionen mit humanen Papillomviren (HPV) ... 124
        Acne inversa ... 131
    Vulvitis ohne bzw. mit nicht nachweisbarem Erreger ... 133
        Vestibularadenitis/Vestibulitis ... 133
        Vulvitis plasmacellularis ... 134
    Vulvitis durch Ektoparasiten ... 135
        Filzlaus-Vulvitis (Phthiriasis) ... 135
        Milben ... 136
    Nicht erregerbedingte differenzialdiagnostische Krankheitsbilder ... 137

7.2 Infektionen der Vagina (Kolpitis/Vaginitis) ... 141
        Kolpitis durch Pilze ... 142
        Kolpitis durch Viren ... 145
        Kolpitis durch Protozoen ... 146
        Kolpitis ohne nachweisbaren Erreger ... 150
        Kolpitis durch bekannte Bakterien ... 152
    Gestörte Vaginalflora ... 155
        Aminvaginose/bakterielle Vaginose (BV) ... 155
        Mischflora und andere fakultativ pathogene Bakterien in der Vagina ... 160
    Nicht infektionsbedingte Erkrankungen der Vagina ... 161

7.3 Infektionen der Zervix (Zervizitis) ... 164
    Bakterielle Infektionen der Zervix ... 166
        Chlamydieninfektionen ... 166
        Gonokokkenzervizitis ... 172
        Primäraffekt der Lues auf der Zervix ... 174
        Zervizitis durch andere Bakterien ... 174
    Virale Infektionen der Zervix ... 175
        Herpes genitalis der Zervix ... 175
        Papillomvirusinfektion der Zervix ... 178
    Differenzialdiagnosen der chronischen Zervizitis ... 182
        Zervixkarzinom ... 182

7.4 Aszendierende Infektionen des inneren Genitales ... 182
    Endometritis ... 183
        Endometritis bei der ambulanten Patientin ... 184
        Sonderformen ... 185
    Salpingitis ... 186
        Akute Salpingitis ... 187
        Subakute Salpingitis (Adnexitis) ... 190
        Entzündlicher Konglomerattumor/Tuboovarialabszess ... 192

7.5 Wundinfektion nach operativen Eingriffen ... 193
    Scheidenstumpfinfektion nach vaginaler Hysterektomie ... 194
    Infektionen nach abdominaler Hysterektomie ... 194
    Pyoderma gangraenosum ... 194
    Peritonitis ... 195
    Thrombophlebitis im kleinen Becken ... 196
    Sepsis ... 196
        Septischer Schock ... 199
    Toxisches Schocksyndrom (TSS) ... 199
    Gasbrandinfektion ... 200

7.6 Harnwegsinfekte (HWI) ... 201
        Bakteriurie ... 202
        Unkomplizierter unterer Harnwegsinfekt ... 202
        Unkomplizierter oberer Harnwegsinfekt (akute unkomplizierte Pyelonephritis) ... 205
        Komplizierte Harnwegsinfekte ... 206
        Überaktive Blase ... 207
        Chronische interstitielle Zystitis ... 207

7.7 Weitere seltenere Infektionen und Erkrankungen ... 207
        Tuberkulose ... 207
        Morbus Crohn und Colitis ulcerosa ... 209

7.8 Infektionen bei immunsupprimierten und neutropenen Patienten ... 210
        Aspergillose ... 210

8 Infektionen in der Schwangerschaft … 213

- 8.1 **Allgemeine Einführung** … 213
- 8.2 **Virusinfektionen** … 215
  - Allgemeines … 215
  - Röteln … 215
  - Ringelröteln (Erythema infectiosum) … 220
  - HIV-Infektion (AIDS) … 222
  - Zytomegalie … 226
  - Varizellen (Windpocken) … 229
  - Zoster (Gürtelrose) … 232
  - Herpes genitalis … 232
  - Infektion mit humanem Herpesvirus Typ 6 (HHV 6) … 236
  - Epstein-Barr-Virusinfektion … 237
  - Masern … 238
  - Mumps … 238
  - Humane Enterovirusinfektionen (hEV) … 238
  - Rotaviren … 239
  - Hepatitis … 239
  - Lymphozytäre Choriomeningitis (LCM) … 243
  - Frühsommer-Meningoenzephalitis (FSME) … 243
  - Influenza (Grippe) … 244
- 8.3 **Bakterielle Infektionen, Mykosen, Zoonosen u. a. Lokalinfektionen während der Schwangerschaft** … 244
  - Hämatogene Infektionen durch Bakterien und Protozoen … 244
    - Lues (Syphilis) … 244
    - Listeriose … 246
    - Borreliose … 248
    - Ehrlichien … 250
    - Toxoplasmose … 250
    - A-Streptokokken-Infektion … 255
    - Keuchhusten … 256
    - Salmonellen in der Schwangerschaft … 257
    - Campylobacter fetus und jejuni … 257
    - Q-Fieber … 258
  - Vaginale Infektionen und Infektionsrisiken in der Schwangerschaft … 258
    - Staphylococcus aureus … 258
    - Gonorrhö in der Schwangerschaft … 259
    - Chlamydieninfektion in der Schwangerschaft … 259
    - Trichomonadeninfektion in der Schwangerschaft … 259
    - Kondylome in der Schwangerschaft … 260
    - Mykosen in der Schwangerschaft … 261
    - Streptokokken der Gruppe B … 261
    - Aminvaginose/bakterielle Vaginose (BV) … 264
  - Andere Keimnachweise in der Vagina … 267
    - Escherichia coli und weitere Darmkeime … 267
    - Mykoplasmen … 267
- 8.4 **Infektionen als Ursache von Spätabort und Frühgeburt** … 268
  - Die Zervix im Verlaufe der Schwangerschaft … 269
  - Mikroorganismen als Ursache von Frühgeburt und Spätabort … 276
    - Anamnese mit vorausgegangenen Spätaborten/frühen Frühgeburten … 277
    - Angst- und Stresssituation … 277
    - Betreuung einer Risikoschwangerschaft … 277
  - Prophylaxe des infektionsbedingten Spätaborts und Frühgeburt … 278
- 8.5 **Vorzeitiger Blasensprung und Infektion** … 283
- 8.6 **Amnioninfektionssyndrom (AIS)** … 285
- 8.7 **Fieber während der Schwangerschaft** … 286
  - Tuberkulose und Schwangerschaft … 286
  - Schwangerschaft und Infektionsrisiko auf Tropenreisen … 286
    - Malaria … 286
    - Hepatitis A … 287
    - Dengue-Fieber … 288
    - Gelbfieber … 288
    - Lamblien … 288

9 Infektionen peripartal und im Wochenbett … 289

- Infektionen im Wochenbett … 289
  - Aszendierende Infektionen nach der Entbindung … 290
  - Puerperalsepsis … 290
  - Toxische Schocksyndrom durch A-Streptokokken … 295
  - Endo(myo)metritis und Wundinfektion … 295
  - Weitere Wochenbettkomplikationen … 296
- Postoperative Infektionen nach Sectio caesarea … 297
  - Peritonitis … 297
- Wundheilungsstörung … 297
  - Nach Querschnitt … 297
  - Nach Episiotomie … 298
- Maßnahmen nach fieberhaftem Abort … 299
- Ursachensuche bei Spätabort und früher Frühgeburt … 299

Harnwegsinfekte (HWI) 299
Wochenbett und Infektionsrisiko 300
    Herpes im Wochenbett 300
    Mastitis 300
    Pilzinfektion 300
    Infektionsrisiko für das Neugeborene durch die Mutter 300
    Wassergeburt und Infektionsrisiko . . . 300

10 Entzündungen der Mamma 301

    Mastitis puerperalis 301
    Abszedierende Mastitis 304
    Mastitis nonpuerperalis 305
    Mastitis tuberculosa 306
    Weitere Entzündungsformen bzw. Differenzialdiagnostik 306
    Infektionen/Erkrankungen der Haut . . 308
    Erysipel der Mamma 308
    Abszesse in der Mammahaut 308
    Erythem der Mamma 308
    Erythem in der Schwangerschaft . . 308
    Infektion der Submammärfalte 309
    Infektionen/Erkrankungen der Mamille 311

11 Sexuell übertragbare Infektionen 315

    Definition und Formen 315
    Gonorrhö 315
    Lues 316
    HIV-Infektion 316
    Lymphogranuloma venereum (LGV) 317
    Ulcus molle (Chancroid, Weicher Schanker) 318
    Granuloma inguinale 318

12 Wurminfektionen 321

    Wurmarten und Häufigkeit 321
    Madenwürmer (Oxyuren) 321
    Weitere Wurmarten in unseren Breiten 323
    Eingeschleppte tropische Wurmarten 323

13 Infektionen anderer Bereiche 325

    Pneumonien 325
    Appendizitis 325
    Arthritis 325

14 Selbst herbeigeführte Infektionen 327

    Andere Beschädigungen/Fremdkörper 328

15 Infektionsverhütung 331

    Infektionsrisiken und Gegenmaßnahmen 331
    Venenpunktion und Venenkatheterpflege 331
    Desinfektion vor operativen Eingriffen 332
    Wunddrainage 332
    Wundpflege 332
    Harnableitung 332
    Implantationsinfektionen 333
    Infektionsprophylaxe 333
    Immunprophylaxe bei Virusinfektionen 334
    Chemoprophylaxe bei Virusinfektionen 334
    Vorgehen nach beruflicher HIV-Exposition (Postexpositionsprophylaxe, PEP) 334
    Augenprophylaxe beim Neugeborenen 335

Impfungen 336
  Bedeutung und Indikation 336
  Impfstoffarten 336
  Impfversager (Nonresponder) 338
  Tuberkuloseimpfung
  des Neugeborenen 338
  Impfungen in der Schwangerschaft 338
Wechselwirkungen
von Medikamenten 339
Antibiotika in der Schwangerschaft
und Stillperiode 340

16 Meldegesetz (Infektionsschutzgesetz, IfSG) 341

Meldepflichtige Infektionskrankheiten
(§ 6 IfSG) 342

Meldepflichtige Krankheitserreger
(§ 7 IfSG) 343

Literatur 345

Sachverzeichnis 353

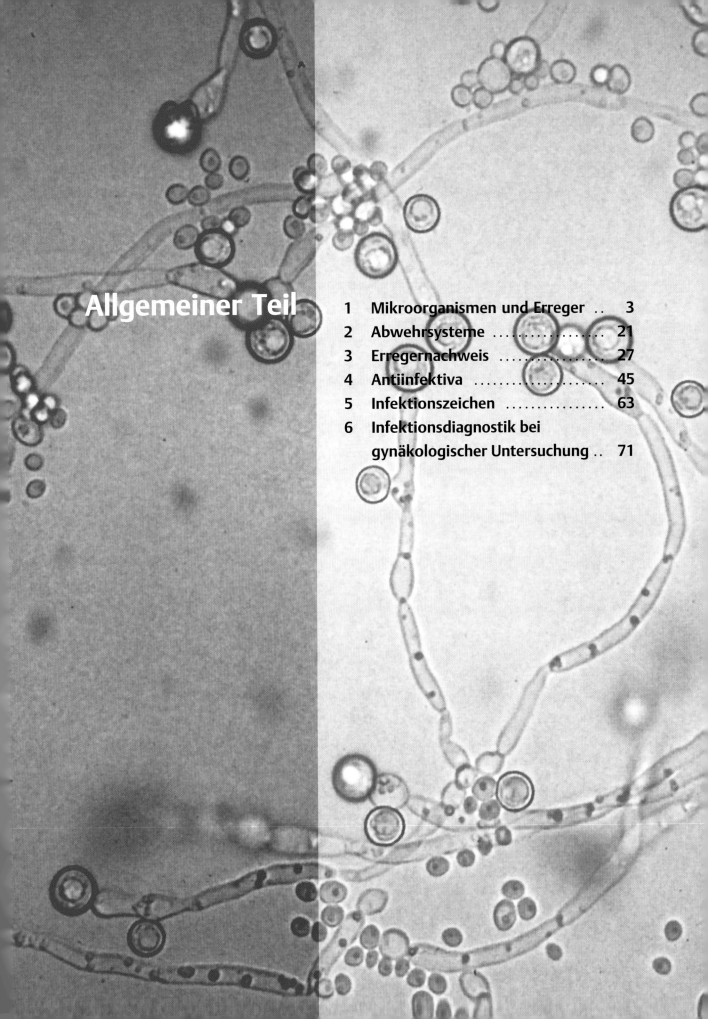

Allgemeiner Teil

1 **Mikroorganismen und Erreger** .. 3
2 **Abwehrsysteme** 21
3 **Erregernachweis** 27
4 **Antiinfektiva** 45
5 **Infektionszeichen** 63
6 **Infektionsdiagnostik bei gynäkologischer Untersuchung** .. 71

1 Mikroorganismen und Erreger

Normalflora und Virulenz

Von den vielen Millionen der existierenden Mikroorganismen sind nur wenige hundert in der Lage, beim Menschen Krankheiten auszulösen. Die Zahl der für den Gynäkologen bedeutsamen Erreger dürfte dabei weit unter hundert liegen.

Mit vielen Bakterien lebt der Mensch im Einvernehmen; sie gehören zur sogenannten „Normalflora" im Darm, auf der Haut, auf den Schleimhäuten, und sie erledigen z.T. nützliche und notwendige Aufgaben.

Etwas anderes ist es mit den Viren, deren Nachweis immer eine pathogene Bedeutung hat und deren Nützlichkeit für den Menschen bis heute noch nicht erkennbar ist.

Aber auch mit einigen Viren ist die Mehrzahl der Menschen zeitlebens besiedelt, z.B. den Herpesviren oder den Papillomviren.

Ob es zur Infektion kommt oder nicht, hängt u.a. von der Virulenz des Erregers ab. Darunter versteht man die Fähigkeit, Infektionen auszulösen. Hierzu muss der Erreger zum einen in der Lage sein, in den Organismus bzw. bei Viren in die Zelle einzudringen, um sich dort zu vermehren, und zum anderen muss er Krankheiten auslösen können. Diese Eigenschaft ist bei den verschiedenen Spezies unterschiedlich ausgebildet, aber auch bei den einzelnen Stämmen, z.B. Escherichia coli ist nicht gleich Escherichia coli.

Virulenzfaktoren sind z.B. Adhäsionseigenschaften, Bildung von Neuraminidasen, Proteasen, Mukopolysaccharidasen, Streptokinasen, Koagulasen, DNasen oder andere Enzyme, die auch Toxine (Exo-, Endotoxine) genannt werden.

Je virulenter ein Erreger ist, desto seltener wird er als Kontaminationskeim („Normalflora") gefunden und umgekehrt.

Im Wesentlichen kommen 4 verschiedene Arten von Erregern vor:
- Viren
- Bakterien
- Pilze
- Protozoen.

Viren

Sie sind die kleinsten Krankheitserreger und bestehen aus der genetischen Information (entweder DNA oder RNA) und einem Proteinmantel (Kapsid). Einige Viren besitzen zusätzlich einige Enzyme, die sie zum Ingangsetzen ihres Replikationszyklus in der betroffenen Zelle benötigen, so z.B. das Herpes-simplex-Virus die Thymidinkinase oder das Immundefizienzvirus (HIV) die reverse Transkriptase. Diese Enzyme sind es auch, die die Chance bieten, virusspezifische Chemotherapeutika zu entwickeln und einzusetzen.

Einige Viren besitzen zusätzlich eine Lipoproteinhülle, die zum größten Teil von der Zelle stammt, die das Virus vermehrt hat und in die spezifische virale Antigene eingebaut sind. Aufgrund dieser Hülle sind diese Viren (Herpes, Hepatitis-B-Viren, Rötelnviren, HIV) gegen Umwelteinflüsse wie Austrocknen, alkoholische Lösungsmittel etc. sehr empfindlich.

Aufbau und Größe der einzelnen Viren gehen aus Abb. 1.1 hervor.

Viren haben keinen eigenen Stoffwechsel und sind bei der Vermehrung auf die Enzymsysteme der infizierten Zelle angewiesen (obligate Zellparasiten).

Nur Zellen mit entsprechenden Rezeptoren können überhaupt von bestimmten Viren befallen werden (Tropismus), z.B. HIV: T4-Lymphozyten und ZNS, Hepatitis-B-Viren: Leber.

Im Normalfall kommt es nach der Virusvermehrung zur Zerstörung der Zelle (lytischer Zyklus). In Einzelfällen kann es aber auch zur Transformation und zur Entstehung einer onkogenen Zelle kommen. Bestimmte Viren haben die Fähigkeit, episomal in Zellen zu ruhen, von wo aus sie wieder eine endogene Infektion auslösen können (Reaktivierung). Hierzu neigen ganz besonders die Herpesviren und auch die Papillomviren.

Der Nachweis einer Virusinfektion erfolgte früher vorwiegend serologisch, da die Kulturverfahren aufwendig und schwierig sind. Inzwischen werden Viren weitgehend mit der PCR nachgewiesen. Die Identifizierung der Viren erfolgt im Allgemeinen durch immunologische Methoden. Wegen ihrer Kleinheit sind spezielle Verfahren zur Sichtbarmachung der Reaktion erforderlich (Neutralisation, Komplementbindung, Hämagglutination, Fluoreszenztest, ELISA).

Mikroorganismen und Erreger

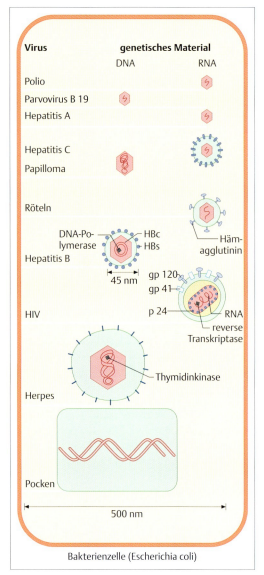

Abb. 1.1 Schematische Darstellung von Viren. Sie zeigt den Größenvergleich untereinander und mit einem Bakterium (Escherichia coli). Teilweise wurden Strukturen angegeben, die entweder für das Verständnis der Diagnostik (Antigene) oder der therapeutischen Ansätze (Enzyme) von Bedeutung sind.

Bakterien

■ Überblick über die Eigenschaften und Anfärbbarkeit

Sie sind die kleinsten Krankheitserreger mit eigenem Stoffwechsel, die sich auf unbelebten Nährböden vermehren können. Bakterien sind Oberflächenparasiten mit ganz wenigen Ausnahmen: z. B. Chlamydien, Listerien, Tuberkelbakterien.

Bakterien können in Größe, Form und pathogenen Eigenschaften sehr unterschiedlich sein.

Normalerweise sind sie anfärbbar und mikroskopisch zu erkennen. Dies trifft aber nicht auf alle zu, so z. B. nicht auf Mykoplasmen, die aufgrund ihrer fehlenden festen Zellwand nicht anfärbbar sind und auch keine feste Form besitzen, und auch nur bedingt auf Chlamydien, welche sich nur intrazellulär vermehren können.

Allen Bakterien ist jedoch gemeinsam, dass sie DNA, RNA und Ribosomen zur Proteinsynthese besitzen. Aufgrund ihres eigenen enzymatischen Stoffwechsels lassen sich alle Bakterien durch Antibiotika und Chemotherapeutika abtöten oder zumindest in ihrer Vermehrung hemmen.

Die Gram-Färbung ist neben der Form der Bakterien ein wichtiges Unterscheidungskriterium bei der Mikroskopie.

Weitere Unterscheidungsmerkmale der Bakterien sind ihre Wachstumsbedingungen. So unterscheidet man aerobe und anaerobe Bakterien.

Die Identifizierung der Bakterien erfolgt im Allgemeinen über Wachstumsbedürfnisse (Nährböden), Kolonieform auf der Agarplatte, Stoffwechselleistung (Bunte Reihe) und Mikroskopie. Weitere Unterscheidungsmöglichkeiten sind Antibiotikaempfindlichkeit, immunologische Methoden, Phagentypisierung, biochemische Zellwandanalysen und Gas-Chromatografie.

Grampositive Bakterien

Sie besitzen eine dicke, relativ starre Zellwand aus überwiegend Murein-(Peptidoglykan-)Anteil, meist umgeben von Teichoinsäure. Die meisten grampositiven Bakterien sind empfindlich gegenüber Penicillinen, mit Ausnahme der penicillinasebildenden Staphylokokken.

Gramnegative Bakterien

Die Zellwand dieser Bakterien ist weniger stark, jedoch vielschichtiger aufgebaut. Der Anteil des Mureins liegt unter 10 %. Dafür enthält sie auch Lipopolysaccharide und Lipoproteine.

Die Form der gramnegativen Bakterien ist variationsfreudiger und reicht von den sehr kleinen anaeroben gramnegativen Kokken (Veillonellen) über Mobiluncus bis hin zu wechselnd langen Formen bei den Fusobakterien.

Die Therapie gramnegativer Bakterien ist schwieriger, da sie verschiedene Resistenzmechanismen besitzen (primäre Resistenz, Plasmide, β-Lactamasen).

Aerobe Bakterien

Aerobe Bakterien wachsen gut in Anwesenheit von Sauerstoff, während anaerobe Bakterien sich nur in Abwesenheit (< 1 %) von Sauerstoff vermehren. Außer einigen (z. B. Pseudomonaden) wachsen jedoch die meisten aeroben Bakterien auch ganz gut oder besser in einer anaeroben Atmosphäre; sie werden daher im angelsächsischen Sprachgebrauch auch **fakultativ anaerobe** Bakterien genannt. Die echten Anaerobier wachsen jedoch nur in sauerstofffreier Atmosphäre und werden daher als **strikt anaerobe Bakterien** bezeichnet. Übergangsformen gibt es wie überall.

Aerobe Bakterien sind die häufigsten Krankheitserreger und führen auch meist zu akuten Infektionen.

Anaerobe Bakterien

Anaerobier dagegen führen eher zu abszedierenden und weniger rasch verlaufenden Infektionen im Weichteil- oder Abdominalbereich. Sie stammen meist aus dem Darm. Synergismen spielen hier eine nicht unerhebliche Rolle.

Verdopplungszeit

Die Verdopplungszeit der meisten Bakterien liegt zwischen 20 und 60 Minuten. Bei einigen Bakterien liegt sie höher, bei Treponema pallidum und Mykobakterien bei 24 Stunden, bei Chlamydien sogar bei 48 Stunden. Dies erklärt, warum diese Infektionen langsamer verlaufen und längerfristig behandelt werden müssen.

Die wichtigsten im gynäkologischen Bereich vorkommenden Bakterien, geordnet nach Gram-Färbbarkeit, Form und Wachstumsbedingungen (aerob/anaerob), sind in Tab. 1.1 aufgeführt.

■ Pilze

Pilze sind Eukarionten und besitzen schon einen Zellkern, den Bakterien nicht haben (Prokaryonten). Von den über 100 000 Pilzarten kommen weniger als 100 als Erreger in Frage.

Die Erreger von Dermatomykosen sind biologisch sehr unterschiedlich und werden morphologisch in Sprosspilze (Hefen), Hyphenpilze (Fadenpilze) und Schimmelpilze unterteilt. Das Wachstumsoptimum liegt unterhalb von 37 °C.

Sprosspilze (Hefen):
- Candidaarten (einige bilden Pseudomyzel; Tab. 1.2, Tab. 1.3)
- Malassezia furfur (Pityriasis versicolor)
- Saccharomyces cerevisiae.

Hyphenpilze (Fadenpilze mit echten Verzweigungen), z. B. Dermatophyten:
- Trichophyton, z. B. T. rubrum (anthropophil)
- Epidermophyton, z. B. E. floccosum (anthropophil)
- Microsporumarten, z. B. M. canis (zoophil).

Man unterscheidet die Dermatophyten heute in eher gutartige anthropophile und geophile sowie pathogene, virulente zoophile Spezies.

Schimmelpilze:
- Aspergillus-Spezies.

Der gesunde immunkompetente Mensch verfügt über eine angeborene Abwehr gegen Pilze durch die Barriere seiner intakten Haut und der Schleimhaut, seine eigene Mikroflora und durch seine zelluläre Immunantwort. Daher sind Kolonisationen möglich. Der immungeschwächte Mensch dagegen fällt der ökologischen Aufgabe der Pilze, der Kompostierung, eher zum Opfer.

Pathogenitätsfaktoren

Pathogene Hefen besitzen Pathogenitätsfaktoren. Dazu gehören in erster Linie die Adhäsionsfähigkeit und gewebedestruierende Faktoren wie Aspartat-Proteinasen, Phospholipasen und Lipasen. Bei C. albicans sind 10 verschiedene Aspartatproteinasen bekannt. Besonders virulente Candidastämme bilden mehrere Pathogenitätsfaktoren gleichzeitig. Weiterhin besitzen sie Escape-Mechanismen, um sich den Angriffen des Immunsystems zu entziehen.

Für den Gynäkologen sind es im Wesentlichen die Hefen und hier allen voran Candida albicans, welche von Bedeutung sind. C. albicans kann verschiedene Adhäsine bilden, die sich an die extrazellulären Matrixproteinen von Mukosazellen binden. Es kommt zur Bildung von sogenannten Biofilmen. Dabei handelt es sich um dreidimensionale Ansammlungen von Mikroorganismen, die von extrazellulären polymeren Substanzen umschlossen sind. Hierdurch werden Angriffe des Immunsystems abgewehrt und auch die Wirkungen des Antimykotikums abgeschwächt.

Auch der reversible Wechsel von der Sprosszelle zum Pseudomyzel (langgestreckte Hyphenform) mit Unterbindung des Einbaus von β-Glykanmolekülen in die äußere Wand bremst die angeborene Immunabwehr, da die fehlenden ß-Glykanmoleküle die Toll-like-Wirkung von Zellwandschichten auf die angeborene Immunabwehr bremsen. Dieser Übergang von der Hefen- in die Hyphenform wird durch verschiedene Faktoren gesteuert, z. B. Synthese von Prostaglandinen, Leukotrienen oder Kontakt mit bakteriellen Peptidoglykanen, die beim Einsatz von Anti-

Tabelle 1.1 Auflistung der für den Gynäkologen wichtigen Bakterien

Gram-Färbung	Bakterienart	Kommensales Vorkommen			Bedeutung in Gynäkologie und Geburtshilfe
		Vagina	Haut	Fäzes	
● A	Atopobium vaginae	+	?	?	bei Aminvaginose/BV; resistent gegen Metronidazol
●	Acinetobacter anitratus	–	–	(+)	selten bei kompliziertem chronischem Harnwegsinfekt
●	Actinomyces	(+)	–	(+)	unbekannt, selten bei Abszessen
● A	Bacteroides fragilis, B. asaccharolyticus, B. melaninogenicus, B. bivius	+	–	+++	beteiligt bei Aminvaginose, Abszessen, Endometritis, Sepsis, Geruch!
●	Camplyobacter fetus, C. jejuni	–	–	(+)	selten, Sepsis in graviditate mit Kindstod, Enteritis
X	Chlamydia trachomatis	–	–	–	sexuelle Übertragung, Zervizitis, Adnexitis
●	Citrobacter diversus, C. freundii	–	–	+	selten, Harnwegsinfekt
● A	Clostridium perfringens, C. difficile	–	–	++	Gasbranderreger Pseudomembranöse Kolitis
●	Enterobacter cloacae	–	–	++	Problemkeim, selten bei komplizierten Harnwegsinfekten
●	Enterokokken (= Streptokokken Gruppe D)	+	+	++	häufig nachgewiesener Keim, Harnwegsinfekt
●	Escherichia coli	+	(+)	++	Harnwegsinfekt, Weichteilinfektionen, Sepsis, Neugeboreneninfektion
●	Eubacterium	(+)	–	+++	keine
● A	Fusobacterium nucleatum	(+)	–	+	Geruch! Beteiligt an abszedierenden nekrotischen Infektionen, Aminvaginose
◐	Gardnerella vaginalis	++	–	++	Aminvaginose, nachgewiesen bei vielen Infektionen, Bedeutung noch offen
●	Gonokokken (= Neisseria gonorrhoeae)	–	–	–	sexuelle Übertragung, eindeutig pathogener Keim, Adnexitis
●	Haemophilus ducreyi	–	–	–	sexuelle Übertragung, Erreger des Ulcus molle (Chancroid)
●	Haemophilus influenzae	–	–	–	selten, Infektion des Kindes bei Geburt
◐	Haemophilus vaginalis (= Gardnerella vaginalis)	++	–	++	s. o.
●	Klebsiella pneumoniae, K. oxytoca	(+)	–	+	häufig nach Ampicillintherapie, Harnwegsinfekt, Weichteilinfektion, Sepsis
●	Laktobazillen	+++	–	+++	Normalflora der Vagina
●	Listeria monocytogenes	–	–	(+)	Listeriose durch Milchprodukte, besonders in graviditate
● A	Mobiluncus	(+)	–	++	bei Aminvaginose/BV (Abb. 1. 2)
X	Mycobacterium tuberculosis	–	–	–	selten, Genitaltuberkulose
X	Mycoplasma hominis, Ureaplasma urealyticum	(+)+	– –	++	häufig, besitzen keine feste Zellwand, Infektionen selten
●	Neisseria gonorrhoeae (= Gonokokken)	–	–	–	siehe Gonokokken
●	Pneumokokken	–	–	–	selten, Sepsis, Pneumonie
● A	Peptokokken	(+)	–	+++	beteiligt bei Aminvaginose, Abszessen, Endometritis, Wundinfekten

Fortsetzung ▶

Tabelle 1.1 Fortsetzung

Gram-Färbung	Bakterienart	Kommensales Vorkommen			Bedeutung in Gynäkologie und Geburtshilfe
		Vagina	Haut	Fäzes	
● A	Prevotella spp.	(+)	–	+	bei Aminvaginose/BV
● A	Porphyromonas	(+)	–	+	bei Aminvaginose/BV
● A	Propionibakterien	(+)	++	(+)	Akne
●	Proteus mirabilis, P. vulgaris, P. rettgeri	(+)	(+)	++	häufig bei Harnwegsinfekt, wird auch bei Weichteilinfektionen nicht selten isoliert
●	Pseudomonas aeruginosa, P. cepacia	–	–	+	Problemkeim, multiresistent, bei hospitalisierten Patienten, Harnwegsinfekt, Sepsis
●	Salmonellen	–	–	(+)	selten, Typhus, Diarrhöen
●	Serratia	–	–	+	selten, Harnwegsinfekt, multiresistent
●	Shigellen	–	–	(+)	selten, Diarrhö, Infektionsrisiko bei Geburt
●	Streptokokken Lancefield-Gruppe A (β-Hämolyse)	–	–	(+)	selten, gefährlichster Erreger im Genitale, Puerperalsepsis, Sepsis nach Operation, Scharlach, Phlegmone, nicht selten Nasen-Rachen-Raum
●	Streptokokken Gruppe B (= agalactiae) (β-Hämolyse)	+	(+)	++	gefürchtet bei Geburt wegen Infektionsrisiko für das Neugeborene
●	Streptokokken Gruppe D (= Enterokokken)	+	+	++	Harnwegsinfekt, als leicht nachzuweisender Keim häufig gefunden, Pathogenität gering
●	andere Streptokokken	(+)	–	+	Weichteilinfektionen
●	Staphylococcus aureus	(+)	+	+	häufiger Infektionserreger, Wundinfektion, Sepsis, Mastitis, Abszess, toxisches Schocksyndrom
●	Staphylococcus epidermidis	(+)	+	+	Harnwegsinfekt, Wundinfektion, häufig nur Kontaminationskeim
●	Staphylococcus saprophyticus	(+)	+	+	Zystitis
● A	Veillonella parvula	+	–	++	bei Aminvaginose/BV

● *gramnegativ (rot)*
● *grampositiv (blau)*
A = Anaerobier
X = nicht anfärbbar mit der Gram-Färbung

Mikroorganismen und Erreger

Tabelle 1.2 Vorkommen und klinische Bedeutung der verschiedenen Hefearten

Candidaarten	Klinische Bedeutung	Form	Vorkommen
Candida albicans	wichtigster und häufigster (85%) Erreger genitaler Pilzinfektionen	Sprosszellen sind groß, bilden Pseudomyzel und Chlamydosporen auf Reisagar	Mensch, Erde, Gemüse, Wasser etc.
Candida glabrata (Torulopsis glabrata)	zweithäufigster Pilz im Genitale (ca. 10–15%), aber eher harmlos	nur Sprosszellbildung, keine Adhäsionsfähigkeit	Symptome fraglich, therapeutisch nicht/kaum zu beseitigen
Candida parapsilosis	weit verbreitet in der Klinik, auch Haut, Nägel, Genitale, Herz	Sprosszellen (groß-länglich), reichlich Pseudomyzel mit traubenförmigen Blastosporen (Reisagar)	Mensch, Umweltkeim
Candida tropicalis	weit verbreitet, ähnliche Virulenz wie C. albicans	Sprosszellen (groß-oval), baumartiges Pseudomyzel auf Reisagar	Mensch, Wasser, Erde, Fisch, Früchte etc.
Candida pseudotropicalis (Synonym: C. kefyr)	kann aus klinischem Material isoliert werden, eher harmlos	Sprosszellen (groß-länglich), baumartiges Pseudomyzel auf Reisagar	Milchprodukte, Wasser, Luft
Candida krusei	gelegentlich isoliert aus Genitale, Bronchien, Nägeln, Haut, Darm	Sprosszellen (groß-länglich), Pseudomyzel mit kranzförmigen Blastosporen (Reisagar), resistent gegen Fluconazol (Fungata)	
Candida guilliermondii	Umweltkeim (Wasser, Luft, Blumen, Lebensmitteln), gelegentlich pathogene Bedeutung	Sprosszellen, üppiges Pseudomyzel auf Reisagar	
Candida lusitaniae	Umweltkeim, selten systemische Mykose	Ascosporen, Pseudomyzel	
Candida famata	ähnlich wie Candida guilliermondii		

Tabelle 1.3 Andere Pilzarten – auch zur Differenzialdiagnostik

Pilzart	Charakteristika
Trichophyton rubrum	häufigster Dermatophyt, Fadenpilz, Erreger von Infektionen auf der trockenen Haut
Saccharomyces cerevisiae	Bier/Bäckerhefe, apathogen, nur große längliche Sprosszellen
Geotrichum candidum	Schimmelpilz, harmlos, Vorkommen im Stuhl durch Milchprodukte etc., bildet echtes septiertes großes Myzel mit Arthrosporen (Hockeyschläger)
Rhodutorula rubra	in Umwelt weit verbreitet, harmlos, rosarote Kolonien, homogene Sprosszellen, schwach ausgebildetes Pseudomyzel
Trichosporon cutaneum	Fadenpilz, gilt als Opportunist, befällt Haare
Cryptococcus neoformans	Vorkommen in Erde, bei AIDS-Patienten Meningitis, Lungenbefall, Abszesse
Aspergillus fumigatus	Schimmelpilz, häufiger Luftkontaminant, Aspergillom bei Immunsuppression (siehe Abb. 7.218)

biotika aus der Zellwand von Bakterien freigesetzt werden. Dies ist vielleicht einer der Gründe für das gehäufte Auftreten von Candidosen nach Antibiotikagabe.

Eine Sprosszelle von Candida ist etwa 5- bis 10-mal größer als ein durchschnittliches Bakterium (Abb. 1.2). Die Vermehrung erfolgt durch Sprossung, woran eine Hefe mikroskopisch leicht erkannt werden kann.

Bei klinischen Infektionen sieht man so gut wie immer Pseudomyzelien – ein Geflecht aus einzelnen, in die Länge gezogenen Pilzzellen. An der Keimspitze besitzen sie enzymatische Aktivitäten, die es ihnen ermöglichen, auch in tiefere Schichten des Gewebes einzudringen (siehe Abb. 7.5) und dort Entzündungsreaktionen auszulösen.

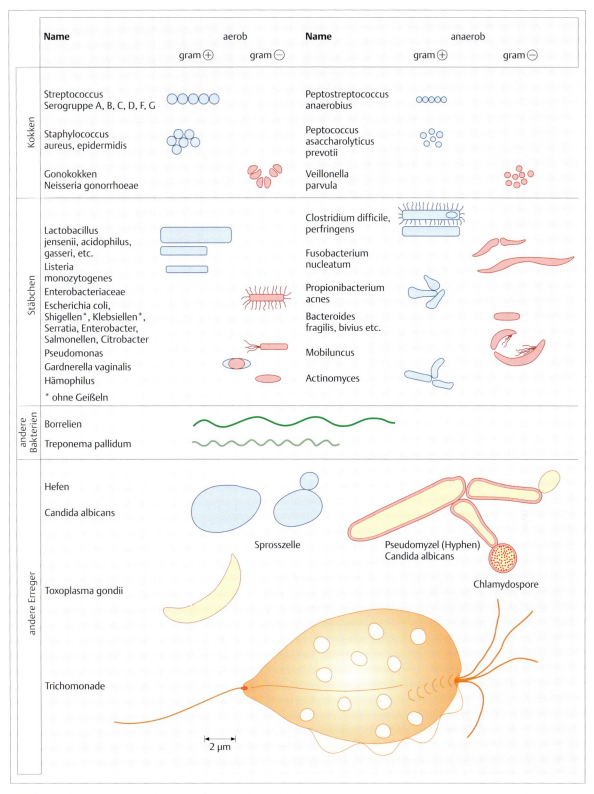

Abb. 1.2 Schematische Darstellung verschiedener Erreger (Bakterienarten, Pilze und Protozoen) zum Form- und Größenvergleich. Auch innerhalb einiger Bakterienarten können noch erhebliche Form- und Größenunterschiede auftreten.

In der Gynäkologie haben wir es nur mit opportunistischen Pilzen zu tun, d. h. Erregern, die bei bis zur Hälfte aller Menschen den Intestinaltrakt besiedeln und die nur dann zur Infektion und zu Krankheitszeichen führen, wenn z. B. die Körperabwehr herabgesetzt ist, Antibiotika gegeben wurden oder infolge anderer Gründe, die wir im Einzelnen nicht kennen.

Mit Ausnahme des Flucytosins (Hemmung der RNA- und DNA-Synthese) hemmen die Antimykotika die Zellmembransynthese der Sprosspilze durch Störung des Ergosterolstoffwechsels über Hemmung der Enzyme Cytochrom P450 oder 14-α-Demethylase (Triazole).

Protozoen

Protozoen sind einzellige tierische Lebewesen mit einem typischen Zellkern (Eukaryonten). Verschiedene Infektionen werden durch sie hervorgerufen, wie z. B. Trichomoniasis, Malaria, Schlafkrankheit, Leishmaniose, Amöbenruhr, Toxoplasmose, Pneumozytose, Lambliasis.

Für den Gynäkologen spielt die Trichomoniasis die größte Rolle. In der Schwangerschaft können aber auch andere Protozoenerkrankungen zum Problem werden, wie z. B. die Toxoplasmose.

Im Gefolge von AIDS ist die Pneumocystis-carinii-Pneumonie häufiger geworden.

Normalflora

■ Vagina

Laktobazillen

Als Normalflora in hoher Keimzahl werden in der Vagina nur die Laktobazillen angesehen (Abb. 1.**3**). Die Vermehrung der Laktobazillen und damit die selektive Kolonisierung der Vagina mit diesen Keimen ist östrogenabhängig. Laktobazillen finden sich daher in den ersten Wochen nach der Geburt und dann wieder, wenn die Ovarien aktiv werden bis hin zur Menopause. Auch im Senium lassen sich bei manchen Frauen noch hohe Laktobazillenkonzentrationen in der Vagina nachweisen, z. B. bei Frauen mit Adipositas, die Medikamente erhalten, welche einen gewissen Östrogeneffekt besitzen.

In der Kindheit finden sich in der Vagina verschiedene Hautkeime und auch Keime des Perianalbereiches in niedriger Konzentration, ohne Dominanz irgendeines einzelnen Keimes. Mit Auftreten der Östrogene kommt es zur selektiven Vermehrung der Laktobazillen. Diese finden sich

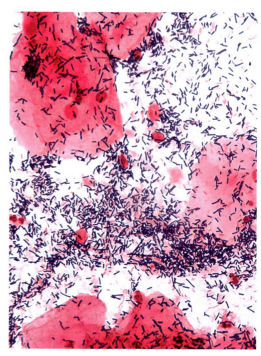

Abb. 1.**3** Normale Vaginalflora in der Gramfärbung mit sehr vielen Laktobazillen.

dann in Konzentrationen zwischen 10^5 und 10^8 Keimen pro ml.

Die Keimzahl ist auch abhängig vom Zyklus. So finden sich während der Menstruation und unmittelbar danach geringere Konzentrationen, die dann unter der Östrogenwirkung wieder rasch ansteigen. Den Einfluss der Östrogene kann man sehr gut auch in der Schwangerschaft beobachten, wo bei einigen Frauen, die zu Beginn der Schwangerschaft noch eine gestörte Vaginalflora hatten, diese im Verlauf der ersten Monate in eine normale Laktobazillenflora übergeht.

Laktobazillen sind eine heterogene Gruppe von großen, unbegeißelten, grampositiven Bakterien, welche Milchsäure produzieren. Über 50 verschiedene Typen sind bekannt. Da Laktobazillen kulturell und auch bestimmungsmäßig schwer zu handhaben sind und sie außerdem keine Krankheitserreger sind, sondern Normalflora, ist über sie wenig gearbeitet worden und somit wenig bekannt.

Beim Menschen kommen etwa 5 – 7 Typen bevorzugt vor. Der häufigste Keim ist Lactobacillus jensenii, gefolgt von Lactobacillus acidophilus, Lactobacillus gasseri, Lactobacillus fermenti und anderen. Häufig ist die Vagina von 2 oder auch mehr Typen gleichzeitig besiedelt (Abb. 1.**4**).

Laktobazillen sind für den Säuregehalt in der Vagina hauptverantwortlich. Sie wachsen auch noch in relativ saurem Milieu, das sie sich durch die Milchsäureproduktion selbst schaffen. Viele

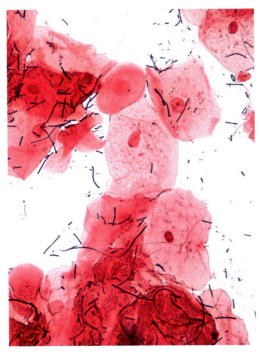

Abb. 1.4 Normale Vaginalflora in der Gramfärbung mit mäßig vielen unterschiedlich großen Laktobazillen.

Eigene Untersuchungen zeigen, dass bei Frauen mit Normalflora die Besiedlung mit bestimmten Laktobazillenstämmen, vor allem mit Lactobacillus jensenii, recht stabil ist. Frauen mit rezidivierender Aminvaginose dagegen scheinen vermehrt mit atypischen Laktobazillenstämmen besiedelt zu sein, die oft erst nach Therapie sichtbar werden und die kein Wasserstoffperoxid bilden können (Tab. 1.4). Dies wurde inzwischen in vielen weiteren Untersuchungen bestätigt.

Die Morphologie der einzelnen Laktobazillenarten ist unterschiedlich:
- große Laktobazillen: Lactobacillus acidophilus, L. fermenti, L. delbrueckii
- mittelgroße Laktobazillen: Lactobacillus jensenii
- kleine Laktobazillen: Lactobacillus brevis, L. casei, L. plantarum
- gebogene Laktobazillen: Lactobacillus crispatus.

Außerdem können Laktobazillen in der Kultur ihre Form ändern. Die mikroskopische Unterscheidung zwischen kleinen Laktobazillen und Escherichia coli, Gardnerella vaginalis oder gar Clostridien ist daher speziell im Methylenblaupräparat oft nicht möglich. Nur zusammen mit einem pH-Wert < 4,5 kann bei sauberem mikroskopischem Bild auf Normalflora geschlossen werden.

Stämme produzieren zusätzlich Wasserstoffperoxid, welches besonders auf Anaerobier bakterizid wirkt und somit die Vermehrung dieser Keime hemmt.

Wie weit die Besiedlung der Vagina bei einer Frau mit einem bestimmten Stamm stabil bleibt und welchen Einfluss die einzelnen Stämme für die Widerstandsfähigkeit der Vaginalflora bei Eindringen anderer Keime besitzen, ist kaum bekannt.

Laktobazillen sind empfindlich gegen die meisten Breitspektrumantibiotika, insbesondere gegen diejenigen, die auf grampositive Bakterien wirken (z. B. Penicilline, Cephalosporine, Tetrazykline, Erythromycin, Cotrimoxazol etc.). 5-Nitroimidazole (Metronidazol, Ornidazol, Tinida-

Tabelle 1.4 Laktobazillenarten und Wasserstoffperoxid-(H_2O_2-)Bildung bei 59 Frauen mit Normalflora und 45 Frauen mit Aminvaginose (nach Wenz, M.: Diss., Freiburg 1993)

Laktobazillenart	Normalflora (n = 59)		Aminvaginose (n = 45)			
		davon H_2O_2-pos.	vor Therapie		nach Therapie	
				davon H_2O_2-pos.		davon H_2O_2-pos.
Lactobacillus acidophilus	6	6	3	2	17	15
Lactobacillus jensenii	40	35	3	3	5	5
Lactobacillus gasseri	10	10	1	1	0	–
Lactobacillus delbrueckii	2	1	1	1	1	1
Lactobacillus fermenti	1	1	0	–	4	4
Lactobacillus crispatus	0	–	2	1	1	0
Lactobacillus casei	0	–	0	–	2	1
nicht typisierte Laktobazillen	3	2	0	–	4	4
atypische Laktobazillen	0	–	4	0	16	0
Zahl der Laktobazillenstämme	62	55	14	8	50	30

zol) und Chinolone (Gyrasehemmer) führen zu keiner Zerstörung der Laktobazillenflora.

Bedeutung: Verantwortlich für sauren pH der Vagina und damit Hemmung in die Scheide eingebrachter fakultativ pathogener Keime.

Förderung: Östrogene, Ansäuerung des Vaginalmilieus.

Hemmung: Antibiotika (s. o.), Blutungen, Antiseptika.

Laktobazillenpräparate zur Behandlung der Aminvaginose bzw. Kolpitis oder auch Störung der Vaginalflora sind auf dem Markt.

Laktobazillen-Präparate (Lactobacillus GG) werden heute auch zur Behandlung der Diarrhö bei Kindern eingesetzt. Auch wird ein Zusammenhang vermutet zwischen einer Atopie beim Kind und einer Laktobazillenfehlbesiedlung unter und nach der Geburt.

Andere Keime

Aufgrund der Lage und der Funktion der Vagina wird diese immer wieder mit den verschiedensten Keimen der Haut, des Perianalbereiches und des Partners kontaminiert (Tab. 1.**5**).

Normalerweise bleiben diese Keime jedoch in niedriger Keimzahl (bis $10^4 - 10^5$/ml).

Es gibt eine Fülle von Arbeiten, in denen gezeigt worden ist, dass auch in der Vagina der gesunden Frau 3–8 verschiedene Keime nachweisbar sind. Der Übergang in eine gestörte Vaginalflora ist fließend und es ist eine Definitionsfrage, was als Normalflora angesehen wird.

Als normale Vaginalflora sollten nur hohe Keimzahlen von Laktobazillen akzeptiert werden. Keimnachweise in der Vagina ohne Mengenangaben sind daher für die Beurteilung wertlos. Ausnahmen sind nur eindeutig pathogene Keime wie Gonokokken, Streptokokken der Gruppe A, evtl. Staphylococcus aureus.

Tabelle 1.**5** Neben Laktobazillen häufig vorkommende Bakterienarten in der Vagina

Bakterienart	Häufigkeit	Konzentration
Gardnerella vaginalis	30–50%	$10^4 - 10^6$/ml
Streptokokken Gruppe B	10–30%	$10^4 - 10^6$/ml
Ureaplasma urealyticum	ca. 40%	$10^3 - 10^4$/ml
Enterokokken (= Streptokokken Gruppe D)	10–20%	$10^4 - 10^6$/ml

■ Zervix

Die Zervix stellt eine wichtige Barriere für das innere Genitale dar. Mehrschichtiges Plattenepithel der Ektozervix und Zervixsekret verhindern bzw. erschweren das Eindringen von Erregern.

Die Endozervix ist normalerweise geschlossen (Abb. 1.**5**). Zum Zeitpunkt der Ovulation ist sie jedoch weit offen und voller Sekret (Abb. 1.**6**). Bei jungen Frauen liegt physiologischerweise meist eine Ektopie vor (Abb. 1.**7**). Hierbei handelt es sich um eine Ausstülpung des einschichtigen Zylinderepithels. Sichtbar wird das traubenartige Zervixepithel erst nach Betupfen mit 3–5%iger Essigsäurelösung (Abb. 1.**8**). Eine Normalflora der Zervix gibt es nicht. In der Zervix nachgewiesene Keime sind üblicherweise eine Kontamination aus der Vagina.

Eine Ektopie bedeutet ein erhöhtes Infektionsrisiko für bestimmte sexuell übertragbare Erreger, z. B. Chlamydien, die nur in das einschichtige Zylinderepithel eindringen können.

Im Laufe des Lebens kommt es zum Überwachsen der Ektopie mit mehrschichtigem Plattenepithel, wie die Abbildungen 1.9 bis 1.12 (Abb. 1.**9**, Abb. 1.**10**, Abb. 1.**11**, Abb. 1.**12**) zeigen.

■ Haut

Die Haut ist physiologischerweise mit einer Fülle von verschiedenen Keimen besiedelt. Insgesamt wird die Zahl der Bakterien auf der Haut auf mindestens 10^{12} geschätzt. Dass es nicht zu einer Infektion kommt, liegt u. a. an der kräftigen Hornschicht und an der Immunkompetenz der Haut, die angefüllt ist von Abwehrsystemen.

Ein typischer Hautkeim ist Staphylococcus epidermidis. Er wird somit häufig als Kontaminationskeim bei Punktionen, Abstrichen und auch in Blutkulturen gefunden. Er kann zuweilen Infektionen auslösen. Nicht selten ist er der Erreger eines Harnwegsinfektes, wie auch Staphylococcus saprophyticus.

Auch Staphylococcus aureus, der häufigste und wichtigste Keim einer Wundinfektion oder Sepsis, wird bei bis zu 30% der Menschen im Haut-, Mukosa- und Schleimhautbereich gefunden.

Weitere typische Hautkeime sind Propionibakterien, welche bei der Akne eine Rolle spielen.

■ Darm

Der Magen-Darm-Trakt ist in zunehmender Konzentration von Bakterien besiedelt mit einer Gesamtmenge von > ca. 10^{15} (Tab. 1.**6**).

Mikroorganismen und Erreger

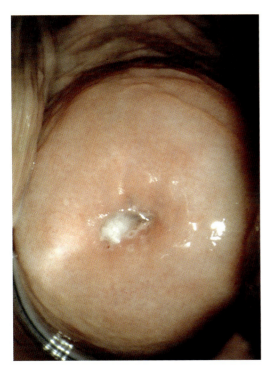

Abb. 1.5 Portio mit geschlossenem Zervixkanal (25-jährige Frau).

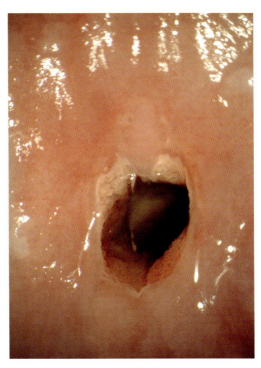

Abb. 1.6 Portio mittzyklisch mit weit offenem Zervixkanal (22-jährige Frau).

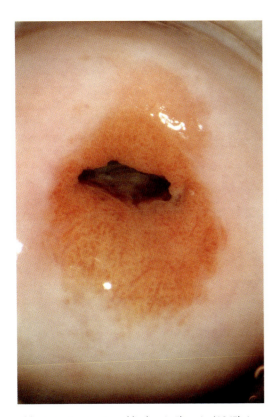

Abb. 1.7 Portio mittzyklisch mit Ektopie (18-jährige Patientin).

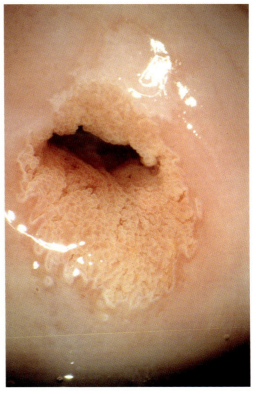

Abb. 1.8 Gleiche Patientin wie in Abb. 1.7 nach Betupfen der Zervix mit 3%iger Essigsäure: Das einschichtige Zylinderepithel der Endozervix in Träubchenform wird sichtbar.

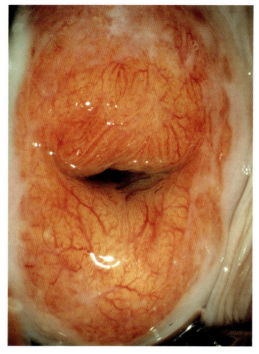

Abb. 1.9 Portio mit großer Ektopie (24-jährige Patientin).

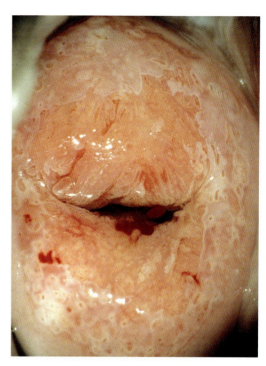

Abb. 1.10 Gleiche Patientin wie in Abb. 1.9 nach Behandlung mit 3%iger Essigsäure.

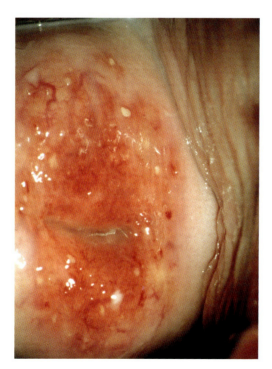

Abb. 1.11 Gleiche Patientin wie Abb. 1.9 5 Jahre später.

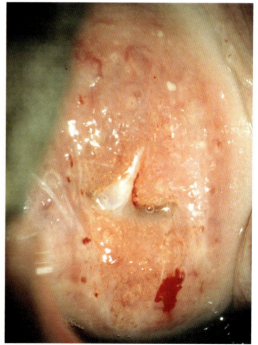

Abb. 1.12 Gleiche Patientin wie Abb. 1.11 nach Behandlung mit 3%iger Essigsäure. Die Epithelisierung der Ektopie hat zugenommen.

Tabelle 1.6 Bakterien im Magen-Darm-Trakt

Bakterien	Konzentration
Magen	$0 - 10^3$/ml
Jejunum	$0 - 10^5$/ml
Ileum	$10^3 - 10^9$/ml
Fäzes	$10^{10} - 10^{12}$/ml

Die bakterielle Besiedlung des Magen-Darm-Traktes beginnt mit der Geburt. Über die Flora des Geburtskanals der Mutter erfolgt die erste Aufnahme von Mikroorganismen. Je nach Nahrungsaufnahme in den ersten Wochen und Monaten bildet sich eine unterschiedliche Zusammensetzung der Darmflora aus. Nach 1 Monat sind bei 90 % bereits Candida-Hefen im Darm nachweisbar. Bei gestillten Kindern überwiegen Bifidobakterien. Nach 3 – 5 Jahren ist der konstitutionelle Entwicklungsprozess der Darmflora abgeschlossen und demjenigen der Erwachsenen angepasst. Während im Dünndarm Laktobazillen und andere fakultativ anaerobe Bakterien überwiegen, herrschen im Enddarm die obligat anaeroben Bakterien vor. Die Darmflora setzt sich aus physiologischen (nützlichen) Darmsymbionten, kommensalen Mikroorganismen (Gäste ohne schädigende Aktivität) und potenziellen Erregern zusammen.

Bakterien haben im Darm vielschichtige Aufgaben. So synthetisieren sie im Kolon Vitamine, fermentieren Nahrungsreste, bilden eine Barriere gegen die Besiedlung pathogener Keime und sind ein wichtiger Stimulus für das darmassoziierte Lymphgewebe.

Frühe Fehlbesiedlung des Darmes wird zunehmend mit Atopie und Nahrungsmittelallergien in Zusammenhang gebracht. Eine interessante Frage ist, ob durch eine Verbesserung der Vaginalflora der Mutter während der Schwangerschaft atopische und andere Folgeprobleme beim Kind seltener würden.

Im Darm werden über 500 verschiedene Mikroorganismen gefunden. Die im Darm überwiegenden Keimarten sind Anaerobier (Bacteroidesarten, Eubakterien, Peptokokken, Peptostreptokokken, Clostridien, Bifidobakterien).

Enterobacteriaceae (Escherichia coli, Proteus, Klebsiellen, Citrobacter u. a.) sind ebenfalls typische Darmkeime, machen aber nur 3 – 10 % der Darmflora aus.

Weitere aerobe Keime sind Laktobazillen, aus denen sich die Vaginalflora besiedelt, verschiedene Streptokokkenarten und die verschiedenen Staphylokokken.

Pilze sind, wenn auch in niedriger Konzentration ($10^3 - 10^5$/ml), bei 70 % der Erwachsenen im Darm nachweisbar. Dabei sind Hefen am häufigsten. Hefepilze (Candida spp.) vermehren sich durch asexuelle Sprossung. Die diploide, mit 8 Chromosomenpaaren ausgestattete Candida albicans, der Haupterreger genitaler Pilzinfektionen, vermehrt sich auch unter anaeroben Bedingungen, wie sie im menschlichen Dickdarm vorherrschen. Von den ca. 200 Hefearten sind nur einige fakultativ pathogen, da nur wenige in der Lage sind, bei 37 °C zu wachsen.

Candida-Hefen gehören zu den opportunistischen Krankheitserregern, d. h. nur unter bestimmten Umständen werden sie zu Erregern. Solange ein funktionierendes angeborenes Immunsystem existiert, sind es Kommensalen. Erst wenn ein Mangel an $CD4^+$-Th 1-Lymphozyten und eine verminderte Bildung von proinflammatorischen Zytokinen (IL-12, INF-γ) besteht, kann es zu einer Candida-Infektion kommen. Weitere Infektionsrisiken sind die Störung der wirtseigenen Infektionsbarrieren, zu denen die physiologische Darmflora, das lokale Immunsystem und die intakte Mukosa (Vagina) oder Schleimhaut (Darm) gehören.

Bei über 30 % der Menschen lässt sich in den Fäzes Candida albicans nachweisen. Sie sind die häufigste Quelle einer Hefebesiedlung und -infektion des Genitalbereichs.

Die Keime der Darmflora finden sich natürlich in relativ hoher Konzentration auch im Perianalbereich, von wo aus sie in die Vagina gelangen können. Begünstigt wird dies durch Sexualkontakte, nasse Badeanzüge und häufigen Aufenthalt im warmen Wasser (Thermalbad), klaffenden Introitus sowie fehlende Laktobazillenflora.

Aber auch die Reinigungsgewohnheiten und die Hautpflege im Perianal- und Vulvabereich spielen eine bislang noch zu wenig beachtete Rolle. Zu vieles Waschen, Verwendung ungeeigneter Reinigungsmittel und auch fehlende Fettpflege der Haut führen zu deren Austrocknung und Beschädigung. Darmkeime finden hier sie fördernde Bedingungen und vermehren sich in größerem Maße.

■ Mund

Der Mund ist mit hohen Keimzahlen einer Mischflora besiedelt. Eine Fülle verschiedener Keime lässt sich hier nachweisen (Streptokokken, Actinomyces und verschiedene Anaerobier etc.). In den Zahntaschen, besonders bei Parodontose, finden sich ähnlich synergistische Bakteriengemische wie bei der Aminvaginose.

Bei fast der Hälfte aller Erwachsenen lässt sich Candida in der Mundhöhle und im Intestinaltrakt nachweisen. Die Erreger werden u. a. mit der Nahrung aufgenommen. Von hier aus gelangen sie in den Darmbereich. Der Magen stellt keine Barriere dar, da Hefen sehr säurestabil sind. Sie können von dort über den Darm und den Analbereich oder durch direkten Kontakt das Genitale infizieren.

Wegen der verglichen mit dem Introitus geringeren Sensitivität der Mundhöhle werden Fehlbesiedelungen und selbst Infektionen hier seltener bemerkt als im Genitalbereich. Es gibt Berichte, die einen Zusammenhang zwischen starker bakterieller Besiedlung der Mundhöhle bei Schwangeren, deren Darmbakterien und vermehrten Frühgeburten beschreiben. Auch ist die Paradentose und der Verlust von Zähnen ein Infektions- und damit auch Hygieneproblem in der Mundhöhle.

Bedeutung einzelner Bakterien und Bakterienarten

■ Streptokokken

Streptokokken sind Kettenkokken mit einer sehr unterschiedlichen Pathogenität. Es gibt aerob wachsende, die die bedeutenderen sind, und anaerob wachsende, z. B. Peptostreptokokken. Die Einteilung der aerob wachsenden Streptokokken erfolgt serologisch. Es gibt Streptokokken der Gruppen A, B, C, D, E, F und G sowie der Milleri-Gruppe etc. Der Nachweis dieser Streptokokken gelingt leicht und schnell. Nach der Anzüchtung wird der Serotyp durch eine Seroreaktion sofort bestimmt.

Die hämolytische Fähigkeit, d. h. die β-Hämolyse, sagt nichts über die Pathogenität des Keims aus, sondern ist eine Eigenschaft, die bei der Diagnostik hilfreich ist. So zeigen z. B. die pathogenetisch sehr unterschiedlichen A- und B-Streptokokken beide eine β-Hämolyse.

A-Streptokokken (Streptococcus pyogenes) sind die gefährlichsten Bakterien im Genitalbereich, da sie zu sehr rasch verlaufenden, schwersten, lebensbedrohlichen Infektionen fähig sind. Sie sind die Erreger der Puerperalsepsis. Bei bis zu 5 % der Kinder und auch bei vielen Erwachsenen werden sie im Nasen-Rachen-Raum gefunden. Bei Nachweis im Genitaltrakt sollten sie immer behandelt werden. Besonders wirksam sind Penicilline und Cephalosporine.

Mikrobiologie der Streptokokken der Gruppe A

Es sind grampositive Bakterien von sphärischer bis ovoider Gestalt und einem Durchmesser von weniger als 2 µm. Sie bilden mehr oder weniger lange Ketten, daher ihr Name.

1933 wurden die Streptokokken von Lancefield in 22 Gruppen unterteilt, die sich durch ein Polysaccharid der Zellwand unterscheiden und von A bis V durchnummeriert wurden.

A-Streptokokken. Der von Rosenbach 1884 erstmals beschriebene Streptococcus pyogenes (eiterbildend) gehört zu den Streptokokken der Gruppe A. Auf der Schafsblut-Agarplatte werden die Erythrozyten vollständig hämolysiert, weshalb sie zu den β-hämolysierenden Streptokokken gezählt werden, ebenso wie Streptokokken der Gruppe B.

Die Bakterien besitzen einen Saum aus Fimbrien, die das **M-Protein** enthalten, welches ein Antigen der Keime darstellt und von dem bisher über 80 unterschiedliche Typen nachgewiesen werden konnten. Das M-Protein stellt ein wichtiges Merkmal zur Typisierung der einzelnen Streptococcus-pyogenes-Stämme dar. Es ist ein Virulenzfaktor, weil es die Phagozytose behindert. Die Fimbrien enthalten auch Lipoteichonsäure, die für die Adhärenz dieser Streptokokken an der menschlichen Mukosa verantwortlich ist.

Streptococcus-pyogenes-Stämme, die an schweren Infektionen beteiligt sind, produzieren verschiedene **Exotoxine.** Von diesen sind das Exotoxin A und B von besonderer Bedeutung, da sie die Produktion von Tumornekrosefaktoren in humanen Monozyten anregen.

Weitere Virulenzfaktoren sind das Streptolysin O, S und die Hyaluronidase. Für das Streptolysin O konnte im Experiment gezeigt werden, dass es kardiotoxisch und letal wirkt. Die Hyaluronidase depolymerisiert die extrazelluläre Kittsubstanz Hyaluronsäure und erleichtert den Keimen die Invasion in das Gewebe.

Die Virulenz der Stämme ist abhängig von deren Fähigkeit, die verschiedenen Virulenzfaktoren in größerer Menge zu produzieren. So zeigen Stämme, welche das M-Protein und Hyaluronidase bilden können, die höchste Virulenz. Eine geringe Virulenz besitzen Stämme, die kein M-Protein erzeugen konnten. Wird weder M-Protein noch Hyaluronidase gebildet, so liegt nur eine geringe Virulenz vor, weshalb von diesen Stämmen höchste Keimkonzentrationen notwendig sind, um eine Infektion in Gang zu setzen.

Penicilline sind besonders wirksam, ohne dass es Resistenzentwicklungen gibt.

B-Streptokokken. Gruppe-B-Streptokokken (GBS) wie Streptococcus agalactiae kommen bei ca. 20–30 % der Menschen im Darm und somit auch in der Vagina vor. In Einzelfällen (1–3 % der Kinder von kolonisierten Schwangeren oder ca. 0,5/1000 aller Lebendgeburten) lösen sie schwere neonatale Infektionen (Pneumonie, Meningitis, Sepsis) aus, von denen ca. 3 % letal enden. Sie sind einer der Hauptkeime für schwere neonatale Infektionen.

D-Streptokokken. D-Streptokokken (Enterokokken, Enterococcus faecalis) zählen zur Darmflora. Es sind relativ stabile Bakterien, die oft noch angezüchtet werden können, wenn andere Bakterien auf dem Transportweg schon abgestorben sind. Im Genitalbereich werden sie häufig nachgewiesen, haben aber nur eine geringe pathogene Bedeutung und stellen eher nur Kolonisationskeime dar. Sie sind resistent gegen Cephalosporine und werden daher vermehrt nach Cephalosporintherapie gefunden. Mittel der Wahl zur Behandlung ist Amoxicillin.

Die Gattung Enterococcus wurde Mitte der 80er Jahre eingeführt, vorher bezeichnete man sie als Streptococcus der Serogruppe D nach Lancefield-Gruppierung. Es sind katalasenegative, unbewegliche, grampositive Kokken. Sie besiedeln den Darm von Mensch und Tier und bilden einen Großteil der aeroben Darmflora. Sie besitzen als klassische Opportunisten nur ein vergleichsweise geringes pathogenes Potenzial. Zu den häufigen Infektionen gehören Harnwegsinfekte und Wundinfektionen im Bauchraum.

Enterokokken sind resistent gegen Cephalosporine und Flucloxacillin (Staphylex), auch Penicillin G ist ungenügend wirksam.

Aminopenicilline und Acylureidpenicilline sind meist wirksam, auch Gentamycin, Carbapeneme (Impipenem) und Meropenem. Bei der sehr seltenen Ampicillinresistenz kommen Vancomycin, Teicoplanin und Linezolid therapeutisch in Frage. Sehr selten sind auch glykopeptidresistente Stämme beschrieben.

Bei schwerer Endokarditis wird die kombinierte Gabe von Ampicillin plus Gentamycin empfohlen, um die Bakterizidie zu erhöhen.

Enterococcus faecium wird gelegentlich auch im Vaginalbereich gefunden und bei Frühgeborenen isoliert. Die pathogene Bedeutung ist unklar. Die Schwierigkeit besteht in der Behandlung, da dieser Keim im Gegensatz zu Enterococcus faecalis resistent gegen die meisten Antibiotika ist, außer z. B. Vancomycin.

G-Streptokokken. G-Streptokokken werden zunehmend identifiziert. Sie sind pathogen, nicht ganz so gefährlich wie A-Streptokokken, aber doch im Genitalbereich immer ernst zu nehmen.

Streptococcus Milleri-Gruppe. Zu dieser Gruppe gehören Streptococcus intermedius, Streptococcus constellatus, Streptococcus anginosus. Auch sie sind Bestandteil der Darmflora. Sie werden gelegentlich in Abszessen gefunden. Streptococcus anginosus wird auch als Eiterstreptococcus bezeichnet. Er ist selten und hat nur als Reinkultur eine Bedeutung.

Streptococcus pneumoniae. Streptococcus pneumoniae (Pneumokokken) sind weit verbreitet, fast jeder Zweite ist asymptomatischer Keimträger im Nasen-Rachen-Raum. Pneumokokken-Infektionen gefährden besonders splenektomierte, ältere oder anderweitig immungeschwächte Menschen. Die Letalität einer Pneumokokken-Bakteriämie beträgt 30 %, bei Menschen über 60 Jahre sogar 50 %. Pneumokokken gehören inzwischen zu den häufigsten Erregern schwerer Pneumonien. Von der Impfung profitieren besonders Menschen mit erhöhtem Risiko.

Es sind einzelne Todesfälle von Müttern während der Schwangerschaft und nach Sektio in den letzten Jahren bekannt geworden (vom Genitale ausgehende Sepsis).

■ Staphylokokken

Staphylokokken sind relativ große Haufenkokken. Dies ist nur ein morphologisches Kriterium, es gibt hier neben aerob wachsenden auch nur anaerob wachsende Haufenkokken, z.B Peptokokken. Die wichtigsten Staphylokokkenarten sind die aerob wachsenden S. aureus und S. epidermidis, die wiederum aus Untergruppen und verschiedenen Stämmen mit unterschiedlichen Eigenschaften bestehen. Als Reservoir fungiert hauptsächlich der Mensch, bei dem diese Keime auf der Haut, den Haaren und besonders in der Nase vorkommen.

Staphylococcus aureus (SA). Staphylococcus aureus ist einer der wichtigsten Krankheitserreger beim Menschen. Er löst eine Reihe von Erkrankungen aus. Die verschiedenen Arten und Stämme sind weit verbreitet und bei vielen Menschen auch ohne Entzündungszeichen auf Haut und Schleimhaut nachweisbar. Bei ca. 30 % der gesunden, nicht hospitalisierten Menschen werden sie als natürlicher Besiedler gefunden; noch häufiger sind sie bei Patienten mit Diabetes mellitus oder in offenen Wunden nachweisbar. Die Übertragung erfolgt hauptsächlich durch die Hände. Ausgehend vom nasalen Trägertum können autogene Infektionen auftreten.

Durch seine **Koagulase,** die ein wichtiger Pathogenitätsfaktor ist, wird der Entzündungsprozess normalerweise begrenzt. Es bilden sich Abszesse. Weitere typische Entzündungsbilder sind Follikulitis, Wundinfektion, Mastitis puerperalis, Konjunktivitis, z. B. auch beim Neugeborenen.

Bricht Staphylococcus aureus in die Blutbahn ein (Bakteriämie, Sepsis), wird er im Körper gestreut und kann verschiedene Organe infizieren, sich sogar im Gehirn oder in wenig durchbluteten Bereichen anheften, in denen es dann zu Abszessen kommt.

SA gehört zu den Bakterien, die in Biofilmen auf der Oberfläche von Implantaten gefunden werden. Dort bilden sie eine extrazelluläre Matrix, die ihre Resistenz gegenüber dem Immunsystem und gegenüber Antibiotika erhöht.

Einzelne Stämme (ca. 5%) bilden besondere Toxine, z. B. TSST 1, und mehrere Enterotoxine. Sie können das Toxische Schocksyndrom (TSS) auslösen (siehe S. 199).

Bei ambulanten Patienten bilden etwa 30–50%, bei stationären Patienten 50–80% der isolierten Staphylococcus-aureus-Stämme β-Lactamase, d. h. sie sind gegen Penicilline resistent. Deshalb sollte man ohne Antibiogramm eher ein Cephalosporin verordnen.

Eine Sonderform der Erkrankung durch Staphylococcus aureus sind Lebensmittelvergiftungen mit Fieber, Übelkeit, Erbrechen und Durchfall. Sie werden durch die hitzestabilen Enterotoxine (v. a. die Enterotoxine B und C) ausgelöst. Voraussetzung ist eine massive Vermehrung der Erreger in den Lebensmitteln. Durch Kochen werden die Erreger abgetötet, nicht aber die Toxine. Antibiotika sind hier wirkungslos.

Methicillin-resistente Staphylococcus aureus (MRSA). Die Pathogenität der MRSA-Stämme unterscheidet sich nicht von den übrigen Staphylococcus-aureus-Stämmen, jedoch ihre Behandelbarkeit. Sie kommen besonders in Krankenhäusern – speziell auf Intensivstationen – vor, wo sie auch das Pflegepersonal kolonisieren können. Inzwischen findet man sie sogar in Altersheimen und Sportanlagen, in Saunas und Fitnessclubs.

Die Population von SA ist klonal strukturiert, dabei sind bestimmte Linien besonders häufig. In Krankenhäusern verbreitete epidemische MRSA gehören zu klonalen Linien, die auch als nasale Besiedler weit verbreitet sind.

Von den üblichen nosokomialen MRSA kann man die sogenannten Community-acquired, Paton-Valentine-produzierenden MRSA **(CAMRSA)** unterscheiden. Diese MRSA-Stämme lösen auch bei Immunkompetenten Infektionen aus. Unter diesen wird der USA300-Klon, der schwer zu behandelnde Haut- und Weichteilinfektionen auslöst, als gefährlich betrachtet.

Der Einsatz von Antibiotika führt eher zur weiteren Selektion als zur Eradikation solcher Stämme, daher sind die Prophylaxe und die Lokalbehandlung das Wichtigste:

- Lokaltherapie: hydrophobische Triclosan Creme 2%, Mupirocin oder Antiseptika
- systemische Therapie: mit dem Glykopeptid Teicoplanin, Vancomycin oder dem neuen Quinupristin/Dalfopristin.

Immunkompetenz ist bei der Therapie wichtig.

Staphylococcus epidermidis. Staphylococcus epidermidis sind Staphylokokken, die keine Koagulase bilden und zur Hautflora zählen, weshalb der Nachweis im Genitalbereich häufig ist. Nur in Einzelfällen werden diese Keime als Erreger angesehen. Gelegentlich sind sie auch in der Blutkultur anzüchtbar. Sie werden nur dann hier nicht als Kontaminationskeim der Haut gewertet, wenn sie in 2 Blutkulturen nachweisbar sind (u. a. daher immer 2 Blutkulturen an verschiedenen Armen bzw. getrennten Orten entnehmen).

■ Enterobacteriaceen

Es handelt sich um eine große Gruppe gramnegativer Bakterien, die im Darm vorkommen. Nicht nur zwischen den verschiedenen Gattungen, sondern auch innerhalb einer Gattung wie z. B. Escherichia coli bestehen zum Teil große Unterschiede in Bezug auf Pathogenität und Empfindlichkeit gegenüber Antibiotika.

Escherichia coli (E. coli). E. coli gehört zu den am häufigsten nachgewiesenen Bakterien im Uro-Genitalbereich. Diese Gattung besteht jedoch aus sehr unterschiedlich pathogenen Bakterien. Aufgrund ihrer Geiseln haften sie besonders gut am urogenitalen Epithel, weshalb sie die häufigsten Bakterien bei der Zystitis sind. Auch in der Vagina werden sie oft nachgewiesen, dort aber eher als Kolonisationskeime aus dem Analbereich. Entzündungen werden durch sie hier nicht ausgelöst. In der Schwangerschaft sind sie jedoch an der Frühgeburtlichkeit und an neonatalen Infektionen beteiligt, weshalb sie während der Gravidität möglichst beseitigt oder zumindest reduziert werden sollten. Aber auch schwere Infektionen bis hin zur Sepsis können durch E. coli ausgelöst werden, besonders bei Darmverletzungen oder komplizierten Harnwegsinfekten. Neben Staphylococcus aureus gehört E. coli zu den häufigsten in der Blutkultur nachweisbaren Erregern. Gefürchtet und wohl auch früher häufiger gesehen war der sogenannte Endotoxinschock bei der Sepsis durch gramnegative Bakterien, ausgelöst durch das Lipopolysaccharid (LPS) bestimmter E.-coli-Stämme.

Während die eher normalen E. coli besonders an Harnwegsinfekten beteiligt sind, sind spezielle E.-coli-Stämme (Serotypen) an verschiedenen Darmerkrankungen beteiligt:
- ETEC-Stämme (enterotoxinproduzierende E. coli): bekannt als Montezumas Rache; Chinolone sind daher bei Durchfall während Tropenreisen sehr geschätzt.
- EHEC-Stämme (enterohämorrhagische E. coli), die wegen damit verbundenen blutigen Durchfällen und Nierenschädigung sehr gefürchtet sind und die das hämorrhagisch-urämische Syndrom auslösen können.
- ESBL (Extended-Spectrum Beta-Lactamase)-E.-coli-Stämme.

ESBL ist ein Resistenzphänomen bei gramnegativen Bakterien. Die Resistenz wird über Plasmide kodiert und ist daher leicht übertragbar. Sie betrifft vor allem Enterobakterien und Pseudomonaden. ESBL betrifft die größte Antibiotikagruppe, nämlich die β-Lactam-Antibiotika, und tritt vor allem bei E. coli und Klebsiella spp. auf. ESBL-Stämme bilden Enzyme, welche Penicilline, Cephalosporine und Monobaktame – also fast alle β-Lactam-Antibiotika – zerstören können. Carbapeneme – also Imipenem, Meropenem und Ertapenem – sowie meist auch Mecillinam sind die einzige Gruppe, die normalerweise stabil bleibt. ESBL-Keime sind leider auch sehr oft chinolonresistent. Aminglykoside und Fosfomycin sind dagegen meist gut wirksam.

Seit Ende der 90er Jahre werden ESBL-Stämme sowohl innerhalb als auch außerhalb von Krankenhäusern zunehmend auch in Europa beobachtet und erfasst.

Beim Auftreten von ESBL-Keimen ist – wie bei MRSA auch – das oberste Ziel, die Übertragung von einem Patienten auf einen anderen zu verhindern. Wesentlich ist daher die strikte Einhaltung von Standardhygienemaßnahmen, vor allem korrekte Händehygiene (Händedesinfektion bzw. Handschuhe). Eine Isolierung des Patienten im Einzelzimmer ist in der Regel nicht notwendig; sie wird nur gefordert, wenn Patienten Streuquellen darstellen (z. B. bei Nachweis von Tracheostoma). Es ist auch wichtig zu betonen, dass ESBL-Keime für gesunde Menschen keine Gefahr darstellen und die üblichen gelisteten Desinfektionsmittel gegen sie wirksam sind.

Im Unterschied zu MRSA, die als Staphylokokken auf der Haut vorkommen und vergleichsweise umweltresistent sind, haben ESBL-Bildner ihr natürliches Vorkommen in der Darmflora und benötigen ein feuchtes Milieu, um länger zu überleben.

KES-Gruppe. Klebsiellen kolonisieren wie E. coli den menschlichen Gastrointestinaltrakt. Sie bilden mit **Enterobacter** und **Serratia** eine Klasse (KES-Gruppe) innerhalb der Enterobacteriaceae. Bei etwa 10% der gesunden Menschen findet man Klebsiellen wie K. pneumoniae oder K. oxytoca (indolpositiv) im Darm und im oberen Respirationstrakt, seltener in der Vagina. Darüber hinaus kommen Klebsiellen auch in der Erde, im Wasser und auf Pflanzen vor. Ein Mensch kann sich somit immer wieder damit kolonisieren, z. B. von Mensch zu Mensch, aber auch durch Lebensmittel, Luftbefeuchter in Klimaanlagen etc. Beim Immunkompetenten verursachen Klebsiellen vorwiegend Atemwegs- und Harnwegsinfekte. Bei abwehrgeschwächten Menschen (immunsupprimierte, onkologische Patienten) können sie eine Sepsis, Meningitis, Pneumonie und Harnwegsinfekte auslösen. Üblicherweise bilden sie einfache β-Lactamasen, weshalb sie nicht selten nach Penicillintherapie als Selektionsfolge gefunden werden. Mit Cephalosporinen sind sie normalerweise gut zu behandeln. Bei hohem Selektionsdruck (inadäquate Antibiotikatherapie) werden auch Stämme mit erweiterter β-Lactamase-Wirkung und Multiresistenz wie bei Pseudomonaden gefunden. Auch bei den Klebsiellen beobachtet man zunehmend resistente ESBL-Stämme (s. o.).

Pseudomonas aeruginosa. Pseudomonas aeruginosa kommt ubiquitär vor und wird bei 0–2% aller Menschen auf der Haut, bei 0–6% im Rachen und bei 2,6–24% der Gesunden im Stuhl gefunden. Nach längeren Krankenhausaufenthalten steigen Kolonisationshäufigkeit und Nachweisbarkeit auf 50%. Der Keim kommt auch in der Nahrung, auf Gemüse, in Klimaanlagen und Beatmungsgeräten etc. vor. Er bildet extrazelluläre Polysaccharide (Adhärenzmechanismus), Exotoxine und Proteasen. Er besitzt eine natürliche, breite Resistenz gegen viele Antibiotika, z. B. viele Penicilline, Cephalosporine, Tetrazykline und Sulfonamide. Unter Antibiotikatherapie entwickelt Pseudomonas aeruginosa rasch neue Resistenzen, die teilweise stabil sind. Er ist somit einer der häufigsten Hospitalismuskeime und verantwortlich für ca. 20% der nosokomialen Infektionen. Besonders gefürchtet ist er bei immunsupprimierten Patienten.

Begrenzt wirksam sind: Acylureidopenicilline (Piperazillin), Carbapeneme (Meronem, Imipenem), unter den Cephalosporinen am ehesten Ceftazidim, Chinolone (z. B. Ciprofloxacin, Levofloxacin, Moxifloxacin etc.) und Aminoglykoside (Gentamycin, Amikacin, Tobramycin). Durch Kombination kann die rasche und hohe Resistenzentwicklung gebremst werden.

Salmonellen. Salmonellen sind eine riesige Bakteriengruppe mit über 1000 Arten. Sie sind die Haupterreger von Lebensmittelinfektionen, besonders über Eier und Hühnchen. Ihre Pathogenität ist – abgesehen von Salmonella typhi, dem Erreger des Typhus, und Salmonella paratyphi, die es bei uns so gut wie nicht mehr gibt – nur mäßig, so dass zur Infektion größere Mengen aufgenommen werden müssen. Wie bei allen wenig pathogenen Keimen sind sehr junge und sehr alte Menschen verstärkt gefährdet. Ein Problem sind auch die Dauerausscheider. Die wirksamsten Antibiotika sind Chinolone.

Auch bei den Salmonellen werden zunehmend resistente ESBL-Stämme (s. o.) gefunden, was die therapeutischen Möglichkeiten noch mehr einschränkt.

Auf die gelegentliche Frage nach dem Risiko für das Neugeborene während der Geburt, wenn die Mutter erkrankt oder Ausscheider ist, gibt es keine befriedigende Antwort. Die immer empfohlenen Hygienemaßnahmen sind im Wochenbett sehr viel leichter einzuhalten als bei der vaginalen Geburt. Eine engmaschige Kontrolle und frühzeitige Behandlung des Neugeborenen reichen wahrscheinlich aus. Eine Sektio dürfte nur bei hohem Risiko gerechtfertigt sein.

Yersinien. Yersinien verursachen ebenfalls überwiegend Darmerkrankungen mit Durchfall, Erbrechen und z. T. hohem Fieber. Bei systemischer Streuung kann z. B. Y. enterocolitica Ursache einer Arthritis oder auch eines Erythema nodosum sein. Gut wirksam sind Cephalosporine der 3. Generation und Carbapeneme; am besten wirken Chinolone.

Weitere Arten sind Yersinia pseudotuberculosis und Yersinia pestis.

Campylobacter. Campylobacter-Infektionen werden über Lebensmittel von Tieren übertragen und verursachen primär Darmerkrankungen. Komplikationen sind Sepsis (z. B. C. fetus), Arthritis (z. B. C. jejuni), infektiöser Abort, möglicherweise Guillain-Barré-Syndrom. Wirksam sind Amoxicillin, Metronidazol, mäßig wirksam auch Chinolone u. a.

■ Aktinomyzeten

Aktinomykose ist eine chronisch verlaufende granulomatöse Entzündung, die sehr selten im kleinen Becken gefunden wird.

Sehr viel häufiger ist die zytologische Diagnose eines Actinomycesbefalls eines entfernten Intrauterinpessars (IUP). Dies bringt oft Unruhe und Unsicherheit über die Konsequenzen. Der zytologische Verdacht kann meist mikrobiologisch nicht bestätigt werden. Selbst wenn der schwierige Nachweis mit Spezialkulturen und langer Beobachtungszeit gelingt, scheint dies keine Gefahr zu bedeuten. Actinomyces israeli kommt als Kolonisationskeim im Stuhl und somit gelegentlich auch in der Vagina vor.

Falls eine Therapie doch notwendig sein sollte, kann Amoxicillin (3 × 2 g über 3 Wochen) gegeben werden.

2 Abwehrsysteme

Wirksamkeit und Störungen des Immunsystems

Bei der Überwindung von Infektionen spielt unser Abwehrsystem die entscheidende Rolle. Die wirksamsten Antibiotika sind ohne ein funktionierendes Immunsystem nicht in der Lage, Infektionen aufzuhalten. Verschiedene Störungen können das Immunsystem treffen, so z. B. ein angeborener Immunglobulinmangel, partielle Immunschwäche (zelluläre wie humorale), eine iatrogene Immunsuppression oder das infektionsbedingte Immundefektsyndrom AIDS. Aber auch andere Einflüsse setzen die Wirkung des Immunsystems herab, wie z. B. Mangelernährung, Stress oder die Alterung.

Mit einer Fülle von verschiedenen Mikroorganismen lebt der Mensch recht gut zusammen. Die Haut und der Darm sind mit 10^{12} bis 10^{16} Bakterien besiedelt. Zur Infektion kommt es nur dann, wenn das Gleichgewicht zwischen Abwehr und Mikroorganismen gestört ist, z. B. durch das Eindringen von Keimen in ansonsten sterile Bereiche, durch die Aufnahme von besonders pathogenen Keimen von außen oder durch Schwächung der Abwehrsysteme.

Die Zahl der eingedrungenen Keime und ihre Virulenz ist für das Angehen einer Infektion ebenfalls von großer Bedeutung.

Allgemeine Abwehrmechanismen

Die intakte Haut und Schleimhaut stellen normalerweise eine wirksame mechanische Barriere gegen das Eindringen von Keimen dar (Tab. 2.1).

Dabei ist die verhornende Haut gegenüber Mikroorganismen wesentlich widerstandsfähiger als die mehrschichtige und besonders die einschichtige Schleimhaut. Daher sind die Schleimhäute die Haupteintrittspforte für die meisten Mikroorganismen.

Aber auch die Schleimhaut selbst weiß sich zu schützen, durch Schleim (z. B. Zervix) und verschiedene spezifische (IgA-Antikörper) oder unspezifische (z. B. Lysozyme) Abwehrmechanismen.

Auch die Besiedlung der Vagina mit Milchsäure produzierenden Laktobazillen stellt einen Teil der Schutzmechanismen dar.

Unspezifische humorale Abwehrsysteme

Komplementsystem. Es handelt sich um ein komplexes Enzymsystem, welches durch eine kaskadenartige Reaktionsfolge der einzelnen Komponenten eingedrungene Erreger aufzulösen vermag. Dabei bestehen viele Wechselbeziehungen zwischen den einzelnen Abwehrsystemen.

Die Aktivierung des Komplementsystems wird durch die Anlagerung von spezifischen Antikörpern an den Mikroorganismus begünstigt; außerdem wird die Phagozytose durch Makrophagen gesteigert.

Bedeutung einzelner Komplementfragmente:
- **C4b, C 2 a** und **C 3 b** binden an den Erreger und fördern dessen Opsonierung durch Makrophagen.
- **C3a** und **C4a** erhöhen die vaskuläre Permeabilität.

Tabelle 2.1 Abwehrsysteme

Allgemein	Immunsystem	
	unspezifisch	spezifisch
▶ Haut, Schleimhaut ▶ Sekrete ▶ Normalflora	▶ Komplementsystem ▶ Interferone ▶ Lysozyme etc. ▶ Makrophagen ▶ dendritische Zellen ▶ Granulozyten ▶ natürliche Killerzellen (T-Lymphozyten)	▶ T-Lymphozyten ▶ B-Lymphozyten ▶ Immunglobuline (Antikörper) IgM, IgA, IgG

- **C5a** ist ein chemotaktischer Faktor, der phagozytierende Leukozyten anlockt.

Weitere unspezifische humorale Abwehrsysteme:
- **Properdinsystem:** Es aktiviert das Komplementsystem auf einem alternativen Weg.
- **Lysozyme:** Sie können bestimmte Bakterienzellwände auflösen.
- **verschiedenen Interferone:** Sie besitzen antivirale und antiproliferative Wirkung und greifen auch regulierend in das Immunsystem (Zellmembraneffekte, Zelldifferenzierung, Zytotoxizitätserhöhung) ein.

Daneben gibt es noch eine ganze Reihe von Substanzen (Mediatoren), die von Makrophagen oder von T-Lymphozyten nach Stimulierung freigesetzt werden.

Unspezifische zelluläre Abwehrsysteme

Hierzu gehören die polymorphkernigen Leukozyten (neutrophile und eosinophile Granulozyten, die auch **Mikrophagen** genannt werden) und die mononukleären Phagozyten **(Makrophagen)**.

Als Erste erreichen die polymorphkernigen Leukozyten (Granulozyten) den Infektionsort. Sie haben eine begrenzte Abwehrkraft, sterben bald ab und führen zur Eiterbildung.

Im weiteren Verlauf greifen dann die Makrophagen ein. Es sind Monozyten aus dem Knochenmark, die nach Differenzierung im Gewebe zu Makrophagen werden. Sie können mikroskopisch neben den Granulozyten im Zervixsekret gesehen werden. Besonders bei chronischen Infektionen wie der Chlamydienzervizitis sind sie zahlreich vorhanden.

Die Phagozyten wandern durch Chemotaxis auf die eingedrungenen Mikroorganismen zu und nehmen sie in sich auf, um sie dann mit Hilfe lysosomaler Enzyme abzubauen.

Neben der Stimulierung der unspezifischen Abwehrsysteme greifen sie auch fördernd in die spezifischen Immunreaktionen ein. Sie produzieren eine Vielzahl von Mediatoren, z. B. Interferon, Leukotriene, Komplementfaktoren, Monokine und Prostaglandine.

Weiterhin kommen sogenannte natürliche **Killerzellen** vor, bei denen es sich um zytotoxische T-Lymphozyten handelt.

Die Phagozytose wird begünstigt durch spezifische Immunglobuline, welche sich an die Oberfläche der Erreger gebunden haben **(Opsonisierung)**. Die Mikroorganismen werden dadurch für die Makrophagen sozusagen „schmackhafter". Bei einigen Bakterien kommt es erst nach dieser Opsonisierung zu einer ausreichenden Phagozytose, wie z. B. Listerien, einigen Staphylokokken, Mykobakterien, Pneumokokken oder Haemophilus influenzae.

Spezifische humorale Abwehr

Kommt es zur Anschaltung des spezifischen Immunsystems, so sind messbare humorale (Immunglobuline) und zelluläre (T-Lymphozyten) Antikörper die Folge. Hieraus resultiert eine dauerhafte spezifische Abwehr.

■ Zelluläre Antikörper

Aus Stammzellen des Knochenmarks entwickeln sich durch den Einfluss verschiedener Mediatoren über verschiedene Zwischenformen die beiden reifen Lymphozytenpopulationen des Blutes: die **B-Lymphozyten** und die **T-Lymphozyten**. Viele Wechselwirkungen laufen zwischen diesen beiden Zellpopulationen ab. Die aus dem Knochenmark freigesetzten Lymphozyten werden erst in der Peripherie programmiert und damit zu immunologisch kompetenten Zellen herangebildet.

Beim Kontakt mit einem Antigen (z. B. Mikroorganismus) kommt es unter Beteiligung der normalen Makrophagen zur klonalen Proliferation bei denjenigen B-Lymphozyten, die den entsprechenden spezifischen Rezeptor tragen. Es entstehen Gedächtniszellen (memory cells), die langlebig sind und die Information jahrelang speichern können. Bei einem erneuten Kontakt mit dem gleichen Antigen kommt es zu einer sehr raschen Immunantwort. Gleichzeitig wandeln sich B-Lymphozyten durch die Antigenstimulation in die Immunglobulin sezernierenden **Plasmazellen** um.

■ Immunglobuline

Hierbei handelt es sich um Glykoproteine, welche spezifisch mit bestimmten immunogenen Determinanten auf den Mikroorganismen reagieren. Je nach Größe des Organismus besitzt dieser eine Vielzahl verschiedener Rezeptoren. Antikörper sind generell nur im extrazellulären Raum zu finden (IgA und IgG können in die Muttermilch übergehen).

5 verschiedene Immunglobuline sind bekannt (Tab. 2.**2**):

Tabelle 2.2 Charakteristik und Gehalt der Immunglobuline im Plasma

Klasse	Zahl der Einheiten	schwere Ketten	leichte Ketten	Subklassen	Molekular-gewicht	Halbwertszeit (Tage)	mg/dl
IgG	1	γ	κ, λ	IgG$_1$	150 000	22	1250
				IgG$_2$			(750 – 1500)
				IgG$_3$			
				IgG$_4$			
IgM	5	μ	κ, λ	IgM$_1$	900 000	1 – 3	150
				IgM$_2$			(50 – 200)
IgA	1 – 3	α	κ, λ	IgA$_1$	170 000	6	210
				IgA2			(90 – 320)
IgD	1	δ	κ, λ		180 000	3	3
IgE	1	ε	κ, λ		200 000	2	0,03

IgM-Antikörper

Sie sind die Erstantwort auf einen antigenen Reiz. IgM setzt sich aus 5 Grundeinheiten zusammen und hat das größte Molekulargewicht mit 900 000 Dalton. Es ist nicht plazentagängig und wird immer dann gebildet, wenn Antigen präsent ist. Floride Infektionen – auch reaktivierte – lassen sich durch den Nachweis spezifischer IgM-Antikörper erkennen. Ihre Halbwertszeit ist mit 1 – 3 Tagen die kürzeste.

IgA-Antikörper

Hierbei handelt es sich um sogenannte sezernierte Antikörper, welche außer im Serum auch auf den Schleimhäuten und in Sekreten zu finden sind. Normalerweise liegt das IgA als Monomer (üblicher Antikörperaufbau) vor; es kann aber auch als Dimer vorkommen. IgA-Antikörper gehen in die Muttermilch über.

IgG-Antikörper

Dies ist die größte Subklasse von Antikörpern und macht etwa 75 % aller Antikörper im Plasma aus. Sie bewirken die Dauerimmunität und persistieren auch ohne Antigen. Ihre Halbwertszeit beträgt etwa 3 Wochen. Sie werden ständig nachgebildet, so dass ihre Menge über Jahre und Jahrzehnte meist nur langsam abnimmt. Bei einem Molekulargewicht von 150 000 Dalton sind sie plazentagängig.

IgD-Antikörper

Sie finden sich nur in geringer Menge im Plasma und sind wahrscheinlich an der Differenzierung der B-Zellen beteiligt.

IgE-Antikörper

Diese Antikörper kommen nur in sehr geringer Konzentration im Plasma vor, sondern finden sich besonders auf Mastzellen im Bereich der Haut und der Schleimhäute. Sie sind Auslöser allergischer Sofortreaktionen und nicht plazentagängig.

Wirkung der Antikörper

Das Fab-Ende des Antikörpers geht mit dem entsprechenden Rezeptor auf dem Mikroorganismus eine reversible Bindung ein. Hierdurch kommt es zu einer Konfigurationsänderung des anderen Endes des Immunglobulins (Fc-Teil). Verschiedene Reaktionen werden hierdurch ausgelöst:
- **Komplementaktivierung,** die zur enzymatischen Aktivität führt und damit zur Lyse des Mikroorganismus
- **Neutralisierung** des Erregers und damit Aufhebung der Fähigkeit der Penetration in die Zelle (z. B. bei Viren)
- **Agglutination** oder **Präzipitation** der Erreger durch Bildung von größeren Immunkomplexen
- bessere **Phagozytose** (Opsonisierungseffekt).

Spezifische zelluläre Abwehr

Sie wird getragen von den T-Lymphozyten, welche im Thymus immunologisch programmiert wurden. Auf ihrer Oberfläche besitzen sie verschiedene Rezeptoren, welche in der Lage sind, mit bestimmten Antigenen zu reagieren. Sie wandern ständig zwischen Lymphknoten, Milz, Gefäßsystem und Geweben hin und her.

Bei immunologischem Kontakt werden sie zu T-Effektorzellen aktiviert, die aufgrund ihrer Oberflächenmerkmale und auch ihrer Funktion in T-Helferzellen, T-Suppressorzellen und T-Killerzellen eingeteilt werden können. Während die T-Helferzellen für die Antigenerkennung, die B-Zellaktivierung, die T-Zellinduktion und die Lymphokinsynthese verantwortlich sind, führen die T-Suppressorzellen zu einer Unterdrückung der Immunreaktion, zur Abtötung von Tumorzellen und virusinfizierten Zellen sowie zur Abstoßung von Transplantaten. Ein Gleichgewicht zwischen diesen Zellpopulationen verhindert überschießende Immunreaktionen.

Durch verschiedene Mediatoren greifen die T-Lymphozyten regulierend auch in die Regulation anderer Zellarten wie Granulozyten, Makrophagen ein.

Bei der HIV-Infektion kommt es zu einem bevorzugten Befall der T 4-Lymphozyten, welche im Verlauf der Erkrankung zerstört werden.

Störungen des Immunsystems

Es gibt primäre (angeborene) und sekundäre (erworbene) Immunschwächen.

Bei den angeborenen Abwehrdefekten kommen nur leichte Formen vor, da Kinder mit schweren Defekten nicht lebensfähig sind. Eine Fülle von solchen leichten Defekten sind bekannt. Dabei kann der Defekt im unspezifischen Bereich, z. B. dem Komplementsystem oder der Phagozytosefunktion (Granulozytendefekt), liegen oder im spezifischen Bereich der B-Zellen (Immunglobulinmangel) oder der T-Zellen. Einen Überblick zum zeitlichen Ablauf bei der Entwicklung des Immunstatus gibt Tab. 2.**3**

Tabelle 2.**3**   Entwicklung des Immunstatus

6. SSW	Thymusanlage
12. SSW	Thymusfunktion beginnt, Oberflächenmarker (IgM, IgG, IgA) auf Lymphozyten, T-Zellen
20. SSW	Bildung von IgG- und IgM-Antikörpern durch Plasmazellen
30. SSW	Bildung von IgA-Antikörpern, Beginn des Übergangs von mütterlichen IgG-Antikörpern (Frühgeburten haben daher einen Antikörpermangel)
3.– 6. Lebensmonat	niedrigster Antikörperspiegel
1. Lebensjahr	IgM-Spiegel entspricht dem des Erwachsenen
8. Lebensjahr	IgG-Spiegel entspricht dem des Erwachsenen
11. Lebensjahr	IgA-Spiegel entspricht dem des Erwachsenen

Mit modernen immunologischen Methoden können derartige Defekte aufgeklärt werden. Im Einzelfall kann dies bei schwer verlaufenden Infektionen – manchmal auch aus forensischer Sicht – von Bedeutung sein.

Erworbene Abwehrschwächen können durch Stoffwechselstörungen entstehen, z. B. Proteinmangel, Diabetes mellitus, Leberzirrhose oder Urämie. Auch Störungen im Immunsystem selbst, deren Ursache wir heute meist nicht kennen, können zu einer Schwäche führen. Iatrogene Abwehrschwächen entstehen durch Zytostatika, Immunsuppressiva und Strahlentherapie.

Auch verschiedene Infektionen können zu einer Störung des Immunsystems führen. Dies hat ganz besonders die Infektion mit dem HIV gezeigt. Aber auch andere Infektionskrankheiten führen zu einer veränderten Immunitätslage, wie z. B. die Tuberkulose.

Ablauf einer Immunreaktion

Als Erstes sind die Makrophagen der unspezifischen Abwehr am Infektionsort. Sie phagozytieren die Mikroorganismen und senden Botenstoffe wie CXCL 8 oder TNF-α aus, die weitere Zellen, vor allem neutrophile Granulozyten und dendritische Zellen, anlocken. Die Gefäße werden weiter und durchlässiger, es treten Rötung, Schwellung und Schmerzen auf. Durch die verschiedenen Botenstoffe und Zytokine kommt es zur Anlockung und Vermehrung von weiteren Immunzellen, auch Lymphozyten in den Lymphknoten, und zur Anschaltung der spezifischen Immunantwort mit Bildung von T-Zellen. Diese aktivieren wiederum die B-Zellen, die sich daraufhin zu Antikörper sezernierenden Plasmazellen weiterentwickeln.

Eiter, wie er besonders bei lokalen Infektionen vorkommt, ist ein gutes Zeichen, denn dieser besteht aus zerfallenen Granulozyten und zeigt, dass die Abwehr funktioniert.

Bei hochvirulenten Erregern mit starker Aktivierung von TNF- und Zytokinbildung sind die allgemeinen Krankheitssymptome besonders schwer und es besteht das Risiko eines letalen Ausgangs (z. B. Sepsis durch A-Streptokokken).

Autoimmunerkrankungen

Erkrankungen, bei denen das Immunsystem sich gegen Strukturen des eigenen Körpers wendet, werden zunehmend häufiger. Ob dies nur eine Fehlleitung des Immunsystems ist oder ob es sich um von Mikroorganismen oder etwas anderem angestoßene Reaktionen handelt, ist bis heute nicht geklärt. Häufige Autoimmunerkrankungen sind Typ-1-Diabetes, Morbus Crohn, Colitis ulcerosa, rheumatoide Arthritis, Psoriasis, Lichen sclerosus, Lichen planus und viele andere mehr.

Bei der Pyoderma gangraenosa sind die Leukozyten außer Kontrolle geraten und führen zur Zerstörung des Gewebes.

3 Erregernachweis

Allgemeines

■ Direkter Nachweis

Kolposkopisch: Filzläuse, Würmer.
Mikroskopisch:
- Nativ-/Nasspräparat: Trichomonaden, Pilze, (Bakterien)
- nach Färbung mit Methylenblau (auch als Nasspräparat) oder nach Gram: Pilze, Bakterien
- nach immunologischer Fluoreszenzmarkierung: Chlamydien, Herpes-simplex-Viren, Treponema pallidum
- Spezialfärbungen: Malaria, Trichomonaden
- Phasenkontrast: Trichomonaden, Pilze
- (Elektronenmikroskop: Herpesviren, HIV, Pockenvirus, Rotaviren).

■ Kulturelle Anzüchtung

Dies ist die Methode der Wahl bei fast allen bakteriellen Infektionen. Unter den Viren sind es besonders die Enteroviren, gefolgt von Herpes-simplex- und Zytomegalieviren, welche auf diese Weise noch nachgewiesen werden. Auch für Pilze ist die Kultur Methode der Wahl.

■ Serologischer Nachweis (Antikörper)

Es ist immer noch das wichtigste Nachweisverfahren für Virusinfektionen, da Viren gute Antikörperbildner sind und ihr kultureller Nachweis aufwendig und zeitintensiv ist. Bei bakteriellen Infektionen spielt die Serologie nur eine geringe Rolle, da u. a. die Kreuzreaktion mit anderen bakteriellen Antikörpern hoch ist und die Immunantwort meist nur gering ausfällt. Ausnahmen sind hier die Lues, die heute ausschließlich serologisch nachgewiesen wird, und neu hinzugekommen die Borreliose und die Chlamydieninfektionen und bei den Protozoen die Toxoplasmose.
Serologische Verfahren dienen auch zum Antigennachweis (ELISA).

■ Molekularbiologischer Nachweis

Die Hybridisierung ist bislang das einzige Verfahren bei Papillomvirusinfektionen. Mit der Polymerasekettenreaktion (PCR) beginnt eine neue Ära des Erregernachweises. Fast alle wichtigen Erreger, auch die bislang nicht nachweisbaren, lassen sich damit z. B. im Fruchtwasser erkennen.

Nachweis von bakteriellen Infektionen

Die Erregerisolierung und -identifizierung stehen hier ganz im Vordergrund.

■ Abstrich mittels Watteträger/Tupfer (Weichteilinfektion)

Dieser sollte immer aus der Tiefe des Wundgebietes entnommen werden, da sich an der Oberfläche meist nur nekrotisches Material befindet. Auch bei Materialentnahme aus der Zervix sollte so tief wie möglich in diese eingegangen werden. Vorher sollte der äußere Bereich gesäubert werden, damit möglichst wenig kontaminierende Keime aus dem Vaginalbereich aufgenommen werden. Die Aussagekraft der mikrobiologischen Befunde wird umso geringer, je mehr Kontaminationskeime neben dem Erreger gefunden werden.
Je sorgfältiger die Materialentnahme vorgenommen wird und je selektiver der Ort der Infektion abgestrichen wird, desto größer ist die Chance, den für die Infektion verantwortlichen Keim nachzuweisen.
Bei Abstrichen von sensiblen äußeren Bereichen, z. B. dem Genitale bei jungen Mädchen oder bei Augenlidabstrichen, ist es ratsam, den Watteträger vorher anzufeuchten (physiologische Kochsalzlösung oder Transportmedium, notfalls auch Leitungswasser). Auf diese Weise wird mehr Material aufgenommen und die Abnahme ist weniger schmerzhaft.

■ Urindiagnostik (Harnwegsinfekt)

Jeder spontan gelassene Urin wird mit Keimen des äußeren Urethra- und teilweise Vulvabereiches kontaminiert. Aus diesem Grund werden bei diesem Verfahren erst Keimzahlen von 10^5 und mehr als Ausdruck einer Bakteriurie oder eines Harnwegsinfekts, wenn auch die Granulozyten vermehrt sind, gewertet. Die sorgfältige Entnahme des Urins bzw. die Anleitung der Patientin zur Urinentnahme ist daher entscheidend für die Verwertbarkeit des Ergebnisses.

Die Patientin muss die Schamlippen spreizen, die Urethralöffnung säubern, den ersten Urin verwerfen und darf erst dann den Becher zum Auffangen des Urins benutzen. Der Nachweis von mehreren Keimarten in höherer Konzentration ist immer verdächtig auf eine Kontamination.

Ein weiteres Problem besteht darin, dass Urin ein guter Nährboden für Bakterien ist. Bei der Versendung des Urins mit Transportzeiten über mehrere Stunden kommt es daher zu einer raschen Vermehrung der Bakterien und zu einer Vortäuschung von hohen Keimzahlen. Aus diesem Grund hat man Eintauchverfahren (Uricult, Urotube) entwickelt. Dabei handelt es sich um Fertignährböden, die in den frisch gelassenen Urin eingetaucht werden und die die aktuelle Keimzahl nach Bebrütung recht gut anzeigen.

Ein Nachteil ist, dass auf diesen vorgefertigten Nährböden nicht alle Bakterien gleich gut und manche überhaupt nicht wachsen. Bei dringendem Verdacht auf einen Harnwegsinfekt und negativem Uricult/Urotube, z. B. in der Schwangerschaft, ist der frisch gelassene Urin daher auf dem schnellsten Wege und gekühlt in das Laboratorium zu bringen. Auch niedrigere Keimzahlen ($< 10^5$/ml), insbesondere wenn sie durch Blasenpunktion oder Katheter gewonnen wurden, können für einen Harnwegsinfekt sprechen.

Für den **Chlamydiennachweis** in der Urethra sind die ersten 10 ml des Urins einzusetzen (Erststrahlurin).

■ Blutkultur (Sepsis)

Bei jeder schweren Infektion (auch ohne Fieber, z. B. beim septischen Schock) bzw. Fieber ($> 38,5\,°C$) müssen Blutkulturen abgenommen werden, da es sich um eine Sepsis handeln kann. Hierfür stehen fertige Kulturflaschen zur Verfügung, in die 5 – 10 ml venöses Blut – möglichst mit einem direkten Schlauchsystem – eingefüllt werden. Die sorgfältige mehrfache Desinfektion des Entnahmeortes ist hierbei besonders wichtig, da sonst nur Kontaminationskeime (z. B. Staphylococcus epidermidis) nachgewiesen werden. Auch muss immer eine aerobe Kultur, die belüftet wird, und eine anaerobe Kultur, in die nur das Blut eingelassen wird, angelegt werden. Am besten ist es, von jedem Arm jeweils eine aerobe und eine anaerobe Kultur zu entnehmen (mindestens 3, optimal 4 Kulturen). Je häufiger Blutkulturen entnommen werden, desto größer ist die Chance eines Keimnachweises.

Nach Möglichkeit sollte die Blutentnahme noch im Fieberanstieg erfolgen. Große Statistiken zeigen, dass nur etwa in 20% der Blutkulturen Keime angezüchtet werden können. Mit einem Ergebnis der Blutkultur ist frühestens nach 20 Stunden zu rechnen, da die Blutkulturflasche zunächst 8 Stunden bebrütet werden muss, ehe ihr Inhalt auf einer Agarplatte angelegt werden kann.

Kommt es zur Anzüchtung von z. B. ausschließlich Staphylococcus epidermidis in einer Blutkultur, spricht dies dafür, dass es sich nur um einen Kontaminationskeim der Haut handelt und nicht um den Erreger der Sepsis.

Gardnerella vaginalis kann mit den üblichen Blutkulturmedien nicht nachgewiesen werden, da der Heparinzusatz das Wachstum dieses Keims hemmt.

■ Transportmedium

Ohne Verwendung eines Transportmediums wird man bei längerem Transport (Stunden, 1 – 3 Tage) nur noch diejenigen Bakterien anzüchten können, die recht widerstandsfähig sind, z. B. Enterokokken. So sind nach 24 Stunden in einem feuchten Tupfer ohne Transportmedium Staphylokokken noch in unveränderter Zahl anzüchtbar, dagegen bestimmte Bacteroides-Arten um $10^3 - 10^5$ log 10 Stufen abgesunken, so dass sie nicht mehr angezüchtet werden können.

Seit der Einführung von Transportmedien und der Verbesserung der Kulturverfahren werden anspruchsvolle Bakterien sehr viel häufiger nachgewiesen. Auch Gonokokken sind relativ empfindlich und können nur mittels Transportmedien auch nach 24 oder 48 Stunden noch angezüchtet werden.

Besonders wichtig aber sind die Transportmedien für Anaerobier, die z. T. außerordentlich empfindlich gegenüber Sauerstoff sind und nur in entsprechenden Medien überleben können. Eine Vielzahl von verschiedenen Transportmedien sind auf dem Markt, z. B. Port-A-Cul, Transystem.

Für die kulturelle Anzüchtung von Chlamydien sind andere Transportmedien notwendig als für die übliche bakteriologische Diagnostik. Sie benötigen Pufferlösungen, ähnlich wie Viren, in die die infizierten Zellen ausgeschwenkt werden.

■ Kulturverfahren

Gängige Kulturverfahren

Die Anzüchtung von Bakterien erfolgt üblicherweise auf festen Agarnährböden, die die notwendigen Nährstoffe enthalten. Jedes vermehrungsfähige Bakterium führt zur Ausbildung einer Kolonie. Durch fraktioniertes Ausstreichen des Tupfers lässt sich bereits ein Eindruck von der Menge der Bakterien gewinnen. Genauere Keimzahlen erhält man durch vorherige Verdünnungsreihen des Ausgangsmaterials.

Da die verschiedenen Bakterienarten unterschiedliche Nährstoffbedürfnisse haben und man gleichzeitig während des Wachstums bestimmte Eigenschaften (z. B. Hämolyse) prüfen möchte, werden für jeden Abstrich verschiedene Platten angelegt.

Durch die Verwendung von Selektivnährböden, die Hemmstoffe (z. B. Antibiotika) enthalten, welche andere kontaminierende Keime in ihrem Wachstum unterdrücken, können bestimmte Keime leichter erkannt werden. So ist seit Einführung von Selektivnährböden für Streptokokken der Gruppe B die Nachweisrate bei Abstrichen aus dem Vaginal- und Zervixbereich sprunghaft angestiegen. Selektivnährböden benötigt man auch für pathogene Keime, die nur in geringer Keimzahl vorkommen, wie z. B. Gonokokken.

Kulturplatten zum Nachweis von aeroben Keimen können im normalen Wärmeschrank bebrütet werden. Kulturplatten zum Nachweis von anaeroben Keimen, die in Anwesenheit von Sauerstoff nicht wachsen, müssen im Anaerobiertopf (Behälter, dem der Sauerstoff nach Einbringen der Platten physikalisch oder chemisch entzogen wurde) bebrütet werden.

Üblicherweise können die Agarplatten nach 24 Stunden abgelesen werden. Bei langsam wachsenden Bakterien, z. B. vielen Anaerobiern, benötigt die Bebrütung jedoch mehrere Tage. Dies ist der Fall, wenn der erste mikrobiologische Befundbericht nur „physiologische Flora" erwähnt oder „kein Keimwachstum" und in einem Nachbefund nach einigen Tagen Anaerobier oder andere schwierig anzuzüchtende Keime genannt werden.

Tuberkelbakterien wachsen mit einer Verdopplungszeit von 24 Stunden besonders langsam. Kulturergebnisse sind daher erst nach 4–6 Wochen zu erhalten.

Die weitere Identifizierung der Bakterien erfolgt durch die mikroskopische Beurteilung nach Gram-Färbung, Prüfung der Stoffwechselleistung (z. B. Bunte Reihe) und – zusätzlich bei den Gonokokken – den Nachweis von Peroxidase.

Weitere Bestimmungsverfahren sind die Gas-Chromatografie, bei der bestimmte typische Stoffwechselprodukte nachgewiesen werden, oder die Bestimmung des GC-Gehaltes (Basenzusammensetzung der DNA). Auch serologische Methoden sind für einzelne Erreger einsetzbar.

Anschließend wird von der Reinkultur eine weitere Agarplatte beimpft und durch Auflegung von antibiotikagetränkten Plättchen die Empfindlichkeit dieses Keimes gegenüber den verschiedenen Antibiotika geprüft (festgelegtes, standardisiertes Verfahren [DIN-Norm]). Da das Antibiotikum aus den Testplättchen in den Agar hineindiffundiert und dabei ein gewisses Konzentrationsgefälle entsteht, kommt es je nach Empfindlichkeit des Erregers zu einem mehr oder weniger großen Hemmhof um das Plättchen.

Spezielle Kulturverfahren

Sie sind notwendig für
- Chlamydien: Zellkultur, z. B. McCoy-Zellen, jedoch seit Einführung der PCR obsolet.
- Mykoplasmen: Selektivnährböden mit Zusatz von Penicillin; langsames Wachstum auch unter CO2-Atmosphäre, isolierbar aus üblichen Tupferabstrichen.
- Mykobakterien: Spezialnährböden; sehr langsames Wachstum (4–8 Wochen).

Viele andere Bakterien können nur dann isoliert werden, wenn entsprechende Spezialnährböden eingesetzt werden, wie z. B. Aktinomyzeten. Auch Gardnerella vaginalis benötigt einen speziellen Nährboden (Doppelschichtagar-Nährböden mit verschiedenen Zusatz- und Hemmstoffen).

Versuchstiere kommen zur Isolierung heute kaum noch in Frage. Sie spielten früher eine Rolle bei der Tuberkulosediagnostik. Für die Anzüchtung von Treponema pallidum (Erreger der Lues) sind allerdings auch heute noch Tiere (Kaninchenhoden) erforderlich. Dies wird aber nur noch für die Herstellung diagnostischer Verfahren angewendet.

Nachweis von Viren

Durch die PCR ist der Nachweis von Viren erheblich einfacher und sicherer geworden. Die bisherige Virusisolierung – ein aufwendiges Verfahren, da hierfür Zellkulturen erforderlich sind – wird nur noch für spezielle Fragestellungen verwendet und ausschließlich von Speziallabors angeboten.

■ Materialien und Entnahmemethoden

Die folgenden Materialien sind für den Virusnachweis (kulturell oder PCR) geeignet:
- Rachenabstrich: Röteln, Influenza, Herpes simplex (HSV)
- Zervixabstrich: Herpes simplex
- Bläschen-/Läsionen-/Ulkusabstrich: HSV, Varicella-Zoster (VZV)
- Urin: Zytomegalie (CMV)
- Fäzes: Enteroviren (Polio-, Coxsackie-, ECHO-, Hepatitis-A-Viren), Rotaviren
- EDTA-Blut: HIV, EBV, HBV, HCV, CMV
- Biopsien: HSV, Papillomviren (HPV) und andere
- Fruchtwasser: CMV, Röteln, Parvovirus B19, VZV.

Bei Läsionen (Erosionen/Ulzera) und kleinen Bläschen (z. B. Herpes genitalis) reibt man für einen kulturellen Abstrich mit einem sterilen kleinen Watteträger kräftig durch das Ulkus bzw. den Blasengrund (besser durch mehrere Läsionen), was leider schmerzhaft ist. Es ist von Vorteil, den Watteträger vorher im Transportmedium anzufeuchten, da dies die Saugfähigkeit erhöht. Der Tupfer wird dann im Transportmedium ausgeschwenkt, ausgedrückt und verworfen. Für die PCR werden mitgelieferte Watteträger ohne Anfeuchtung benutzt und anschließend in das Spezialmedium gegeben.

■ Transportmedium

Für die PCR werden spezielle Abstrichbestecke und Transportmedien benötigt, die vom Labor zu beziehen sind. Für eine Virusanzüchtung müssen die Abstriche in einem Transportmedium, z. B. Zellkulturmedium, aufgenommen werden. Fehlt dieses, kann für kurzfristigen Transport auch physiologische Kochsalzlösung verwendet werden. Dies gilt für alle Abstriche und Bläscheninhalte. Bei längeren Transportzeiten nimmt die kulturelle Anzüchtungschance schnell ab.

■ PCR

Die Polymerasekettenreaktion ist heute die Nachweismethode der Wahl bei fast allen Viren (s. S. 41). Da hier Nukleinsäure nachgewiesen wird, sind längere Transportzeiten unproblematisch. Neben kommerziellen Tests sind viele „Home-made" PCR in Gebrauch.

■ Kulturverfahren

Für die Isolierung von Viren sind Zellkulturen erforderlich. Je nach Virus sind verschiedene Zellarten notwendig, da nicht jedes Virus auf jeder Zellart wächst. Es gibt permanente Zelllinien und primäre Zellkulturen, wobei die permanenten Zelllinien sich durchgesetzt haben. In der Mehrzahl der Fälle erkennt man die Virusvermehrung an der Zerstörung des Zellrasens (**zytopathischer Effekt**). Diese kann bei schnell wachsenden Viren und hoher Virusmenge bei der Einsaat bereits nach 24 Stunden sichtbar sein (z. B. Herpes simplex) oder auch erst nach 8 Tagen (z. B. CMV). Zum Teil sind Subkulturen erforderlich. Bei einigen Viren kommt es zu keiner Zerstörung des Zellrasens, z. B. Rötelnviren. Hier muss durch den Nachweis des virusspezifischen Hämagglutinins, welches Erythrozyten an der Oberfläche zu binden vermag, die Virusvermehrung nachgewiesen werden.

Die weitere Identifizierung der Viren erfolgt dann immunologisch, d. h. durch Aufhebung des zytopathischen Effekts in der nächsten Zellkultur oder rascher durch Fluoreszenztests unter Verwendung von monoklonalen Antikörpern (HSV).

Nachweis von Pilzen (Tab. 3.1)

■ Mikroskopie und Indikation zu Kulturverfahren

Die Mikroskopie ist beim Hefenachweis wegen der Größe und charakteristischen Form von Hefen oft schon ausreichend. Das kann bei der Untersuchung im Nasspräparat erfolgen oder noch besser im gefärbten Abstrichpräparat (Abb. 3.**1**).
Es gibt 3 typische Formen:
- Sprosszellen (Abb. 1.**2**, Abb. 3.**5**)
- Pseudomyzel (Strahlenkranz bei geringer Vergrößerung, Abb. 3.**1**, Abb. 3.**3**)
- Chlamydosporen (Abb. 3.**4**).

Nicht alle Candida-Hefen bilden diese 3 Formen, so dass sie zur Differenzierung eingesetzt werden können. Auch ist das Pseudomyzel unterschiedlich, was aber nur der Geübte erkennen kann.

Tabelle 3.1   Hefepilzdiagnostik

Verfahren	Bewertung
1. Nativmikroskopie (Fluorflocken in Methylenblau einrühren)	Sprosszellen: keine Pathogenitätsbeurteilung Pseudomyzelien: meist C. albicans
2. Sabouraud-Kultur (Zusatz von Antibiotika → unterdrückt Bakterien und erleichtert Beurteilung und Nachweis)	zur Anzüchtung, wachsen als Sprosszellen 50–70% mehr Hefenachweis als in Nativmikroskopie Sabouraud-Boullion 20% sensitiver als Sabouraud-Platte keine Unterscheidung der Hefearten möglich (kleine Sprosszellen deuten auf C. glabrata hin) Cave: Staphylokokken (noch kleinere Zellen)
3. Reisagarplatte (Hungermedium)	Pseudomyzelien = pathogene Bedeutung; mit Chlamydosporen = C. albicans, ansonsten weitere Differenzierung biochemisch Sprosszellen = apathogen, z. B. Candida (Torulopsis) glabrata, Bierhefe echte Verzweigungen: Fadenpilze z. B. Geotrichum candidum (apathogen) oder Kontamination der Platte mit Luftkeimen (ältere Platte)
4. Chromagarplatte	zur schnellen und einfachen Identifizierung der Hefearten mittels spezieller Farbbildung der Kolonien, auch für Gemische
5. Biochemie	Identifizierung der verschiedenen Hefearten aufgrund ihrer biochemischen Leistung (Farbreaktion) während des Wachstums auf vorgefertigten Trägern
6. Serologie	spielt bei genitalen Infektionen so gut wie keine Rolle kann bei Schwerkranken und Immunsupprimierten hilfreich sein
7. Antimykogramm	bei genitaler Infektion nicht notwendig, bei AIDS-Patienten eher Resistenzen sehr selten und nur gegen bestimmte Substanzen, nie gegen Nystatin

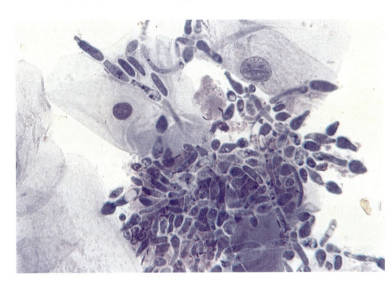

Abb. 3.1   Mikroskopisches Nasspräparat mit 0,1%iger Methylenblaulösung bei Candidainfektion. Knäuel aus Pilzelementen (Candida-Pseudomyzel) und Vaginalepithelzellen; die bei der Entzündung immer vorhandenen Leukozyten sind hier nicht zu sehen.

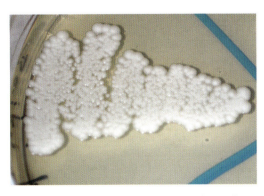

Eine Kultur zum Nachweis und zur Identifizierung von Pilzen ist immer dann notwendig, wenn keine eindeutige mikroskopische Diagnose möglich ist, d. h. wenn nur wenig Pilzzellen vorhanden sind oder durch andere Keime und Materialien die Pilzelemente nicht erkennbar sind (z. B. bei Mundabstrichen oder Stuhluntersuchungen), und auch immer dann, wenn nur Sprosszellen zu sehen sind, da sich hierunter viele verschiedene Hefearten verbergen können.

Abb. 3.2   Candida albicans auf Sabouraud-Agarplatte.

Abb. 3.**3** Candida-albicans-Kolonie auf Reisagar mit makroskopisch sichtbarem Strahlenkranz (Pseudomyzelien) in 10-facher Vergrößerung.

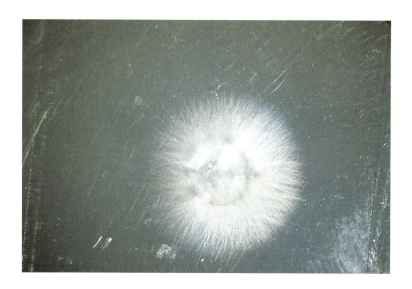

Abb. 3.**4** Candida albicans auf Reisagar mit den typischen Chlamydosporen am Ende eines Pseudomyzelfadens (400-fache Vergrößerung).

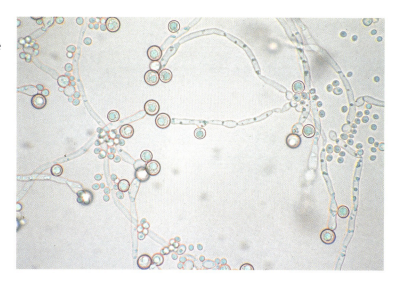

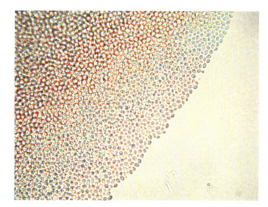

Abb. 3.**5** Candida glabrata auf Reisagar. Mikroskopisch sind nur kleine Sprosszellen zu sehen.

■ Materialentnahme

Abstriche im Vaginalbereich sollten möglichst durch kräftiges Reiben an der Vaginalwand entnommen werden, da Pilze hier im Falle einer Infektion besonders an der Zellwand haften und ins Gewebe dringen.

Da die Pilzverteilung im Vulva- und Vaginalbereich meist inhomogen ist, ist entscheidend für den Erregernachweis, dass man den Abstrich an den richtigen Stellen vornimmt. Stellen mit Rötung und besonders der flockige und oft fest haftende Fluor sind besonders geeignet. Wenn man die Flocken für das mikroskopische Präparat gezielt mit dem Holzstiel eines Tupfers entnimmt und in Methylenblaulösung auf dem Objektträger gut verreibt, sind die Chancen eines direkten Nachweises am größten.

Transportmedium

Ein Transportmedium ist nicht erforderlich, da Pilze sehr stabil sind. Allerdings sollte die Probe nicht austrocknen.

Kulturverfahren und Differenzierung

Pilze sind in ihrem Wachstum sehr anspruchslos und wachsen auf sehr vielen Nährböden (Sabouraud-2%-Glukose-Agar, Kimmig-Agar [z. B. Fa. Merck]).

Chromplatten

Bei diesen Spezialagarplatten färben sich die einzelnen Kolonien je nach Pilzart unterschiedlich an, so dass auch ohne Mikroskop schon bei der ersten Anzüchtung eine Differenzierung der gängigen Hefearten mit dem bloßen Auge möglich ist (Abb. 3.6). Die nicht unüblichen Pilzgemische (z. B. C. albicans und C. glabrata) werden hierdurch leichter erkennbar.

Mikroskopisch-morphologische Differenzierung

Zur morphologischen Differenzierung der Hefen dient der Nachweis des Pseudomyzels der Filamentphase der Candida-Hefen in der Subkultur auf Reisagar. Pseudomyzel wird auf nährstoffarmen oder erschöpften Substraten gebildet, wie man sie auch im infizierten Wirtsgewebe antreffen kann. Die einfachsten Substrate zur Pseudomyzel-Induktion sind Reisagar und Maismehlagar, die man von der Isolierkultur aus beimpft; die beimpfte Fläche wird mit einem Glas abgedeckt. Nach 24 bis 48 Stunden Bebrütung bei Zimmertemperatur bis maximal 28 °C kann man bei 10-facher oder 40-facher Objektivvergrößerung die Kulturen direkt mikroskopieren (Tab. 3.2).

Die Arten der Gattung Trichosporon (Tr. cutaneum, Tr. beigelii), die gelegentlich aus Vaginalabstrichen isoliert werden, bilden neben knospenden Hefeformen auch Myzel aus, dessen Hyphen endständige Arthrosporen (scharnierartig abgeknickte Einzelzellen) bilden.

Candida glabrata und andere Arten der früheren Gattung Torulopsis sind durch einen geringen Zelldurchmesser gekennzeichnet. Sie wachsen auch auf der Reisagarplatte nur als kleine Sprosszellen (Abb. 3.5) und bilden kein Pseudomyzel aus.

Biochemische Differenzierung

Wegen der geringgradigen Ausprägung unterschiedlicher morphologischer Merkmale ist die Labordiagnostik der Hefen ohne Bestimmung biochemischer Leistungen meist nicht möglich. Die systematischen Kriterien beruhen auf den Fähigkeiten der fermentativen und der assimilatorischen Nutzung von Kohlenhydraten, der assimilatorischen Nutzung von Stickstoffverbindungen und – seltener notwendig – der Prüfung der Vitaminbedürftigkeit. Seit einigen Jahren sind industriell konfektionierte biochemische Differenzierungssysteme im Handel. Sie sind in der Regel auf die praktischen Bedürfnisse der medizinischen Mykologie zugeschnitten und erleichtern die praktische Arbeit im diagnostischen Routinelabor erheblich. Bei kritischer Handhabung kann man mindestens 95% aller medizinisch relevanten Sprosspilze mit solchen Systemen diagnostizieren.

Tabelle 3.2 Pseudomyzel bildende pathogene Hefearten

Hefeart	Kulturelle Charakteristika
Candida albicans	Pseudomyzel und Chlamydosporen
Candida stellatoidea	Pseudomyzel und Chlamydosporen, assimiliert aber keine Saccharose
Candida tropicalis	üppiges Pseudomyzel, aber keine Chlamydosporen
Candida parapsilosis	Pseudomyzel und Blastosporen
Candida kefyr (= C. pseudotropicalis)	mäßiges Pseudomyzel, viele Blastosporen
Candida krusei	± Pseudomyzel, Blastosporen
Candida guilliermondii	Pseudomyzel, Blastosporen
Candida ceylanoides	Pseudomyzel, Blastosporen
Candida dubliensis	Pseudomyzel

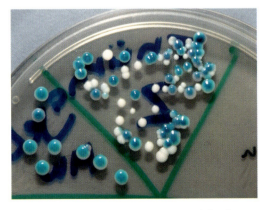

Abb. 3.6 Chromagar. Kolonien von Candida albicans (weiß) und Candida glabrata (blau). (mit freundlicher Genehmigung von Prof. Tietz, Berlin)

Erregernachweis

Serologische Differenzierung

Zur Hefediagnostik sind auch die auf den Zellwänden oberflächlich ausgeprägten Antigenmuster verwendbar – analog zur Salmonellendiagnostik in der Bakteriologie. Die medizinisch wichtigen Hefearten sind anhand typischer Antigenmuster identifizierbar. Der Wert dieser serologischen Differenzierung liegt in der Schnelligkeit der Bestimmungsmethode. Ferner können innerhalb der Art Candida albicans die Serotypen A und B unterschieden werden, was epidemiologisch und für manche Therapieprobleme interessant ist.

■ Serologie

Die Serologie spielt nur eine gewisse Rolle zur Diagnostik bei Verdacht auf systemische Candida-Infektion. Nachgewiesene Antikörper sagen nichts über die Immunität aus.

Antikörperbildung. Antikörper gegen Candida-Antigene werden vom menschlichen Wirt nur gebildet, wenn immunkompetente Wirtszellen mit den Pilzantigenen in Kontakt treten. Dies ist dann der Fall, wenn Pilzantigene in die Zirkulation des Wirtes gelangen. Bei der Candidose des Vaginalepithels bleibt die Pilzbesiedlung oberflächlich; eine Antigeninvasion und damit eine Antikörperantwort des Wirtes findet nicht oder kaum statt. Bei der klinisch ausgeprägten Vulvitis dagegen findet häufiger eine Einschwemmung von Pilzantigenen in die Blutbahn statt, so dass dies von einer humoralen Immunantwort begleitet ist.

Folgende Methoden zum Nachweis von Antikörpern sind kommerziell verfügbar:

Indirekter Candida-Hämagglutinationstest (HAT). Der Candida-HAT verwendet formolisierte Schaferythrozyten, die mit Candida-Polysacchariden beladen sind, mehrere serologisch aktive Komponenten, die von Candida albicans Serotyp A gewonnen werden. Der Test erfasst Antikörper der Klassen IgM, IgG und IgA, die gegen die Zellwand-Manna-Antigene gerichtet sind. Zum Teil werden auch Antigen-Antikörper-Komplexe gebunden. Dies erklärt die hohe Empfindlichkeit des Tests. Mit dem Candida-HAT werden wegen der Antigengemeinschaft auch Antikörper gegen Candida tropicalis, C. parapsilosis und C. (Torulopsis) glabrata erfasst. Titer von 1 : > 160 gelten als pathognomonisch.

Indirekter Candida-Immunfluoreszenztest (IFT). Der Candida-IFT verwendet native Candida-albicans-Zellen, die als Suspension auf gefelderte Objektträger aufgebracht, getrocknet und fixiert sind. Die Antigenfelder werden in einer Verdünnungsreihe mit dem Patientenserum überschichtet, wobei sich spezifische Candida-Antikörper an die Hefezellen anlagern. In einer zweiten Inkubation werden die spezifisch gebundenen Antikörper mit Hilfe von Fluoresceinisothiocyanat-markiertem Antihumanglobulin im Fluoreszenzmikroskop sichtbar gemacht. Aus reaktionskinetischen Gründen erfasst der Test nur IgG-Antikörper. Die Immunfluoreszenztiter werden daher später positiv als die Hämagglutinationstiter, bleiben dafür aber auch länger hoch. Titer von 1 : > 160 gelten als pathognomonisch.

Nachweis von Protozoen

Der direkte mikroskopische Nachweis steht bei den Trichomonaden, der serologische bei der Toxoplasmose im Vordergrund. Routinekulturverfahren stehen kaum zur Verfügung. In Speziallaboratorien können Trichomonaden angezüchtet werden.

Trichomonas vaginalis. Nachweismöglichkeiten:
- mikroskopisch im Nasspräparat (Abb. 3.**7**, Abb. 3.**8**); Sensitivität ca. 50 %
- mikroskopisch nach Gram-Färbung (Abb. 3.**9**)
- mikroskopisch im zytologischen Präparat (Papanicolaou-Färbung, Abb. 3.**10**)
- mikroskopisch nach Giemsa-Färbung (Abb. 3.**11**)
- kulturelle Anreicherung, z. B. Diamond-Medium mit Bebrütung bei 35 °C, und mikroskopische Betrachtung des Sediments nach 2 – 3 und 6 – 7 Tagen; Sensitivität 60 – 80 %
- DNA-Probe-Test (Affirm VP III, Becton und Dickinson); Sensitivität 85 – 98 %
- serologischer Nachweis der Trichomonaden mittels ELISA (Sensitivität 77 %)
- Antikörpernachweis im Serum, ohne klinische Bedeutung.

Toxoplasma gondii. Nachweismöglichkeiten:
- Serologie (Antikörpernachweis im Serum)
- direkter Nachweis durch PCR, z. B. im Fruchtwasser (im Speziallabor).

Malaria (Plasmodien). Werden in den Erythrozyten mittels Giemsa-Färbung mikroskopisch nachgewiesen. Hierfür ist ein sogenannter dicker Tropfen (eingetrockneter Blutstropfen auf Objektträger) für das Labor notwendig.

Erregernachweis

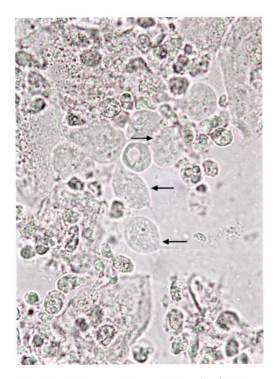

Abb. 3.**7** Trichomonade in der Nativmikroskopie ohne Methylenblaulösung (1000-fache Vergrößerung).

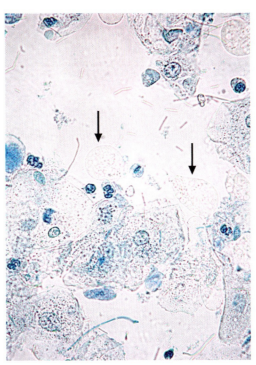

Abb. 3.**8** Trichomonaden in der Nativmikroskopie mit Methylenblaulösung mit Laktobazillen (1000-fache Vergrößerung).

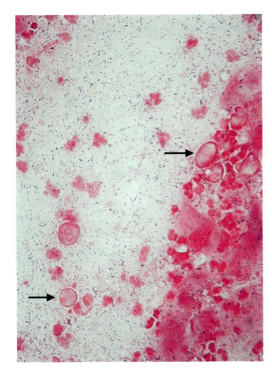

Abb. 3.**9** Trichomonaden in der Gram-Färbung (400-fache Vergrößerung).

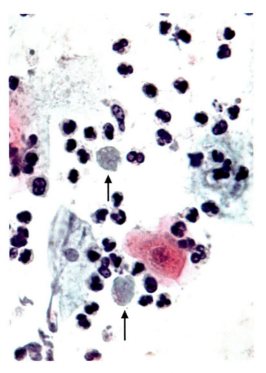

Abb. 3.**10** Trichomonaden in der Papanicolaou-Färbung.

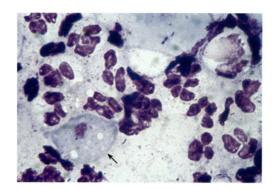

Abb. 3.**11** Trichomonade (Pfeil) in der Giemsa-Färbung (1000-fache Vergrößerung).

Serologischer Nachweis und Antikörpernachweis

■ Serologische Verfahren

Allgemeines

Bedeutung, Nachteile und Grenzen. Der Nachweis von Antikörpern (Ak) ist das wichtigste Verfahren zur Erkennung von Virusinfektionen. Auch lassen sie die Immunität erkennen, die nach vielen Infektionskrankheiten besteht.

Eine Vielzahl von verschiedenen Methoden steht zur Verfügung, die innerhalb weniger Stunden zum Ergebnis führen.

Es ist ein Nachteil der Serologie, dass Antikörper frühestens 2 – 3 Wochen nach der Infektion nachweisbar werden. Bei einer Inkubationszeit von 2 Wochen können die ersten Antikörper schon zu Beginn der Hauptsymptome vorhanden sein. Ein weiterer Nachteil der Serologie, der darin besteht, dass eine zweite Blutprobe erforderlich ist zum Nachweis eines frisch abgelaufenen Infektes, ist durch die zunehmende Einführung von IgM-Antikörper-Tests etwas aufgehoben worden.

Dies hat aber wiederum neue Probleme geschaffen, denn wir haben inzwischen gesehen, dass es viele persistierende oder auch reaktivierende Infektionen gibt, so dass auch über IgM-Antikörper-Tests der Zeitpunkt der Infektion häufig nicht erkannt werden kann. Dies gilt ganz besonders für die Zytomegalie und die Toxoplasmose.

IgM-Antikörper werden nicht nur beim Erstkontakt mit einem neuen Antigen (Ag) gebildet, sondern sind so lange nachweisbar, wie Antigen vorhanden ist.

Grundsätzlich führen alle systemischen und intensiven lokalen Infektionen zur Bildung von spezifischen Antikörpern. Somit sind diese Infektionen theoretisch auch durch serologische Methoden nachweisbar.

In der Praxis sieht dies aber etwas anders aus, da nicht für alle Erreger serologische Tests entwickelt worden sind. Das hat natürlich seine Gründe.

Viren sind kulturell schwer nachzuweisen, aber gute Antikörperbildner, da sie nur wenige Antigene auf ihrer Oberfläche besitzen und es sich in den meisten Fällen um systemische Infektionen handelt.

Bakterien können sehr viel rascher und einfacher kulturell nachgewiesen werden. Sie sind sehr viel komplexer aufgebaut, mit sehr viel mehr antigenen Gruppen auf ihrer Oberfläche, die zudem noch eine große Ähnlichkeit mit antigenen Gruppen anderer Bakterien oder Stoffen (Nahrungsmittel) haben (Kreuzreaktionen). Außerdem sind Bakterien Oberflächenerreger, die häufig zu keiner so intensiven Anregung des Immunsystems führen.

Die Serologie spielt als diagnostische Maßnahme bei folgenden **Virusinfektionen** die Hauptrolle:
▶ Röteln
▶ Masern
▶ Zytomegalie (CMV)
▶ Epstein-Barr-Virus-Erkrankungen (EBV)
▶ Varizellen (VZV)
▶ Mumps
▶ Hepatitis A, B und C, D
▶ HIV (AIDS)
▶ Ringelröteln (Parvovirus B 19).

Zum Nachweis folgender Viren stehen serologische Methoden zwar zur Verfügung, werden wegen des großen Aufwandes jedoch nur in *Sonderfällen* durchgeführt:
▶ Polioviren
▶ Coxsackieviren
▶ ECHO-Viren.

Die Serologie spielt noch *keine Rolle* bei Papillomviren.

Von den durch **Bakterien und Protozoen** verursachten Infektionen spielt die Serologie die Hauptrolle bei:
▶ Lues
▶ Toxoplasmose
▶ Borreliose
▶ Chlamydia pneumoniae
▶ als Ergänzung zum Erregernachweis bei Chlamydia trachomatis.

Die Serologie bei Listerien ist bis heute völlig unbrauchbar für die Diagnostik.

Auch in der **Mykologie** stehen serologische Nachweisverfahren zur Verfügung. Wegen der hohen Durchseuchung mit Candida ist die Interpretation der Ergebnisse schwierig. Sehr hohe Titer sind jedoch für eine ausgedehnte bzw. systemische Mykose verdächtig. Im Einzelfall kann die Serologie eine wichtige Ergänzung zur Kultur sein.

■ Verschiedene serologische Nachweisverfahren

Titerhöhe und Fragestellung

In neueren Tests werden keine Titer, sondern Extinktionswerte angegeben. Dabei muss ein sogenannter Cut-off vom Testhersteller festgelegt werden, der die Grenze zwischen positivem und negativem Antikörper-Nachweis darstellt.

Die verschiedenen serologischen Nachweismethoden haben eine unterschiedliche Sensitivität und Spezifität. Bei Titerangaben schwanken die Werte daher zwischen z. B. 1 : 4 und 1 : 20 000. Enzymtests liefern grundsätzlich sehr hohe Titer, der direkte Fluoreszenztest mittlere (200 – 1000), die KBR niedrige (10 – 160). Auch gleiche Tests, in verschiedenen Labors durchgeführt, ergeben unterschiedliche Werte. Titeranstiege sind daher nur dann zu werten, wenn sie vom gleichen Untersucher in einem Testansatz gefunden wurden. Ähnliches gilt für Extinktionswerte.

Jedes Labor muss seinen Befund kommentieren und bewerten. Allgemeine Ausdrucke über sogenannte Normalwerte sind von begrenztem Wert. Dem Labor muss eine klare Fragestellung gegeben werden, damit die notwendigen Tests durchgeführt werden können.

Es gilt zu fragen und zu beantworten:
▶ anamnestischer Titer (nur IgG-Antikörper)
▶ floride Infektion (auch IgM-Antikörper).

Wenn floride, dann:
▶ primäre Infektion, z. B. bei Zytomegalie
▶ reaktivierte Infektion, z. B. bei Zytomegalie
▶ frische Infektion, z. B. bei Toxoplasmose
▶ chronische Infektion, z. B. bei Toxoplasmose.

Komplementbindungsreaktion (KBR)

Indikation. Sie ist ein universeller Test, mit dem z. B. die meisten Virusinfektionen schon sehr lange nachgewiesen wurden. Mit ihr werden sämtliche gruppenspezifische und typenspezifische Antigene nachgewiesen. Eine Erkennung des Serotyps ist mit ihr in der Regel nicht möglich.

Testprinzip. Es wird der Komplementverbrauch gemessen, da Komplement sich nur dann anlagern kann und dadurch enzymatisch aktiv wird, wenn sich ein Antigen-Antikörper-Komplex ausgebildet hat. Der Komplementverbrauch wird dann in einem 2. Schritt durch Zugabe von antikörperbeladenen Erythrozyten für das bloße Auge sichtbar gemacht.

Das Patientenserum muss zunächst hitzeinaktiviert werden (2 Stunden bei 56 °C) zur Zerstörung des eigenen Komplements. Es wird dann in einer geometrischen Reihe mit Faktor 2 verdünnt.

Zu jeder Serumverdünnung werden anschließend eine konstante Menge Antigen, in der Regel 2 – 4 Einheiten, und 2 Einheiten Komplement zugegeben. Es folgt eine Inkubation bei Zimmertemperatur oder bei 37 °C für 1 – 2 Stunden, in der sich die Antigen-Antikörper-Komplexe ausbilden, die das Komplement binden.

Danach werden zur Sichtbarmachung des 1. Schrittes Hammelerythrozyten zugegeben, die bereits mit Antikörpern gegen diese Erythrozyten beladen sind.
▶ Waren im Patientenserum **Antikörper** gegen das im Test verwendete Antigen *vorhanden*, so hat sich im 1. Schritt ein Komplex ausgebildet, der das zugegebene Komplement gebunden hat. Es kommt im 2. Schritt **nicht zur Hämolyse.**
▶ Waren im Patientenserum **keine Antikörper** vorhanden oder ist das Patientenserum so stark verdünnt worden, dass die Antikörper nicht mehr zur Komplexbildung ausreichen (Titerbestimmung), so wurde das Komplement nicht verbraucht, und es kann sich an die im 2. Schritt zugegebenen Hammelerythrozyten anlagern, wodurch die enzymatische Aktivität des Komplements aktiviert wird und die Erythrozyten hämolysiert werden. Die **Hämolyse** bedeutet somit, dass keine Antikörper vorhanden sind.

Die KBR gibt die Komplementbindungsfähigkeit eines Antigen-Antikörper-Komplexes an, d. h., sind im Serum viele Antikörper vorhanden, so kann das Serum entsprechend stärker verdünnt werden (Titration) und ist immer noch in der Lage, eine konstante Menge Komplement zu binden.

Auch die Art der Antikörper, die an der Reaktion beteiligt sind, ist von Bedeutung. So binden IgM-Antikörper mehr Komplementmoleküle als z. B. IgG-Antikörper. Das bedeutet, dass die KBR kurz nach einer Infektion hohe Titer liefert (IgM-Antikörper verschwinden innerhalb einiger Wochen aus dem Serum) und dass nach einigen Wo-

Erregernachweis

chen und Monaten dieser Titer immer niedriger wird, ja sogar negativ werden kann.

Bewertung. Die KBR ist somit gut geeignet zur Feststellung einer jetzt oder kürzlich abgelaufenen Erkrankung, nicht aber zur Klärung der Frage, ob eine Erkrankung vor vielen Jahren abgelaufen ist, ob also bereits Immunität besteht. Die Empfindlichkeit ist vom verwendeten Antigen, d. h. von der Virusherstellung und Aufbereitung abhängig, die von Virus zu Virus sehr unterschiedlich sind.

Ein hoher Titer in der KBR (1 : > 80) ist immer verdächtig auf eine kürzlich abgelaufene Infektion. Der sicherste Beweis ist aber auch hier der Nachweis von neu aufgetretenen Antikörpern oder der Anstieg des Titers um mindestens das 4-Fache, d. h. 2 Titerstufen, wobei die Testung beider Seren in einem Ansatz erfolgen muss. Sind die Untersuchungen von verschiedenen Untersuchern an verschiedenen Tagen vorgenommen worden, so sagt ein 4-facher Titeranstieg gar nichts aus, denn die Streubreite zwischen verschiedenen Laboratorien ist immer noch hoch.

Hämagglutinationshemmtest (HAH-Test)

Indikation und Bewertung. Dies ist der Standardtest zur Bestimmung von Rötelnantikörpern. Ein nicht ordnungsgemäß durchgeführter Test kann falsche Ergebnisse liefern. Die Zuverlässigkeit im unteren Titerbereich ist häufig nicht gewährleistet, so dass erst höhere Titer, bei Röteln z. B. 1 : 32, offiziell als zuverlässig anerkannt werden. Von einem guten Laboratorium können jedoch auch niedrigere Titer eindeutig als rötelnspezifisch erfasst werden.

Testprinzip. Das Serum des Patienten muss vor dem eigentlichen Test sehr sorgfältig vorbehandelt werden. Einmal müssen sogenannte Inhibitoren, das sind z. B. Lipoproteine, die in jedem Serum in unterschiedlicher Höhe vorkommen, durch Adsorption an Kaolin oder Heparinmanganchlorid entfernt werden, damit durch sie nicht Antikörper vorgetäuscht werden, wo keine sind, denn diese Inhibitoren sind in der Lage, bestimmte Antigene, z. B. das Rötelantigen, zu binden. Zum anderen muss je nach Erythrozytenart das Serum mit den Erythrozyten vorbehandelt werden, um sogenannte Agglutinine, die die Erythrozyten agglutinieren können, zu entfernen.

Beim Test werden wiederum Verdünnungsreihen des Serums hergestellt. Zu jeder Verdünnung werden 4 Einheiten Antigen (= Hämagglutinin der Viren) gegeben. Nach einer Inkubation von 1 – 2 Stunden bei Zimmertemperatur werden Erythrozyten zugegeben. **Ausbleiben der Agglutination** bedeutet **Anwesenheit von Antikörpern.**

Erythrozyten-Festphasen-Aggregationstest

Indikation. Hierbei handelt es sich um eine umgekehrte passive Hämagglutination an fester Phase. Er dient z. B. zum Nachweis von Rotaviren in den Stuhlproben von Neugeborenen.

Testprinzip. Die U-förmigen Vertiefungen einer Mikrotiterplatte wurden mit spezifischen Virusantikörpern beschichtet. Befinden sich in der Probe Viren, so werden sie an die Antikörper gebunden. Die danach zugeführten Erythrozyten, die bereits mit Virusantikörpern beladen sind, haften an den gebundenen Viren, so dass es nicht zur Sedimentation der Erythrozyten kommt.

Eine Variation dieses Tests ist die **Hämadsorptions-Immunosorbens-Technik,** die zur Bestimmung von rötelnspezifischen IgM-Antikörpern entwickelt wurde. Bei ihr ist die Mikrotiterplatte mit Antikörpern gegen humanes IgM beschichtet. Befinden sich im Patientenserum rötelnspezifische IgM-Antikörper, so werden sie fest daran gebunden, und die spätere Zugabe von Rötelnantigen und Erythrozyten führt zu keiner Sedimentation der Erythrozyten.

Für diese Technik gibt noch viele Variationsmöglichkeiten.

Hämolyse-in-Gel-Test

Indikation. Dieser Test wird bei der Rötelndiagnostik eingesetzt. Mit ihm kann die Spezifität auch niedriger Titer im Hämagglutinationshemmtest nachgewiesen werden.

Testprinzip. In eine Agarplatte sind Erythrozyten und Antigen eingegossen. In eine Vertiefung wird das Patientenserum eingefüllt. Das Auftreten eines Hämolyseringes zeigt spezifische Antikörper gegen Röteln an.

Neutralisationstest (NT)

Dieser spielt für Infektionen in der Gynäkologie und Geburtshilfe so gut wie keine Rolle. Er findet Anwendung bei den Enteroviren. Er ist sehr aufwendig, da die neutralisierenden Antikörper mittels Zellkultur (Ausbleiben des zytopathischen Effektes) nachgewiesen werden müssen.

Fluoreszenztest (FT)

Indikation und Formen. Zahl und Qualität der angebotenen Fluoreszenztests ist in den letzten Jahren deutlich gestiegen. Mit ihm können Erreger oder Erregerbestandteile direkt in Ausstrichmaterial oder nach Vermehrung in der Zellkultur nachgewiesen und identifiziert werden. Auch kann er zum Nachweis von Antikörpern im Patientenserum verwendet werden. Ein Vorteil ist die rasche Durchführbarkeit (1–3 Stunden), ein Nachteil die subjektive Bewertung.

Tests für folgende Infektionen stehen zur Verfügung:
- Lues
- Chlamydien
- Zytomegalie
- EBV-Infektion
- Herpes simplex
- Gonorrhö
- HIV-Infektion
- Toxoplasmose
- Pertussis.

Man unterscheidet 2 Formen, den *direkten* und den *indirekten* Fluoreszenztest. Zum Antikörpernachweis bedient man sich in der Regel des indirekten Fluoreszenztests, da er zum einen empfindlicher ist als der direkte und zum anderen für den Nachweis von Antikörpern gegen verschiedene Erreger nur ein mit Fluoreszenzfarbstoff markiertes Antiserum benötigt wird.

Direkter Fluoreszenztest (FT). Dieser wurde früher in der Regel für den direkten Nachweis von Erregern im Patientenmaterial verwendet (z. B. Chlamydien, Herpesviren). Durch Aceton oder Äthylalkohol wird der Abstrich auf dem Objektträger fixiert und die Zellen für die Antikörper durchlässig. Auf die Zellen wird fluoreszenzmarkiertes Antiserum, zunehmend monoklonale Antikörper, gegeben und inkubiert. Die Antikörper dringen in die Zelle ein, bilden Komplexe mit den Erregern und können somit bei den späteren Waschvorgängen nicht mehr entfernt werden. Das Präparat wird dann unter dem Fluoreszenzmikroskop durchgemustert.

Indirekter Fluoreszenztest (IFT). Dieser ist besonders geeignet für den Nachweis von Antikörpern im Serum, speziell auch der IgM-Klasse.

Der 1. Schritt läuft genauso ab wie beim direkten Fluoreszenztest (s. o.), außer dass das Antiserum noch nicht mit Fluoreszenzfarbstoff markiert ist.

Zur Sichtbarmachung des Antigen-Antikörper-Komplexes wird nun in einem 2. Schritt ein 2. Serum, das z. B. von einem Tier stammt, welches Antikörper gegen menschliche Antikörper enthält und mit Fluoreszenzfarbstoff markiert wurde, hinzugegeben.

Inzwischen werden zunehmend monoklonale Antikörper verwendet, die eine höhere Spezifität besitzen. Diese fluoreszierenden Antikörper reagieren mit den in den Zellen an den Erreger fixierten Patienten-Antikörpern und sind somit im Fluoreszenzmikroskop nachweisbar.

Der Vorteil des indirekten Fluoreszenztests ist, dass dieser empfindlicher ist als der direkte, da sich mehrere markierte Antihuman-Antikörper an jedes Patienten-Antikörper-Molekül binden. Außerdem können mit einem markierten Antihumanserum mehrere verschiedene Antigene nachgewiesen werden.

Wird nun ein 2. Serum verwendet, welches nur gegen menschliche IgM-Antikörper (Anti-m) gerichtet ist, so können selektiv IgM-Antikörper gegen den jeweiligen Erreger nachgewiesen werden.

Enzymtest (EIA/ELISA)

Indikation. Seit der Einführung von monoklonalen Antikörpern haben diese Tests an Bedeutung gewonnen, da ihre Spezifität und Sensitivität erheblich gesteigert werden konnten. Sie können sowohl zum Nachweis von Antigen als auch von Antikörpern verwendet werden.

Sie eignen sich besonders für die Untersuchung vieler Patientenseren (Screening).

Testprinzip. Beim Nachweis von Antigen (z. B. Chlamydiennachweis) werden entweder vorbehandelte Polystyrol- oder Mikrotiterplatten verwendet, an die monoklonale Antikörper gebunden sind. Diese werden mit der Flüssigkeit überschichtet, in die der Watteträger ausgeschwenkt worden ist, mit welchem man das Material vom Patienten abgenommen hat. Enthält dieses Antigen, so bindet es sich fest an die fixierten Antikörper.

Nach dem Waschen wird ein 2. monoklonaler Antikörper gegen das Antigen zugegeben, der mit einem Enzym gekoppelt ist. Ein danach zugegebenes Substrat wird durch gebundenes Enzym umgesetzt, das dann in einem weiteren Schritt durch ein 2. Enzymsystem mit entsprechendem Farbsubstrat sichtbar gemacht wird.

Die Hintereinanderschaltung von mehreren Enzymsystemen bewirkt eine vielfache Verstärkung der Tests und erhöht damit die Sensibilität. Durch den Einsatz von Farbreaktionen kann dieser Test mit dem Auge abgelesen werden. Bei Verwendung von Photometern ist so auch eine quantitative Antigenbestimmung möglich.

Der Enzymtest wird auch zum Nachweis von Antikörpern verwendet.

Indirekter ELISA. Antigen ist z. B. an eine Mikroplatte gebunden. Sind im Patientenserum Antikörper, so binden diese sich an das Antigen. Mittels enzymmarkierter (alkalische Phosphatase, Peroxidase) Antihuman-Antikörper werden die gebundenen Patientenantikörper nachgewiesen.

Zum Nachweis von IgG-, IgA- oder IgM-spezifischen Chlamydienantikörpern werden als Antigen z. B. Chlamydien-Elementarkörperchen (ImmunoComb-Test) auf einem Kunststoffkamm fixiert oder früher auch chlamydieninfizierte Zellkulturen (Ipazyme) verwendet.

Kompetitiver ELISA. Enzymmarkierte spezifische Antikörper kompetitieren mit Patientenantikörpern um die Bindungsstelle auf dem Antigen, das zuvor an eine Mikrotiterplatte fixiert wurde.

Nachweisbare Erreger: Für folgende Infektionen stehen Tests zur Verfügung:

Antigennachweis:
- Chlamydien
- Gonokokken.

Antikörpernachweis:
- CMV
- Hepatitis C
- HSV
- HIV
- EBV
- Rötelnvirus
- Hepatitis-B-Virus
- Masernvirus
- Hepatitis-A-Virus
- Toxoplasmoseerreger.

Spezielle Nachweisverfahren

Radioimmunoassay (RIA)

Das Testprinzip ähnelt dem des Enzymtests, wobei Antigene oder Antikörper an Röhrchen gebunden sind. Der Antikörpernachweis erfolgt über die gebundene Radioaktivität.

Dieser Test hat bei der Hepatitis-B-Diagnostik eine große Verbreitung gefunden. Der Nachteil ist die Radioaktivität.

Western Blot

Indikation. Es handelt sich um einen sehr aufwendigen, aber außerordentlich spezifischen Test. Mit ihm werden die verschiedenen im Verlaufe der Infektion nach und nach gebildeten Antikörper gegen die einzelnen Erregerproteine nachgewiesen. Somit kann aufgrund der Art und Zahl der Banden etwas über die Dauer der Infektion gesagt werden. Der Test wird heute unter anderem als Bestätigung beim Antikörpernachweis für HIV verwendet.

Testprinzip. Der Erreger wird durch schonende Behandlung in die einzelnen Bestandteile zerlegt, die dann über ein Gel elektrophoretisch nach Molekulargröße voneinander getrennt werden. Die hierbei entstehenden Banden, die jeweils 1 Protein des Erregers enthalten und die ein ganz bestimmtes Muster darstellen, werden dann mit dem Serum des Patienten inkubiert, wobei dann, wenn entsprechende Antikörper im Serum vorhanden sind, eine Antigen-Antikörper-Reaktion mit der Bande erfolgt.

Die jeweiligen Komplexe werden dann über einen Enzymtest sichtbar gemacht.

Sind mehrere Banden positiv, so ist die Spezifität der Immunantwort gesichert.

Nachweis spezifischer IgM-Antikörper

Testprinzip. IgM-Antikörper werden immer nur dann gebildet, wenn Antigen vorhanden ist. Nach Abklingen einer floriden Infektion verschwinden die IgM-Antikörper rasch aus dem Blut. Der Nachweis von spezifischen IgM-Antikörpern ist somit beweisend für eine ablaufende bzw. kürzlich abgelaufene Infektion.

Da die serologische Untersuchung meist nach Auftreten klinischer Symptome durchgeführt wird, wird häufig der Titeranstieg, der der beste Beweis einer frischen Infektion ist, nicht erfasst, so dass dann nur noch der Nachweis spezifischer IgM-Antikörper etwas über die Aktualität aussagen kann.

Im Grunde stehen mehrere **Methoden** zur Verfügung, die kombiniert werden können: **Abtrennung der schweren IgM-Antikörper von den leichteren IgG-Antikörpern:**
- Gradientenzentrifugation (Ultrazentrifuge)
- Säulenchromatografie.

Die Fraktion, welche den IgM-Antikörperpool enthält, wird dann separat in den entsprechenden Test eingesetzt (Hämagglutinationshemmtest, Fluoreszenztest, ELISA).

Immunologischer Nachweis der IgM-Antikörper: Er beruht auf der Verwendung von speziellen Antikörpern gegen die μ-Kette, welche nur IgM-Antikörper besitzen. Ein Beispiel ist die Hämadsorptions-Immunosorbens-Technik bei Röteln. Andere Methoden arbeiten mit antigenbeschichteten Mikrotiterplatten. Der hieran gebundene Antikörper wird dann durch markierte, für μ-Ketten spezifische Seren nachgewiesen. Die Technik entspricht dem ELISA.

Bei diesen Tests muss jedoch die Interferenz mit den Rheumafaktoren beachtet werden. Um diese auszuschließen, müssen eventuell vorhandene Rheumafaktoren durch Adsorption an aggregiertes IgG zuvor eliminiert werden.

Durch Kombination von Auftrennung der IgM-Antikörperklassen und Verwendung von Anti-μ-Seren lässt sich die Spezifität dieses Tests steigern.

Nachteile: Der immunologische Nachweis von IgM-Antikörper ist nicht ganz problemlos. Seine Spezifität ist nicht so eindeutig, so dass leider auch falsche Ergebnisse vorkommen. Dies gilt sowohl für den negativen wie für den positiven Fall.

Absorbtionstests

Hier werden durch Absorbtionsschritte Antikörperklassen oder Komplexe aus dem Serum zunächst entfernt, um die Spezifität zu erhöhen.

Aviditätsbestimmung

Die Bindungsfestigkeit zwischen Antigen und Antikörper (Avidität) erlaubt eine Aussage über die Aktualität der IgM-Antikörper-Bildung. Hierdurch kann zwischen frischer Infektion und persistierender Infektion oder nur Mitreaktion bei IgM-Antikörper-Nachweis unterschieden werden. Je länger die Infektion läuft, desto fester wird die Bindung der Antikörper an das Antigen und desto schwerer kann die Bindung durch die Zugabe von Harnstoff zum Test gelöst werden.

Molekularbiologischer Nachweis

Polymerasekettenreaktion (PCR)

Indikation. Die PCR ermöglicht die Vervielfältigung winzigster Mengen genetischen Materials. Sie ist somit zum Nachweis auch sehr geringer Erregermengen einsetzbar. Voraussetzung ist die erregerspezifische DNA-Primer-Herstellung.

Testprinzip. Der erste Teilschritt der Kettenreaktion ist die **Denaturierung.** Hier werden die beiden Stränge der Erreger-DNA durch Erhitzen auf 94 °C voneinander getrennt, wodurch man 2 lange Einzelstränge erhält.

Im 2. Schritt nun, dem **Annealing,** lagern sich sogenannte Primer an die getrennten Stränge an. Bei den Primern handelt es sich um kleine, etwa 20 – 30 Basen lange, synthetische Abschnitte einzelsträngiger DNA. Sie werden so gewählt, dass der eine komplementär zum oberen Strang und der andere komplementär zum unteren Strang der Zielsequenz ist. Die Primer fahnden nach den passenden Bereichen, um sich dort anzubinden und so den gesuchten Abschnitt einzugrenzen.

Die Annealingtemperatur hängt von der Länge und der Basenabfolge der Primer ab und liegt in der Regel zwischen 40 und 60 °C. Haben sich die Primer angelagert, entstehen 2 kurze Bereiche doppelsträngiger DNA, die nun im 3. Schritt, der **Extension,** als Startblöcke für das Enzym Taq-Polymerase dienen.

Beginnend am jeweiligen 3'-Ende der Primer, fügt die Taq-Polymerase bei etwa 72 °C nun jeweils die zur Vorlage komplementären Bausteine hinzu und hängt diese aneinander. Sie verlängert die Primer in Richtung des gesuchten Abschnittes und ergänzt so die einzelnen Stränge zu doppelten. Aus ursprünglich einem Doppelstrang resultieren so am Ende dieses ersten Zyklus 2 neue, mit dem alten identische DNA-Doppelstränge. Der aus 3 Teilschritten bestehende Zyklus kann nun mehrmals hintereinander wiederholt werden.

Die neugebildeten DNA-Abschnitte liefern im darauffolgenden Zyklus jeweils die Vorlagen für den Bau neuer Stränge. Es entsteht eine Kettenreaktion.

Nach 20 Zyklen erhält man theoretisch etwa eine Million, nach 30 Zyklen etwa eine Milliarde Kopien des interessierenden DNA-Abschnittes. Das ist ausreichend Material, um es mit traditionellen Methoden wie zum Beispiel einer Farbreaktion nachzuweisen.

Die PCR wird heute in sogenannten Thermocyclern vollautomatisch ausgeführt, in Geräten also, die ein bestimmtes Temperaturprogramm (94, 40 – 60, 72 °C) wieder und wieder durchlaufen. Ein Zyklus dauert in der Regel weniger als 3 Minuten. In weniger als 2 Stunden können so etwa eine Milliarde Kopien eines bestimmten DNA-Abschnittes angefertigt werden.

Die PCR-Komponenten sind:
- die beiden Primer, markiert mit einem Biotinmolekül
- die Enzyme Taq-Polymerase und N-Uracylglykosylase
- 4 Nukleotide A, C, G und U.

Jeder mit der PCR neugebildeten DNA-Strang enthält am Ende einen Primer und ist daher auch mit Biotin markiert. Die hitzeempfindliche N-Uracylglykosylase verliert bei den für die PCR erforderlichen hohen Temperaturen ihre Wirksamkeit und stellt so für die nun neugebildeten Stränge keine Gefahr mehr dar.

Nach Denaturierung der DNA-Stränge überführt man einen Teil der PCR-Lösung in die Vertiefung einer Mikrotiterplatte, an deren Boden sogenannte Capture probes über ein Protein verankert sind. Bei den Capture probes handelt es sich um kurze einzelsträngige DNA-Abschnitte, die ähnlich den in der Kettenreaktion verwendeten Primern als genetische Sonden wirken. Sie sind aber nicht zu einem Bereich am Ende, sondern zu einem Bereich in der Mitte der vervielfältigten Erreger-DNA komplementär.

Innerhalb kurzer Zeit fangen die Capture probes die passenden PCR-Produkte aus der Lösung, und es entstehen doppelsträngige Bereiche. DNA-Einzelstränge mit zu den Capture probes komplementärer Basenfolge werden so am Boden der Mikrotiterplatte gebunden. Ungebundene werden danach weggewaschen.

Anschließend wird ein sogenannter Avidin-Enzym-Komplex zugegeben, der sich wegen der hohen Affinität des Avidins zu Biotin schnell und äußerst stabil an das biotinmarkierte Ende der DNA bindet. Nach einem weiteren Waschschritt und der Zugabe bestimmter Reagenzien färbt sich die Lösung blau. Die Blaufärbung wird durch Zugabe einer Säure gestoppt, worauf die Farbe nach Gelb umschlägt.

Dieser Farbumschlag nach Blau bzw. Gelb zeigt somit an, dass Erreger-DNA im Ausgangsmaterial vorhanden war.

Die Intensität der Gelbfärbung kann photometrisch ausgewertet werden. Sie liefert dann ein Maß für die Menge der in der Lösung vorhandenen PCR-Produkte.

Nachweisbare Erreger. Die PCR ist eine breit einsetzbare Methode zum Nachweis von Erregern bzw. deren DNA. Sie ist hochspezifisch und sehr empfindlich. Voraussetzung ist jedoch, dass entsprechende DNA-Primer für erregerspezifische DNA-Abschnitte hergestellt werden können. Im Prinzip kann jeder Erreger damit nachgewiesen werden. Kommerziell werden erst wenige Tests angeboten. Sehr viel häufiger sind sogenannte „Home-made"-Tests, die von den Untersuchern selbst hergestellt werden.

Folgende Erreger gynäkologisch relevanter Infektionen können mit der PCR nachgewiesen werden:
- Chlamydia trachomatis
- Papillomviren (HPV)
- Neisseria gonorrhoeae
- Hepatitis-B-Viren (HBV)
- Treponema pallidum
- Candida albicans
- Toxoplasma gondii
- Borrelia burgdorferi
- HIV
- Zytomegalievirus (CMV)
- Herpes-simplex-Viren (HSV)
- Rötelnvirus
- Parvovirus B19.

DNA-Chip

Sie dienen zur Prüfung von Resistenzen und Mutationen. Erste Chips kamen 1996 für HIV auf den Markt. Dabei sind einzelsträngige DNA-Fragmente von Genen mit einem Ende präzise lokalisierbar auf Glasplättchen verankert (Gensonden). Die zu testende DNA wird mittels PCR amplifiziert und mit Fluoreszenzfarbstoff markiert. In einer temperaturkontrollierten Kammer hybridisiert die Test-DNA mit der Chip-DNA. Die Hybridisierung wird mit einem Laserstrahl anhand der Fluoreszenzstrahlung detektiert. Dabei kann der Ort der Sequenz auf dem Genom bestimmt werden.

Diagnostische Genchips. Durch diese DNA-Diagnostik werden individualbezogene genetische Charakteristika feststellbar. Früherkennung von Krankheiten, Risikogruppen und verbesserte Therapiekontrolle wird hierdurch möglich. Man unterscheidet Resequenzierungschips, Polymorphismuschips und Genexpressionschips.

Infektiologische Pränataldiagnostik

Bisher wurde üblicherweise die Infektion der Mutter während der Schwangerschaft erfasst und hieraus auf das Risiko für das Kind geschlossen. Da nicht alle Kinder bei einer mütterlichen Infektion auch infiziert werden, wurden früher häufig Schwangerschaften abgebrochen, für die kein Risiko bestand.

Dieses Vorgehen ist umso bedenklicher, je geringer das Risiko für den Fetus ist. Das gilt z. B. für die Röteln im 4. Monat oder auch für die Toxoplasmose. Die Pränataldiagnostik dient somit weniger zum Nachweis einer kindlichen Infektion, als vielmehr zum Ausschluss einer Infektion und damit dem Erhalt der Schwangerschaft. Bei behandelbaren Infektionen dient sie zur Verbesserung der Therapie.

■ Erregernachweis im Fruchtwasser

Aus dem Fruchtwasser ließen sich lange Zeit nur sehr selten Erreger, z. B. fast nur CMV, verlässlich anzüchten. Mit der Einführung der Polymerasekettenreaktion (PCR) haben sich die Möglichkeiten des Antigennachweises deutlich erweitert. Sie kann heute eingesetzt werden bei der Toxoplasmose, Röteln, Zytomegalie, Varizellen, B19 u. a.

■ Antikörpernachweis im Nabelschnurblut

Fortschritte bei der Ultraschalltechnik und der Punktionstechnik haben diese Methode sicherer gemacht.

Durch Punktion der Nabelschnur des Kindes lässt sich Blut für eine Antikörperbestimmung gewinnen. Können hierin spezifische Antikörper der Klasse IgM nachgewiesen werden, so spricht das für eine Infektion des Kindes.

Der früheste Zeitpunkt der Fetalblutentnahme ist die 20. Woche, da erst hier mit ausreichenden IgM-Antikörper-Mengen zu rechnen ist. Besser ist der Zeitpunkt der 22. SSW. Unter Ultraschallsicht wird die Nabelschnur unmittelbar im Bereich der plazentaren Insertion punktiert, wobei dann 1,5 – 2 ml Blut gewonnen werden können.

Durch die neue PCR-Technik, die auch die Erregerdichte im Fruchtwasser liefert, ist diese aufwendige und nicht ganz risikolose Maßnahme nur noch wenigen Fällen vorbehalten.

4 Antiinfektiva

Unter dem Oberbegriff Antiinfektiva wird eine Vielzahl therapeutischer Substanzen zusammengefasst:
- Antibiotika und Chemotherapeutika
- Virustatika
- Antimykotika
- antiparasitäre Therapeutika
- Antiseptika
- Immunglobuline.

Antibakterielle Präparate

Definitionen

Antibiotika sind von Pilzen oder Bakterien gebildete antimikrobiell wirksame Stoffe.

Chemotherapeutika sind synthetisch hergestellte antimikrobiell wirksame Stoffe.

Da immer mehr Substanzen chemisch hergestellt werden, spricht man inzwischen lieber von Antiinfektiva. Nicht zu verwechseln mit Antiseptika (Desinfektionsmittel) (Tab. 4.8).

Antiinfektiva sollen sich idealerweise auf die Erreger einer Infektion beschränken. Ihre besondere Wirkung beruht in erster Linie auf der spezifischen Hemmung bakterieller Enzymsysteme. Durch chemische Modifikation der Moleküle lassen sich immer neue Derivate entwickeln, die in Bezug auf Wirksamkeit und Verträglichkeit besser werden.

Da auch Mikroorganismen Gegenstrategien entwickeln, z. B. Mutationen, Selektionen, Genomaustausch, geht die Suche nach neuen Substanzen und Derivaten immer weiter.

Leider treten alle bekannten Antiinfektiva – wenn auch meistens nur gering – auch mit dem Wirtsorganismus in Wechselbeziehung. Sulfonamide oder β-Lactam-Antibiotika können allergische Reaktionen auslösen, Aminoglykoside besitzen ein Potenzial für nephro- und ototoxische Wirkungen, Erythromycin verursacht dosisabhängig gastrointestinale Beschwerden.

Neben den unerwünschten Reaktionen beim Wirtsorganismus selbst kommt es in unterschiedlichem Maß und abhängig von Substanz und Erreger zu Änderungen der Bakterienpopulation. Diese Änderung betrifft vor allem die Standortflora und Selektion resistenter Keime.

Eine antiinfektive Therapie sollte daher immer überlegt sein und eine Indikation haben (Tab. 4.2).

Entscheidend bei Beginn einer Therapie ist in erster Linie der klinische Zustand der Patientin, wobei die Schwere der Erkrankung und die möglichen Erreger für die Wahl der Substanz ent-

Tabelle 4.1 Substanzen und ihre Angriffsorte

Antibiotikagruppe	Wirkungsort	Substanz (Handelsname)
Penicilline	Zellwand	Penicillin G, Benzathin-Penicilin V, Amoxicillin, Piperacillin (Pipril)
Penicilline + β-Lactamase-Hemmer	Zellwand	Amoxicillin + Clavulansäure (Augmentan), Sultamicillin (Unacid), Tazobactam
Cephalosporine i. v./oral	Zellwand	Cefuroxim, Cefotiam, Ceftriaxon, Ceftazidim
Makrolide	Proteinsynthese	Erythromycin, Roxithromycin, Azithromycin
Aminoglykoside	Proteinsynthese	Gentamycin, Amikacin, Tobramycin
Tetrazykline	Proteinsynthese	Doxycyclin
Fluorchinolone	DNA-Coiling	Ciprofloxacin, Moxifloxacin, Ofloxacin, Levofloxacin (Tavanic)
5-Nitroimidazole	DNA-Interaktion	Metronidazol (Clont, Arilin)
Lincosamide	Proteinsynthese	Clindamycin (Sobelin, Dalacin, Turrimycin)
Sulfonamide	Folsäureantagonist	Cotrimoxazol
Glykopeptide	Zellwand	Vancomycin
Carbapeneme	Zellwand	Imipenem/Cilastatin (Zienam), Meronem

scheidend sind. Materialien für die mikrobiologische Diagnostik müssen vor der ersten Dosis abgenommen werden. Die nach 1–3 Tagen vorliegenden Ergebnisse der Erregerdiagnostik sind in der weiteren Therapie zu berücksichtigen.

Einen Überblick über Indikationsgebiete der verschiedenen Antibiotikagruppen gibt Tab. 4.2

■ Wirksamkeitsbestimmung in vitro

Die Wirksamkeit eines Antibiotikums wird in vitro durch die Bestimmung der **minimalen Hemmkonzentration (MHK)** im Reihenverdünnungstest bestimmt. Sie ist diejenige Konzentration, welche zu einer kompletten Wachstumshemmung nach 24 Stunden führt. Die MHK ist abhängig von der Keimeinsaat, dem Nährboden und der Bebrütungszeit.

Üblicherweise wird in der Routine jedoch der **Plättchendiffusionstest** verwendet, welcher weniger aufwendig ist. Hierbei werden Agarplatten mit dem isolierten Patientenkeim beimpft und einzelne Filterplättchen, welche mit den verschiedenen Antibiotika getränkt sind, daraufgelegt. Aus der Größe des Hemmhofs um das Filterplättchen wird die Wirksamkeit des Antibiotikums abgelesen. Dieser Test ist aber nur mäßig genau und von vielen Parametern abhängig, wie z. B. Bakterieneinsaatdichte, verwendetem Medium, Agarschichtdicke, Stabilität des Antibiotikums und Diffusionsfähigkeit des Antibiotikums in den Agar.

Wenngleich die In-vitro-Resistenzbestimmung einen gewissen Anhalt für die Wirkung von Antiinfektiva gibt, so ist der Vorgang in vivo sehr viel komplexer und stimmt nicht immer mit der In-vitro-Testung überein.

■ Resistenzen

Hier unterscheiden wir zwischen verschiedenen Formen. Bei **natürlicher Resistenz** ist eine Bakterienart überhaupt nicht empfindlich für ein bestimmtes Antibiotikum, z. B. ist Penicillin völlig unwirksam bei Pseudomonas aeruginosa. Weiter spricht man von **Mutationsresistenz** und **sekundärer Resistenz.** Letztere ist die Selektion von resistenten Varianten unter Antibiotikatherapie.

Bakterien können resistent werden durch eine Chromosomenmutation oder durch die Aufnahme von Plasmiden von anderen Bakterien. In diesen Fällen spricht man von **übertragbarer Resistenz.** Mutationen der Antibiotikaresistenz können spontan auftreten, werden aber durch Anwesenheit von Antibiotika begünstigt. In der Klinik spielt die durch Plasmide erworbene Resistenz eine größere Rolle als die chromosomale Resistenz. Gerade bei den gramnegativen Stäbchen kommt die übertragbare Resistenz häufig vor. Zum Beispiel kann eine Mehrfachresistenz von Salmonellen auf zunächst empfindliche Escherichia-coli-Stämme übertragen werden, was im Darm, auf den Schleimhäuten oder auf der Haut stattfinden kann. Umgekehrt ist aber auch der Verlust von erworbenen übertragenen Resistenzen möglich.

Der Einsatz von Antibiotika führt zu Veränderungen in der Resistenzlage von Mikroorganismen. Besonders betroffen davon sind stationäre Patienten mit hämatologisch-onkologischen oder urologischen Erkrankung. So sind z. B. bei ihnen inzwischen über 40 % der isolierten E.-coli-Stämme resistent gegen Fluorchinolone im Vergleich zu Patienten unter 20 Jahren mit weniger als 5 % Resistenzen. Generell ist die Resistenzlage bei ambulanten Patienten immer noch sehr viel besser als in der Klinik und hat sich in den letzten 15 Jahren kaum verändert.

Eine Ausbreitung von multiresistenten Stämmen wie MRSA oder ESBL-Stämmen von E. coli

Tabelle 4.2 Einsatzgebiete der verschiedenen Antibiotika

Substanzklassen	Indikation/wirksam bei
Penicilline/Amoxicillin	Streptokokken, Listerien, vorzeitiger Blasensprung, Prophylaxe
Penicilline + β-Lactamase-Hemmer	Salpingitis, vorzeitiger Blasensprung, Prophylaxe
Cephalosporine i. v./oral	Staphylococcus aureus, Escherichia coli, Klebsiellen, Abszesse, Prophylaxe
Makrolide	Chlamydien, Mykoplasmen (Schwangerschaft)
Aminoglykoside	selten, evtl. zusätzlich bei schwersten Infektionen
Doxicyclin	Chlamydien, Mykoplasmen, Malariaprophylaxe
Fluorchinolone (Gyrasehemmer)	Harnwegsinfektionen, (Chlamydien)
Metronidazol	Anaerobier, Trichomonaden, Abdominalinfektionen
Clindamycin	Vulvitis/Kolpitis plasmacellularis, Staphylococcus aureus, Puerperalsepsis
Sulfonamide	Toxoplasmose, Harnwegsinfektion (CoTrim)
Glykopeptide (Vancomycin)	selten, z. B. Methicillin-resistente Staphylococcus aureus
Carbapeneme (Imipenem, Meronem)	schwerste Infektionen, unbekannter Erreger, Sepsis

oder anderen Enterobakterien (s. Kapitel 1) ist eine Folge von zu häufigen und unkritischen Antibiotikagaben.

■ Dauer einer Antibiotika-Therapie und Dosisintervall

Diese hängt ab von:
- Teilungsgeschwindigkeit des Erregers. Die meisten Bakterien verdoppeln sich in 20–30 Minuten, einige, z.B. Lueserreger oder Tuberkelbakterien, benötigen 24 Stunden, auch Chlamydien vermehren sich in der Zelle sehr langsam.
- Schwere der Erkrankung
- Immunkompetenz des Patienten
- Gewebegängigkeit der Substanz
- Verträglichkeit der Substanz.

Leider gibt es kaum valide Daten über die optimale Dauer der Einnahme. Beim Immunkompetenten genügen meist wenige Tage. Es ist immer besser, eine höhere Dosis zu wählen, damit die Konzentration des Antibiotikums für mindestens 40% des Dosierungsintervalls größer ist als der MHK-Wert. Auch muss das Antibiotikum eine ausreichende Gewebegängigkeit besitzen, um eine ausreichende Dosis am Infektionsort zu erzielen.

Bei rasch vom Körper abgebauten oder eliminierten Substanzen ist eine 3-malige Gabe erforderlich, bei einer langen Halbwertszeit von > 8 Stunden genügt meist die Einmalgabe.

Betalaktam-Antibiotika

Es sind alles Substanzen, die einen β-Lactam-Ring enthalten. Es werden 4 Untergruppen unterschieden: Penicilline, Cephalosporine, Carbapeneme, Monobactame. Ihr Wirkungsmechanismus beruht auf der Hemmung der Zellwandbiosynthese.

■ Resistenzmechanismen bei β-Lactam-Antibiotika

Die beiden wesentlichen Resistenzmechanismen bestehen in der Bildung von β-Lactamasen, die den β-Lactam-Ring hydrolysieren, und in der Bildung alternativer, die Funktion der Carboxypeptidasen übernehmenden Enzyme mit reduzierter Affinität für Penicilline.

Eine besondere Bedeutung haben bei den grampositiven β-Lactamasen die Penicillinasen der Staphylokokken. Gramnegative β-Lactamasen umfassen die Klassen I–V, wobei den chromosomalen Klasse I und den plasmidkodierten Klasse III die größte klinische Bedeutung zukommt.

Daneben gibt es noch für grampositive Bakterien die Bildung von Penicillin-bindenden Proteinen.

■ Penicilline

Eigenschaften und Wirkungsspektrum

Sie stellen eine gut verträgliche Substanzgruppe dar, die ohne Bedenken in der Schwangerschaft verabreicht werden darf. Sie besitzen eine bakterizide Wirkung auf proliferierende Keime durch Hemmung der Zellwandsynthese. Ihr anfänglich schmales Spektrum konnte durch Änderung an den Seitenketten erweitert werden. Aufgrund des Grundgerüstes der 5-Aminopenicillansäure sind sie jedoch nicht widerstandsfähig gegen Penicillinase oder β-Lactamasen. Durch Kombination mit β-Lactamase-Hemmern konnte das Spektrum für bestimmte Erreger erweitert werden. Die Halbwertszeit der Penicilline ist bis auf einzelne Ausnahmen kurz und liegt bei etwa 1 Stunde, weshalb sie mindestens 3 ×/Tag gegeben werden müssen.

Die wichtigsten **Penicilline** sind:
- **Penicillin G:** nur parenterale Applikation (i.v. oder i.m.); Depotpenicilline verlängern die Wirksamkeit. Gute Wirkung gegen Streptokokken der Gruppe A, Gonokokken, Treponemen, empfindliche Staphylokokken (nur 20–60%), Clostridien und andere Anaerobier (nicht alle!).
- **Phenoxypenicilline:** säurefest und damit oral applizierbar; Wirkungsweise wie Penicillin G. Präparatebeispiele: Isocillin, Megacillin oral.
- **Penicillinasefeste Penicilline:** Ihre Indikation sind nur penicillinasebildende Staphylokokken, da ihre Wirkung bei empfindlichen Stämmen nur 1/10 der des Penicillins G beträgt. 3 verschiedene Substanzen sind von Bedeutung: Dicloxacillin (Dichlor-Stapenor), Flucloxacillin (Staphylex) und Oxacillin (Stapenor).

Amoxipenicilline (Ampicillin, Bacampicillin, Amoxicillin). Das Spektrum entspricht dem von Penicillin G, wobei eine erhöhte Aktivität gegenüber Streptokokken, insbesondere Enterokokken, sowie Listerien vorhanden ist. Auch Gonokokken und viele Enterobacteriaceae werden erfasst.

Antiinfektiva

- **Ampicillin** war das erste Breitspektrumpenicillin (Binotal). Wegen des Spektrums, der guten Gewebegängigkeit und der langen Erfahrung mit dieser Substanz wird es bevorzugt in der Schwangerschaft angewendet.
- **Amoxicillin** wird besser resorbiert als Ampicillin. Es ist auch wirksam bei Borrelien und mit Einschränkung bei Chlamydien.

Nachteil ist die fehlende β-Lactamase-Stabilität dieser Gruppe, so dass viele Staphylokokken, Enterobacteriaceae oder andere Problemkeime nicht erfasst werden. Information hierzu liefert das Antibiogramm. Ein weiterer Nachteil ist die hohe Exanthemrate von 5–20%. Nur die wenigsten Exantheme sind allergisch bedingt. Sehr häufig ist das Exanthem bei gleichzeitiger Mononukleose.

Kombinationen von Aminopenicillinen mit β-Lactamase-Hemmern. β-Lactamasen sind Enzyme, welche den β-Lactam-Ring von β-Lactam-Antibiotika (Penicilline und Cephalosporine) enzymatisch öffnen und damit die Wirksamkeit des Antibiotikums zerstören. Sie befinden sich im periplasmatischen Raum bevorzugt bei vielen gramnegativen Bakterien. Sie gehören zu den Abwehrsystemen der Bakterien.

Diese β-Lactamasen können sowohl chromosomal als auch episomal kodiert sein, d.h. sie sind natürlich vorhanden bei bestimmten Bakterien oder können auf andere Bakterien übertragen werden.

Um die Wirksamkeit von β-Lactam-Antibiotika zu erweitern, sind daher β-Lactamase-Inhibitoren entwickelt worden, welche gewöhnlich rudimentäre β-Lactam-Ringe darstellen, die sich mit den β-Lactamasen irreversibel verbinden und somit die β-Lactamasen der Bakterienzelle außer Gefecht setzen. Auf diese Weise kann das Spektrum von Penicillinen, aber auch von Cephalosporinen deutlich erweitert werden.

Häufige β-Lactamase-Bildner sind Problemkeime wie Staphylococcus aureus, viele Enterobacteriaceen und bestimmte Anaerobier aus der Bacteroidesgruppe.

Auf dem Markt sind bis heute 3 verschiedene β-Lactamase-Hemmer:
- Clavulansäure
- Sulbactam
- Tazobactam.

Sie können zusätzlich zum Antibiotikum oder in fixer Kombination gegeben werden:
- Amoxicillin + Clavulansäure (Augmentan)
- Ampicillin + Sulbactam = Sultamicillin (Unacid)
- Piperacillin + Tazobactam (Tazobac).

Acylaminopenicilline (Ureidopenicilline). Sie stehen nur zur parenteralen Applikation zur Verfügung. Ihre Aktivität ist etwas breiter als die des Ampicillins, so dass auch manche Problemkeime wie Pseudomonaden, Klebsiellen und Serratia etwas besser erfasst werden sollen, was aber in Studien nicht sicher belegt ist. Aber auch sie sind nicht β-Lactamase-fest.

Beispiele: Azlocillin (Securopen), Mezlocillin (Baypen), Piperacillin (Pipril).

■ Cephalosporine

Cephalosporine gehören aufgrund ihres breiten Spektrums und ihrer guten Verträglichkeit zu den am häufigsten verordneten Antibiotika. Ihre Wirkung beruht auf der Hemmung der Transpeptidasen und Carboxypeptidasen (auch bekannt als Penicillin bindende Proteine, PBP) mit unterschiedlichen Angriffspunkten bei der Peptidoglykan-(Murein-)Synthese.

Resistent sind: Enterokokken, Listerien, Chlamydien und methicillinresistente Staphylococcus aureus Stämme (MRSA).

Anfänglich standen sie nur für die parenterale Applikation zur Verfügung. Inzwischen verfügen wir über eine Reihe auch oral wirksamer Präparate.

Sie werden in verschiedene Gruppen eingeteilt (Tab. 4.3), wobei sich das Wirkungsspektrum immer mehr von den grampositiven zu den gramnegativen Keimen und auch zu Problemkeimen hin verschoben hat.

Eigenschaften und Wirkungsspektrum

Wie die Penicilline gehören sie zu den β-Lactam-Antibiotika. Ihr Wirkungsunterschied zum Penicillin besteht in einer unterschiedlichen Affinität zu den Bindeproteinen der Bakterien, der Fähig-

Tabelle 4.3 Cephalosporine

Gruppe	Substanz	Handelsname
Gruppe 1	Cefazotin	Elzogram
Gruppe 2	Cefuroxim	Zinacef
	Cefotiam	Spizef
Gruppe 3	Cefotaxim	Claforan
	Ceftriaxon	Rocephin
▶ Gruppe 3a	Caftazidim	Fortum
Gruppe 4	Cefepim	Maxipime
Gruppe 5	Cefpirom	Cefrom
	Ceftobirol	Zeftera

keit der Penetration durch die Bakterienzellmembran und der β-Lactamase-Festigkeit.

Durch Änderungen an den Seitenketten wurde das Spektrum der Cephalosporine immer mehr erweitert, insbesondere im gramnegativen Bereich. Dies hatte aber z. T. einen Verlust im grampositiven Bereich zur Folge, so dass die Wirksamkeit gegenüber Staphylokokken schwächer wurde.

Cephalosporine spielen in der Gynäkologie wegen ihrer guten Wirksamkeit und Verträglichkeit eine wichtige Rolle. Sie dürfen auch in der Schwangerschaft verabreicht werden.

Ein Nachteil der Cephalosporine in der Gynäkologie ist ihre völlige Wirkungslosigkeit gegenüber Chlamydien und Listerien. Auch die häufig meist als Kolonisationkeime anzutreffenden Enterokokken sind resistent gegenüber Cephalosporinen, weshalb es unter dieser Therapie zu einem gehäuften Nachweis von Enterokokken kommt. Klinisch hat dies aber eine nur untergeordnete Bedeutung.

Die nachfolgende Einteilung der parenteralen Cephalosporine erfolgt unter Berücksichtigung der Aktivität, Pharmakokinetik, Verfügbarkeit sowie klinischen Erfahrungen in Gruppen, und nicht mehr Generationen. Sie wurde seit 1994 mehrmals angepasst, zuletzt 2009.

Gruppe 1: Cephazoingruppe. Gut wirksam gegen grampositive Bakterien wie Streptokokken, Staphylokken, auch gegen Gonokokken und mit unterschiedlicher Wirksamkeit gegen gramnegative Bakterien.

Gruppe 2: Cefuroxim-, Cefotiamgruppe. Die Präparate sind weitgehend stabil gegenüber β-Lactamasen. Gute Wirksamkeit gegen grampositive Bakterien, z. B. Staphylokokken, aber auch gute Aktivitätszunahme gegen viele gramnegative Stäbchen. Auch wirksam gegen Gonokokken, insbesondere gegen β-Lactamase-bildende Gonokokken. Auch Klebsiella pneumoniae wird sehr gut erfasst. Resistent dagegen sind Pseudomonaden, Enterokokken, Mykoplasmen und Chlamydien.

Die gängigsten Substanzen sind heute: Cefuroxim (Zinacef), Cefotiam (Spizef).

Gruppe 3: Cefotaxim-, Ceftriaxongruppe. Die Gruppe besitzt ein noch breiteres Spektrum, insbesondere im gramnegativen Bereich. Einige Präparate haben auch eine recht gute Wirksamkeit gegenüber dem Problemkeim Pseudomonas. Die Halbwertszeit der verschiedenen Substanzen ist unterschiedlich und reicht von 1 Stunde beim Cefotaxim bis zu 8 Stunden beim Ceftriaxon, was u. a. mit der Proteinbindung zusammenhängt.

Ceftriaxon ist aufgrund seiner pharmakokinetischen Eigenschaften das Mittel der Wahl bei Meningitis. Leider unwirksam bei Listerien (z. B. Meningitis in der Gravidität).

▶ **Gruppe 3a:** Ceftazidimgruppe: Breites Spektrum auch gegen Pseudomonaden.

Gruppe 4: Cefepim-, Cefpiromgruppe. Diese Gruppe hat das breiteste Wirkungsspektrum. Cefepim ist auch wirksam gegen Pseudomonaden. Bei grampositiven Bakterien und Anaerobiern sind sie schwächer wirksam.

Gruppe 5: Ceftobiprol. Ceftobiprol (Zeftera) ist in Deutschland noch nicht im Handel. Es wird parenteral verabreicht, besitzt ein breites antimikrobielles Spektrum und erfasst auch grampositve Bakterien wie MRSA, Enterokokken und penicillinresistente Pneumokokken.

Orale Cephalosporine (Tab. 4.4)

Ihre Hauptindikation sind Haut- und Weichteilinfektionen, wo Streptokokken- und Staphylokokkeninfektionen vermutet werden. Sie gehören zu den häufig verschriebenen oralen Antibiotika; z. B. hat Cefuroxim-Axetil eine gute Wirkung gegen A-Streptokokken, B-Streptokokken, Gonokokken, Staph. aureus und viele gramnegative Bakterien. Eine 2-malige Einnahme ist ausreichend.

Tabelle 4.4 Orale Cephalosporine

Substanz	Handelsname
Cefalexin	Ceporexin, Oracef
Cefaclor	Panoral
Cefadroxil	Grüncef
Cefuroxim-Axetil	Elobact, Zinnat
Cefixim	Cephoral
Cefpodoxim-Proxetil	Orelox
Ceftibuten	Keimax

■ Carbapeneme

Die Carbapeneme verfügen im Vergleich zu den Cephalosporinen über eine breitere antimikrobielle Wirkung, die sich auch gegen Problemkeime und Anaerobier richtet, von allen Betalaktamantibiotika haben sie die breiteste antimikrobielle Wirkung auch gegen Problemkeime und Anaerobier.

Resistent sind nur Mycobacterien, Enterococcus faecium und MRSA-Stämme. Sie sind zur Monotherapie bei schweren, unklaren Infektionen geeignet. Wenngleich sie gut vertragen werden, so haben sie doch eine beachtenswerte Nebenwirkung: Bei längerer Therapiedauer kommt es zur Selektion multiresistenter Erreger und speziell von Pilzen.

Zu den Carbapenemen gehören:
- Imipenem/Cilastatin (Zienam)
- Meropenem (Meronem)
- Ertapenem (Invanz).

Tetrazykline, vor allem Doxycyclin

Tetrazykline wirken bakteriostatisch durch Hemmung der Proteinsynthese. Sie gehören daher in die Gruppe der Proteinbiosynthese-Inhibitoren, jedoch mit einem anderen Angriffspunkt als Makrolide oder Linezolid. Ihre Wirksamkeit ist medium- und pH-abhängig. Sie besitzen eine lange Halbwertszeit (ca. 12 Stunden), so dass sie nur einmal am Tag gegeben werden müssen. Zudem sind sie auch oral wirksam. Sie diffundieren passiv durch die Plasmamembran und können nicht rückdiffundieren. Hierdurch werden sie intrazellulär angereichert, was bei intrazellulären Infektionen wie den Chlamydien von Vorteil ist.

Wegen der Einlagerung in Zahn- und Knochengewebe dürfen Tetrazykline in der Schwangerschaft und Stillperiode nicht verabreicht werden. Außerdem gehen sie eine Interaktion mit oralen Antikonzeptiva ein. Durch reduzierte bakterielle Hydrolyse konjugierterer Östrogene im Darm ist die Sicherheit beeinträchtigt. Antikonvulsiva beinträchtigen die Wirkung von Tetrazyklinen.

Sie besitzen ein relativ breites Wirkungsspektrum. Wegen der breiten Anwendung ist es zu zunehmenden Resistenzen gekommen, insbesondere im gramnegativen Bereich. Deshalb sind sie zur Monotherapie bei schweren Infektionen ungeeignet. Sie wirken aber auf viele in der Gynäkologie wichtige Keime, wie Gonokokken (nicht alle!), Treponema pallidum, Listerien, Mykoplasmen und Chlamydien.

Einige Substanzen seien genannt:
- Tetrazyklin (weitgehend durch das verträglichere Doxycyclin ersetzt)
- Oxitetrazyklin
- Doxycyclin (heutige Standardsubstanz)
- Minocyclin.

Doxycyclin wird wegen seiner guten nahrungsunabhängigen Resorption – es kann ohne weiteres oral gegeben werden – und Verträglichkeit bei geringer Metabolisierung bevorzugt eingesetzt. Aus Verträglichkeitsgründen sollte die orale Einnahme morgens nach dem Frühstück erfolgen, da eine liegende Position zu Ösophagus- und Magenproblemen führen kann.

Aminoglykoside

Auch die Aminoglykoside hemmen die Proteinsynthese, wirken aber bakterizid mit einem breiten Spektrum besonders im gramnegativen Bereich.

Der bakterizide Effekt kommt durch die Bildung von nicht funktionstüchtigen Proteinen zustande, welche in die Zellmembran der Bakterien eingelagert werden, wodurch die Permeabilität verändert wird. Wegen ihrer geringen therapeutischen Breite und der Verfügbarkeit neuerer, weniger toxischer Substanzen mit vergleichbarem Spektrum werden sie zunehmend weniger angewendet.

Aminoglykoside besitzen eine gute Wirksamkeit gegen Staphylokokken, Klebsiella pneumoniae, Escherichia coli, Proteus vulgaris und andere Enterobakterien. Sie sind kaum wirksam gegen Streptokokken und gegen Anaerobier. Als Kombinationsantibiotika spielten sie bei schweren Infektionen eine große Rolle. Sie müssen immer parenteral verabreicht werden. Wegen ihrer Nephrotoxizität muss bei Patientinnen mit Niereninsuffizienz eine individuelle Anpassung erfolgen.

In der Schwangerschaft wird man ihre Anwendung vermeiden, da sie ein nephrotoxisches und ototoxisches Potenzial besitzen.

Während früher die Verteilung der Tagesdosis auf 3 Dosen mit therapeutischem Drug-Monitoring empfohlen wurde, geht heute der Trend zur Einmalgabe. Das nephrotoxische Risiko ist hierbei geringer und der postantibiotische Effekt durch die höhere Anfangskonzentration steigert die Wirksamkeit.

Die wichtigsten Vertreter (nur parenteral zu applizieren) sind:
- Gentamicin (Refobacin, Sulmycin, Gentamicin)
- Tobramycin (Gernebcin)
- Netilmicin (Certomycin)
- Amikacin (Biklin).

Weitere Substanzen sind:
- Neomycin (Lokalantibiotikum für Hautinfektionen oder zur Suppression der intestinalen Flora bei Leberkoma)
- Spectinomycin, ein Aminocyclitol, das die bakterielle Proteinsynthese hemmt. Es ist ein Breitspektrumantibiotikum mit jedoch relativ geringer Aktivität. Es wird bzw. wurde zur Einmaltherapie (i. m.) bei der Gonorrhö eingesetzt (Stanilo).

Antiinfektiva

■ Makrolidantibiotika (Tab. 4.5)

Der am längsten bekannte Vertreter ist das *Erythromycin* (Erythrocin), wird aber wegen der gastrointestinalen Nebenwirkungen (10–20 %) weniger gegeben. Die neueren Substanzen zeichnen sich durch bessere Säurestabilität und bessere orale Bioverfügbarkeit aus, teilweise auch durch ein geringeres Potenzial zu Arzneimittelinteraktionen.

Makrolide sind Proteinbiosynthesehemmer. Ihr Angriffspunkt ist die 50S-Ribosomenuntereinheit.

Erythromycin besitzt eine gute Wirksamkeit gegenüber Streptokokken, Gonokokken, Listerien, Chlamydia trachomatis, Mycoplasma pneumoniae (nicht Mycoplasma hominis) und Ureaplasma urealyticum. Ganz gute, aber unterschiedliche Empfindlichkeit gegenüber Staphylokokken. Es wird bevorzugt in der Schwangerschaft bei empfindlichen Keimen eingesetzt, wenn sich andere Antibiotika verbieten, wie z. B. bei einer Chlamydieninfektion. Die Halbwertszeit beträgt nur 2 Stunden.

Das Makrolid Josamycin (Wilprafen) wird kaum noch eingesetzt

Roxithromycin (Rulid) besitzt eine Halbwertszeit von ca. 12 Stunden und muss daher nur 1 x täglich genomen werden mit einer Dosis von 300 mg.

Clarithromycin (Klacid), besitzt eine Halbwertszeit von 3–4 Stunden und mit 500 mg werden Serumkonzentrationen von 3–4 mg/l erreicht.

Azithromycin (Zithromac) hat wegen der hohen Eiweißbindung die längste Halbwertszeit mit etwa 20–40 Stunden und erzielt hohe Gewebespiegel. Es kann daher nur 1 x pro Woche oder als Einmaldosis (1,5 g) gegeben werden. Hauptindikation sind heute Chlamydien, Mykoplasmen, Legionellen, d. h. Erreger atypischer Pneumonien.

Spiramycin, ebenfalls ein Makrolid, wird nur noch wenig eingesetzt. Es ist aber bis heute das Mittel der Wahl bei der Behandlung der Toxoplasmose im ersten Trimenon, da es so gut wie nicht plazentagängig ist.

Tabelle 4.5 Makrolidantibiotika

Antibiotikum	Handelsname
Erythromycin	Erythrocin
Josamycin	Wilprafen
Spiramycin	Rovamycin, Selectomycin
Roxithromycin	Roxigrün, Rulid
Clarithromycin	Klacid
Azithromycin	Zithromax

■ Lincosamide

Beispiele für Lincosamide sind das Lincomycin (Albiotic) und das für den Gynäkologen wichtige Clindamycin (Sobelin, Turimycin, Dalacin), welches ein Derivat des Lincomycins ist. Auch sie greifen hemmend in die Proteinsynthese ein. Sie sind sehr wirksam gegen Staphylokokken und gegen Anaerobier. Dagegen sind Gonokokken und alle aeroben, gramnegativen Stäbchen, d. h. Enterobacteriaceae, sowie Mykoplasmen resistent.

Möglich sind die orale und die parenterale Applikation. Eine häufige Nebenwirkung ist die Veränderung der Stuhlflora mit Vermehrung von Clostridium difficile, was zu weichen Stühlen, in 5–20 % der Fälle bis hin zur pseudomembranösen Kolitis führen kann.

Clindamycin steht auch zur lokalen Applikation (Gel) für den vaginalen Bereich zur Verfügung, wo es bei verschiedenen bakteriellen Störungen, so auch bei der Aminvaginose, eingesetzt werden kann. Es ist das einzige Therapeutikum bei der Kolpitis plasmacellularis.

■ Glykopeptide und Lipopeptide

Es sind lösliche, komplexe, hochmolekulare Substanzen mit einer sehr guten Aktivität gegen grampositive, jedoch fehlender Aktivität gegen gramnegative Bakterien. Es gibt 2 zugelassene Präparate: Vancomycin und Teicoplanin. Eine systemische Wirkung ist bei parenteraler Applikation vorhanden. Eine orale Gabe von Vancomycin ist nur als Sekundärtherapie bei der schweren Antibiotika-assoziierten Kolitis indiziert. Die Ausscheidung erfolgt über die Niere.

Vancomycin ist ein großmolekulares Glykopeptid mit bakterizider Wirkung besonders auf die Bakterienzellwandsynthese. Es ist besonders wirksam gegen Staphylokokken, Streptokokken und Clostridium difficile. Es ist ein wichtiges bakterizides Staphylokokkenantibiotikum der Reserve und Mittel der Wahl bei pseudomembranöser Enterokolitis und Methicillin-resistenten Staphylococcus-aureus-Stämmen (MRSA-Stämmen).

■ Oxazolidinone

Es handelt sich um eine ganz neue Stoffklasse eines vollsynthetisierten Chemotherapeutikums.

Linezolid besitzt eine sehr gute Wirksamkeit auf Staphylokokken einschließlich Methicillin-resistenter (MRSA-)Stämme, auch auf Benzylpenicillin-resistente Pneumokokken (Streptococcus pneumoniae) und Enterokokken (Enterococcus faecalis und E. faecium) und weitere grampositive Bakterien. Die Halbwertszeit beträgt 5–7 Stunden.

■ Fluorchinolone (Gyrasehemmer)

Fluorchinolone können in 4 Gruppen eingeteilt werden (Tab. 4.**6**).

Eigenschaften. Diese sich von der Nalidixinsäure ableitenden Substanzen zeichnen sich durch eine besonders breite Wirksamkeit aus. Chemisch sind es Chinolone, die durch Hemmung der DNA-Topoisomerase zur Hemmung der Nukleinsäuresynthese führen.

Seit ihrer Einführung 1962 wurden sie durch die ständige Weiterentwicklung zu der aktivsten und vielseitigsten Klasse von Antiinfektiva. Durch sie wurden Infektionen mit multiresistenten Problemkeimen oral behandelbar, da sie nach oraler Applikation sehr gut resorbiert werden. Für die meisten Fluorchinolone ist die Ausscheidung über die Nieren der Hauptausscheidungsweg, weshalb sie zur Behandlung von Harnwegsinfekten sehr geeignet sind. Allerdings muss dies bei Niereninsuffizienz bedacht werden. Ein weiterer Ausscheidungsweg geht über die Leber. Die Halbwertszeit ist sehr viel höher als bei den Penicillinen, weshalb bei den neueren Substanzen die tägliche Einmalgabe ausreichend ist.

Sie besitzen eine ausgezeichnete Wirksamkeit insbesondere gegen Enterobacteriaceae. Sie sind daher besonders geeignet bei Darmerkrankungen, auch bei Durchfallerkrankungen auf Reisen in warme Länder. Bei grampositiven Bakterien (Streptokokken und Staphylokokken) sind sie nicht die erste Wahl. Neuere Substanzen (z. B. Moxifloxacin) sind besser gegen Chlamydien und sogar gegen Anaerobier wirksam. Laktobazillen werden von Fluorchinolonen nicht gehemmt, was ein Vorteil ist.

Nach dem ersten Boom und der Entwicklung immer neuer Fluorchinolone wurden viele von ihnen wegen Nebenwirkungen wieder vom Markt genommen, so dass nur noch wenige übrig geblieben sind.

Indikationen. Komplizierte Harnwegsinfekte mit Problemkeimen, Weichteilinfektionen mit Problemkeimen oder mit mehreren Keimen unterschiedlicher Empfindlichkeit, Chlamydieninfektionen. Bei Problemkeimen mit hoher natürlicher Resistenz wie den Pseudomonaden sind sie mit Einschränkung wirksam. Dennoch entwickeln die Pseudomonaden aber auch hier Resistenzen, wenn auch nicht ganz so schnell wie gegen andere Antibotika.

Durch den häufigen Einsatz musste in den letzten Jahren leider eine zunehmende Resistenz festgestellt werden, die nahezu alle wichtigen Bakterienspezies erfasst.

Kontraindikation. In der Schwangerschaft und Stillperiode dürfen Fluorchinolone/Gyrasehemmer nicht gegeben werden, da in wachsenden Tieren, insbesondere Beagle-Hunden, Knorpelschäden, bei allerdings sehr hoher Dosierung – um ein Vielfaches höher als die therapeutische Dosis – beobachtet wurden.

Nebenwirkungen. Obwohl gut verträglich, weisen Gyrasehemmer in wenigen Prozent unerwünschte Wirkungen auf, am häufigsten gas-

Tabelle 4.**6** Fluorchinolone

Gruppe	Indikationen, Bemerkungen	Wirkstoff (Handelsname)	Applikation
1	Harnwegsinfekte	Norfloxacin (Barazan)	
2	systemisch anwendbar mit breiter Indikation: Harnwegsinfekte und Weichteilinfektionen	▶ Ciprofloxacin (Ciprobay) (eins der meistgebrauchten Fluorchinolone weltweit) ▶ Ofloxacin (Tarivid) ▶ Enofloxacin	i. v. und oral
3	verbesserte Wirkung bei grampositiven und atypischen Erregern	Levofloxacin (Tavanic)	i. v. und oral
4	▶ verbesserter Wirkung gegen grampositive, atypische und anaerobe Erreger ▶ gute orale Resorption ▶ Halbwertszeit 11–12 h ▶ gut wirksam gegen Streptococcus pneumoniae einschließlich resistenter Stämme, Haemophilus influenzae, Legionellen, Chlamydien, Mykobakterien, Staphylococcus aureus sowie Enterbacteriaceen und Anaerobier	Moxifloxacin (Avalox)	i. v. und oral

trointestinaler Art. Ferner können psychische Störungen auftreten. Gyrasehemmer können Auswirkungen auf die Herzreizleitung haben und besitzen ein gewisses fototoxisches Potenzial.

■ Nitroimidazole

Mittel der Wahl bei Anaerobierinfektionen und bei Infektionen mit Protozoen:

Es gibt 4 verschiedene Nitroimidazole, wobei aus Kostengründen so gut wie nur noch Metronidazol auf dem Markt ist:
- Metronidazol (Arilin, Clont, Flagyl etc.)
- Ornidazol (Tiberal)
- Tinidazol (Simplotan, Sorquetan)
- Nimorazol (Esclama).

Sie werden in Protozoen und strikt anaerob wachsenden Bakterien durch Bildung eines Reduktionsmetaboliten erst in die mikrobiell aktive Form gebracht. Diese führt durch Interaktion mit der DNA zur Hemmung der Nukleinsäuresynthese.

Die Substanzen können oral, i.v., rektal und vaginal appliziert werden. Nicht für alle existieren entsprechende Präparate. Sie sind sehr gut gewebegängig und erreichen hohe Spiegel.

Sie sind Mittel der Wahl bei der Trichomoniasis, der Aminvaginose und als Zusatztherapie bei schweren Infektionen, bei denen Anaerobier beteiligt sind. Wegen der langen Halbwertszeit von 8–12 Stunden (Ausnahme: Nimorazol mit 3 Stunden) müssen sie nur 1–2× pro Tag gegeben werden.

Risiko. Ein besonderes Problem dieser Substanzgruppe ist, dass aus theoretischen Überlegungen ein kanzerogenes Restrisiko wegen der Bildung des für die Wirksamkeit aber notwendigen Reduktionsmetaboliten nicht ausgeschlossen werden kann. Verschiedene tierexperimentelle Studien hierzu liegen vor. Das Ergebnis ist nicht eindeutig. In keinem Fall kam es zu einer Lebensverkürzung der Tiere, sondern bei sehr hoher Dosierung über lange Zeit eher zu einer Lebensverlängerung.

Auf der anderen Seite ist in einigen Studien ein Anstieg von bestimmten Tumoren gesehen worden. Auch in bestimmten Bakterienexperimenten konnte eine dosisabhängige mutagene Wirkung dieser Substanzgruppe gezeigt werden. Aus diesem Grund ist eine Begrenzung der Therapiedauer ratsam und die Anwendung in der Schwangerschaft, speziell im 1. Trimenon, streng zu stellen.

Indikationen. Indiziert sind Nitroimidazole bei Infektionen mit Trichomonaden, Anaeroberinfektionen, Clostridium-difficile-assoziierter und Antibiotika-induzierter pseudomembranöser Kolitis und bei Morbus Crohn.

■ Sulfonamide

Eigenschaften. Durch Hemmung der Folsäuresynthese wirken Sulfonamide bakteriostatisch auf proliferierende Erreger. Sie besitzen eine gute Wirksamkeit gegenüber Streptokokken (außer Enterokokken) und Chlamydien und eine unterschiedliche bzw. mäßige Wirksamkeit auf Enterobacteriaceae, Staphylokokken und Gonokokken.

Wegen der zunehmenden Resistenzentwicklung und Allergie bei besserer Wirksamkeit der Antibiotika kommen Sulfonamide nur noch selten zur Anwendung.

Einsatzmöglichkeiten. Zur Therapie der Toxoplasmose (Sulfadiazin) in Kombination mit Pyrimethamin (Daraprim) oder als Kombinationspräparat Cotrimoxazol.

Cotrimoxazol stellt eine Kombination aus Trimethoprim mit dem Sulfonamid Sulfamethoxazol dar (Bactrim, Eusaprim). Es besitzt ein breites Wirkungsspektrum und wird bevorzugt bei Harnwegsinfektionen eingesetzt.

In der Schwangerschaft sollte es nach Möglichkeit nicht gegeben werden, insbesondere nicht in den letzten 4 Wochen der Schwangerschaft und in der Stillperiode wegen der Gefahr der Hyperbilirubinämie beim Kind. Es ist oral und parenteral applizierbar.

Risiko bei Trimethoprim: Der Einsatz in der Schwangerschaft ist nur mit strenger Indikation zulässig. Es gibt Berichte, dass der Dihydrofolsäurereduktase-Hemmer Trimethoprim, Triamteren oder Sulfasalazine das Risiko für kardiovaskuläre Defekte und orale Spaltbildung zu erhöhen scheint.

Kein derartiges Risiko besteht bei Amoxicillin oder Cephalosporinen.

Trimethoprim sollte nur unter Abwägung des Risikos gegeben werden und dann nur zusammen mit einem Multivitaminpräparat.

■ Nitrofurantoin

Nitrofurantoin ist ein synthetisches Nitrofuran-Derivat. Wegen seiner relativ vielen Nebenwirkungen (Übelkeit, Erbrechen, übler Geschmack) und einer geringen Wirkung im Gewebe wird es nur noch bei Harnwegsinfekten als Reservemittel

Antiinfektiva

verwendet. Es ist ein Hohlraummittel, das hohe Wirkstoffkonzentrationen im Urin, aber nicht in parenchymatösen Organen (Gewebe) erzielt.

■ Mupirocin

Stoffwechselprodukt aus Pseudomonas fluoreszens. Ein Proteinsynthesehemmer, der den Einbau von Isoleucin in bakterielle Proteine verhindert. Besonders wirksam bei grampositiven Bakterien und hier Staphylokokken. Keine Kreuzreaktion zu anderen Antibiotika, da es ein völlig anderer Wirkmechanismen ist. Nur lokale Anwendung in Salbenform möglich. Mittel der Wahl zur Behandlung einer MRSA Besiedlung oder Lokalinfektin.

■ Chloramphenicol

Eine heute synthetisch hergestellte Substanz mit sehr guter, breiter Wirksamkeit. Es wird wegen seiner Knochenmarkstoxizität bei uns kaum noch angewendet. Eine weitere Nebenwirkung ist das Gray-Syndrom bei Neugeborenen, welches eine hohe Letalität hat. Es ist daher kontraindiziert im letzten Trimenon und in der Stillzeit.

■ Rifamycin

Diese semisynthetische Substanz wirkt über die Hemmung der RNA-Poylmerase. Ihre Indikation ist in erster Linie die Behandlung der Tuberkulose. Rifamycin wird in neuerer Zeit auch als Kombinationspartner bei Infektionen durch grampositive oder intrazelluläre Erreger eingesetzt. Probleme sind schnelle Resistenzentwicklung und starke Wirkung in der Leber (hepatische Enzyminduktion und damit raschere Elimination anderer Substanzen und Lebertoxizität).

■ Fosfomycin

Fosfomycin ein kleines Molekül, das von Streptomyces gebildet wird und über die Hemmung der Zellwandsynthese eine breite Wirkung auf grampositive und gramnegative Bakterien besitzt. Es ist oral wie parenteral wirksam und wird über die Niere ausgeschieden. Gastrointestinale Nebenwirkungen sind häufig, auch Allergien. Besonders geeignet ist Fosfomycin bei Infektionen durch Staphylococcus aureus; außerdem wird es als Fosfomycin-Trometamol (oral) wegen der günstigen Resistenzlage zunehmend bei Harnwegsinfekten, speziell in der Schwangerschaft, eingesetzt. Es bestehen keine Hinweise auf eine embryotoxische oder teratogene Wirkung.

■ Reserve-Antibiotika

Quinupristin/Dalfopristin (Synercid)

Es handelt sich um ein intravenös einsetzbares Reserve-Antibiotikum nur für schwere, potenziell lebensbedrohliche Infektionen mit multiresistenten Problemkeimen. Empfindlich sind vor allem grampositive Kokken, z. B. Methicillin-resistente Staphylococcus aureus (MRSA-Stämme) und Vancomycin-resistente Enterococcus faecium (VRE). Es wirkt nicht gegen Enterococcus faecalis (Enterokokken).

Das Kombinationspräparat enthält die Streptogramine Quinupristin und Dalfopristin (30 : 70). Diese werden heute mit den verwandten Lincosamiden und Makroliden zur **MLS-Gruppe** zusammengefasst. Sie binden an verschiedenen Stellen an bakterielle Ribosomen und behindern deren Proteinsynthese.

■ Neue Antibiotika gegen hochresistente Bakterien

Lantibiotika

Es handelt sich um eine heterogene Gruppe antimikrobieller Peptide, von denen einige eine starke Wirkung gegen resistente Bakterien (MRSA, VRE) besitzen. Ihre Wirkung beruht auf der Hemmung der Zellwandbiosynthese durch Interaktion mit Zellwandvorstufen.

■ Negative Nebenwirkungen von Antibiotika

Unerwünschte Wirkungen von Antibiotika auf die Darmflora

Antibiotika-assoziierte Diarrhö. Bekannterweise können praktisch alle antibiotisch wirksamen Substanzen eine Diarrhö verursachen. Es bestehen aber Unterschiede hinsichtlich der Häufigkeit.

Häufiger sind Diarrhöen zu beobachten (10–20%) bei β-Lactam-Antibiotika, z. B. Cefixim, Augmentan, Unacid, Clindamycin. Seltener (2–5%) sind sie bei Fluorchinolonen, Makroliden und Tetrazyklinen.

Die Symptomatik ist variabel und reicht von weichem Stuhlgang bis zur Kolitis. **Clostridium difficile** ist nur bei 10–20% der Diarrhöen die

Ursache. Bei einer Kolitis dagegen wird es bei der Mehrzahl der Erkrankten nachgewiesen. Die **pseudomembranöse Kolitis** ist besonders typisch für eine Erkrankung durch Clostridium difficile. Weitere Hinweise sind Leukozytose, Hypoalbuminämie aufgrund des Eiweißverlustes durch die Enteropathie und Leukozyten im Stuhl. Beweisend ist der Toxinnachweis (Toxin A und B) im ELISA oder Gewebekulturen. Da dieser Nachweis aber nicht in allen Fällen gelingt, sollte man besser mehrere Stuhlproben untersuchen.

Risikofaktoren sind höheres Alter (> 60-Jährige sind 20-mal häufiger kolonisiert als 20-Jährige) und Krankenhausaufenthalt (20–30 % der stationären Patienten sind mit dem Keim kolonisiert).

Therapie der Wahl ist 3 × 500 mg Metronidazol (oral oder i. v.) für 10 Tage oder Vancomycin oral (i. v. für diese Indikation unwirksam).

Prävention wird erreicht durch überlegte Antibiotikatherapie, Beachtung der Regeln der Hygiene, d. h. Händewaschen nach Patientenkontakt, Handschuhgebrauch. Symptomatische Patienten mit Stuhlinkontinenz sollten im Einzelzimmer untergebracht werden.

Einfluss auf Ovulationshemmer. Tetrazykline gehen eine Interaktion mit oralen Antikonzeptiva ein. Durch reduzierte bakterielle Hydrolyse konjugierter Östrogene im Darm ist die Sicherheit der Präparate beeinträchtigt. Antikonvulsiva beinträchtigen die Wirkung von Tetrazyklinen.

Hautreaktionen. Eine isolierte sekundäre Vaskulitis mit fleckförmiger Entzündung, die bei verschiedenen Substanzen wie Thiazidtyp-Diuretika und Allopurinol beobachtet wurde, ist auch nach Antibiotika wie Penicillinen, Aminopenicillinen, Sulfonamiden und Fluorchinolonen gesehen worden.

Ein fototoxisches Potenzial haben Doxycyclin und weniger stark Fluorchinolone.

Doxycyclin kann mit Kalziumphosphat Komplexe bilden, die bei Kindern unter 8 Jahren in Knochen und Zähnen eingelagert werden können. Außerdem kann Doxycyclin im Liegen Ulzerationen im Ösphagus verursachen, weshalb es im Stehen eingenommen werden sollte.

■ Positive Nebenwirkungen von Antibiotika

Antiinflammatorische Wirkung

Viele Antibiotika haben neben ihrer bakteriziden oder hemmenden Wirkung auf Bakterien auch antiiflammatorische und damit analgetische Wirkungen, z. B. Doxycyclin und neuere Makrolide.

Sie werden schon länger bei der Akne und bei der Rosazea in niedriger Dosis (50 mg/Tag) eingesetzt. Auch die Schmerzen bei Arthralgien nehmen ab.

Virustatika

Da Viren keinen eigenen Stoffwechsel besitzen, sondern sich weitgehend der Enzymsysteme der Wirtszelle bedienen, ist ihre Hemmung schwierig. Einige Viren bringen jedoch Starter-Enzyme mit, so z. B. HIV die reverse Transkriptase, Herpesviren die Thymidinkinase. Die ersten Virustatika waren DNA-Baustein-Analoga. Infolge der hohen wissenschaftlichen Aktivität zur Bekämpfung der HIV-Infektion sind inzwischen auch Virustatika entwickelt worden, die z. B. bei der Viruszusammensetzung eingreifen. Daneben gibt es noch andere Substanzen, die die Virusreplikation in der Zelle hemmen.

■ DNA-Analoga (Hemmung der DNA-Replikation) bei HSV, CMV, HCV und HIV

▶ Bei Herpes-simplex- und Varizella-Zoster-Viren:
  – **Aciclovir** (Zovirax) ist ein Nucleosid-Derivat mit relativ selektiver Wirkung in herpesvirusinfizierten Zellen, da diese Substanz durch die virale Thymidinkinase 200-mal besser in die energiereichere Monophosphatverbindung gebracht wird als durch Zellenzyme. Hierdurch kommt es zu einer hohen Wirksamkeit am Infektionsort. Aciclovir ist Mittel der Wahl bei schweren Herpesinfektionen und steht zur oralen, i. v. und lokalen Therapie zur Verfügung. Es zeigt in hoher Dosierung auch eine Wirksamkeit gegenüber dem Varizella-Zoster-Virus. Bei schweren Infektionen kann es auch in der Schwangerschaft oder dem Neugeborenen verabreicht werden. Die systemische Gabe (oral, i. v.) ist wirksamer, da bei lokaler Applikation die Wirkstoffaufnahme nur mäßig ist. Bei Dauergabe können Thymidinkinase-negative Stämme auftreten, die nach Absetzen von Aciclovir wieder verschwinden.
  – **Valaciclovir** (Valtrex): Valaciclovir ist der Valin-Ester des Aciclovirs und wird nach oraler Aufnahme durch die Valaciclovir-Hydrolase im Darm und der Leber schnell und nahezu vollständig in Aciclovir und L-Valin umgewandelt. Hierdurch ist eine signifikant ver-

Antiinfektiva

besserte Bioverfügbarkeit von Valaciclovir (54 %) gegenüber Aciclovir gegeben.
- **Famciclovir:** ähnlich dem Aciclovir mit etwas längerer Halbwertszeit.
- **Foscarnet** (Foscavir [recht toxisch], Triapten nur lokal).
- **Ribavirin** (Virazole, Rebetol), ein Guanosinanalogon, erhöht die Mutationsrate, daher eher nur als Kombinationssubstanz, auch bei andern Viren, z. B. HCV, wirksam.

▶ Bei Zytomegalievirus:
- **Ganciclovir:** nur bei schweren Erkrankungen, da relativ toxisch.
- **Cidofovir:** nur zur CMV-Retinitis, da sehr toxisch.

▶ Bei HIV:
- **Azido-Thymidin** (AZT, Zidovudin [Retrovir]): hemmt die reverse Transkriptase bei HIV. AZT-resistente Mutanten können während der Therapie auftreten, die nach Absetzen nach einiger Zeit wieder verschwinden.
- **Didanosin** (ddI, Videx).
- **Lamivudin** (Epivir), zusammen mit AZT (Combivir) auch bei Hepatitis B.
- **Stavudin,** für Kombination mit Didanosin, aber nicht mit AZT, erhöhtes Laktat-Azidose-Risiko in der Schwangerschaft.
- **Zalcitabin** (ddC, HIVID-Roche), nicht in der Schwangerschaft.
- **Carbovir.**
- **Abacavir** (Ziagen).

■ Nicht-nukleosidische Reverse-Transkriptase-Hemmer (nur bei HIV)

▶ **Nevirapin** (Viramune), in der Schwangerschaft und zur Geburt.
▶ **Efavirenz** (Sustiva), nicht in der Schwangerschaft.
▶ **Delaviridin,** nicht in der Schwangerschaft.

■ Protease-Inhibitoren (Hemmung der Reifung und des Zusammenbaus von Viren) hauptsächlich für HIV

▶ **Saquinavir** (Invirase) kann in der Schwangerschaft in Kombination mit Ritonavir gegeben werden.
▶ **Indinavir** (Crixivan).
▶ **Ritonavir** (Norvir).
▶ **Amprenavir** (Agenerase), kann in der Schwangerschaft gegeben werden.
▶ **Lopinavir,** kann in der Schwangerschaft gegeben werden (Lopinavir + Ritonavir = Kaletra).

■ Andere Substanzen zur Behandlung von Virusinfektionen

▶ **Interferon alpha 2a** oder **2b** (Hemmung der viralen Proteinsynthese auf der Translationsebene) bei Hepatitis B und C, Zytomegalie.
▶ **Neuraminidase-Hemmer,** z. B. Zanamivir (Relenza) bei Influenza, topisch mittels Inhalation (2×2/Tag); nur wirksam, wenn es innerhalb von 48 Stunden nach Krankheitsausbruch verabreicht wird.
▶ **Viruspenetrationshemmer,** M2-Inhibitor (Amantadin) bei Influenza mit 2×100 mg für 5 Tage.
▶ **Oseltamivir** bei Influenza, mit 2×75 mg für 5 Tage.
▶ **Antisense-Präparate,** z. B. Fomivirsen bei Zytomegalie.

■ Spezielle Substanzen zur Beseitigung von Condylomata acuminata (HPV)

▶ **Podophyllin** ist obsolet, da es ein Gemisch ist und 4 zytotoxische Bestandteile als Lignane und weitere mutagen und karzinogen wirkende Substanzen wie Quercetin und Kaempherol enthält.
▶ **Podophyllotoxin** dagegen ist die gereinigte wirksame Substanz aus Podophyllin. Es ist ein Mitosehemmer und wird in alkoholischer Darreichung (Condylox, 0,5 %ig) und als Creme (Wartec, 0,15 %ig) angeboten. **Schwangerschaft:** Da es sich um einen Mitosehemmer handelt, sollte auch Podophyllotoxin aus Vorsichtsgründen in der Schwangerschaft und Stillzeit nicht angewendet werden. Nach topischer Anwendung konnte weder ein teratogenes noch ein embryotoxisches Potenzial in Tierversuchen gesehen werden.

Antimykotika

Wirkungsweise

Sie greifen alle, allerdings an verschiedener Stelle, in die Ergosterolsynthese der Zellmembran ein (Tab. 4.7). Dosisabhängig sind sie fungistatisch und größtenteils auch fungizid (besonders Amphotericin B). Eine gewisse Ausnahme ist Ciclopiroxolamin, das an der Zellwand, der zytoplasmatischen Membran und den Mitochondrien irreversibel bindet und fungizid wirkt.

Während die meisten Pilzinfektionen lokale Geschehen sind, die mit lokalen Antimykotika recht gut zu behandeln sind, stellen tiefer gele-

Tabelle 4.7 Substanzen und Zahl der Präparate zur Therapie von Pilzinfektionen

Substanz	Zahl der Präparate
Topische Antimykotika	
Amorolfin*****	1
Amphotericin B*	7
Bifonazol**	11
Ciclopiroxolamin/Ciclopirox****	9
Clotrimazol**	71
Croconazol**	2
Econazol**	12
Fenticonazol**	4
Isoconazol**	1
Ketoconazol**	2
Miconazol**	19
Naftifin******	3
Natamycin*	5
Nystatin*	43
Oxiconazol**	7
Terbinafin******	1
Tioconazol**	4
Systemische Antimykotika	
Substanz	Zahl der Präparate
Amphotericin B	2
Caspofungin	1
Fluconazol	7
Flucytosin	1
Itraconazol	5
Ketoconazol	2
Terbinafin	1
Voriconazol	1
Posaconazol	1

* Polyene
** Imidazole
*** Triazole
**** Pyridone
***** Morpholine
****** Allylamine

gene oder systemische Pilzinfektionen – meist nur bei immungeschwächten Patienten – immer noch ein therapeutisches Problem dar. Dies liegt in erster Linie an der geringen Breite zwischen Wirksamkeit und Auftreten von Nebenwirkungen der meisten bisher zur Verfügung stehenden i. v. Präparate.

Neuere orale Antimykotika (Fluconazol, Itraconazol und Voriconazol)) erleichtern auch die systemische Therapie. Aber auch Amphotericin B wurde durch Bindung an Desoxycholat verträglicher.

■ Polyene

Sie wirken nur gegen Hefepilze, werden zum Teil i. v., immer aber zur lokalen und intestinalen Behandlung verwendet.

- **Amphotericin B:** zur i. v. Gabe (Amphotericin B), Amphotericin B-Desoxycholat (Ambisone) mit besserer Verträglichkeit oder zur lokalen Applikation (Ampho-Moronal). Es ist wirksam bei Candida und anderen Pilzen, jedoch nicht gegen Dermatophyten.
- **Nystatin:** Es ist als Suspension, Dragée, Puder, Salbe, Ovula auf dem Markt unter den Namen Biofanal, Candio-Hermal, Moronal, Nystatin. Es besitzt eine gute Wirksamkeit gegenüber Candida albicans und anderen Candidaarten.
- **Natamycin** (Pimaricin): Auch diese Substanz ist als Creme, Puder, Lutschpastille, Dragée, Suspension und Vaginaltablette als Pimafucin oder in besonderer galenischer Zubereitung als Synogil auf dem Markt.

■ Imidazolderivate

Imidazole wirken auf Hefepilze (Candida), Dermatophyten und Schimmelpilze sowie auf grampositive Kokken und Corynebacterium minutissimum (Erythrasma). Je nach Substanz sind sie nur lokal oder auch systemisch wirksam.

Nur lokal anwendbare Imidazole:
- **Clotrimazol:** Lokalantimykotikum mit breitem Spektrum und guter Verträglichkeit. Handelsnamen z. B. Canesten, Canifug etc.
- **Miconazol**: Breitspektrum-Antimykotikum zur lokalen und systemischen Anwendung. Handelsnamen z. B. Daktar und Gyno-Daktar, Epi-Monistat und Gyno-Monistat.
- **Econazol:** dem Miconazol verwandt. Zur Lokalbehandlung als Epi-Pevaryl oder Gyno-Pevaryl auf dem Markt.
- **Isoconazol** (Travogen)
- **Terconazol** (Tercospor)
- **Tioconazol** (Fungibacid)
- **Bifonazol** (Mycospor): wirkt nur fungistatisch auf Hefen, fungizid auf Dermatophyten. Geeignet für Hautmykosen, Erythrasma, Pityriasis versicolor.
- **Fenticonazol** (Fenizolan).

Systemisch (oral) und lokal wirksame Imidazole:
- **Ketoconazol** (Nizoral) war das erste oral wirksame Imidazol-Präparat

■ Triazole (oral und i. v.)

- **Fluconazol** (Fungata, Diflucan): besonders wirksam bei Hefen, wasserlöslich.

Antiinfektiva

- Itraconazol (Siros, Sempera): auch gegen Dermatophyten, lipidlöslich.
- Capsofungin (Cancidas): Peptid-Antibiotikum für schwere Pilzinfektionen.
- Voriconazol (VFend): leitet sich vom Fluconazol ab; für schwere systemische Pilzinfektionen, wirkt auch gegen Aspergillen.
- Posaconazol (Noxafil): für schwere invasive Pilzinfektionen, Reservemittel.

■ Pyridone

- Ciclopiroxolamin (Inimur Myk).

■ Pyrimidine

Flucytosin gehört zu den fluorierten Pyrimidinen, deren Wirkung auf der Umwandlung in das Zytostatikum 5-Fluorouracil in der Pilzzelle besteht. Es besitzt ein sehr breites Wirkungsspektrum und ist vorgesehen zur systemischen Therapie mittels Tabletten oder Infusionen (Ancotil). Relativ gute Verträglichkeit. Es besteht jedoch die Gefahr der sekundären Resistenzentwicklung. Wirkungssteigerung durch Kombination mit Amphotericin B möglich.

■ Andere Substanzen

Farbstoffe

- Pyoktanin
- Gentianaviolett (0,5 – 2 %)
- Brilliantgrün
- Kaliumpermanganatlösung.

Wegen mäßiger Wirksamkeit und der Farbe sind sie obsolet.

■ Systemische Pilztherapie (oral oder i. v.)

Notwendig bei schweren systemischen Pilzinfektionen (Candidose, Aspergillosen, Kryptokokkose) und generalisierten außereuropäischen Mykosen (Histoblasmose, Blastomykose, Kokzidiomykose).
- Candida albicans: Fluconazol oder Itraconazol
- Candida glabrata: Fluconazol (800 mg!), Posaconazol
- Aspergillose: Amphotericin B, Amphotericin-B-Desoxycholat, Voriconazol, (Itraconazol), Posaconazol (Noxafil).

Antiparasitäre Therapeutika

Malaria

- Chinin zur Initialbehandlung der zerebralen und komplizierten Malaria tropica.
- Chloroquin (Resochin) zur Prophylaxe (in der Schwangerschaft erlaubt) und Therapie der Malaria tertiana und quartana.
- Mefloquin (Lariam) zur Prophylaxe (1 Tbl./Woche) und Therapie (3 – 4 Tbl./Tag). Mefloquin besitzt eine lange Halbwertszeit von ca. 20 Tagen, weshalb zur Therapie die Einmaldosis oder Eintagesdosis und zur Prophylaxe die Einnahme einmal pro Woche möglich ist.
- Proguanil (Paludrine) zur Prophylaxe in Kombination mit anderen Mitteln.
- Doxycyclin zur Prophylaxe; bei Chloroquin- und Mefloquin-Resistenz:
- Atovaquon/Proguanil (Malarone).
- Artemether-Lumefantrin.

Erfahrungen in der Schwangerschaft

Resochin ist erlaubt, da hier schon sehr lange Erfahrung vorliegt. Leider ist es durch die Resistenzentwicklung bei Malaria tropica in Afrika kaum noch wirksam. Alle anderen Mittel gelten in der Schwangerschaft als kontraindiziert. Das Risiko ist aber gering, so dass eine Abruptio durch ihre Einnahme nicht gerechtfertigt ist. Bei hohem Malariarisiko sollte man beide Risiken gegeneinander abwägen und in dubio eher eine Prophylaxe (nach der 12. SSW) vornehmen.

Unter Mefloquin ist eine 4- bis 5-fach höhere Totgeburtenrate beschrieben, keine vermehrte Häufigkeit von Missbildungen oder neurologischen Störungen, daher am ehesten zu empfehlen.

Toxoplasmose (Toxoplasma gondii)

Wirksame Substanzen:
- Sulfadiazin (Sulfadiazin Heyl)
- Chloroquin (Daraprim)
- Spiramycin (Selectomycin, Rovamycin)
- Clindamycin (Sobelin, Turimycin).

Wurmmittel

- Benzimidazole: Mebendazol (Vermox) für Fadenwürmer, Echinokokkose und Albendazol (Eskazole) für Fadenwürmer, Trichinen, Echinikokkose, Mikrosporidien
- Ivermectin (Stromectol): alle Fadenwürmer
- Praziquantel [Antihelmintikum] (Biltricide, Cesol): orale Gabe, gute Verträglichkeit. Für Trematodeninfektionen, z. B. bei Schistosomiasis 1 Tag Therapie mit 60 mg/kg KG, bei Zestoden-

infektionen, z. B. Neurozystzerkose Behandlungsdauer 15 Tage mit 60 mg/kg KG/Tag; bei Bandwurmbefall (Taenia solium, Taenid saginata) Einmaldosis 10 mg/kg KG.

Wurmmittel und Schwangerschaft siehe auch S. 323.

Mebendazol ist im 1. Trimenon kontraindiziert, da vermehrt kongenitale Defekte gesehen wurden.

Filzläuse, Kopfläuse und Milben

- Permethrin (Infectopedicul): Einmalbehandlung, nicht in der Schwangerschaft.
- Lindanemulsion (Jacutin): möglichst nicht in der Schwangerschaft.
- Pyrethrumextrakte aus Chrysanthemen (Goldgeist forte, Jacutin N): in der Schwangerschaft möglich.
- Jacutin N Spray enthält das Pyrethroid Allethrin, kombiniert mit Piperonylbutoxid.

Antiseptika

Tab. 4.8 soll nur einen Einblick in verschiedene Substanzen vermitteln.

Antiseptika reduzieren die Mikroorganismen, beseitigen sie aber nicht.

Es gibt kein ideales Schleimhaut-Desinfektionsmittel. Polyvidon-Jod hat sich bis jetzt noch am besten bewährt, wenngleich es auch nicht nebenwirkungsfrei ist.

Leicht ansäuernde Substanzen hemmen viele Mikroorganismen, lassen aber die Laktobazillenflora sich vermehren (Vagi-C).

Es sind 4 Antiseptika zur Einführung in die Vagina auf dem Markt (Fluomycin, Inimur, PVP-Jod-Ovula, Vagihex). Die Indikationen für sie sind auf die Vagina beschränkte Infektionen oder bakterielle Störungen (sogenannte Mischflora). Einsetzbar sind sie zur Beseitigung von pathogenen Bakterien wie Staphylococcus aureus oder hochresistenten Bakterien wie Methicillin-resistenten Staphylokokken (MRSA-Stämme), die in bestimmten Krankenhäusern und Altersheimen zunehmen, oder Enterococcus faecium, die man mit einer oralen Antibiotikatherapie noch nicht behandeln will oder nicht erreichen kann. Auch bei Mischinfektion mit verschiedenen Keimarten (Bakterien, Pilzen, Protozoen) haben Desinfektiva unzweifelhaft Vorteile. Mupirocin als Salbe wird speziell bei MRSA Kolonisation des Nasenbereichs empfohlen, ist aber auch für alle anderen Hautbereiche lokal einsetzbar.

Immunglobuline

Prophylaxe

Durch die Zufuhr von spezifischen Antikörpern kann man den Organismus vorübergehend in den Zustand eines verbesserten Immunstatus versetzen.

Dies hat eine Bedeutung bei Infektionen durch Erreger, gegen die es keine Chemotherapie gibt, wie viele Virusinfektionen. Aber auch bei einigen bakteriellen Infektionen mit Toxinbildnern, z. B. Tetanus, Gasbrand, Botulismus und Diphtherie ist die rechtzeitige Zufuhr von Antiserum lebensrettend.

Entscheidend für den Erfolg einer Immunprophylaxe sind die Menge der zugeführten Antikörper und der Zeitpunkt der Zufuhr. Generell gilt, dass die Schutzwirkung umso größer ist, je früher nach der Infektion die Antikörper zugeführt werden.

Bei einer Tröpfcheninfektion über den Nasen-Rachen-Raum kann nach 3–5 Tagen noch mit einer Wirkung gerechnet werden, während bei der direkten Inokulation des Erregers, z. B. durch Nadelstiche (Hepatitis B), nur wenige Stunden zur Prophylaxe bleiben.

Auch ist von Bedeutung, ob das Immunglobulin i. v. gegeben werden kann, so dass es sofort wirksam wird, oder i. m., wodurch erst nach 24 Stunden der maximale Titer im Blut erreicht wird. Bei der i. m. Applikation stehen nur etwa die Hälfte der zugeführten Antikörper zum Schutz zur Verfügung.

Die postexpositionelle Gabe von Immunglobulin kann das Infektionsrisiko senken, eine Infektion aber nicht sicher verhindern. Gerade in der Schwangerschaft sollte immer geprüft werden, ob es nicht dennoch zur Infektion gekommen ist. Das reduzierte Restrisiko ist danach mit der Patientin noch einmal zu besprechen (gilt ganz besonders für Röteln).

Therapie

Indikationen und Wirksamkeit:
- angeborenes Antikörpermangelsyndrom
- sekundäres Antikörpermangelsyndrom (Bestrahlung, Zytostatika, Verbrennung, Traumatisierung, Neoplasien, Mangelernährung)
- idiopathische Thrombozytopenie (ITP)
- HIV-Stadium III und IV bei Kindern.

Schwieriger bzw. bis heute nicht gelungen ist es, die Wirkung einer Immunglobulintherapie bei Patienten mit intaktem Immunsystem und schwerer bakterieller Infektion (Sepsis) zu belegen. Hier ist die rechtzeitige Gabe eines wirk-

Tabelle 4.8 Antiseptika

Präparate	Anwendungsgebiet	Bemerkungen
1. Phenylderivate		
Carbolsäurelösung	keine mehr	zu toxisch
Chlorhexidin	Hautdesinfektion	
Hexitidin (Vagihex)	Keimreduktion Vagina	
2. Aldehyde		
Formaldehyd (Albothyl)	Gewebedenaturierung	kaum noch verwendet
(Lysoform)	Raumdesinfektion	selten erforderlich
3. Säuren		
Borsäure 2–3%	keine mehr (historisch)	nicht empfohlen, da toxisch
Essigsäure 3–5%	Diagnostikum für Dysplasie	leichte Keimreduktion
Ascorbinsäure (Vagi-C)	Vagina, Reduktion von Darmflora, Schonung der Laktobazillen	hohe Akzeptanz, da zusätzliche Vitaminwirkung
4. Oxidationsmittel		
Wasserstoffperoxid 0,05–0,5%	Wundspülung bei Anaerobierinfektion	
Kaliumpermanganat 0,01–0,5%	Keimreduktion auf der Haut	kaum noch angewendet, färbt
5. Halogene		
Polyvidon-Jod, (Betaisodona Braunol)	Hautdesinfektion, Lokalinfektionen	für Schleimhaut, Haut, Vagina empfohlen
6. oberflächenaktive Substanzen („Quats")		
Benzalkonium	Hautdesinfektion	Wirkungslücken, Toxizität
Dequaliniumchlorid (Fluomycin)	Keimreduktion Vagina	breites Spektrum, speziell bei Staphylococcus aureus
7. Schwermetallsalze		
Quecksilberverbindungen		
Silbernitratlösung (0,5%) Silbernitratstift	Augenprophylaxe des Neugeborenen Ätzung (Warzenentfernung), Blutstillung	unwirksam bei Chlamydien als Höllenstein bekannt
8. Schwefelverbindung		
Nufuratel (Inimur)	Keimreduktion Vagina	breites Spektrum
9. Alkohole		
Ethanol (70%)/Propanol (10%) (Kodan)	Hautdesinfektion	Standardmittel
10. Bispyridin		
Octenidine	Hautdesinfektion, speziell Punktionsstellen	
11. Lokale Antibiotika		
Mupirocin	Katheter Beseitigung von MRSA auf Haut und Wunden	Proteinhemmer, keine Kreuzreaktion

samen Antibiotikums die wichtigste Maßnahme. In Einzelfallbeschreibungen wurde die gute Zusatzwirkung von Immunglobulinen mehrfach berichtet. Studien, die die Wirksamkeit eindeutig belegen, gibt es jedoch bis heute nicht. Dies liegt u. a. an der Heterogenität der Infektionsbilder und ihrer Verläufe und ihrer – zum Glück – Seltenheit.

Um überhaupt eine Wirkung zu erzielen, sind Dosen von mindestens 20–50 g Immunglobulin i. v. pro Tag erforderlich.
Wirkungsweise:
- direkte Schädigung des Erregers
- Neutralisierung bakterieller Toxine und Viren
- Begünstigung der Phagozytose und Aktivierung des Komplementsystems
- Hemmung verschiedener Mediatoren.

■ Präparate

Standardimmunglobulin (polyvalente Präparate). Diese sind aus einem Pool von mindestens 1000 Spendern gewonnen. Sie repräsentieren das durchschnittliche Antikörperspektrum der Bevölkerung, von der das Plasma gewonnen wurde. Der Vorteil besteht in dem breiten Spektrum der verschiedenen Antikörper; der Nachteil ist, dass der Titer gegen einzelne Infektionserreger nicht sehr hoch ist.

Hyperimmunseren. Dies sind Präparate, die von Menschen mit besonders hohen Titern gegen den jeweiligen Erreger gewonnen worden sind. Sie werden zur speziellen Prophylaxe empfohlen. Durch entsprechend höhere Dosierung kann die Prophylaxe auch mit Standardimmunglobulin, welches definierte Titer enthält, durchgeführt werden. Dann müssen allerdings entsprechend größere Mengen verabreicht werden, was üblicherweise aber nur i. v. möglich ist. Wegen der geringen Nachfrage sind kaum noch Präparate auf dem Markt.

I.v. Präparate. Immunglobuline, die i. m. verabreicht werden, benötigen keine besondere Vorbehandlung. Diese ist aber erforderlich bei Präparaten, die i. v. verabreicht werden. Bei der Herstellung von Immunglobulinen aus Plasma kommt es durch die verschiedenen Reinigungsschritte zu Spontanaggregationen, die über das Fc-Fragment entstehen. Immunglobuline zur i. v. Applikation müssen daher entsprechend vorbehandelt sein, so durch Alkylierung mit β-Propiolacton (Intraglobin), Säureinkubation (Sandoglobulin) oder reversible Sulfitolyse (Venimmun).

Alle neueren i. v. Immunglobulinpräparate haben eine fast normale Halbwertszeit von etwa 3 Wochen.

Vorsicht mit der i. v. Gabe für Patienten mit vollständigem IgA-Mangel und somit Anti-IgA-Antikörpern (Häufigkeit 1 : 800), da hier eine Schocksymptomatik auftreten kann.

Alle Immunglobulinpräparate sind sicher vor der Übertragung von Virusinfektionen (Hepatitis B, HCV, HIV, CMV).

5 Infektionszeichen

Abwehrreaktion

Viele der üblichen Symptome einer Infektionskrankheit sind nicht die direkte Folge der Stoffwechselprodukte der sich vermehrenden Mikroorganismen, sondern die Reaktion der verschiedenen Abwehrsysteme des Körpers auf die Erreger bzw. auf deren Stoffwechselprodukte.
Fehlen diese, so kommt es
- im günstigsten Fall zu keinen Krankheitszeichen und auch nicht zu einer Bedrohung des Organismus.
- im ungünstigen Fall, z. B. bei sehr rasch verlaufender Infektion und geschwächtem Immunsystem, zu einer Überrennung des Organismus und einem in der Regel fatalen Ausgang (z. B. A-Streptokokken-Sepsis).

Entzündungsreaktion

Die akute Entzündung ist die lokale Antwort auf eine Schädigung von Zellen und Gewebe. Dabei ist das Ziel der Entzündungsreaktion die Elimination des Verursachers (Erreger, schädigende Substanz, Verletzung) sowie die Reparatur des Schadens. Durch die Akut-Phase-Reaktion werden auch andere fern liegende Systeme in den Prozess mit einbezogen. Die Stärke der lokalen und der systemischen inflammatorischen Reaktion ist hierbei individuell sehr unterschiedlich.

Heat shock Proteine (HSP) werden von nekrotischen und gestressten Zellen in den Extrazellulärraum abgegeben. Sie induzieren über CD 4$^+$-Zellen die Bildung proinflammatorischer Entzündungsmediatoren (Komplementkomponenten, N-Formylpeptide, Zytokine, Akut-Phase-Proteine) sowie Entzündungszellen (polymorphkernige Granulozyten, Monozyten/Makrophagen, dendritische Zellen, Thrombozyten, Endothelzellen).

Lokale Symptome

Viele gynäkologische Infektionen beginnen als lokale Infektion. Nach Einwanderung von Makrophagen und der Abgabe von entsprechenden Mediatoren kommt es zum Einströmen von Granulozyten und später auch von T- und B-Zellen. Durch Gefäßmediatoren (Histamin, Prostaglandine, Kinine, Serotonin) kommt es zu Hyperämie und Gefäßpermeabilität, was zu Rötung, Schwellung, Überwärmung und Schmerzen führt, den typischen Entzündungszeichen.

Im Vulvabereich sind diese Infektionszeichen leicht erkennbar (Tab. 5.1). Schwieriger wird es im uterinen und Adnexbereich. Hier sind Schmerzen eins der zuverlässigsten Zeichen. Kann Sekret aus dem Infektionsgebiet gewonnen werden, so lassen sich mikroskopisch die erhöhten Leukozytenzahlen leicht erkennen. In vielen Fällen können auch die Erreger (Pilze, Bakterien, Trichomonaden) bereits mikroskopisch erkannt werden.

Ist der Organismus nicht in der Lage, die Infektion lokal zu begrenzen, so kommt es zur Streu-

Tabelle 5.1 Zeichen einer gynäkologischen Infektion

Symptom/Hinweis	Bemerkung
Fieber	sicheres Zeichen, aber nicht immer vorhanden (auch nicht immer bei Sepsis)
Schmerzen	sicherstes Zeichen einer Entzündung (bei Infektionen, Immunerkrankungen, Verletzungen) durch Interleukine
Rötung	auch vorhanden bei dünnem Epithel und Teleangiektasien
Schwellung	auch bei mechanischer Belastung und Allergie
Blutungsstörung	Endometritis oder Hormonstörung
gelbes, klebriges Zervixsekret	Zervizitis durch Gonokokken und Chlamydien
Granulozyten am Infektionsort (Vulva, Vagina, Harnblase)	sicheres Zeichen einer Infektion und mit dem Mikroskop sofort erkennbar
Nachweis eines Erregers	z. B. Gonokokken, Chlamydien, A-Streptokokken, Trichomonaden
erhöhte Entzündungsparameter im Blut	CRP wichtigster Parameter für systemische Infektion, Leukozytose nicht immer vorhanden, BSG sehr unspezifisch
allgemeines Krankheitsgefühl des Patienten	Ausschluss einer schweren Infektion durch CRP

ung entweder der Erreger selbst oder von toxischen Substanzen, die dann zu systemischen Symptomen führen (Tab. 5.1).

Lokale Infektionszeichen:
- Schmerzen: Spontan-, Druck-/ oder Berührungsschmerz
- Rötung: Gefäßerweiterung mit Hyperthermie
- Schwellung: Ödem, später nach Einschmelzung bei S. aureus durch Pus
- Knötchen: Frühform bei Herpes simplex, Candida albicans, Staphylococcus aureus
- Bläschen/Pusteln: Herpes simplex, Varizella-Zoster, Candida albicans. DD Pemphigus
- Ulzera: Herpes simplex (nicht so typisch, eher Erosio), Varizella-Zoster, Lues. DD Behçet-Syndrom, Karzinom
- Pus (Spätzeichen einer Infektion): zerfallene Granulozyten bei z. B. Staphylococcus aureus, Gonokokken, A-Streptokokken
- Ausfluss: gelb bei Trichomoniasis, Kolpitis plasmacellularis, Herpes genitalis, Chlamydienzervizitis.
- Weiß bei Aminvaginose/BV, da keine Infektion
- Krepitation: Luft im Gewebe, z. B. bei Gasbrand, sehr viel häufiger jedoch ohne Bedeutung nach operativem Eingriff.

Allgemeinsymptome

- Schmerzen
- Fieber
- Schwäche
- Krankheitsgefühl
- Tachykardie
- Tachypneu
- Hypotonie
- Schüttelfrost
- Gliederschmerzen

■ Schmerzen

Schmerzen sind das sicherste Zeichen einer Entzündung. Sie sind als Warnzeichen zuverlässiger als das Fieber. Insbesondere bei sehr rasch verlaufenden und schweren Infektionen wie der Puerperalsepsis sind die diffusen Schmerzen im Bauchraum und der kranke Zustand der Patientin die sichersten Zeichen für den lebensgefährlichen Zustand. Wer hier auf Fieber wartet, ehe er ein Antibiotikum gibt, kommt zu spät.

Nicht jede Entzündung ist jedoch durch eine Infektion verursacht. So führen auch andere Ursachen wie Immunerkrankungen (Dermatosen, Morbus Crohn, rheumatoide Arthritis) und Verletzungen zu einer Zytokinausschüttung und damit Entzündungsreaktion mit Schmerzen.

Die Schmerzen durch Verletzungen (Operation) oder Immunerkrankungen lassen sich durch Anamnese, Verlauf und die Bestimmung der Entzündungsparameter von Infektionen abgrenzen.

Bei lokalen Prozessen, z. B. Wunden und Abszessen, sind die Schmerzen begrenzt, bei systemischen Erkrankungen (Sepsis) sind sie diffus.

Durch Schmerzmittel nicht beherrschbare lokale oder diffuse Schmerzen dürfen erst dann mit erhöhten Schmerzmitteldosen behandelt werden, wenn durch Bestimmung der Entzündungsparameter ein infektiöses Geschehen ausgeschlossen wurde oder wenn gleichzeitig wirksame Antibiotika gegeben werden.

■ Fieber

Ätiologie, Pathogenese und Klinik

Fieber ist eines der typischsten Symptome einer Infektion. Es kann jedoch fehlen, wenn das Entzündungsgeschehen klein und lokal begrenzt ist oder – was prognostisch ein schlechtes Zeichen ist – wenn die Infektion so rasch verläuft, dass das Immunsystem nicht fähig ist, diesen Abwehrmechanismus in Gang zu setzen.

Fieber entsteht entweder durch exogene pyrogene Substanzen, welche von Viren, Bakterien oder anderen Erregern direkt gebildet werden, oder endogen über das Interleukin 1, welches eine zentrale Schlüsselrolle bei der Stimulation der verschiedenen Abwehrsysteme spielt.

Auslöser ist der Kontakt der Phagozyten mit den Mikroorganismen, wobei es über verschiedene Mediatoren zur Ausschüttung von Interleukin 1 kommt. Dieses aktiviert die T-Lymphozyten, B-Lymphozyten, Granulozyten, setzt die Bildung der Akute-Phase-Proteine in der Leber in Gang, stimuliert die Fibroblastenproliferation und die Prostaglandinsynthese.

Fieber ist an sich eine nützliche Reaktion auf die Infektion. Durch die Temperaturerhöhung werden viele Stoffwechselvorgänge beschleunigt. Auf der anderen Seite ist es ein messbarer Parameter, welcher über die Intensität der Infektion häufig guten Aufschluss gibt.

Die temperaturregulierenden Zentren liegen im Hypothalamus. Schüttelfrost führt zum raschen Temperaturanstieg und ist typisch für viele bakterielle Infektionen. Daher sollten bei Schüttelfrost immer Blutkulturen abgenommen werden, da dann der Erregernachweis am ehesten gelingt.

Fieber ist nicht immer gleichbedeutend mit einer Infektion. Es gibt zahlreiche nichtinfektiöse Krankheiten und Störungen, die auch mit einer Temperaturerhöhung einhergehen, z. B. Thyreotoxikose, Dehydratation, Trauma, zerebrale Thrombose, Malignome, Hämolyse, rheumatisches Fieber, Periarteriitis nodosa oder das Erythema nodosum.

Die Anhebung der Körpertemperatur um jeweils 1 °C steigert den Metabolismus um 12 % und die Herzfrequenz um 15 Schläge pro Minute und führt auch zu einer Hyperventilation.

Es sind verschiedene Fiebermuster bekannt. Bei gynäkologischen Infektionen herrscht der intermittierende, septische Fiebertyp vor, da es meist aus einer Weichteilinfektion zur wiederholten Streuung von Erregern oder Toxinen kommt. Alle anderen Fiebertypen wie das kontinuierliche Fieber, das remittierende Fieber und das rekurrierende Fieber sind eher typisch für andere, nichtgynäkologische Infektionen.

Therapie

Da Fieber den Arzt erschreckt und den Patienten belastet, wird es gern therapeutisch gesenkt. Nur extrem hohe Temperaturen über 41 °C bedeuten eine echte Gefahr. Auf der anderen Seite konnte gezeigt werden, dass die Senkung des Fiebers zu keiner Schwächung der Abwehrmechanismen des Körpers führt. Trotzdem sollte aber nicht außer acht gelassen werden, dass die Temperaturerhöhung eine sinnvolle Abwehrmaßnahme des Körpers ist.

Gründe für die Senkung des Fiebers:
- Bewahrung des Patienten vor Sekundärschäden durch z. B. Tachykardie, Infektkrämpfe (Kinder), Hyperventilation oder Enzephalopathie (erst über 41 °C)
- Wohlbefinden des Patienten; viele Patienten empfinden es als angenehm, wenn die hohe Temperatur gesenkt wird.

Möglichkeiten der Temperatursenkung:
Antipyretika:
- Acetylsalicylsäure (Aspirin), Paracetamol (Ben-uron), Metamizol-Natrium (Novalgin)
- kühlende, nasse Tücher (Wadenwickel).

Drug fever

Oft ist es schwierig zu entscheiden, ob das persistierende oder wieder neu aufgetretene Fieber ein Wiederaufflackern der Infektion ist oder durch Medikamente verursacht wird. Derartige Fieberreaktionen sind im Zusammenhang mit vielen verschiedenen Medikamenten beschrieben worden.

Typisch ist die klinische Diskrepanz zwischen dem Allgemeinbefinden des Patienten und der Höhe des Fiebers. Der Zeitpunkt des Auftretens des Fiebers kann auch von Bedeutung sein, da in den meisten Fällen das Fieber 7 bis 10 Tage nach Therapiebeginn beobachtet wurde.

Durch Absetzen aller Medikamente kann der Zusammenhang aufgeklärt werden.

Durch sorgfältige Beobachtung des Patienten und flankierende Laboruntersuchungen (CRP) kann das Übersehen echter Infektionen weitgehend vermieden werden.

Laborwerte

■ Leukozyten im Blut

Ein Anstieg der Leukozytenzahl im Blut ist charakteristisch für viele Infektionskrankheiten. Bei den meisten bakteriellen Infektionen kommt es zur starken Vermehrung der neutrophilen Granulozyten. Können die Granulozyten nicht schnell genug und nicht in geforderter Menge produziert werden, so kommt es zur vermehrten Ausschwemmung von Stabkernigen und schließlich von Metamyelozyten.

Leukozytopenie

Eine Leukozytopenie liegt vor bei Werten unter 4000 Leukozyten/µl (4×10^9/l). Bei Leukozytenwerten unter 500/µl ($0,5 \times 10^9$/l) tritt eine erhöhte Infektionsanfälligkeit auf, die erst bei Werten unter 100/µl ($0,1 \times 10^9$/l) bedrohlich ist.

Normalbereich

4000 bis 10 000 Leukozyten/µl ($4 - 10 \times 10^9$/l).

Leukozytose

Von einer Leukozytose spricht man bei Werten über 10 000 Leukozyten/µl (10×10^9/l). Im Rahmen einer Entzündungsreaktion werden neutrophile Granulozyten durch die chemotaktische Wirkung von Komplementfaktoren, z. B. Leukotrienen, Bakterientoxinen, ins Gewebe gelockt. Dies führt zu einer verstärkten Neubildung und damit zum Anstieg der Granulozyten im Blut über 10 000/µl (10×10^9/l). Nach Traumatisierung oder Operationen kann es für einige Stunden auch ohne Infektionsursache zu einer Erhöhung der Leukozytenzahl kommen. In der Schwangerschaft finden sich bei einigen Frauen Leukozytenwerte bis zu 15 000/µl (15×10^9/l). Auch unter den Wehen kann es zu einem kurzfristigen Anstieg kommen, ohne dass andere Zeichen einer Infektion erkennbar sind. Werte über 20 000/µl (20×10^9/l) sind hochverdächtig für ein infektiöses Geschehen.

Differenzialblutbild

Zu Beginn einer Infektion kommt es zur Erhöhung der neutrophilen Granulozyten.

Durch Verbrauch und über die Endotoxinbildung kommt es zur Agglutination der Granulozyten mit rascher Elimination aus dem Blut. Die Folge ist eine Linksverschiebung (z. B. Stäbe) bei nur leicht bzw. normalen oder erniedrigten Leukozytenwerten.

Das Differenzialblutbild hat nur eine begrenzte Bedeutung bei gynäkologischen Infektionen. Nur selten werden unreife oder gar Zellen mit toxischer Granulation gesehen. Bei Virusinfekten (z. B. EBV) kann es zur stärkeren Vermehrung der Lymphozyten kommen; bei allergischen Reaktionen oder Parasitosen können die Eosinophilen leicht erhöht sein. Bei chronischen Entzündungen finden sich normale Leukozytenwerte und vielleicht erhöhte Monozytenwerte.

■ Thrombozyten

Es sind kernlose granulareiche Zellen in einem Referenzbereich von $140 - 360 \times 10^9/l$. Höhere Werte kommen nach Operationen oder überstandener Erkrankung vor. Diese sekundären Thrombozytosen führen nie zu einer Thrombose.

■ Thrombozytopenie

Schwere Thrombozytpenien mit Werten unter $50 \times 10^9/l$ können zu Petechien und Blutungen führen. Mögliche Ursachen:
▶ immunbedingt durch IgG-Ak und Komplementaktivierung
▶ durch Verbrauch bei Sepsis und Schock.

Dabei wird sie bei der Sepsis erst im fortgeschrittenen Stadium gesehen und ist daher kein Frühsymptom.

Beim HELLP-Syndrom (Sonderform der Gestose) in der Schwangerschaft liegen eine Hämolyse, erhöhte Leberwerte und eine verminderte Thrombozytenzahl ($< 100 \times 10^9/l$) vor.

■ Blutkörperchensenkungsgeschwindigkeit (BSG, ESR)

Die BSG spiegelt die Aggregationstendenz der Erythrozyten wider. Sie wird von Veränderungen der quantitativen und qualitativen Proteinzusammensetzung des Plasmas sowie der Zahl, Größe und Form der Erythrozyten bestimmt. Dysproteinämien mit einem Konzentrationsanstieg hochmolekularer Proteine wie Fibrinogen, Immunglobuline, α2-Makroglobulin und von Immunkomplexen wirken senkungsbeschleunigend. Erythrozytäre Faktoren, die die BSG erhöhen, sind Makrozytose und Anämie; senkungshemmend wirken eine gesteigerte Erythrozytenverformbarkeit und abnorme Erythrozyten (Poikilozyten, Echinozyten, Sichelzellen usw.) sowie die Erhöhung der Erythrozytenzahl.

Die BSG ist nützlich zur Erkennung und Verlaufsbeurteilung akuter, chronischer und chronisch-aktiver Entzündungen. Die diagnostische Sensitivität ist hoch, die diagnostische Spezifität aber gering.

Im Ablauf eines inflammatorischen Geschehens reagiert die BSG träge. So kommt es erst 24 – 48 Stunden nach Beginn der Akute-Phase-Reaktion zu einer Senkungsbeschleunigung; und nach Beendigung der Akute-Phase-Reaktion beträgt die Halbwertszeit des Senkungsabfalls 96 – 144 Stunden.

Eine BSG-Erhöhung kann verursacht sein durch:
▶ kleine Erythrozyten
▶ chronische Infektion mit Persistenz des Erregers, z. B. Chlamydiensalpingitis
▶ abszedierende Infektion
▶ entzündliche Aktivität bei rheumatischen Erkrankungen
▶ Autoimmunerkrankungen
▶ Malignomerkrankungen
▶ Anämie
▶ zu hoher Zitratanteil bei Durchführung
▶ technische Fehler.

Die BSG ist für die Beurteilung von Infektionen aber recht gut zu gebrauchen, da es eine Infektion ohne erhöhte BSG kaum gibt. Als Normalwert für die 1. Stunde müssen 15 – 20 mm angesehen werden, für Frauen über 50 Jahre 20 – 30 mm. Nach Gewebstraumatisierung, z. B. durch Operationen, ist die BSG regelmäßig erhöht und bei vielen Frauen auch in der Schwangerschaft.

Die BSG spielt bei der Verdachtsdiagnose einer Adnexitis eine große Rolle. In vielen Fällen, insbesondere bei der subakuten Adnexitis durch Chlamydien, ist sie oft der einzige pathologische Laborparameter. Auch für die Beurteilung des Infektionsverlaufes ist die BSG in vielen Fällen hilfreich. Sie steigt langsamer an als die Leukozyten im Blut, fällt aber auch langsamer wieder ab. Bei abszedierenden Prozessen ist die BSG stark erhöht mit Werten bis zu 80 mm in der 1. Stunde.

Auch vor einer Hysterosalpingografie kann sie z. B. helfen, unerkannte subakute Infektionen der Salpingen zu erkennen.

Akute-Phase-Proteine

Hierbei handelt es sich um etwa 30 Proteine, welche in der Leber nach Interleukin-1-Stimulation gebildet und im Serum nachgewiesen werden und die verschiedene (inflammatorische wie antiinflammatorische) Funktionen haben (Tab. 5.2). Das wichtigste für die Diagnostik ist das CRP.

C-reaktives Protein (CRP)

CRP misst nur Entzündung. Das CRP im Serum ist aufgrund seiner schnellen Reagibilität, seines starken Konzentrationsanstiegs und seiner positiven Korrelation mit dem Ausmaß der Entzündung der wichtigste Indikator und Verlaufsparameter der Akute-Phase-Reaktion. Ein Wert bis 1 mg/dl schließt eine Infektionserkrankung oder Gewebsnekrose so gut wie aus; Werte darüber weisen auf eine organische Erkrankung hin, auch wenn die klinische Symptomatik noch fehlt.

Aufgrund der schnell einsetzenden hohen Synthese in der Leberzelle (Halbwertszeit des Anstiegs 5–7 Stunden, Maximalwert nach etwa 50 Stunden) und der raschen Plasmaclearance (Halbwertszeit des Abfalls 2–4 Stunden) zeigt die Plasmakonzentration des CRP eine ausgeprägte Dynamik. Durch zum Beispiel täglich wiederholte Bestimmungen können krankheits- oder therapeutisch bedingte Änderungen eines Entzündungsgeschehens frühzeitig erkannt werden. CRP eignet sich daher besonders gut zum Monitoring infektiöser und nichtinfektiöser Entzündungszustände. Demgegenüber ist der einzelne CRP-Wert in akuten klinischen Situationen differenzialdiagnostisch nur von geringer Aussagekraft. So ist der diskriminatorische Wert zur Unterscheidung infektiöser von nichtinfektiösen Erkrankungen und zur Differenzierung zwischen bakteriellen und viralen Infektionen gering, obwohl Werte über 10 mg/dl eher für eine bakterielle Infektion sprechen.

Akute-Phase-Proteine sind aber nicht spezifisch für eine Infektion, denn sie treten bei jeder Gewebsschädigung, so auch nach einem operativen Eingriff, auf. Sie sind meist nur zu Beginn erhöht und normalisieren sich im Laufe der Infektion trotz Weiterbestehens der Infektion. Bei Infektionen mit starker leukozytärer Reaktion, z. B. abszedierenden Infektionen, ist das CRP (Normalwert (0,5 mg/dl) stärker (> 20 mg/dl), bei Virusinfektionen nur gering erhöht (2–4 mg/dl). Nach Operationen oder nach Entbindung können vorübergehend 5- bis 15-fach erhöhte Werte auftreten.

Cave: Bei CRP-Angaben auf die Einheit achten. Normalwerte sind: 0,5 mg/dl oder 5 mg/l. Beides wird noch verwendet. Bei mehr als 20-fach erhöhten Werten (> 10 mg/dl bzw. 100 mg/l) sollte ein Antibiotikum gegeben werden, z. B. Amoxicillin für A-Streptokokken.

Von den verschiedenen Akute-Phase-Proteinen liegen die größten Erfahrungen mit dem *C-reaktiven Protein* vor. Es zeigt einige Stunden vor den üblichen Infektionsparametern (Leukozytose im Blut, Schüttelfrost, Fieber) ein Infektionsgeschehen an. Es fällt aber nach kurzer Zeit wieder auf Normalwerte ab. In der Schwangerschaft kann es eine Bereicherung sein, da die BSG hier physiologischerweise erhöht ist. Auch kann es ein wertvolles Diagnostikum bei der Fragestellung eines beginnenden Amnioninfektionssyndroms bei vorzeitigem Blasensprung sein. Zur Abgrenzung eines Pelveopathiesyndroms von einer subakuten Adnexitis ist es ebenfalls hilfreich.

Procalcitonin (PCT)

Procalcitonin ist das Pro-Hormon von Calcitonin und wird bei einer bakteriellen Infektion von allen parenchymatösen Organen produziert. Beim Gesunden ist die Produktion von Procalcitonin supprimiert. Durch bakterielle Toxine und Entzündungsmediatoren kommt es zur Expression des Gens und zur Produktion von Procalcito-

Tabelle 5.2 Akut-Phase-Proteine

Proteine	Reaktionszeit (h)	Anstieg	
C-reaktives Protein (CRP)	6–20	2–100-fach	10–1000 mg/L
Procalcitonin (PTC)	2–12		10–1000 µg/L
Serum-Amyloid-A-Protein (SAA)	6–10	10–1000-fach	
PMN-Elastase α1-Antitrypsin	6–10	10–1000-fach	
saures α$_1$-Glykoprotein (AGP)	24–48	2–3-fach	
Zytokine	24–48	2–5-fach	
Fibrinogen	24–48	2–3-fach	
Haptoglobin	24–48	2–3-fach	
Caeruloplasmin	48–72	< 2-fach	
Komplement C 3, C 4	48–72	< 2-fach	

nin. Bei korrekter Anwendung ist Procalcitonin allen anderen Infektionsmarkern zur Erkennung bakterieller Infektionen überlegen. Der Test ist nicht in allen Labors verfügbar und teurer als die CRP-Bestimmung.

Procalcitonin ist in der Muttermilch gesunder Frauen vorhanden mit Maximum am 2. Tag.

Wie alle diagnostischen Marker können auch für Procalcitonin falsch hohe oder falsch niedrige Werte vorkommen (Tab. 5.3).

Vorteil gegenüber CRP ist die höhere Spezifität bei einem bakteriellen Infekt, die raschere Kinetik und eine geringere Beeinflussung durch eine Glukokortikoidtherapie.

PMN-Elastase

Der im Rahmen einer Entzündungsreaktion in das Gewebe übergetretene polymorphkernige neutrophile (PMN) Granulozyt inkorporiert mikrobielle Erreger und Gewebetrümmer in die Lysosomen und baut sie dort ab. Bei diesem Vorgang treten abhängig von der Entzündungsaktivität durch Degranulierung und Zellzerfall lysosomale Enzyme, z. B. die Serinprotease Elastase, nach außen.

Bei überschießend stimulierter granulozytärer Reaktion reicht das α1-Proteinaseinhibitorpotenzial nicht aus, um alle freigesetzte Elastase zu inaktivieren, und kann somit besonders bei Schock einen Gewebeschaden in den Organen Lunge, Leber, Niere auslösen.

Die im Serum vorhandene Konzentration an PMN-Elastase (in Form des Komplexes mit α$_1$-Proteinaseinhibitor) ist ein Maßstab der Granulozytenaktivität der Entzündungsreaktion. Hohe Konzentrationen von PMN-Elastase werden bei postoperativen und posttraumatischen Komplikationen wie Organdysfunktionen (z. B. respiratorisch als Adult Respiratory Distress Syndrome, Disseminated Intravascular Coagulation, Leber-, Nierenversagen), Infektionen (z. B. Sepsis) und Schockzuständen gemessen.

Tabelle 5.**3** Faktoren, die den Procalcitoninwert beeinflussen können

falsch hoch	falsch niedrig
▶ physiologisch während der ersten Lebenstage ▶ ARDS ▶ Malaria ▶ schweres Trauma ▶ schwere Verbrennungen ▶ Calcitonin produzierende Tumoren (Schilddrüsen-Ca, Carcinoid, Lungen-Ca, paraneoplastische Hormonproduktion)	▶ sehr frühe Infektion (< 6 h) ▶ streng lokalisierte Infektion ▶ subakute Endokarditis

Die Indikationen zur PMN-Elastase-Bestimmung sind begrenzt und können sein:
▶ Voraussage von postoperativen und posttraumatischen Komplikationen bei Intensivpatienten: In der Verlaufsbeurteilung weist ein Wert über 85 mg/l am 5. Tag nach Eintritt der Noxe mit hoher Wahrscheinlichkeit darauf hin, dass der Patient innerhalb der Tage 6 – 12 lebensbedrohliche Komplikationen (vorwiegend Organversagen mit und ohne Infektion) erleiden wird. Die Bestimmung sollte 2-mal am Tag durchgeführt werden und der Mittelwert zur Beurteilung herangezogen werden.
▶ Frühdiagnostik der neonatalen Sepsis: Postpartale Werte im Serum des Neugeborenen über 75 mg/l vom 2.– 10. Lebenstag weisen auf eine Neugeboreneninfektion hin.
▶ Früherkennung (bis zu 6 Stunden) von Lungenkomplikationen (Lungenödem) bei schwerer EPH-Gestose.
▶ Im Stuhl bei Pankresinsuffizient, Morbus Crohn und Colitis ulzerosa.

■ Gerinnungsstörung

Sie kann durch bakterielle Toxine verursacht werden und ist somit ein typisches Symptom einer schweren Allgemeininfektion wie der Sepsis. Heparin ist bei schweren Infektionen umstritten und sollte mit Vorbehalt gegeben werden. Es gibt leider Beispiele, wo hierdurch mehr Schaden angerichtet als Nutzen erreicht wurde! Die Substitution mit Gerinnungsfaktoren und Fresh Frozen Plasma ist heute möglich und sollte unter entsprechender Laborkontrolle so früh wie möglich einsetzen.

■ Leberwerte

Erhöhte Leberwerte sind Ausdruck einer Leberzellschädigung und bedürfen einer Klärung. Neben einer Hepatitis kommen auch andere Ursachen wie Intoxikationen oder Sepsis in Frage.

Die Aktivität der Lebertransferasen korreliert sowohl mit der Anzahl der geschädigten Hepatozyten als auch mit der Schwere des Einzelschadens. Aus dem **Quotienten AST : ALT** lassen sich akute reversible von schwergradigen nekrosetypischen Schäden unterscheiden.

Bei schweren Infektionen können die Leberwerte mehr als 100-fach ansteigen. Die Normalisierung dauert viele Wochen. Leberstörungen sind bei der Antibiotikagabe zu beachten, da manche Chemotherapeutika (z. B. Tetrazyklin, Ketoconazol, Clindamycin, Sulfonamide) bei vorgeschädigter Leber oder bei Überdosierung zu vorübergehenden Störungen (Cholestase) führen können.

90 % der **alkalischen Phosphatase (AP)** im Serum stammen in gleichen Teilen von der Leber und dem Knochen. Die Leber-AP ist erhöht bei Cholestase, biliärer Zirrhose, Hepatitis, Lebertumoren oder Lebermetastasen. Die Knochen-AP ist erhöht bei Osteopathien und Knochenmetastasen.

In der Schwangerschaft steigt der Wert physiologisch auf das 2- bis 3-Fache im 3. Trimenon.

Die **Hyperbilirubinämie** (Gesamtbilirubin > 1,2 mg/dl hat eine geringe diagnostische Sensitivität für Lebererkrankungen.

Die Erhöhung der **Gamma-Glutamyl-Transferase (GGT)** ist eine Kenngröße für Gallesekretionsstörung und chronischen Alkoholkonsum.

■ Nierenwerte

Bei schweren Allgemeininfektionen kommt es auch zum Anstieg der Nierenwerte als Ausdruck einer Nierenschädigung. Da die meisten Antibiotika über die Niere ausgeschieden werden, muss bei eingeschränkter Nierenfunktion die Dosis reduziert werden bzw. sollten bestimmte Substanzen überhaupt nicht verabreicht werden, da sie eine gewisse Nephrotoxizität besitzen (z. B. Aminoglykoside).

Der normale **Harnstoffwert,** das Endprodukt des Stickstoffs aus dem Eiweißabbau, liegt zwischen 15 und 45 mg/dl. Erhöhte Werte finden sich bei verringerter Perfusion der Niere, einer vermehrten Harnstoffbildung oder einer verringerten glomerulären Filtrationsleistung.

Die Konzentration von **Kreatinin** im Serum, das im Wesentlichen von der Muskelmasse abhängt, ist ein Indikator zur Beurteilung der glomerulären Filtrationsrate und liegt zwischen 0,6 und 1,0 mg/dl. Bei schweren Infektionen und besonders bei Sepsis ist sie deutlich erhöht. Ab 10 mg/dl besteht meist Dialysepflicht.

In der Schwangerschaft sind Kreatinin und Harnstoff niedriger, so dass schon leichte Erhöhungen ernst zu nehmen sind.

Co-trimoxazol führt zu einem leichten, reversiblen Anstieg (im Mittel 0,2 mg/dl) durch kompetitive Hemmung der tubulären Kreatininsekretion.

Glukokortikoide und Pyrimethamin können den Wert ebenfalls leicht erhöhen.

6 Infektionsdiagnostik bei gynäkologischer Untersuchung

Infektionen lösen neben Beschwerden auch lokale und systemische Körperreaktionen aus, die oft unspezifisch sind und nicht immer sofort auf den Erreger schließen lassen. Ob die lokalen Schmerzen und der Ausfluss der Beginn einer systemischen Allgemeinerkrankung sind, die lebensgefährlich werden kann, oder ob es bei einer lästigen Lokalinfektion bleibt, hängt in erster Linie vom Erreger, vom Zustand des Patienten und seinem Immunsystem ab.

Die lokalen und frühen systemischen klinischen Zeichen einer Infektion sollten bekannt sein und bei jeder Untersuchung beachtet werden (s. Kapitel 5). Ist es zu einer schweren Infektion gekommen, können rasch teure und zeitintensive Untersuchungen notwendig werden.

Je erfahrener der Untersucher ist, mit desto weniger Untersuchungen, Kosten und Zeitaufwand kommt er frühzeitig zur Diagnose. Dafür ist die Kenntnis der diagnostischen Möglichkeiten in der Praxis und in der Klinik hilfreich (Tab. 6.1). Die meisten Erkrankungen lassen sich mit einfachen Mitteln bereits in der Praxis erkennen, so dass eine frühzeitige Therapie möglich ist. Eine gründliche Anamnese erspart manche frustrane Wiederholungsuntersuchung. Mit Hilfe des Kolposkops und des Mikroskops lassen sich Infektionen erkennen oder ausschließen und manche unnötige Laboruntersuchung sparen.

Der Fluor und seine diagnostische Bedeutung

Der Fluor ist ein Schlüsseldiagnostikum bei so gut wie jeder gynäkologischen Untersuchung. Er erlaubt Aussagen über die Hormonsituation, zeigt entzündliche Infektionen an, erlaubt aber auch, Infektionen als Ursache von Beschwerden weitgehend auszuschließen und bei Symptomen nach anderen Ursachen zu fanden. Viele unnötige mikrobiologische Untersuchungen können hierdurch vermieden werden.

Voraussetzung ist die Kenntnis des normalen Fluors (Tab. 6.2) und seiner Bestandteile in den verschiedenen Lebensabschnitten (Tab. 6.3).

Fluor lässt sich nach verschiedenen Kriterien einteilen (Tab. 6.4). Man kann ihn unterscheiden
- nach der Konsistenz: wässrig, dünn, fest, klebrig, bröckelig
- nach dem Geruch: neutral, säuerlich, fischartig (Amine), stinkend (Buttersäure)
- nach den verursachenden Mikroorganismen (Pilze, Bakterien, Protozoen), die teilweise einen sehr typischen Fluor verursachen
- nach seiner Gefährlichkeit bzw. Infektiosität (HIV, Chlamydien, Gonokokken, A-Streptokokken), die man dem Fluor leider nicht immer ansehen kann.

Tabelle 6.1 Möglichkeiten der Diagnostik

Anamnese	▶ Dauer der Beschwerden (Tage/Monate) ▶ Art der Beschwerden (Jucken, Brennen, Ausfluss, Schmerzen)
klinisches Bild	▶ Rötung, Schwellung, Bläschen, Pusteln, Ulkus, kranker Zustand, Fieber etc. ▶ **Beachte:** Erfahrung ist bei der Bewertung der Symptome das Wichtigste
Kolposkopie	▶ Kondylome (HPV), Hirsuties, Läsionen, Würmer, Filzläuse ▶ mit Essig für Dysplasien
Mikroskopie (Fluor/Sekret)	▶ Normalflora (Laktobazillen, > 3-mal mehr Superfizialzellen als Leukozyten) ▶ Erreger/Entzündungsreaktion/Hormonspiegel: Sprosszellen, Pseudomyzel, Trichomonaden, Clue cells, Leukozyten, Superfizial-, Intermediär-, Parabsalzellen
Mikrobiologie (Vagina, Zervix, Blut)	▶ Erregernachweis: A-Streptokokken, S. aureus, HSV, HPV, C. albicans u. a. Kultur oder PCR ▶ Serologie: IgG oder IgM-Antikörper (= floride Infektion), Avidität, Western-Blot
Biopsie (v. a. Vulva)	▶ Erreger im Gewebe (C. albicans [PAS-Färbung], Bakterien, Milben, Schistosomen) ▶ Dermatosen (Lichen sclerosus, Lichen planus, Psoriasis, Ekzem) ▶ Dignität (Dysplasie/Malignom/Hautbeschädigung)
Laborparameter	▶ Entzündungsparameter (Blutbild, CRP, PCT, BSG) ▶ klinische Chemie (Leberwerte, Nierenwerte, Gerinnung)

Tabelle 6.2 Der normale Fluor

Häufigkeit von Laktobazillen	Etwa 70 % der Frauen weisen eine überwiegende Laktobazillenflora auf. Viele Frauen besitzen ein Gemisch aus verschiedenen Laktobazillen, die sich u. a. durch ihre Größe unterscheiden lassen. Besonders nach Einnahme von Penicillin oder einem Cephalosporin fehlen die Laktobazillen, so dass nur Epithelzellen zu sehen sind.
atypische Laktobazillen	Sie finden sich vor allem bei rezidivierender Aminvaginose. Diese Bakterien sehen aus wie Laktobazillen, sind jedoch keine, insbesondere haben sie nicht die Fähigkeiten der so genannten „guten" Laktobazillen, die Peroxid und bakterizide Stoffe produzieren.
Darmbakterien	Kulturell können auch bei Normalflora Darmbakterien aus der Vagina gezüchtet werden. Dies ist aber ohne große Bedeutung, solange die Laktobazillen die überwiegende Bakterienart sind und keine Entzündungsreaktion vorliegt.
Verdünnungseffekt	Mikroskopisch werden Mikroorganismen oder Leukozyten durch den Verdünnungsfaktor bei üblicher 400-facher Vergrößerung erst ab einer Menge von 10 000/ml sichtbar
Leukozyten	Um in der Beurteilung unabhängig vom Verdünnungsfaktor beim Nativpräparat zu sein (und auch vom Gesichtsfeldausschnitt des Mikroskops), empfehle ich das Verhältnis von Epithelzellen zu Granulozyten zu schätzen: ▸ keine Entzündungreaktion: 3- bis 10-mal mehr Epithelien als Granulozyten ▸ Kolpitis/Zervizitis: 3- bis 30-mal mehr Granulozyten als Epithelzellen ▸ bei großer Ektopie und in der Schwangerschaft kann die Zahl der Granulozyten auch ohne Infektion leicht erhöht sein

Tabelle 6.3 Fluor in den verschiedenen Lebensphasen

vor der Geschlechtsreife	▸ kein Fluor, mikroskopisch und kulturell nur Haut und Darmflora ▸ keine Laktobazillen, daher pH > 6,0 ▸ unreife Epithelien
Generationsphase	▸ Laktobazillen, wenig Leukozyten ▸ Superfizialzellen (große, helle Epithelien unter Östrogen, leicht eingerollte unter Gestagen)
Wochenbett	▸ wenig Fluor, kaum Laktobazillen ▸ etwas Darmflora (nur kulturell nachweisbar) ▸ unreife Epithelien (Intermediär- und Parabasalzellen) ▸ mäßig/wenig Granulozyten
Senium	▸ wenig Fluor, leicht trüb, kaum Laktobazillen ▸ Intermediär- und Parabasalzellen ▸ etwas Darmflora ▸ mäßig viele Granulozyten

Tabelle 6.4 Fluor – Ursachen und Formen

nicht mikrobiell bedingt	mikrobiell verändert
ohne Entzündungszeichen	
▸ physiologischer Fluor ▸ hormonell vermehrter Fluor (endogenes/exogenes Östrogen) ▸ hormonell verminderter Fluor (atrophisch)	▸ infektiöser Fluor (ansteckend: HIV, CMV, HBV, Gonokokken, Chlamydien) ▸ mikrobiell veränderter Fluor bei Aminvaginose/bakterieller Vaginose (BV), Mischflora
mit Entzündungsreaktion	
▸ immunologisch (Kolpitis erosiva, Behçet-Syndrom) ▸ Karzinom ▸ Verletzung	▸ Kolpitis (Candidose, Trichomoniasis, HSV, A-Streptokokken, Kolpitis plasmacellularis) ▸ Zervizitis (Chlamydien, Gonorrhö)

Physiologischer Fluor

Hierunter wird ein formbarer weißer, geruchloser Fluor verstanden (Abb. 6.1). Er wird durch Transsudation aus dem Vaginalepithel und dem Sekret der Zervixdrüsen gebildet. Die Menge schwankt meist zwischen 0,5 und 1,0 ml. Er wird von der Frau üblicherweise nicht bemerkt oder zumindest nicht als unangenehm empfunden wird. Er ist leicht säuerlich mit einem pH-Wert zwischen 3,8 und 4,2 infolge der von den Laktobazillen gebildeten Milchsäure (Tab. 6.5). Je höher die Konzentration der Laktobazillen, desto niedriger der pH-Wert. Mikroskopisch lassen sich neben den relativ großen Laktobazillen ausgereifte Epithelzellen erkennen, die hier 3- bis 10-mal häufiger sind als Leukozyten bzw. Granulozyten (Abb. 6.2). Gelegentlich sind als Kolonisationskeime im klinisch normalen Fluor kleine Sprosszellen (Candida glabrata) zu sehen (Abb. 6.3) oder auch große längliche Sprosszellen (Saccharomyces cerevisiae, Abb. 6.4).

Auch ein physiologischer Fluor kann, wenn auch selten, zu Beschwerden führen, wenn er mit bis zu 5 ml und mehr zu reichlich ist. Ursachen können eine vermehrte Produktion infolge eines erhöhten Östrogenspiegels oder vermehrter Östrogenrezeptoren sein. Auch ein enger Introitus kann zur Retention des Fluors führen, wobei es dann in größeren Abständen oder beim Geschlechtsverkehr zu schwallartiger Entleerung kommt.

Hormonell veränderter Fluor

Östrogenbedingter Fluor

Hohe Östrogenmengen oder reichlich Östrogenrezeptoren können zu einem vermehrten Fluor führen, insbesondere wenn noch eine große Ektopie vorliegt. Solange der Fluor dem physiologischen Fluor entspricht, ist er nicht als pathologisch anzusehen (Abb. 6.5).

Auch das zum Zeitpunkt der Ovulation reichlich gebildete klare, spinnbare Zervixsekret (Abb. 1.6) ist als vorübergehender hormoneller Fluor anzusehen.

Östrogenmangel-Fluor/atrophischer Fluor

Die Menge des Fluors ist bei Östrogenmangel deutlich verringert (Abb. 6.6). Das Aussehen ist eher farblos, da sich kaum Epithelien darin befinden. Der pH-Wert liegt über 6, da keine säurebildenden Laktobazillen vorhanden sind. Unter Östrogenmangel werden die Epithelzellen kleiner. Es sind meist nur wenige Parabasalzellen zu sehen mit nur einem kleinen Zytoplasmaanteil (Abb. 6.7). Die Zahl der Leukozyten kann etwas erhöht sein, muss es aber nicht. Daher ist auch der Begriff **atrophische Kolpitis** nicht korrekt, denn die Atrophie löst keine Entzündungsreaktion mit erhöhten Leukozytenzahlen aus. Auch ist es keine Infektion. Das Epithel wird dünn und verletzlich, was gelegentlich zu leicht blutigem oder gelblichem Ausfluss führen kann. Es ist erstaunlich, wie rasch und mit wie wenig lokalem Östriol das Problem behoben werden kann.

Tabelle 6.5 Diagnostische Aussagekraft des Fluors

Normalflora	▶ Laktobazillen in hoher Konzentration ▶ wenig Darmkeime (nur kulturell nachweisbar) ▶ pH-Wert 4,0 ▶ 3- bis 10-mal mehr Epithelien als Leukozyten
Mischflora	▶ Laktobazillen ▶ mehr Darmbakterien als Laktobazillen ▶ pH-Wert 4,2–4,6 ▶ 3- bis 10-mal mehr Epithelien als Leukozyten
Aminvaginose/BV	▶ keine/kaum Laktobazillen ▶ sehr reichlich Gardnerella vaginalis und Darmbakterien ▶ pH-Wert 4,5–5,5 ▶ 3- bis 10-mal mehr Epithelien als Leukozyten
Kolpitis	▶ Vaginalwand gerötet ▶ Zervixsekret klar ▶ Erreger: Candida albicans, Trichomonaden, A-Streptokokken, HSV, Staph. aureus, unbekannter Erreger der Kolpitis plasmcellularis
Zervizitis/Adnexitis	▶ gelbes, klebriges Zervixsekret (sehr viele Leukozyten) ▶ Erreger: Chlamydien, Gonokokken ▶ Fluor und Vaginalwand unauffällig

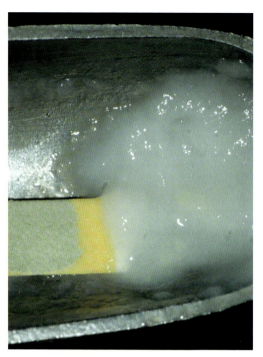

Abb. 6.1 Normalfluor mit pH-Wert 4,0.

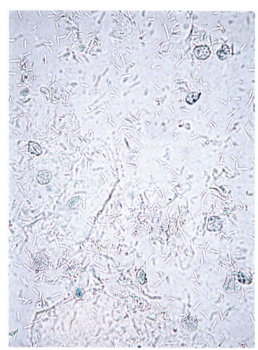

Abb. 6.2 Nativmikroskopie des Normalfluors, enthält nur Laktobazillen und nackte Zellkerne.

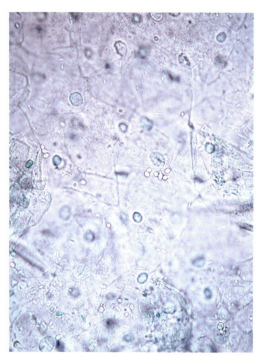

Abb. 6.3 Nativmikroskopie eines Normalfluors (pH 4,0) mit Laktobazillen und einer Candida-glabrata-Kolonisation.

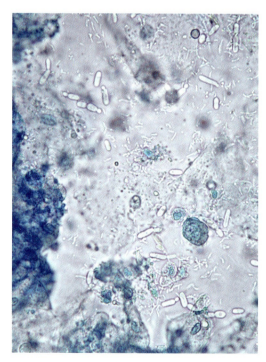

Abb. 6.4 Nativmikroskopie eines Normalfluors mit Laktobazillen und Kolonisation von Bäcker-/Bierhefe (Saccharomyces cerevisiae).

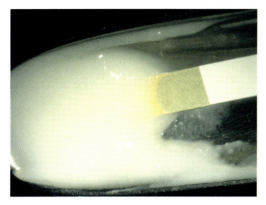

Abb. 6.**5** Überreichlich normaler Fluor mit pH-Wert 4,0.

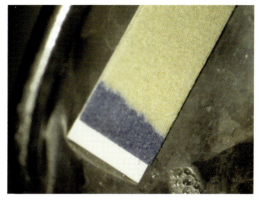

Abb. 6.**6** Wenig durchsichtiger Fluor bei Atrophie, pH-Wert >6,0, z. B. Wochenbett, Senium.

■ Mikrobiell veränderter Fluor

Gerade der mikrobiell bedingte Fluor wird häufig missinterpretiert, dann nämlich, wenn nicht zwischen Erregern und Kolonisationskeimen unterschieden wird. Erreger, die das Genitale nur als Eintritts- oder Austrittspforte benutzen, verändern den Fluor nicht. Erreger, die eine Entzündungsreaktion in der Zervix und der Vagina auslösen, verändern dagegen den Fluor in Farbe, Konsistenz und Menge. Dabei kann das Ausmaß der Veränderung sehr unterschiedlich sein. Mikroorganismen, wie beispielsweise Darmflora, die an Zervix und Vagina keine Entzündungsreaktion auslösen, können den Fluor fast ausschließlich in Bezug auf Konsistenz und Menge verändern.

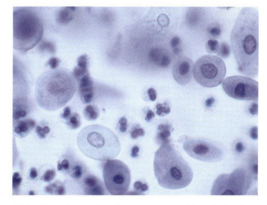

Abb. 6.**7** Nativmikroskopie bei Atrophie mit Parabasalzellen und Granulozyten.

Infektiöser Fluor

Dieser Fluor ist ansteckend. Je nach Erreger und Reaktion kann er ein normales Aussehen haben oder ein entzündliches. Das Spektrum der Erreger reicht vom gefährlichsten und stigmatisierenden HIV über Gonokokken, Chlamydien, Herpesviren, Zytomegalieviren, Hepatitis-B-Viren, A-Streptokokken bis hin zu Lästigkeiten wie Candida albicans oder Trichomonaden. Dabei ist dem Fluor die Gefährlichkeit nicht immer anzusehen. Erreger, die das Genitale nur als Eintritts- und Austrittspforte benutzen (HIV, CMV, HBV) lösen im Genitale keine Entzündungsreaktion aus, so dass der Fluor hierdurch auch nicht verändert wird. Auch bei den typischen Erregern des Genitales kann – wenn auch selten – bei subklinischer Infektion ohne Beschwerden eine Entzündungsreaktion weitgehend fehlen oder nur sehr minimal ausgeprägt sein.

Mikrobiell veränderter, aber nicht entzündlicher Fluor

Hierbei handelt es sich um einen pathologischen Fluor, der aber keine Entzündungsreaktion (d. h. vermehrt Leukozyten) aufweist. Er ist aber mehr oder weniger verändert in Konsistenz, Farbe und Geruch.

Dieser Fluor kommt am häufigsten bei **Aminvaginosen/bakteriellen Vaginosen** vor. Durch die in hoher Zahl vorliegenden verschiedenen Anaerobier, die große Mengen von Proteinasen bilden, werden die Proteine des Fluors degradiert, was die dünne Konsistenz des Fluors verursacht. Der meist fischartige, selten auch buttersäureartige Geruch wird ebenfalls durch die Anaerobier, deren Standort normalerweise der Darm ist, hervorgerufen. Der Fluor kann weiß-cremig (Abb. 6.**8**), grau-dünnflüssig (Abb. 6.**9**) oder auch wässrig und blasig (Abb. 6.**10**) erscheinen. Die Menge kann vermehrt sein, ist es oft aber nicht. Die Zahl der Leukozyten ist nicht erhöht, jedoch die Art und Zahl der Bakterien, die bis zu

Infektionsdiagnostik bei gynäkologischer Untersuchung

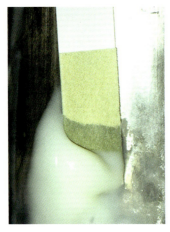

Abb. 6.**8** Scheinbar normaler weißer Fluor mit erhöhtem pH-Wert von 5.

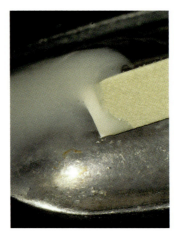

Abb. 6.**9** Grau-dünner Fluor bei Aminvaginose, pH-Wert 5,2.

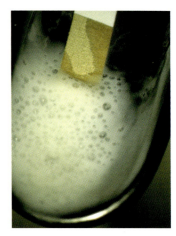

Abb. 6.**10** Blasiger Fluor bei Aminvaginose.

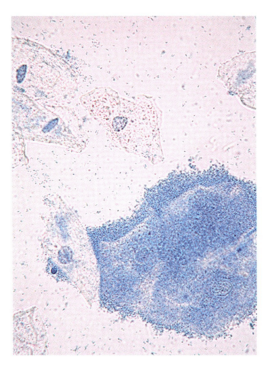

Abb. 6.**11** Nativmikroskopie des Fluors mit pH 5. Clue cell als Zeichen einer Aminvaginose.

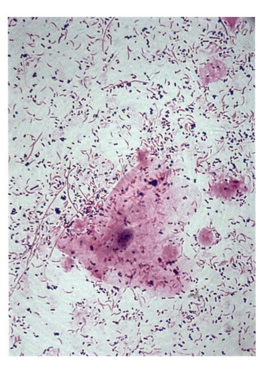

Abb. 6.**12** Gram-Präparat bei Aminvaginose mit Mobiluncus, Fusobakterien und vielen anderen Bakterien.

100 Mio./ml betragen kann. Daher handelt es sich auch nicht um eine Infektion oder gar eine Entzündung wie bei der Kolpitis, obwohl dies gelegentlich noch angenommen wird. Die Diagnose Aminvaginose/bakterielle Vaginose, bei der die höchsten Konzentrationen von unerwünschten Bakterien gefunden werden, wird durch den Nachweis von Clue cells mikroskopisch gestellt bzw. gesichert (Abb. 6.**11**), zusammen mit dem erhöhten pH-Wert und dem Amintest. Im Gram-Präparat kommt die große Menge verschiedener Bakterien erst richtig zur Darstellung (Abb. 6.**12**).

Bei **Mischflora** sieht der Fluor kaum verändert aus, hat aber wegen der nur noch wenigen Laktobazillen einen erhöhten pH-Wert zwischen 4,5 und 4,9 (Abb. 6.**13**). In der Nativmikroskopie ist Mischflora kaum richtig zu beurteilen (Abb. 6.**14**). In der Gram-Färbung ist sie jedoch leicht zu er-

Infektionsdiagnostik bei gynäkologischer Untersuchung

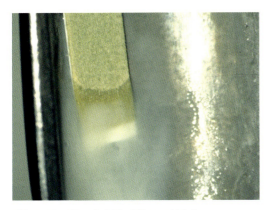

Abb. 6.**13** Fluor bei Mischflora, pH 4,8.

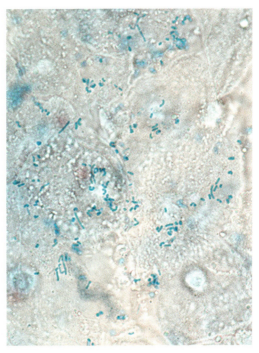

Abb. 6.**14** Nativmikroskopie bei Mischflora mit unterschiedlich großen Bakterien (1000-fache Vergrößerung).

kennen. Hier überwiegen die gramnegativen Darmbakterien (Abb. 6.**15**).

Entzündlicher Fluor

Dieser Fluor fällt schon mit dem bloßen Auge durch seine gelbe Farbe auf. Ist der Fluor eher fest bis sogar bröckelig (Abb. 6.**16**), dann kann es sich nur um eine ausgeprägte **Candidose** handeln, da es nur hierbei durch das Anheften der Epithelzellen an das Hefegeflecht (Pseudomyzelien) zu diesem typischen Fluor kommt. Im Mikroskop sind massenhaft Leukozyten und Pseudomyzel (Abb. 6.**17**) zu sehen. Das Verhältnis von Leukozyten zu Epithelzellen beträgt > 6 : 1.

Der klassische infektionsbedingte, entzündliche Fluor mit seiner gelb-rahmigen, blasig-klebrigen Konsistenz ist mit einem pH von 4,5 bis 6,0 typisch für die ausgeprägte **Trichomoniasis** (Abb. 6.**18**). Er muss aber nicht immer so typisch aussehen, z. B. bei wenigen Trichomonaden und geringer Entzündungsreaktion. In der Nativmikroskopie ohne Methylenblau sind die durch das Gesichtsfeld ruckenden Trichomonaden zu sehen (Abb. 6.**19**).

Einen nicht ganz so entzündlichen Fluor findet man bei der **Kolpitis plasmacellularis,** auch „purulent vaginitis" genannt (Abb. 6.**21**). Ein Erreger ist nicht bekannt. Der Fluor ähnelt dem der Trichomoniasis, aber ohne Trichomonaden, dafür aber einzelne Parabasalzellen (Abb. 6.**20**).

Auch der Fluor bei einer **A-Streptokokken-Kolpitis** fällt durch seine gelbliche Farbe und die dünne Konsistenz auf (Abb. 6.**23**). In der Nativmikroskopie sind mehr Leukozyten als Epithelzellen zu sehen, keine Laktobazillen und nur kleine Bakterien. Streptokokken, wie in Abb. 6.**22** dargestellt, sind nur in hoher Auflösung gelegentlich erkennbar. Wegen der Gefährlichkeit der A-Streptokokken ist daher bei jeder Kolpitis ohne

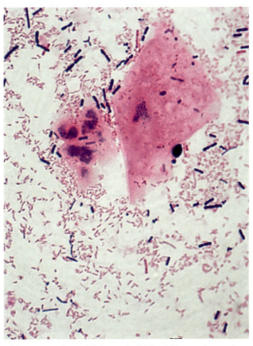

Abb. 6.**15** Gram-Färbung bei Mischflora mit vereinzelten großen Laktobazillen, 10-mal mehr kleine gramnegative Bakterien und eine Sprosszelle.

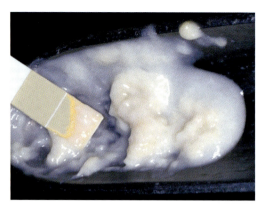

Abb. 6.**16** Klumpig-gelblicher Fluor (pH 4,1), den es so nur bei der Candidose gibt.

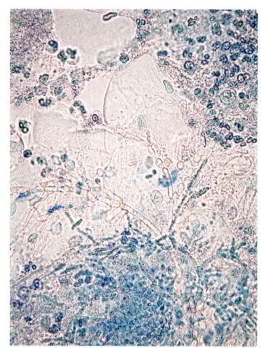

Abb. 6.**17** Nativmikroskopie bei Candidose mit Pseudomyzel und vielen Granulozyten (0,1 % Methlenblau-Lösung).

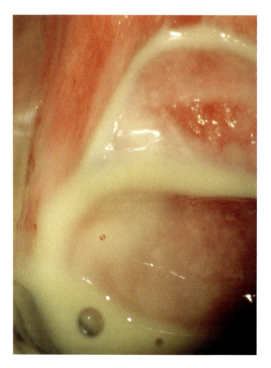

Abb. 6.**18** Spekulumeinstellung mit viel rahmig gelbem Fluor bei Trichomoniasis.

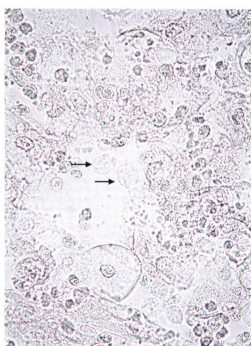

Abb. 6.**19** Nativmikroskopie eines Entzündungsfluors (mit physiologischer NaCl-Lösung verdünnt) mit sehr vielen Granulozyten und Trichomonaden (Pfeil).

Infektionsdiagnostik bei gynäkologischer Untersuchung

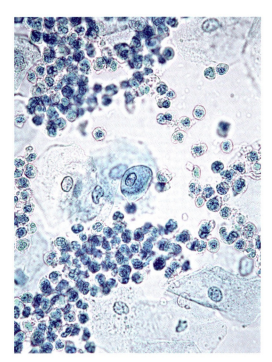

Abb. 6.20 Nativmikroskopie eines Entzündungsfluors mit sehr vielen Granulozyten, vereinzelt Parabasalzellen ohne erkennbaren Erreger, kulturell nur Darmflora. Diagnose: Kolpitis plasmacellularis.

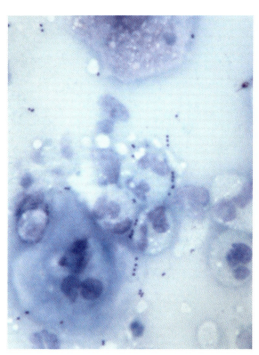

Abb. 6.22 Nativmikroskopie des Fluors aus Abb. 6.23. In hoher Vergrößerung (1000-fach) werden kurze Streptokokkenketten sichtbar (Kultur: A-Streptokokken).

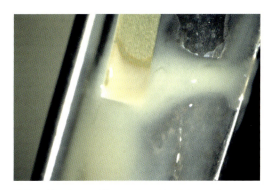

Abb. 6.21 Entzündlicher Fluor bei Kolpitis plasmacellularis mit pH 4,8.

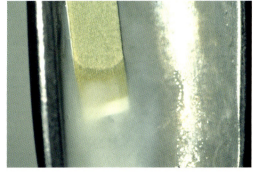

Abb. 6.23 Gelblicher Fluor mit angehobenem pH-Wert von 5,0 als Zeichen einer Entzündung/Kolpitis.

erkennbaren Erreger ein Abstrich für die Mikrobiologie zu entnehmen.

Entzündlicher, nicht mikrobiell verursachter Fluor

Hierbei handelt es sich meist um kaum vermehrten Fluor, der gelblich bis rötlich ist. Der pH-Wert ist wegen der meist fehlenden Laktobazillen angehoben (>5,5). Mikroskopisch finden sich vermehrt Leukozyten, Zellhaufen, Zelltrümmer, Erythrozyten, kleine Bakterien, aber keine Laktobazillen (Abb. 6.24, Abb. 6.25). Bakteriologische Abstriche ergeben nur Darmflora. Als Ursache kommen die Kolpitis erosiva, ein Behçet-Syndrom, ein Karzinom oder eine Atrophie in Frage. Ein Herpes genitalis, der zeitlich auf 1 bis 3 Wochen begrenzt ist, sollte ausgeschlossen sein. Aber auch manche ausgefallene Sexualpraktiken oder in der Vagina vergessene Gegenstände können zu einer starken Veränderung des Fluors mit Erhöhung der Bakterienzahl und der Leukozyten führen.

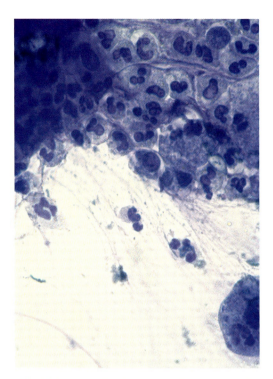

Abb. 6.**24** Nativmikroskopie eines Fluors mit pH 5,0 mit Gewebefetzen, Schleim, Leukozyten bei Kolpitis erosiva.

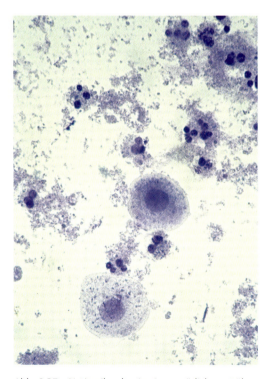

Abb. 6.**25** Nativmikroskopie eines spärlichen, trüben Fluors mit Parabasalzellen, Granulozyten und Zelltrümmern.

Fluordiagnostik

■ pH-Messung des Fluors (Spezialindikator-Papier 4,0 – 4,7 von Merck)

Ein pH-Wert < 4,5 bedeutet die Anwesenheit von Laktobazillen, da nur sie Milchsäure bilden und sich bei diesem pH-Wert noch vermehren können. Gleichzeitig bedeutet es die Anwesenheit der schützenden Normalflora, die östrogenabhängig während der Zeit der größten Beanspruchung den Vaginalbereich von Keimen des Perianalbereiches weitgehend frei hält (Tab. 6.**6**, Abb. 6.**1**, Abb. 6.**2**, Abb. 6.**32**). Fehlen die Laktobazillen (Abb. 6.**26**, Abb. 6.**27**, Abb. 6.**28**), so liegt der pH-Wert wie bei der Aminvaginose bei 5,5.

Ein pH-Wert bei einer Schwangeren von > 6,0 (Abb. 6.**29**) ist gleichbedeutend mit einem Blasensprung, da das Fruchtwasser einen pH von ca. 7,0 hat. Im Gegensatz zum atrophischen Fluor (Abb. 6.**32**), finden sich im mikroskopischen Nasspräparat einer Schwangeren Superfizialzellen und meist auch Laktobazillen (Abb. 6.**30**). Im Gegensatz dazu sind bei Atrophie Parabasalzellen sichtbar (Abb. 6.**31**).

■ Amintest

Durch die Zugabe eines Tropfens 10 % KOH-Lösung zum Fluor (auf Watteträger oder Objektträger) wird im Falle der Aminvaginose der typische fischartige Geruch (Amine) verstärkt. Dies kann aber auf besondere Fälle beschränkt bleiben. Auch Blutung führt zur einem erhöhten pH-Wert (Abb. 6.**33**, Abb. 6.**34**).

■ Mikroskopie

Zur Mikroskopie muss der Fluor zunächst entweder ausgestrichen und gefärbt werden und dann mit Öl oder Lösung und Deckplättchen, oder auch gleich verdünnt als sogenanntes Nass- oder Nativpräparat angesehen werden. Die gezielte Entnahme des Fluors erfolgt am einfachsten mit dem Holzstiel eines kleinen Watteträgers, mit dem er dann auf dem Objektträger in einen Tropfen Methylenblau-Lösung (0,1 %) eingerührt wird. Das leicht mikrobizide Methylenblau sorgt für bessere Kontrastierung bei gestörter Flora (höherer pH = bessere Anfärbung) und verhindert eine Kontaminierung der Verdünnungslösung. Bei Trichomonadenverdacht (gelber Fluor) sollte anstatt Methylenblau- eine Kochsalzlösung verwendet werden, da sonst die

Infektionsdiagnostik bei gynäkologischer Untersuchung

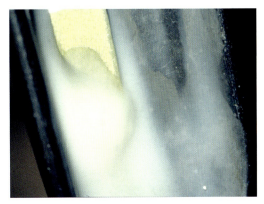

Abb. 6.**26** Reichlich weißer Fluor mit pH 5,0 ohne Geruch.

Trichomonaden zu schnell ihre Vitalität verlieren.

Ein normales Lichtmikroskop mit 40-er Objektiv ist ausreichend (Tab. 6.7). Mit Phasenkontrast werden einige Erreger (Trichomonaden und Hefen) leichter auffindbar, er hat aber bei Bakterien, insbesondere wenn sie angefärbt werden, keinen Vorteil.

Die Nassmikroskopie (Nativmikroskopie) dient der schnellen Information und erlaubt neben der Erkennung von Laktobazillen, Hefen und Trichomonaden vor allem die Unterscheidung zwischen entzündlichem und nicht entzündlichem Fluor aufgrund der Zahl der Leukozyten im Präparat.

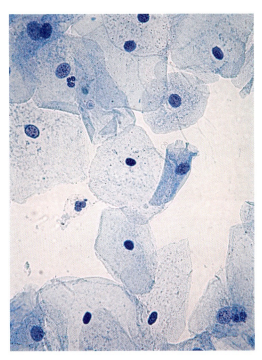

Abb. 6.**27** Nativmikroskopie des Fluors von Abb. 6.**26**. Nur Epithelien, keine Bakterien nach Antibiotikatherapie.

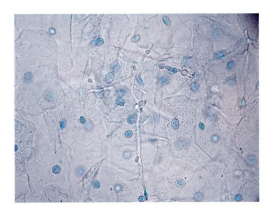

Abb. 6.**28** Nativmikroskopie eines Fluors mit pH 5,0. Nur Epithelien, keine Bakterien, keine Leukozyten aber Pseudomyzel als Zeichen einer beginnenden Candidose.

Tabelle 6.**6** pH-Werte des Fluors

PH-Wert	Bedeutung
pH-Wert 3,8 – 4,2	▶ viele Laktobazillen ▶ Hefepilzinfektionen möglich
pH-Wert 4,3 – 4,7	▶ wenig Laktobazillen, Mischflora ▶ Hefen möglich ▶ Leukozyten vermehrt
pH-Wert 4,8 – 5,5	▶ V. a. gestörte Vaginalflora (Mischflora) ▶ Aminvaginose/bakterielle Vaginose ▶ Trichomoniasis ▶ Zustand nach Antibiotikagabe (wenn keine Laktobazillen mehr vorhanden sind) ▶ Leukozyten massiv vermehrt
pH-Wert >6,0	▶ atrophische Kolpitis ▶ Blasensprung in der Gravidität ▶ Mädchen vor der Östrogenproduktion ▶ **Beachte:** Zervixsekret und Blut haben auch diesen pH-Wert!

Abstrichentnahme für Mikrobiologie (Labor)

Mit einem Watteträger wird leicht in den Zervixkanal eingegangen und dann einmal kreisend die Vaginalwand abgestrichen, danach den Tupfer in das Transportmedium stecken. Bei Pilzverdacht mit dem gleichen Watteträger auch noch über die Vulva reiben. Der Mikrobiologe kann aus einem Abstrich die verschiedenen Kulturplatten

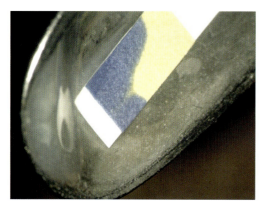

Abb. 6.**29** Wässriger Fluor mit pH > 6,0 bei einer Schwangeren (SSW 38) = Blasensprung.

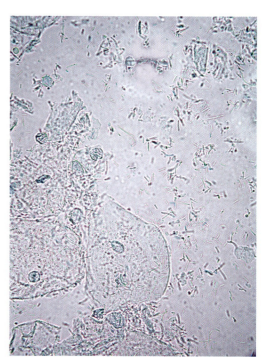

Abb. 6.**30** Nativmikroskopie des Fluors von Abb. 6.**29** mit Superfizialzellen und Laktobazillen = Blasensprung.

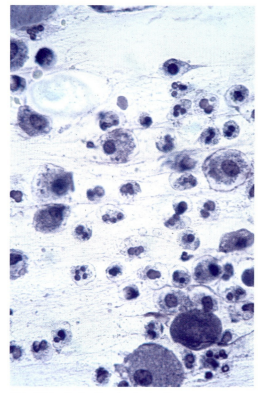

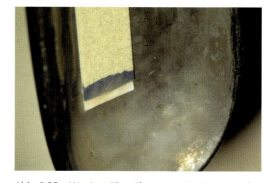

Abb. 6.**32** Wenig trüber Fluor mit pH-Wert > 6,0 bei atrophem Genitale.

Abb. 6.**31** Nativmikroskopie des Fluors von Abb. 6.**32** mit pH > 6,0 mit Parabasalzellen, Leukozyten und Schleim (= atrophische Kolpitis).

beimpfen. Bei Trichomonadenverdacht den Watteträger auf einem Objektträger abrollen, lufttrocknen lassen und mitschicken.

Für Erregernachweis mittels PCR sind spezielle Abstrich-Sets vom Labor anzufordern.

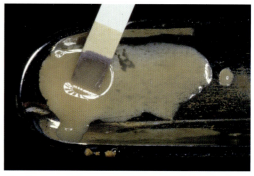

Abb. 6.**33** Fluor bei chronischer Blutung mit pH > 6,0 und Geruch.

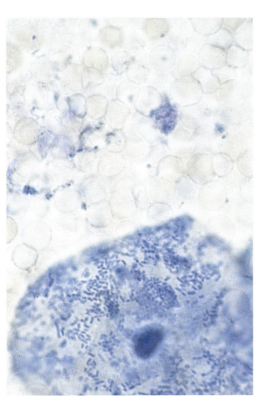

◄ Abb. 6.**34** Nativmikroskopie des Fluors von Abb. 6.**33** mit Clue cells und leeren Ringen (Erythrozyten) = Aminvaginose.

Kolposkopie

Diese erlaubt die bessere Betrachtung der Haut, was eine Beurteilung der Läsionen/Effloreszenzen und die Erkennung kleiner Parasiten erst möglich macht. Die Essigprobe (3–5%) ist eine wichtige Ergänzung für die Beurteilung der Portio (Abb. 6.**35**, Abb. 6.**36**) und auch bei unklaren Befunden der Vulva (nicht bei Rhagaden einsetzen wegen des Brennens). Dysplasien (CIN II–III) auf der Portio oder auf der Vulva (VIN III, Morbus Bowen) und subklinische HPV-Infektionen werden hierdurch sichtbar und damit vom Lichen simplex oder Lichen sclerosus unterscheidbar.

Tabelle 6.**7** Was kann mit dem Mikroskop erkannt werden?

Diagnose	mikroskopischer Befund
Normalverhältnisse	▶ große Stäbchenbakterien (= Laktobazillen) ▶ viele Laktobazillen (sehr niedriger pH-Wert) ▶ wenig Leukozyten 3–10-mal mehr Epithelzellen als Leukozyten ▶ ausgereifte Epithelzellen
Mischflora	▶ Laktobazillen ▶ viele kleine Bakterien ▶ unterschiedlich viele Leukozyten ▶ in der Schwangerschaft besonders beachtenswert, da eine scheinbar nur leicht gestörte Mischflora häufig an der Frühgeburtlichkeit beteiligt ist!
fehlende Bakterienflora	▶ z. B. nach Antibiotika
mehr Granulozyten als Epithelzellen	▶ Ausdruck einer Entzündung ▶ sind keine typischen Erreger (Hefen, Trichomonaden) mit dem Mikroskop erkennbar, sollte ein Abstrich für die Bakterienkultur entnommen werden (Ausschluss von A-Streptokokken und Staph. aureus)
Trichomonaden	▶ ruckende Geißelbewegung der etwa lymphozytengroßen Trichomonaden zusammen mit sehr vielen Granulozyten (> 100 pro Gesichtsfeld bei 40-er Objektiv) (s. Abb. 3.**5** und Abb. 6.**19**)
Hefepilze	▶ Sprosszellen sind verdächtig, Pseudomyzel nahezu beweisend für eine Candidose ▶ mäßig viele bis viele Leukozyten
Aminvaginose	▶ Clue cells (mit Bakterien bedeckte Epithelzellen = Schlüsselzellen) ▶ massenhaft kleine Bakterien ▶ fehlende Laktobazillen ▶ wenig Leukozyten (s. Abb. 6.**11**)
Kolpitis plasmacellularis	▶ massenhaft Leukozyten (100–200 pro Gesichtsfeld bei 40er Objektiv) ▶ Mischflora ▶ ausgereifte (Superfizial-Zellen) und unreife Epithelzellen (Intermediärzellen, vereinzelt Parabasalzellen) (s. Abb. 6.**20**)
atrophische Kolpitis	▶ unausgereifte Epithelzellen (Intermediär- und Parabasalzellen) einige Leukozyten ▶ kleine Bakterien (Perianalflora) (s. Abb. 6.**31**)

Infektionsdiagnostik bei gynäkologischer Untersuchung

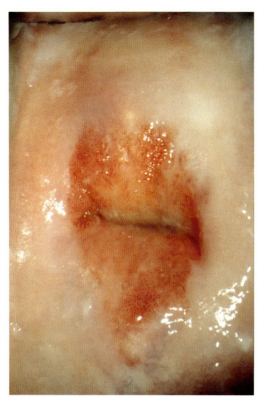

Abb. 6.35 Portio einer 29-jährigen Patientin.

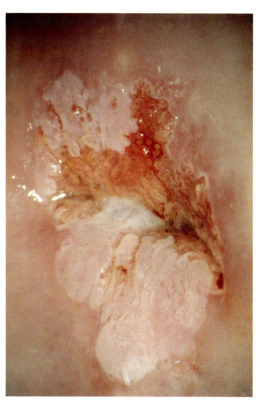

Abb. 6.36 Gleiche Portio wie Abb. 6.35 nach Behandlung mit 5 % Essigsäure.

Biopsie

Eine Biopsie sollte immer dann vorgenommen werden, wenn die Diagnose weder klinisch noch durch eine mikrobiologische Untersuchung gestellt werden kann. Bei klinischer Erfahrung und eindeutig benignem Befund, z. B. einem Lichen simplex oder Lichen sclerosus, muss nicht biopsiert werden. Unklare persistierende Läsionen müssen unbedingt, auch zum Ausschluss einer schweren Dysplasie oder eines Malignoms, biopsiert werden, notfalls auch wiederholt.

■ Techniken der Vulvabiopsie

Es handelt sich um einen kleinen Eingriff, der problemlos in der Praxis entweder mit der Knipsbiopsiezange (Abb. 6.37) oder mit einer Stanze (Fa. Stiefel) durchgeführt wird. Die Qualitätsunterschiede des Biopsats beider Methoden sind gering.

Der Vorteil der Zange ist die raschere Entnahme. Dies gilt aber nur, wenn das Gewebe gut zu fassen und die Zange scharf sind.

Mit der kostengünstigeren Stanze können feste Bereiche tieferreichend biopsiert werden

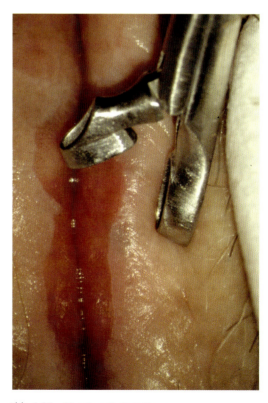

Abb. 6.37 Biopsie mit einer Zange.

Infektionsdiagnostik bei gynäkologischer Untersuchung

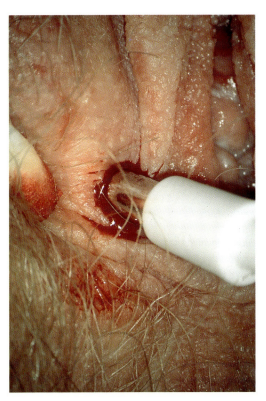

Abb. 6.**38** Biopsie aus der Vulva mittels Stanze: Aufsetzen der Stanze nach Anästhesie mit Emla-Creme.

(Abb. 6.**38**). Dabei wird der scharfe Schneidezylinder der Stanze mit einer Drehbewegung unter leichtem Druck vorgeschoben (Abb. 6.**39**). Wenn die Kollagenfasern des Stratum reticulare durchtrennt sind, hebt sich das Biopsat über das Niveau der umgebenden Haut (Abb. 6.**40**) und kann mit der Pinzette leicht erfasst und an der Basis abgeschnitten werden (Abb. 6.**41**). Eine Probengröße von 4 mm ist ausreichend. Die Biopsiestelle muss nicht genäht werden. Zur Blutstillung ist das Betupfen mit Monsel-Lösung, Höllensteinstift oder Eisen(III)chloridlösung geeignet.

Zur Anästhesie reicht das Auftragen von EMLA Creme (Lidocain und Prilocain). Die Einwirkzeit sollte 30 Minuten nicht unterschreiten. Je tiefer die Biopsie ist, desto länger muss die Wartezeit sein. Für tiefere Biopsien (bis etwa 6 mm) ist eine Wartezeit von 60 Minuten in den meisten Fällen ausreichend. Eine Infiltrationsanästhesie mit Lidocain oder Mepivacain muss daher nur durchgeführt werden, wenn weniger Zeit zur Verfügung steht oder die Biopsie noch tiefer reichen soll.

Bei Biopsien im Vaginalgewölbe oder von der Portio ist keine Anästhesie notwendig.

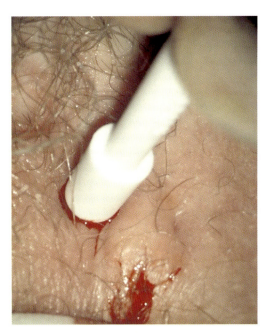

Abb. 6.**39** Die Stanze wird unter leicht drehender Bewegung vorgeschoben.

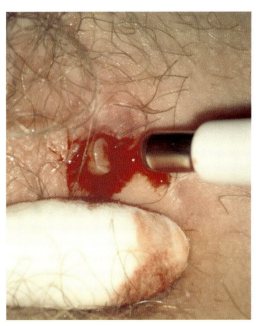

Abb. 6.**40** Nach dem Herausziehen der Stanze bleibt der Gewebezylinder vor Ort.

Schnelltests in der Praxis

Für die aufgeführten Erreger stehen solche Tests zwar zur Verfügung, dürften für den Gynäkologen jedoch nur der in der Schwangerschaft Bedeutung haben:
- A-Streptokokken (eher Pädiatrie)
- B-Streptokokken (in der Schwangerschaft, bei Entbindung, beim Neugeborenen)
- Chlamydien (nicht zum Screening).

Weniger für den Gynäkologen:
- HIV
- Malaria.

Die Streptokokken-Schnelltests beruhen auf der Extraktion des C-Antigens aus der Zellwand und einer Detektion mittels immunologischer Reaktion.

Für A-Streptokokken ist der Test anerkannt für die Tonsillitis-Diagnostik.

Für B-Streptokokken stehen mehrere Tests zur Verfügung mit einer guten Spezifität (91–100%; zum Vergleich: Kultur 89%), aber einer mäßigen Sensitivität (11–79%; Kultur: 91%).

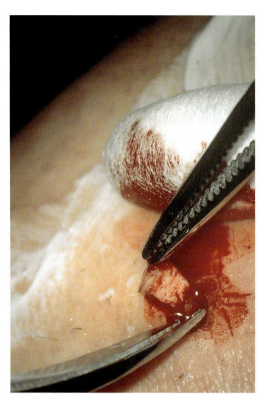

Abb. 6.**41** Vorsichtiges Fassen und Abschneiden des Biopsates.

Spezieller Teil

7 Gynäkologische Infektionen 89
8 Infektionen in der Schwangerschaft 213
9 Infektionen peripartal und im Wochenbett 289
10 Entzündungen der Mamma 301

7 Gynäkologische Infektionen

7.1 Infektionen der Vulva (Vulvitis)

Einführung und Pathogenese

Die Vulva und speziell der Introitus gehören aufgrund der hohen sensiblen Versorgung zu den empfindlichsten Körperbereichen. Störungen und Entzündungen werden hier daher als besonders unangenehm empfunden und oft schon gespürt, ehe etwas zu sehen ist.

Neben Infektionen (Abb. 7.1) kommen aber auch viele andere Ursachen wie Dermatosen, Hautbeschädigung, Allergien, Dysplasien und anderes für Beschwerden in Frage (Tab. 7.1). Eine gute Diagnostik ist daher wichtig, um zu erkennen, ob tatsächlich eine Infektion vorliegt (s. Tab. 6.1, S. 71). Diese lässt sich normalerweise rasch behandeln. Infektionen sind meist akute Ereignisse, bei denen nur wenige Erreger in Frage kommen. Sie lösen erst mit der Entzündungsreaktion auch Beschwerden aus.

Tab. 7.2 gibt einen groben Überblick über potenzielle lokaltherapeutische Optionen bei Erkrankungen der Vulva.

Die Haut der äußeren Vulva ist recht widerstandsfähig, denn sie besteht aus kräftigem, mehrschichtigem verhorntem Plattenepithel, das nur an den großen Labien Haarfollikel besitzt,

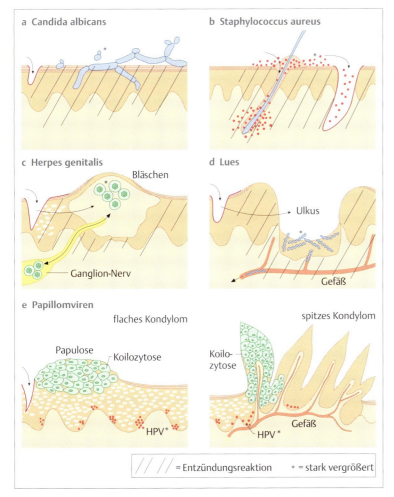

Abb. 7.1 Schematische Darstellung der Erregerlokalisation und Erregerausbreitung bei verschiedenen Erkrankungen der Vulva. Die einzelnen Erreger sind stark vergrößert dargestellt. Die Entzündungsreaktion ist durch Schraffierung angedeutet.

Tabelle 7.1 Vulvaerkrankungen nach Ätiologie, Beschwerden und Klinik

I. Ätiologie

Infektionen	Dermatosen/Immunerkrankungen	Tumore, gutartig	Malignome/Dysplasie	Artefakte und Anderes
Candidose (häufig) Kondylome (HPV) (häufig) Herpes genitalis (häufig) A-Streptokokken (gelegentlich) Staphylococcus aureus (gelegentlich) Trichomoniasis (z. Z. selten) Vulvitis plasmacellularis (gelegentlich) Herpes zoster (VZV) (selten) Mollusca contagiosa (selten) Lues* (sehr selten) Lymphogranuloma venereum (LGV; sehr selten) Ulcus molle* (sehr selten) Acne inversa (selten) Erythrasma (gelegentlich) Phthiriasis (z. Z. selten) Bilharziose (sehr selten)	Lichen sclerosus (häufig) Lichen simplex Lichen planus Behçet-Syndrom Irritative Dermatitis Ekzem Allergien toxische Reaktion Pemphigus vulgaris Pemphigoid Fixes Arzneimittelexanthem	Kondylome Atherom Hidradenom Dellwarzen (Mollusca contagiosa) Fibrom Hämatom Keratoangiome Bartholinzyste	Vulvakarzinom Morbus Paget Melanom	Kratzspuren Verletzungen Factitia Hautbeschädigung Östrogenmangel Depression Sexualstörung Partnerkonflikt

II. Beschwerden

Juckreiz	Brennen	Schmerzen		Keine/kaum Beschwerden
Pilzinfektion Lichen sclerosus Lichen planus Frühform Lichen simplex Phthiriasis Ekzem trockene Haut	Herpes genitalis Lichen planus erosivus (Spätform) Vulvitis plasmacellularis Zoster toxische Reaktion A-Streptokokken Trichomonaden Irritative Dermatitis Hautbeschädigung	Behçet-Syndrom Follikulitis (Staph. aureus) Abszess (Staph. aureus) Verletzung Pyodermia fistulans Pemphigus Acne inversa Hautbeschädigung		Kondylome (HPV) Erythrasma Fibrom Malignom (Factitia)

III. Klinisches Bild

flächige Rötung	Knötchen	Pusteln	Bläschen	Ulzera/Läsionen
Candidose Trichomoniasis Lichen planus erosivus Vestibulitis toxische Reaktion Vulvitis plasmacellularis Vulvitis durch A-Streptokokken	Candidose Herpes genitalis Follikulitis Talgzysten Hidradenom Mollusca contagiosa	Candidose Herpes genitalis Follikulitis Pyodermie (A-Streptokokken) Varizellen Zoster Acne inversa	Herpes genitalis toxische Reaktion Pemphigus Varizellen Zoster	Herpes genitalis Behçet-Syndrom Kratzspuren bei Lichen sclerosus Verletzung (nach GV) Karzinom Lues toxische Reaktion Pyoderma gangränosa

IV. Weißfärbung

Lichen sclerosus
Lichen planus (Frühform)
Vitiligo
Hyperkeratose

* meldepflichtig

Tabelle 7.2 Möglichkeiten der Lokalbehandlung bei Vulvaerkrankungen

	Substanzgruppe	Wirkstoff (Handelsname)
Antiinfektiva	Antibiotika	Metronidazol Clindamycin
	Antimykotika	Nystatin Clotrimazol etc.
	Antiseptika	Polyvidon-Jod Hexitidin (Vagihex) Dequaliniumchlorid (Fluomycin) Nifuratel (Inimur)
	Virustatika	Aciclovir (lokal kaum wirksam) Foscarnet
Hormone	Östrogene	Estriolsalbe/Ovula
	Kortison (lokal)	Clobetasol, Clobetason Triamzinolon etc.
Entfernung	Abtragung	chirurgisch Laser Elektroschlinge
	Denaturierung	Trichloressigsäure (>60%) Podophyllotoxin (Wartec) Albothyl
immunologisch	Immunmodulatoren	z. B. Imiquimod (Aldara), Vitamin C
Hautpflege	Fettsalbe	(Deumavan)

ansonsten Talgdrüsen und Schweißdrüsen aufweist, im Introitus dann aber besonders zart und empfindlich ist. Die meisten im äußeren Genitale empfundenen Beschwerden betreffen den Introitus, nicht die Vagina.

Während nur wenige Erreger an diesem Epithel eine Entzündung verursachen, lassen sich wegen der Nähe zum Darmausgang hier viele Mikroorganismen kulturell nachweisen. Ohne Eintrittshilfe lösen diese Mikroorganismen keine Infektion und Entzündung aus.

Der äußere Genitalbereich ist für viele immer noch ein Tabubereich, über den sie nicht gerne sprechen und den sie gelegentlich durch vermehrtes Waschen zu beruhigen glauben.

Dabei gibt es gerade bei der Vulva in den letzten Jahren viele neue Erkenntnisse. Es wird immer klarer, dass in diesem Bereich neben Infektionen viele andere Störungen möglich sind und dass hier nicht nur Antiinfektiva benötigt werden, sondern dass schon gute Hautpflege viele Probleme beseitigt. Wir wissen heute, dass bei der Beurteilung der Vulva der Darmausgangsbereich immer mit beurteilt werden muss, da hier die Quelle manch unerwünschter Bakterien liegt und er den Hygienezustand der Patientin ganz gut anzeigt.

Für eine Infektion sprechen:
▶ kurze Anamnese mit Juckreiz oder brennenden Schmerzen
▶ knötchenförmige oder flächige Rötung, die sich in der Peripherie auflöst
▶ deutlich erhöhte Leukozytenzahl im Fluor
▶ Nachweis eines Erregers.

Gegen eine Infektion sprechen:
▶ Anamnese über Monate und Jahre
▶ scharfer Übergang zur gesunden Haut
▶ normaler Fluor mit 3-mal mehr Epithelien als Leukozyten
▶ keine Besserung durch Antiinfektivum.

Leider werden immer noch zu viele Patientinnen wegen Keimnachweisen (z. B. Darmbakterien oder einer harmlosen Hefeart) mit Antiinfektiva behandelt. Infektionen werden begünstigt durch Hautläsionen und Beschädigung der Hornschicht oder der Hautanhangsgebilde. So braucht Staphylococcus aureus Eintrittspforten wie Haarbälge, Schweißdrüsen oder Verletzungen und verursacht abszedierende Entzündungen mit Pus. Durch seine Koagulase begrenzt er seine Ausbreitung im Gewebe selbst. Östrogenmangel (Atrophie) verursacht weniger Infektionen, da typische Genitalerreger (z. B. C. albicans) ein nährstoffreiches Milieu benötigen.

Risikofaktoren für Vulvitis sind:
▶ Hautläsionen, z. B. Koitusverletzungen, auch sehr diskrete, Rhagaden (Abb. 7.2), übertriebene Hygiene und Kratzen/Reiben begünstigen besonders Infektionen mit Herpesviren, Papillomviren, Treponemen, A-Streptokokken.

Gynäkologische Infektionen

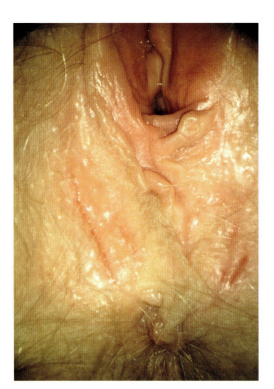

Abb. 7.2 Hautbeschädigung (Rhagaden) bei einer 24-jährigen Patientin mit Schmerzen.

- Beschädigte Hautanhangsgebilde (Talgdrüsen, Haarbälge) stellen speziell für Staphylococcus aureus Eintrittspforten dar.
- Abflussbehinderung (Verstopfung von Talgzysten, des Bartholindrüsenausgangs oder Synechie des Präputiums) begünstigt die Vermehrungsbedingungen für Bakterien.
- Erreger, die enzymatisch in das Epithel eindringen können, z.B. Candida albicans, A-Streptokokken.
- Erreger, die die Haut aktiv durch Bisse oder Stiche durchbohren (Zecken, Stechmücken, Filzläuse, Milben, Schistosomen, Larva migrans).
- Immunsuppression
- Ein schlecht eingestellter Diabetes mellitus schafft durch das erhöhte Nährstoffangebot für Mikroorganismen, besonders Hefen, günstige Lebensbedingungen.
- Adipositas mit Schwitzen
- Schlechte Hygiene kann ebenso wie zu viele Hygienemaßnahmen die Haut beschädigen.

Bei oberflächlichen intradermalen Infektionen kann das Symptom „Schmerz" auch fehlen (Kondylome, Erythrasma, Pityriasis versicolor). Es können auch Infektionen mit mehreren Erregern vorkommen, die sich wechselseitig begünstigen und somit die Symptomatik verstärken.

■ Hautpflege im Anogenitalbereich

Die Hauptquelle der Bakterien im Genitalbereich ist der nahegelegene Darmausgang, da der Stuhlgang/Fäzes bis zur Hälfte aus Bakterien besteht. Wegen der Geruchsbelästigung durch die bakteriellen Stoffwechselprodukte ist jeder, dem der Genitalbereich wichtig ist, bemüht, sich gründlich zu reinigen. Bei empfindlicher Haut kommt es hierdurch leicht zu Hautschäden, was die Anwesenheit der Bakterien wiederum begünstigt.

Die beste Hautpflege in diesem Bereich stellt eine Ergänzung der natürlichen Fettung der Haut dar. Es sollte nach dem Waschen, vor allem aber bei empfindlicher Haut vor jeder mechanischen Belastung, aufgetragen werden, d.h. vor dem Stuhlgang und vor dem Wasserlassen wegen der nachfolgenden Reinigungsprozedur.

! Das Fetten des Afters vor dem Stuhlgang erleichtert nicht nur die Darmentleerung, sondern verhindert eine Hautbeschädigung durch den Reinigungsvorgang und reduziert auch die Menge der auf der Haut zurückbleibenden Bakterien.

Von allen Vulvainfektionen ist die Candidose die häufigste und lästigste, der primäre Herpes genitalis die schmerzhafteste und die mit A-Streptokokken die gefährlichste Infektion.

Pilzinfektionen

Von den verschiedenen Pilzarten sind es vor allem die Hefen (Candida), die im feuchten äußeren Genitale zu finden sind. Sie gehören zu den häufigen Kolonisationskeimen beim Menschen und werden bei über 40% in Darm oder Mund und bis zu 20% in der Vagina kulturell nachgewiesen, ohne dass sie eine Entzündung und damit Beschwerden verursachen. Für den Immunkompetenten sind sie keine Gefahr, aber sie können, wenn es zur einer stärkeren Vermehrung und Entzündung kommt, sehr unangenehm werden.

Fadenpilze (Trichophyton-Arten) kommen bevorzugt auf der trockenen Haut, d.h. nur perivulvär vor.

■ Candidose (engl. candidiasis)

Häufigkeit, Erreger, Übertragung und Risikofaktoren. Eine Vulvitis durch Hefepilze stellt die häufigste Infektion mit Entzündungsreaktion der Vulva dar, wobei die Vagina in der Regel mitbetroffen ist. In den meisten Fällen wird sie durch Candida albicans (>90%) verursacht, sehr viel seltener sind die Erreger Candida tropicalis, krusei u. a. (s. Tab. 7.**4**, S. 145). Je nach Jahreszeit können bis zu 5 % der gynäkologischen Patientinnen betroffen sein. Manche Frauen haben nur selten eine manifeste Infektion, andere wiederum häufig.

Der Erreger Candida albicans ist weit verbreitet. Er wird mit der Nahrung und bei menschlichen Kontakten ausgetauscht und aufgenommen. So lässt er sich bei > 40 % der Erwachsenen als Kolonisationskeim im Mund- oder Darmbereich nachweisen.

Einige Faktoren, die die Entstehung einer Candidainfektion begünstigen, sind bekannt, z. B. Diabetes mellitus, Antibiotikatherapie, hohe Östrogendosen, Immunsuppression. Die Mehrzahl der Frauen, die an einer rezidivierenden Candidainfektion leiden, weisen jedoch keinen der bekannten Risikofaktoren auf.

Hautbeschädigung begünstigt das Angehen einer Pilzinfektion.

Symptome. Eine Candidose ist fast immer ein akutes Ereignis und nahezu die einzige Infektion im Genitale, die mit Juckreiz einhergeht. Der Pruritus ist umso heftiger, je stärker die Vulva betroffen ist. Brennende Schmerzen kommen dazu, wenn es bei schwerer Infektion und als Folge des Kratzens und Reibens zu einer Hautbeschädigung bis hin zu Rhagaden gekommen ist. Chronisches Brennen spricht eher gegen eine Pilzinfektion als Ursache der Beschwerden. Starke Schmerzen finden sich nur bei sehr ausgeprägter Candidose. Wenige Patienten haben keinen Juckreiz und klagen nur über Ausfluss (bei ausschließlichem Vaginalbefall).

Klinik. Rötung und Schwellung der Vulva mit flockigem, festem und im Extremfall bröckeligem, gelblichem Fluor (Abb. 7.**3**) sind so typisch, dass das Bild kaum mit einer anderen Vulvitis verwechselt werden kann. Schwieriger wird es, wenn nur eine Rötung zu sehen ist. Lassen sich mit dem Kolposkop leichte Beläge und winzige Pusteln erkennen, dann ist das bei Juckreiz immer sehr vedächtig für eine Candidose (Abb. 7.**4**). Mikroskopisch werden dann reichlich Pilzelemente gesehen (Abb. 7.**5**). Wenn auch selten, so können auch nur Pusteln ohne Rötung vorkommen (Abb. 7.**6**). Normalerweise ist aber

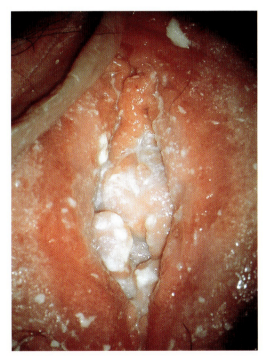

Abb. 7.**3** Vulvitis durch Candida albicans mit flockigem Fluor bei 43-jähriger Patientin.

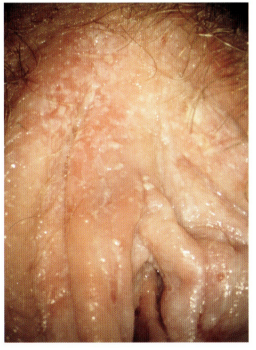

Abb. 7.**4** Vulvitis mit leichten Belägen und einzelnen kleinen Pusteln (C. albicans) bei 42-jähriger Patientin.

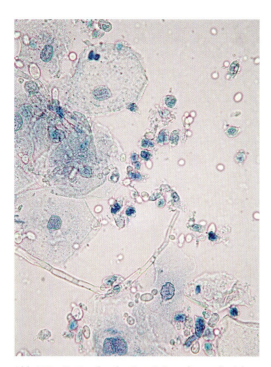

Rötung dabei (Abb. 7.**7**, Abb. 7.**8**, Abb. 7.**9**). Ein weiteres, sehr typisches Bild bei einer Candidose an der Vulva sind diskrete winzige Ringe (Abb. 7.**11**, Abb. 7.**10**). Es handelt sich um die Reste von abgeriebenen Pusteln. Sie unterscheiden sich von den flüchtigen, herpesbedingten Pusteln durch ihre tagelange Persistenz und Gleichförmigkeit und den Juckreiz.

! Herpesbläschen brennen.

Abb. 7.**5** Nativmikroskopie mit Pseudomyzel, vielen Sprosszellen und Leukozyten (400-fach, 0,1 % Methylenblaulösung).

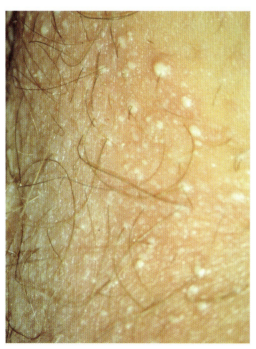

Abb. 7.**6** Vulvitis mit kleinen, fast reizlosen weißen Pusteln (C. albicans) bei 40-jähriger Patientin.

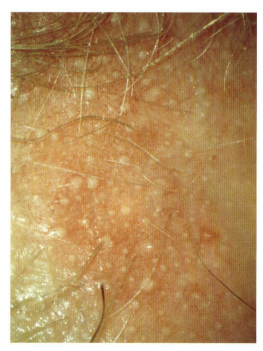

Abb. 7.**7** Vulvitis pustulosa durch Candida albicans mit Rötung bei einer 46-jährigen Patientin.

7.1 Infektionen der Vulva (Vulvitis)

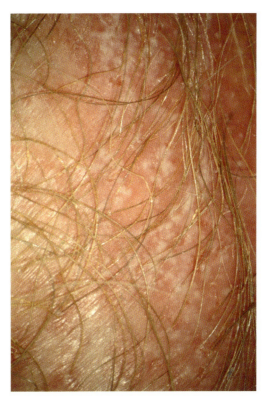

Abb. 7.**8** Vulvitis pustulosa (C. albicans) bei einer 29-jährigen Patientin.

Abb. 7.**9** Diskrete Vulvitis pustulosa mit flachen Pusteln (C. albicans) bei 41-jähriger Patientin.

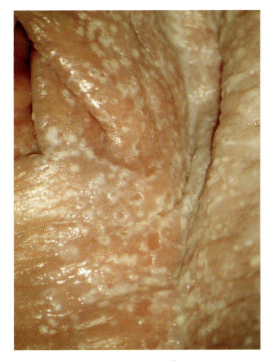

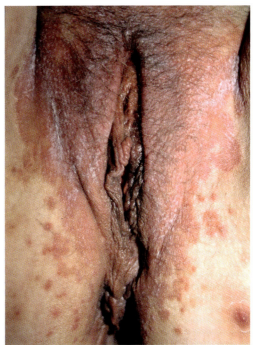

Abb. 7.**10** Vulvitis pustulosa (C. albicans) mit weißen Ringen, welche die Reste von abgeriebenen Knötchen sind (54-jährige Patientin).

Abb. 7.**11** Chronische Vulvitis (C. albicans) mit sich am Rand auflösenden braunen Flecken (53-jährige Patientin).

Eine sehr ausgedehnte und schwere Candida-Vulvitis findet sich heute nur noch selten und dann eher bei reiferen Patienten mit schlecht eingestelltem Diabetes mellitus (Abb. 7.12).

Diagnostik. Mikroskopie: Die mikroskopische Diagnose gelingt am ehesten aus Pusteln oder weißlichen Auflagerungen auf der Vulva oder aus dem Fluor. Mit dem Holzstiel eines kleinen Watteträgers wird Geschabsel von Pusteln oder Knötchen oder etwas Fluor (möglichst Flocken oder Bröckel) in einen Tropfen 0,1%ige Methylenblaulösung eingerührt und dann nach Pilzelementen durchmustert.

Wegen der häufig inhomogenen Verteilung der Hefen ist es von Vorteil, nach Flocken zu suchen und diese in der Methylenblaulösung auf dem Objektträger mit dem Holzstiel zu homogenisieren. Die Flocken entstehen durch das Anheften (Fliegenfängereffekt) der Epithelzellen an den langgezogenen, adhäsiven Hefeelementen (Pseudomyzele).

Manche Untersucher empfehlen den Zusatz von 10%iger Kalilauge zur Auflösung der Zellen, wobei die stabilen Hefeelemente sichtbar werden. Dies ist aber im Genitalbereich selten nötig. Das Phasenkontrastmikroskop erleichtert das Auffinden der Hefezellen, so dass hierbei keine Anfärbung erforderlich ist.

Findet sich das typische Pseudomyzel (baumartige Aneinanderreihung einzelner, lang ausgezogener Hefezellen, die z.T. nur noch punktuell aneinanderhängen (Abb. 7.5, Abb. 7.13 und Abb. 3.1), so ist die Diagnose gesichert und weitere Diagnostik überflüssig. Der mikroskopische Nachweis ist gleichbedeutend mit der Diagnose Candidose.

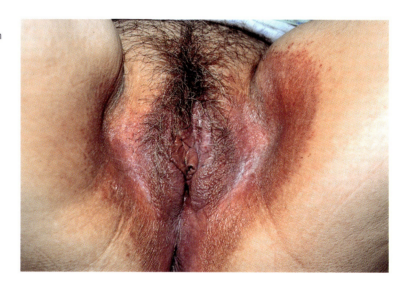

Abb. 7.**12** Schwere chronische Vulvitis durch C. albicans bei 54-jähriger Patientin mit Diabetes mellitus.

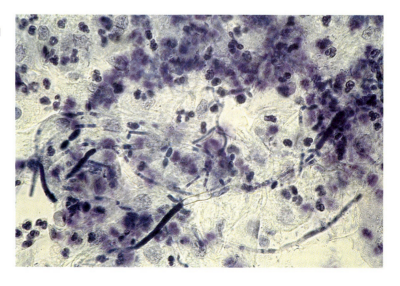

Abb. 7.**13** Mikroskopisches Bild einer ausgeprägten Candidose mit Pseudomyzel und vielen Leukozyten. Fluor in 0,1% Methylenblaulösung verdünnt.

Reichlich kleine Sprosszellen ohne vermehrte Leukozyten (mehr Epithelzellen als Leukozyten) ist verdächtig für eine Candida glabrata Kolonisation; reichlich große, längliche Sprosszellen sprechen für eine Saccharomyces-Kolonisation (s. Abb. 6.3 und 6.4).

Kultur: Der zum Abstrich verwendete Watteträger kann auf einer Sabouraud-Platte oder auch auf einer Chrom-Agarplatte (s. Abb. 3.6, S. 33) ausgestrichen oder in einem Röhrchen mit Sabouraud-Lösung ausgeschwenkt werden.

! Bei Abstrichen von der trockenen Vulva muss der Watteträger **angefeuchtet** werden, damit er saugfähig wird. Dies kann durch Eingehen in die Vagina oder in Kulturlösung geschehen, ist aber auch mit Leitungswasser möglich.

Eine kulturelle Anzüchtung der Pilze ist immer dann notwendig, wenn die Beschwerden der Patientin und der klinische Aspekt eine Pilzinfektion vermuten lassen, mikroskopisch aber keine Pilzelemente gefunden werden. Außerdem ist eine Anzüchtung zur Differenzierung immer dann angezeigt, wenn nur Sprosszellen mikroskopisch zu sehen sind, um apathogene Hefen (z. B. Saccharomyces cerevisiae = Bäcker- oder Bierhefe) auszuschließen.

Eine Resistenzbestimmung ist in der Routinediagnostik nicht notwendig.

Biopsie: Bei unklaren Fällen, z. B. Hyperkeratosen, haftenden Belägen und unklaren Knötchen, ist die Biopsie hilfreich. Abb. 7.14 zeigt das klinische Bild und Abb. 7.15 die Histologie dazu. Die Histologie (PAS-Färbung) zeigt eindrucksvoll, dass Candida albicans bei chronischer Infektion der Vulva in die Hornschicht einwachsen kann. Eine Beseitigung der Infektion wird dann schwieriger und gelingt am sichersten von innen heraus mit einer oralen Therapie.

Serologie: Spielt bei genitalen Candidosen so gut wie keine Rolle (nur bei systemischen Infektionen, speziell bei Immunsupprimierten).

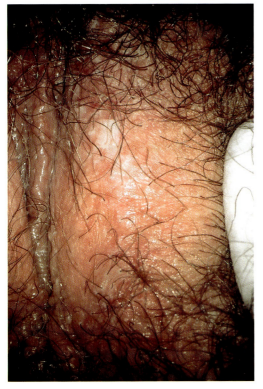

Abb. 7.**14** Scheinbare Hyperkeratose, die sich in der Histologie als Candidose erwies (32-jährige Patientin).

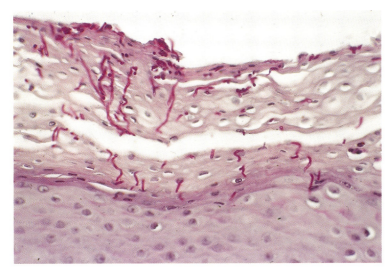

Abb. 7.**15** Histologisches Bild des Befundes der Patientin aus Abb. 7.**14**. Die in die Hornschicht einwachsenden Pilzfäden sind in der PAS-Färbung gut erkennbar.

Abb. 7.16 Differenzialdiagnostik der Vulvovaginalcandidose.

	gerötetes Epithel	Papeln, Pusteln, Knoten, Ulkus	normales Epithel	weißes Epithel
Infektionen	Candidose Trichomoniasis A-Streptokokken V. plasmacellularis Tinea inguinalis Erythrasma	Herpes genitalis Vulvitis pustolosa (C. alb.) Zoster Staphylodermie Follikulitis Pyodermie Kondylome Mollusca contagiosa Scabies Lues	Würmer	
Dermatosen	Lichen planus (erosivus) Psoriasis Ekzem fixes Arzneimittel- exanthem toxische Reaktion	Behçet-Syndrom Pemphigus	irritative Dermatitis	Lichen sclerosus Lichen planus Vitiligo Hyperkeratose
Anderes	Vestibulitis Atrophie	Verletzung Kratzspuren Talgzysten (Atherom)	Hautbeschädigung Lichen simplex chronicus	
Dysplasie		M. Bowen (VIN III) Karzinom M. Paget		

Differenzialdiagnosen (Abb. 7.16). Hier kommen in erster Linie alle juckenden Erkrankungen infrage. Häufigste Falschdiagnose ist der Lichen sclerosus, weil auch er häufig ist. Begünstigt wird eine Fehldiagnose durch die nicht seltene Pilzkolonisation in der Vagina. Zu einer echten Pilzinfektion gehört daher auch die im Mikroskop nachweisbare Entzündungsreaktion.
▶ Lichen sclerosus (chronischer Juckreiz; Abb. 7.**17**)
▶ Lichen simplex (chronischer Juckreiz; Abb. 7.**18**)
▶ Lichen planus (chronischer Juckreiz; Abb. 7.**19**)
▶ Ekzem (Kontaktdermatitis/Allergie; Abb. 7.**20**)
▶ Psoriasis (Abb. 7.**21**).

Weniger verwechselbar sind Erkrankungen mit brennenden oder fehlenden Beschwerden:
▶ Follikulitis (Staphylococcus aureus)
▶ Herpes genitalis (hier steht das Brennen im Vordergrund, außerdem sind die verschiedenen Stadien (Bläschen, Pusteln, Erosiones) beim Herpes sehr kurz, wenige Stunden/Tage)
▶ A-Streptokokkeninfektion
▶ Papillomvirusinfektion (verursacht keine Beschwerden) (Abb. 7.**86**)

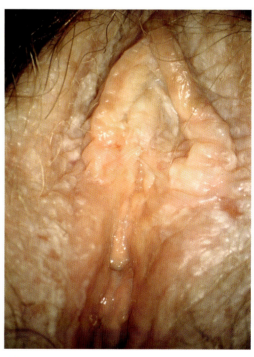

Abb. 7.**17** Lichen sclerosus bei 43-jähriger Patientin mit jahrelangem Juckreiz.

7.1 Infektionen der Vulva (Vulvitis)

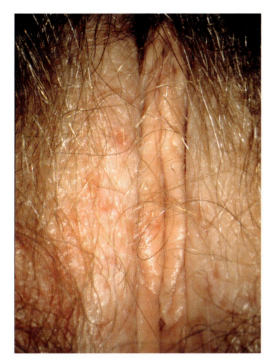

Abb. 7.**18** Lichen simplex chronicus bei 34-jähriger Patientin mit Juckreiz, Epithelvergröberung und Kratzspuren.

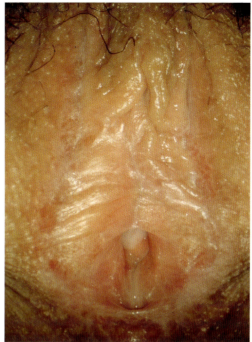

Abb. 7.**19** Lichen planus bei 31-jähriger Patientin mit Introitus-Stenose und jahrelangem Juckreiz.

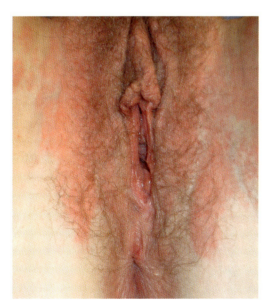

Abb. 7.**20** Kontaktekzem bei 38-jähriger Patientin.

- Morbus Bowen (VIN III) (durch Essigprobe leicht unterscheidbar)
- Madenwürmer perianal (Juckreiz) (Abb. 12.**4**).

Therapie. Diese richtet sich nach der Schwere der Erkankung, nach der Anamnese und dem Zustand des Patienten. Hefen stellen für den Immunkompetenten keine Lebensgefahr dar, sondern sind eine Lästigkeit. Eine Therapie ist daher nicht immer notwendig, sondern nur bei Beschwerden und Entzündungsreaktion, in der Schwangerschaft und bei Immunsupprimierten. Bei bis zu 20% der beschwerdefreien Frauen lässt sich kulturell Candida albicans in geringer Keimzahl in der Vagina anzüchten.

Gynäkologische Infektionen

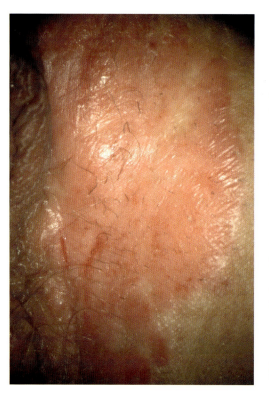

Abb. 7.**21** Psoriasis bei 42-jähriger Patientin.

Wie die Abb. 7.**15** zeigt, können Hefen bei einer chronischen Infektion der Vulva auch beim Immunkompetenten in die Hornschicht einwachsen. Dann sind sie nicht durch Waschen oder Salbenbehandlung zu entfernen. Normalerweise wird das Immunsystem mit einer Pilzinfektion fertig, es dauert aber deutlich länger als mit einem Antimykotikum.

Vorgehen bei unkomplizierter, gelegentlich auftretender Candidose

Hier ist die kurzzeitige Lokaltherapie üblich. Die Lokaltherapie sollte immer kombiniert mit Creme (außen) und Vaginalovula/Tablette (innen) erfolgen. Es gibt bei den modernen Antimykotika kaum einen Unterschied im Therapieerfolg zwischen den Substanzen und der Art der Anwendung:
- Einmalgabe (Dosis 500 mg)
- 3-Tage-Therapie (200 mg/Dosis) oder
- 5-Tage-Therapie (100 mg/Dosis).

Auch eine einmalige Oraltherapie ist möglich. Ihre Vorteile bestehen darin, dass sie auch solche Bereiche erreicht, die bei unzureichender Lokalapplikation ausgelassen werden und dass sie auch während der Periode durchführbar ist.

Vorgehen bei chronisch rezidivierender bzw. komplizierter Candidose

Ab 4 Episoden pro Jahr spricht man von einer komplizierten, chronisch rezidivierenden Candidose. Dabei sollte zunächst gesichert sein, dass die Beschwerden tatsächlich durch eine Candidose verursacht werden, d. h. es muss eine Entzündungsreaktion mit erhöhten Leukozytenzahlen im typischen Fluor vorliegen und ein Erreger wie Candida albicans nachgewiesen werden. Ist dies der Fall, dann ist die nächste Frage, ob es sich um eine Reinfektion oder um eine ungenügend ausgeheilte, persistierende Infektion oder gar um einen besonders virulenten oder resistenten Stamm handelt. Hier gehen die Meinungen etwas auseinander.

Ein Nachweis von Candida glabrata, einer Candidaart, die nicht zur Entzündungsreaktion im Genitale führt und kein Pseudomyzel bildet, ist nicht beweisend für eine Candidose. Ähnliches gilt für manch andere eher harmlose Hefearten. Bekannte und erkennbare **Risikofaktoren:**
- besiedelter/infizierter Partner (häufig)
- schlecht eingestellter Diabes mellitus wegen des erhöhten Nahrungsangebots für Pilze (selten)
- hoher Östrogenspiegel (auch hier erhöhtes Nahrungsangebot)
- hohe Keimdichte von C. albicans im eigenen Darm (häufig)
- Hautbeschädigung (häufig)
- Antibiotikatherapie (durch die Peptidoglykanfreisetzung der zerfallenden Bakterien wird das Immunsystem gestört; gelegentlich)
- Immunsuppression (selten)
- virulenter C. albicans-Stamm (theoretisch möglich, aber nicht in der Routinediagnostik erkennbar)
- resistenter C. albicans-Stamm gegen Antimykotikum (eher selten).

Zur Therapie gibt es viele Empfehlungen und Therapieschemata. Entscheidend für das Vorgehen sind der Erfolg und die Machbarkeit. Da es keine Patentlösung gibt, werden im Folgenden verschiedene Therapieoptionen aufgezeigt:
- Lokalbehandlung mit breit wirksamer Substanz und höherer Dosis
- Oralbehandlung über mehrere Tage, z. B. Fluconazol 150–200 mg/Tag für 3 Tage hintereinander oder jeweils jeden 2. Tag, mit Wiederholung der Tagesdosis nach 1 Woche oder nach 4 Wochen
- lokale oder besser die orale Mitbehandlung (1×) des Partners

- Hautverbesserung im Anal- und Vulvabereich zur Reduktion des Keimangebots durch Fetten vor jeder mechanischen Belastung der Haut
- Suche und Sanierung anderer Infektionsquellen (Füße, Hände, Zähne)
- Verbesserung des Immunsystems (Psyche)
- Autovakzine
- Gespräch über Wasch- und Sexualgewohnheiten mit Frage nach Symptomen beim Partner (häufiger Co-Faktor).

Die Frage nach Essgewohnheiten ist hingegen eher von untergeordneter Bedeutung. Süßigkeiten und kohlenhydratreiche Ernährung begünstigen nur die Pilzvermehrung im Darm (evtl. indirekte Erhöhung des Pilzangebots aus dem Analbereich möglich). Eine Darmdiagnostik und Darmsanierung oder gar eine kohlehydratarme Diät werden daher nicht mehr empfohlen.

Ein Absetzen des Ovulationshemmers ist nicht empfehlenwert, da es keine Belege dafür gibt, dass diese relativ niedrigen Östrogendosen Candidosen begünstigen. Hohe Östrogendosen schaffen ein nährstoffreicheres, zuckerhaltiges Milieu in der Vagina, was Pilzwachstum begünstigt (ohne Östrogene gibt es so gut wie keine Candidosen im Genitale).

Vorgehen bei Therapieversagen

- Resistenzbestimmung des isolierten Candida albicans Stamms.
- Bei Verschlechterung des Befundes unter Therapie auch an Unverträglichkeit oder Allergie gegen Salbengrundlage des Antimykotikums denken (siehe auch irritative Vulvitis, S. 137).
- Viele Cremes und Pflegemittel enthalten Emulgatoren und Konservierungsstoffe, die bei längerem Gebrauch Allergien hervorrufen können.
- Präparat wechseln oder auf orale Therapie umsteigen. Kurzfristig Kortisonsalbe, danach aber unbedingt konsequente Fettpflege, z. B. mit Deumavan, welches frei ist von Emulgatoren und Konservierungsstoffen.
- Es liegt eine Dermatose vor und C. albicans ist nur ein Kolonisationskeim, daher keine weitere Pilztherapie, sondern Clobetasolsalbe und Fettpflege. Eventuell zunächst Biopsie.
- Biopsie bei unklarem Befund zum Ausschluss einer Dermatose, einer Dysplasie oder von Pilzfäden in der Hornschicht.

Pathogenitätseigenschaften von C. albicans-Stämmen

C. albicans kann verschiedene Adhäsine bilden, die an extrazellulären Matrixproteinen von Mukosazellen binden. Es kommt zur Bildung von sogenannten Biofilmen. Dabei handelt es sich um dreidimensionale Ansammlungen von Mikroorganismen, die von extrazellulären polymeren Substanzen umschlossen sind. Hierdurch werden Angriffe des Immunsystems abgewehrt und auch die Wirkungen des Antimykotikums abgeschwächt.

Auch der reversible Wechsel von der Sprosszelle zum Pseudomyzel (langgestreckte Hyphenform) mit Unterbindung des Einbaus von β-Glucanmolekülen in die äußere Wand bremst die angeborene Immunabwehr, da die fehlenden β-Glucanmoleküle die Toll-like-Wirkung von Zellwandschichten auf die angeborene Immunabwehr bremsen. Dieser Übergang von der Hefen- in die Hyphenform wird durch verschiedene Faktoren gesteuert, z. B. Synthese von Prostaglandinen, Leukotrienen oder Kontakt mit bakteriellen Peptidoglycanen, die beim Einsatz von Antibiotika von Bakterien aus der Zellwand freigesetzt werden. Dies ist vielleicht einer der Gründe für das gehäufte Auftreten von Candidosen nach Antibiotikagabe.

■ Andere Hefepilze

Andere Pilzarten (s. Tab. 1.2) haben eine untergeordnete Bedeutung.

Candida glabrata (früher Torulopsis glabrata)

Candida glabrata ist nur zur Sprosszellbildung fähig und verursacht in der Regel nur eine harmlose Kolonisation im Genitalbereich. Typisch sind viele kleine Sprosszellen ohne Entzündungsreaktion (wenige Leukozyten) in der Nativmikroskopie. C. glabrata wird nicht selten zusammen mit C. albicans gefunden und bleibt nach der Therapie übrig (Selektionskeim), wodurch die Kultur positiv bleiben kann.

C. glabrata kommt vorwiegend in der Vagina und weniger auf der Vulva vor. Typisch für eine C. glabrata-Besiedelung sind reichlich kleine Sprosszellen und nur wenige Leukozyten in der Mikroskopie. Obwohl die Pilzkultur immer positiv ist, hat die Patientin keine Beschwerden.

! Lassen sich bei einer symptomatischen Patientin kulturell ausschließlich C. glabrata nachweisen, sollte nach anderen Ursachen der Beschwerden gefahndet werden.

> Übliche Antimykotika sind nahezu unwirksam gegen C. glabrata. Eine Erhöhung der Fluconazol-Dosis auf 800 mg/Tag für 14 Tage oder, wenn das nicht hilft, von Posaconazol, halte ich für nicht sinnvoll und überzogen.
>
> Nur bei schweren chronischen Allgemeinerkrankungen mit Immunsuppression sowie bei fortgeschrittenem Karzinom mit Port habe ich C. glabrata auch in der Blutkultur gesehen, was aber letztlich nicht die spätere Todesursache war.

■ Fadenpilze (Tinea inguinalis)

Im Gegensatz zu Hefen, die feuchtwarme Körperpartien bevorzugen, finden sich Fadenpilzinfektionen auf trockenen Hautpartien. Daher befallen sie selten den Genitalbereich – wenn, dann eher perivulvär.

Erreger. Trichophyton (meist) rubrum.

Klinik. Rundliche, flächige, entzündliche rote Herde mit Randbetonung. Stark juckend und sich ausbreitend (Abb. 7.**22**).

Diagnostik.
- klinisch (rote Flecken mit Randbetonung)
- Mikroskopie (Myzel = baumartige Verzweigung mit echter Gabelung und Septen)
- Kultur.

Differenzialdiagnosen.
- Candidose
- Erythrasma
- Ekzem
- Psoriasis (Abb. 7.**21** und Abb. 7.**111**).

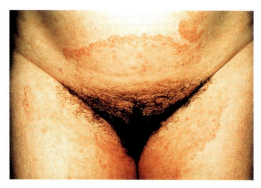

Abb. 7.**22** Fadenpilzinfektion durch Trichophyton rubrum (Tinea inguinalis), mehr im perivulvären Bereich mit Randbetonung (Aufnahme Dr. S. A. Quadripur, Universitätshautklinik Göttingen).

Therapie. Imidazolpräparate (s. S. 57, Tab. 4.**7**).

Vulvitis durch Bakterien

Aufgrund der Nähe zum Darmausgang können kulturell immer eine Fülle von Bakterien aus Abstrichen von der Vulva angezüchtet werden. Die überwiegende Mehrzahl sind jedoch Darmbakterien, die nur Kontaminations- oder Kolonisationskeime darstellen.

Die wichtigsten Bakterienarten, die Infektionen und Entzündungen an der Haut der Vulva auszulösen vermögen, sind: Staphylococcus aureus und A-Streptokokken. Die klinischen Bilder sind unterschiedlich und kaum verwechselbar:
- Follikulitis (Staph. aureus)
- Furunkel und Karbunkel (Staph. aureus)
- Impetigo contagiosa (A-Streptokokken, gelegentlich auch Staph. aureus)
- Vulvitis bei kleinen Mädchen (A-Streptokokken)
- Erysipel (A-Steptokokken)
- Erythrasma (Corynebacterium minutissimum)
- Lues (Treponema pallidum)
- Bartholinitis (meist Darmbakterien, seltener Gonokokken oder Staph. aureus).

■ Infektionen durch Staphylococcus aureus

Follikulitis

Viele Menschen sind mit Staph. aureus besiedelt. Um eine Infektion auszulösen, benötigt der Erreger eine Eintrittspforte in die Haut. Das kann ein beschädigter Haarbalg, eine Drüse oder eine Verletzung sein. Mit dem Kolposkop wird die Diagnose einer Follikulitis klinisch gestellt, wenn der Entzündungsprozess (Knötchen, Pusteln) an die Haarfollikel gebunden ist (Abb. 7.**23**, Abb. 7.**24**, Abb. 7.**25**). Im Introitusbereich, der keine Haarfollikel besitzt, kommt es nur über Talgdrüsen oder Verletzungen zu Infektionen, weshalb sie dort seltener sind (Abb. 7.**26**).

Erreger. Staph. aureus.

Diagnose. Klinisches Bild und kultureller Nachweis von Staph. aureus.

Therapie. Antibiotika für 5 Tage. Ohne Antibiogramm gibt man ein Cephalosporin der Gruppe 2, mit Antibiogramm kann bei entsprechender Empfindlichkeit auch Amoxicillin oder ein anderes Antibiotikum eingesetzt werden. Bei einem lokal begrenzten Prozess führt auch eine Lokal-

7.1 Infektionen der Vulva (Vulvitis)

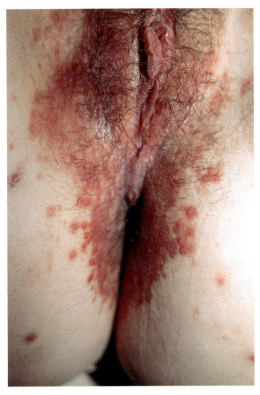

Abb. 7.23 Vulvitis pustulosa durch Staphylococcus aureus bei 24-jähriger Patientin.

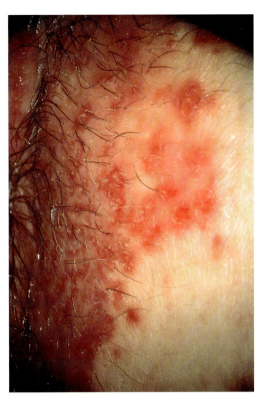

Abb. 7.24 Gleicher Befund wie Abb. 7.23 in stärkerer Vergrößerung.

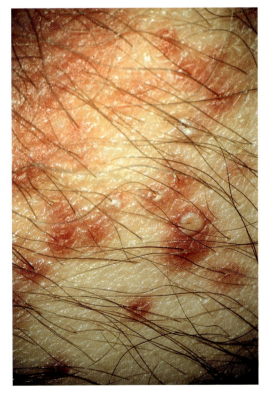

Abb. 7.25 Vulvitis pustulosa durch Staphylococcus aureus, wobei die Zuordnung zu den Haarfollikeln erkennbar ist.

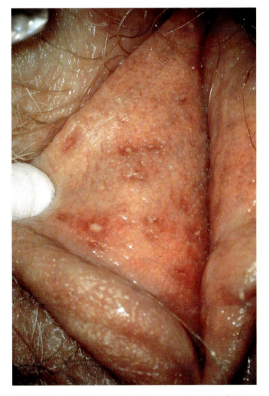

Abb. 7.26 Vulvitis an den kleinen Labien durch Staphylococcus aureus – ein eher seltener Befund.

behandlung mit Polyvidon-Jod-Salbe zur Heilung.

Differenzialdiagnosen.
- Vulvitis pustulosa durch Candida albicans: Pusteln nicht an Haarfollikel gebunden (s. Abb. 7.**4**, Abb. 7.**6** – Abb. 7.**9**)
- Herpes genitalis, Primärinfektion: rascher Verlauf der Stadien mit Bläschen und Erosionen (s. Abb. 7.**51** – Abb. 7.**59**)
- Herpes genitalis, Rezidiv: nur an einer Stelle gruppenförmige flüchtige Bläschen und Pusteln (s. Abb. 7.**62** – Abb. 7.**64**)
- Mollusca contagiosa (s. Abb. 7.**72**) sind mit dem Kolposkop aber gut abgrenzbar.

Furunkel/Karbunkel

Auch verstopfte Talgdrüsen oder eingewachsene Haare bieten Staph. aureus gute Chancen für das Eindringen in die Haut, was dann zu einer stärkeren Vermehrung und Auslösung einer Entzündung führt. Auf diese Weise kann ein Furunkel – eine tiefsitzende Infektion mit zentraler Einschmelzung – entstehen (Abb. 7.**27** – Abb. 7.**29**). Hohe Keimdichte bei mangelnder Hygiene begünstigt den Prozess ebenso wie Grundkrankheiten oder Immunsuppression.

Ein Karbunkel ist die schwerste Form und durch die rasche Größenzunahme und die starke Entzündungsreaktion immer sehr schmerzhaft. Er kann auch bei kleinen Mädchen vorkommen (Abb. 7.**28**).

Erreger. Staph. aureus.

Therapie. Eröffnung durch Stichinzision nach Betäubung mit Emla-Creme (ca. 30 min Einwirkzeit; Abb. 7.**30**), Nachbehandlung mit Polyvidon-Jod-Salbe. Nur selten ist eine orale Antibiotikabehandlung notwendig.

■ Infektionen durch A-Streptokokken

Es sind die gefährlichsten Erreger im Genitale, wenn es zu einer systemischen Infektion kommt. Daher ist ihre frühzeitige Erkennung und Behandlung wichtig.

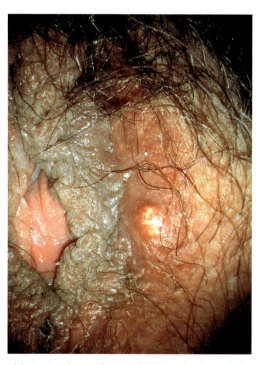

Abb. 7.**27** Kleiner Abszess der Vulva durch Staphylococcus aureus bei 45-jähriger Patientin.

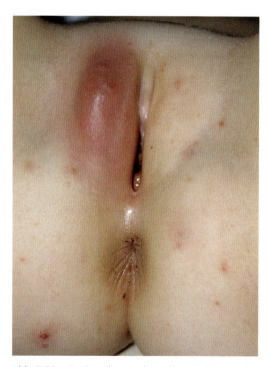

Abb. 7.**28** Großer Abszess des rechten Labium majus bei 6-jährigem Mädchen.

7.1 Infektionen der Vulva (Vulvitis)

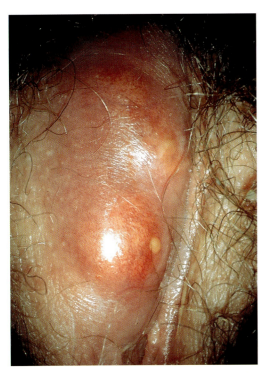

Abb. 7.**29** Abszess im rechten Labium majus durch Staphylococcus aureus.

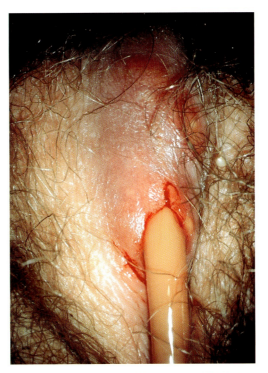

Abb. 7.**30** Eröffnung des Abszesses aus Abb. 7.**29**, Entleerung nach Inzision.

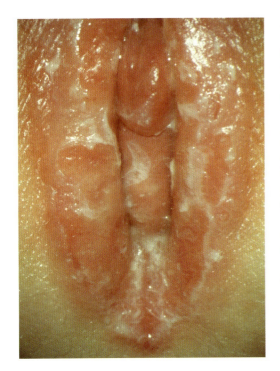

Abb. 7.**31** Vulvitis durch Streptokokken der Gruppe A bei einem 6-jährigen Mädchen. Diese Form der Vulvitis ist typisch für Kinder. Der Übertragungsweg erfolgt digital vom besiedelten Nasen-Rachen-Raum zum Genital.

Vulvitis

Erreger. β-hämolysierende Streptokokken der Serogruppe A (Streptococcus pyogenes).

Übertragung und Pathogenese. Sie stammen meist aus dem Nasenrachenraum, wo sie nicht selten sind, und gelangen über Finger oder Mund in den Genitalbereich. Mangelnde Hygiene, beschädigte Haut und fehlende Normalflora können die Infektion begünstigen. Sie ist die häufigste und nahezu einzige bakterielle Vulvitis bei präpubertären Mädchen (Abb. 7.**31**).

Klinik. Großflächige diffuse Rötung, die auf den perianalen Bereich übergehen kann (Abb. 7.**32**). Eine A-Streptokokken-Vulvitis kommt in Familien mit kleinen Kindern wegen des erhöhten Keimangebots gehäuft vor.

Das klinische Bild kann von leichter bis starker Rötung (Abb. 7.**33**) variieren, wobei sie immer flächig ist. Bei kleinen Mädchen können neben der Rötung auch weißliche Beläge vorkommen, die an eine Pilzinfektion erinnern (Abb. 7.**31**). Nicht selten wurde früher deshalb zunächst an eine Pilzinfektion gedacht. Eine gewisse Besserung durch Clotrimazol hat diese Hypothese

Gynäkologische Infektionen

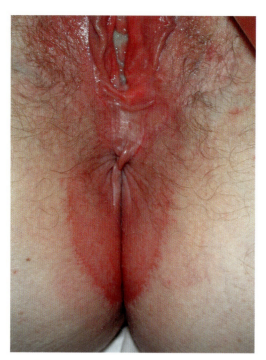

Abb. 7.**32** Rezidivierende Vulvitis/Kolpitis und perianale Dermatitis durch A-Streptokokken bei 30-jähriger Patientin mit zwei Kindern.

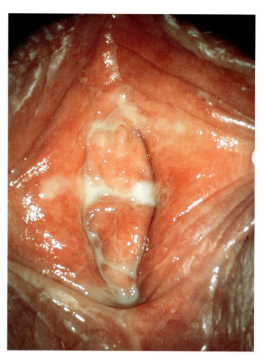

Abb. 7.**33** Ausgeprägte Vulvitis durch A-Streptokokken bei 38-jähriger Patientin.

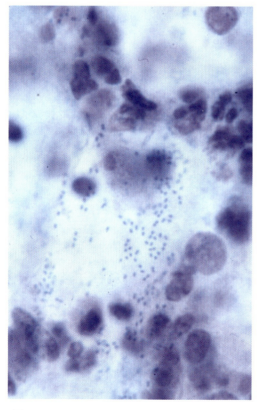

Abb. 7.**34** Nativmikroskopie mit 0,1 % Methylenblaulösung. Neben massenhaft Granulozyten sind Kokken zu erkennen.

gestützt. Bei ausgeprägter Entzündung und Schmerzen tritt sogar Harnsperre auf.

In Familien aus schlechten sozioökonomischen Verhältnissen mit entsprechendem Risiko sind Reinfektionen nicht selten.

Diagnostik.
- Mikroskopie: mehr Granulozyten als Epithelzellen, fehlende Laktobazillenflora (bei präpubertären Mädchen normal), mäßig viele kleine Bakterien. Typische Kettenkokken sind so gut wie nie zu sehen, allenfalls mehrere Kokken hintereinander (Abb. 7.**34**).
- Kultur ist essenziell, da nur sie die Diagnose sichert.
- Ein Antibiogramm ist nicht notwendig, da es keine Resistenzen gegen Penicillin oder Cephaolosporine gibt.

Therapie. 10 Tage Penicillin, Amoxicillin (Abb. 7.**35**) oder Cephalosporin; bei Penicillinallergie Clindamycin.

Differenzialdiagnosen. Candidose, Vulvitis plasmacellularis, Trichomoniasis, atrophische Kolpitis.

Besondere Risiken. Systemische Ausbreitung und Übertragung auf andere Menschen. Besonders gefährdet sind dabei Schwangere wegen der Gefahr der Puerperalsepsis (s. S. 197). Aszensionen werden begünstigt durch Eingriffe wie Abrasio, IUP-Einlage, Operationen oder Entbindung. Spontan kommen sie zum Glück nur selten vor, dann am ehesten nach der Periode.

! A-Streptokokken sind die gefährlichsten Bakterien im Genitalbereich und müssen immer behandelt werden.

Impetigo contagiosa

Eher bei Kindern auftretende Infektion der Haut durch A-Streptokokken mit Pusteln und Rötung. Kommt gelegentlich auch bei Frauen vor und sollte unbedingt an eine Infektion auch im Genitale denken lassen (Abb. 7.**36**).

Erysipel

Risikofaktor. Lymphstauung.

Klinik. Akute oberflächliche Infektion der Haut durch A-Streptokokken. Der Erreger dringt meist durch kleine Hautverletzungen ein. Neben der flächenhaften, umschriebenen und schmerzhaften Hautrötung (Abb. 7.**37**, Abb. 7.**38**) sind die regionalen Lymphknoten geschwollen, da die Infektion sich über die Lymphgefäße ausbreitet. Fieber, Krankheitsgefühl, auch Schüttelfrost können auftreten.

Diagnose. Sie wird klinisch gestellt, da ein Erregernachweis aus der Haut kaum möglich ist. Der Nachweis von A-Streptokokken aus dem Nasen-Rachen-Raum oder dem Genitale kann hilfreich sein.

Therapie. Penicilline oral, evtl. auch Cephalosporine; bei Penicillinallergie Makrolide oder Clindamycin für 10 Tage. Bei häufigem Auftreten wird eine großzügige prophylaktische Penicillingabe empfohlen.

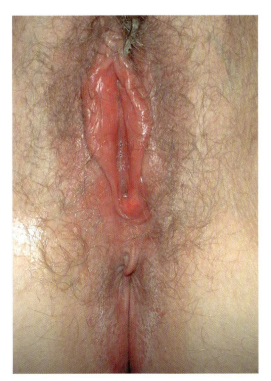

Abb. 7.**35** Patientin von Abb. 7.**32** nach 10 Tagen Therapie mit 3 × 1 g Amoxicillin.

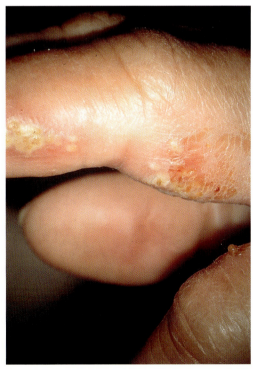

Abb. 7.**36** Pyodermie der Finger bei 58-jähriger Patientin mit gleichzeitiger Dermatitis und Vulvitis durch A-Streptokokken und Krankheitsgefühl.

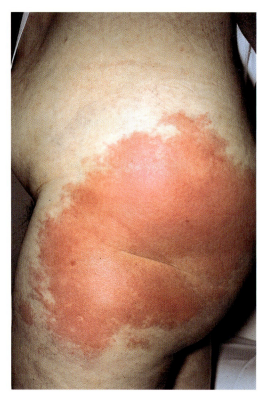 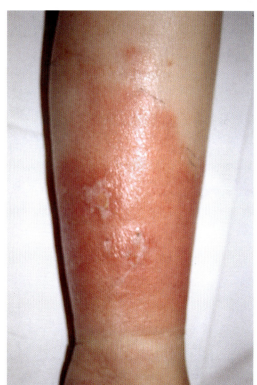

Abb. 7.**37** Erysipel der linken Hüfte (A-Streptokokken) nach Vulvektomie und chronischer Lymphstauung.

Abb. 7.**38** Erysipel des linken Unterarms bei 58-jähriger Patientin mit Zervixkarzinom unter Bestrahlung.

■ Erythrasma

Erreger und Vorkommen. Hier handelt es sich um eine oberflächliche (Stratum corneum) bakterielle Infektion der Haut durch Corynebacterium minutissimum. Es findet sich bevorzugt bei älteren Menschen.

Pathogenese und Klinik. Begünstigt wird das Angehen der Infektion durch feuchtwarmes Milieu, so dass diese Infektion bei Frauen zwischen den Labia majora und den Oberschenkeln zu finden ist (Abb. 7.39). Seltener werden die submammären Falten (Abb. 7.40) oder die Achselhöhle betroffen. Die Infektion wird ferner durch Adipositas und Diabetes begünstigt.

Durch die Porphyrinbildung der Korynebakterien kommt es zu einer rotbraunen, makulösen Veränderung der betroffenen Stelle. Subjektive Beschwerden bestehen in der Regel nicht.

Diagnostik.
- Klinik: typische Stelle, begrenzte Ausdehnung der rotbraunen Flecken ohne Schuppung
- Wood-Licht-Untersuchung (UV-Licht), bei der es zu einer ziegelroten Fluoreszenz kommt
- Nachweis der Korynebakterien (wird selten durchgeführt, ist auch nicht notwendig).

Therapie. Lokalbehandlung mit Imidazolderivaten, Clotrimazol (Canesten, Canifug), Miconazol (Daktar, Epi-Monistat) oder Econazol (Epi-Pevaryl).

Differenzialdiagnosen. Tinea inguinalis (Fadenpilzinfektion), Candidose (C. albicans), Psoriasis vulgaris, Ekzem.

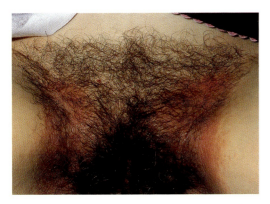

Abb. 7.**39** Erythrasma der Vulva bei 54-jähriger Patientin.

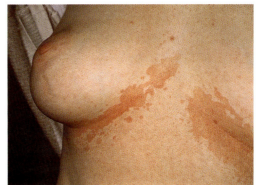

Abb. 7.**40** Erythrasma submammär bei 36-jähriger Patientin.

■ Lues (Syphilis)

Die Lues gehört zu den auch heute noch meldepflichtigen Infektionen. Die früher sogenannte Geschlechtskrankheit Syphilis ist wegen der Folgeschäden eine gefürchtete sexuell übertragene Erkrankung. Sie war und ist weitgehend auf Risikogruppierungen begrenzt und tritt in der Normalbevölkerung immer seltener auf. Es wurde schon erwogen, das serologische Pflichtscreening in der Schwangerschaft abzuschaffen. In vielen Ländern ist dies bereits geschehen. Der massive Anstieg der Lues in den 90er Jahre in osteuropäischen Ländern ist inzwischen glücklicherweise wieder vorüber.

Häufigkeit. Ca. 3–5 Erkrankungen pro 100 000 Einwohner, wovon nur ein Drittel Frauen sind. In Risikogruppen und in Ballungszentren mit stärkerer Zuwanderung von Menschen aus Risikogebieten bis zu 10-mal häufiger als in ländlichen Gegenden, wo die Häufigkeit weit unter 1/100 000 Bewohner liegt.

Inkubationszeit: 3–4 (1–13) Wochen.

Übertragung und Pathogenese. Wegen der Labilität der Erreger erfolgt die Infektion nur bei intensiven Hautkontakten. Die Eintrittspforten sind meist Läsionen am äußere Genitale, wo es nach ca. 3 Wochen zu einem schmerzlosen Primäraffekt mit regionaler Lymphadenopathie (Leistenlymphknotenschwellung) kommt.

Gelegentlich kann der Primäraffekt auch auf der Portio erfolgen (s. Abb. 7.**173**), wobei es wegen des tiefen Lymphabflusses hier nicht zu einer Anschwellung der Leistenlymphknoten kommt. Die Entdeckung einer derartigen Primärinfektion ist Zufall. Auch kann der Primäraffekt bei oral-genitalem Kontakt im Mundbereich oder bei analem im Analbereich auftreten.

Erreger. Treponema pallidum, ein zartes, spiralförmiges Bakterium (s. Abb. 1.**2**). Es wächst nicht auf künstlichen Medien und kann nur in Kaninchenhoden vermehrt werden.

Klinik.
- **Primärstadium:** Innerhalb von 3–4 Wochen kommt es zum Auftreten eines Knötchens, welches in ein schmerzloses Ulkus mit indurierter Basis übergeht (Abb. 7.**41**, Abb. 7.**42**). Die regionären Lymphknoten sind vergrößert, aber nicht schmerzhaft. Aus dem nicht blutenden Ulkus lässt sich Sekret exprimieren, welches reichlich Treponema pallidum enthält. Auch unbehandelt heilt das Ulkus nach 4–8 Wochen ab.
- **Sekundärstadium:** Nach ca. 6–12 Wochen kommt es zu Hautausschlägen, die abheilen oder über Monate persistieren können (Abb. 7.**43**, Abb. 7.**44**). Die meisten Patienten haben zusätzlich Schleimhautläsionen. Weiterhin vergrößern sich die Lymphknoten, und bei einigen Patienten werden Augen, Knochen, Gelenke und innere Organe befallen.
Während dieser Zeit kommt es auch zum Befall der Meningen. Im Genitalbereich können hypertrophe, flache Papeln auftreten, die Condylomata lata (Abb. 7.**45**) genannt werden und die infektiös sind.
- **Latente Syphilis:** Dieses Stadium kann einige Jahre andauern, wobei die Patienten meist erscheinungsfrei sind. 2 Jahre nach der Erstinfektion besteht meist keine Infektiosität mehr.
- **Spät- oder Tertiärstadium:** Hier gibt es verschiedene Verlaufsformen, z. B. die gutartig verlaufende Tertiärsyphilis, welche nach 3–10 Jahren auftritt und durch chronische, granulomatöse Reaktion (Gummen) gekennzeichnet ist. Diese können an der Haut, aber auch an allen anderen Stellen des Körpers auftreten. Die kardiovaskuläre Syphilis tritt erst

Gynäkologische Infektionen

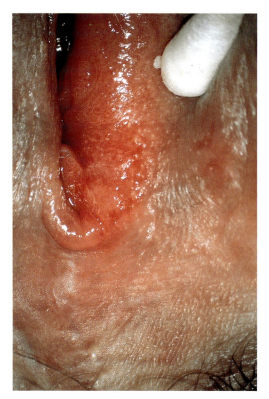

Abb. 7.41 Frische Lues, Primäraffekt bei 24-jähriger Patientin.

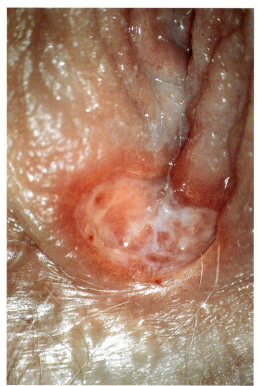

Abb. 7.42 Primäraffekt der Lues bei 20-jähriger Patientin. Infektion erfolgte über den Ehemann.

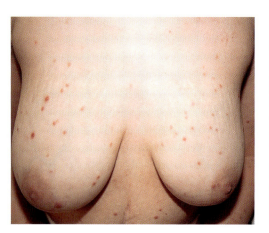

Abb. 7.43 Gleiche Patientin wie in Abb. 7.42 mit Exanthem (Lues II) 4 Wochen später trotz Makrolid-Behandlung wegen Penicillinallergie.

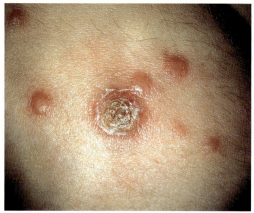

Abb. 7.44 Gleiche Patientin wie in Abb. 7.43. Stärkere Vergrößerung der luetischen Hautveränderungen (Knötchen) bei Lues II.

7.1 Infektionen der Vulva (Vulvitis)

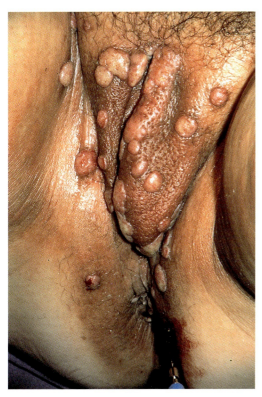

Abb. 7.**45** Condylomata lata (Bild Prof. Bilek, Leipzig).

nach 10–25 Jahren in Erscheinung. Die Neurosyphilis entwickelt sich bei ca. 10–12 % der unbehandelten Syphilitiker. Diese Form und auch die progressive Paralyse und die Tabes dorsalis dürften heute kaum noch gesehen werden.

Besondere Risiken.
▶ Übertragung der Infektion während der Schwangerschaft auf den Embryo bzw. den Fetus (s. S. 244)
▶ Spätfolgen der Lues: kardiovaskuläre Syphilis, Neurosyphilis.

Diagnostik.
▶ **Direkter Erregernachweis:** im Sekret aus dem Primärulkus, gelegentlich auch in Sekundärläsionen möglich, gelingt aber nur selten:
  – Fluoreszenztest
  – mikroskopisch im Dunkelfeld
  – PCR
▶ **Serologie** (Methode der Wahl):
  – Treponema-pallidum-Hämagglutinationstest (TPHA-Test oder TPPA) als Suchtest und Nachweis einer früher durchgemachten Lues; bleibt ein Leben lang positiv.
  – Cardiolipin-Mikroflockungstest (VDRL-, RPR-Test) oder die KBR unter Verwendung von Cardiolipin (oder Pallida-Antigen): unspezifische, jedoch wichtige Tests zur Information über die Aktualität der Infektion und damit über die Behandlungsbedürftigkeit bzw. zur Erfolgskontrolle der Behandlung. Kreuzreaktion mit Kollagenosen und rheumatischen Erkrankungen.
  – IgM-Antikörpernachweis: hier stehen der Fluoreszenz-Treponema-Antikörper-Absorptionstest (IgM-FTA-Abs-Test) und der Solide-Phase-Hämadsorptionstest (SPHA) zur Verfügung.

Therapie. 2,4 Mio IE Benzylpenicillin-Benzathin (Tardocillin, Pendysin) i. m. (= 2 Dosen auf beide Gesäßbacken verteilt); bei frischen, unkomplizierten Fällen einmalig, in der Schwangerschaft und bei länger als 1 Jahr bestehender Infektion oder komplizierten Fällen 3× im Abstand von 1 Woche. In den USA üblich, wo die Lues deutlich häufiger ist.
Bei Penicillinallergie:
▶ Ceftriaxon (2 g Rocephin/Tag i. v.)
▶ Doxicyclin (200 mg/Tag)
▶ Erythromycin (2 g/Tag).

> Makrolide scheinen nicht so sicher zu sein wie angenommen. In der Schwangerschaft sind sie nicht ausreichend. Eigene Erfahrungen mit einer jungen, nicht schwangeren, zierlichen Patientin, die eine Penicillinallergie hatte und unter Roxithromycin zum Stadium II mit makulopapulösem Exanthem kam, bestätigen den Vorbehalt gegen Makrolide bei Lues.

Therapiedauer: im ersten Jahr nach Ansteckung mindestens 2 Wochen, ab dem zweiten Jahr mindestens 3 Wochen.
Wiederholte serologische Kontrollen (2 Jahre) zur Erkennung eines Therapieversagens sind erforderlich. Der Abfall im VDRL-Test und in den IgM-Tests erfolgt langsam über Monate.

❗ Spontanheilungen kommen in ca. 50 % der Fälle vor, wie aus der Vorantibiotikazeit bekannt ist. Humorale Antikörper schützen nicht vor Reinfektion, obwohl sie immer gebildet werden. Deshalb ist der serologische Nachweis einer Lues zuverlässig.

Differenzialdiagnosen. Behçet-Syndrom, Verletzung, Karzinom.

Bartholinitis/Empyem/Stauung

Hierbei handelt es sich meist um eine Verlegung des Ausführungsganges mit nachfolgender Infektion durch Standortflora (Darmbakterien) und Entzündung. Sie kann sich aus der häufigeren Stauung des Drüsensekretes (Bartholin-Zyste) entwickeln. Entzündung bedeutet immer Schmerzen und Rötung. Sehr viel seltener ist die primäre Infektion mit pathogenen Erregern wie Gonokokken oder Staphylococcus aureus.

Erreger.
- Neisseria gonorrhoeae
- Staphylococcus aureus
- Escherichia coli
- Anaerobier (Bacteroidesarten, Peptokokken, Peptostreptokokken etc.).

Pathogenese. Die Bartholin-Drüse, welche ihren Ausführungsgang im Introitusbereich hat, kann infiziert werden und über eine Bartholinitis zum Bartholin-Empyem führen. Hierbei kommt es zur schmerzhaften Anschwellung von Drüse oder Drüsenausführungsgang, meist einseitig. Während dies bei pathogenen Keimen wie Gonokokken eher die Folge der Entzündung ist, ist die Anschwellung der Bartholin-Drüse durch Verstopfung des Ausführungsganges wohl die Voraussetzung für eine Infektion mit fakultativ pathogenen Darmkeimen.

Klinik. Bei der Bartholinitis handelt es sich um eine einseitige, schmerzhaft gerötete, pralle Anschwellung der Drüse im mittleren Vulvabereich (Abb. 7.**46**, Abb. 7.**48**). Gelegentlich kann aus dem Bartholin-Drüsenausgang gelbes, leukozytenhaltiges Sekret exprimiert werden (Abb. 7.**47**).

Abzugrenzen hiervon sind Bartholin-Zysten durch Verlegung des Ausführungsganges ohne Infektion und Entzündung (Abb. 7.**49**). Diese sind nicht schmerzhaft und stören nur durch ihre wechselnde Größe. Sie können z.T jahrelang bestehen, da die Patientin sich hierdurch kaum beeinträchtigt fühlt.

Diagnostik.
- klinisches Bild mit typischer tiefer Lokalisation der prallen, dolenten Anschwellung
- Ultraschall
- Bakteriologie, nur beim Rezidiv oder sonstigem Risiko für STD notwendig.

Therapie.
- Marsupialisation (seitliche breite Eröffnung der Drüse mit Annaht des Zystenbalgs an die äußere Haut), auch bei der nicht infizierten Bartholin-Zyste
- Antibiotika nur bei pathogenen Erregern oder wenn eine Marsupialisation nicht möglich ist
- Spontanperforation ist möglich; Rezidive sind hierbei nicht selten, ebenso bei Punktion.

Vulvitis durch Viren

Herpes genitalis

Der Herpes genitalis gehört zu den häufigen Infektionen im Genitalbereich. Die Primärinfektion mit dem Herpes-simplex-Virus ist eine sexuell übertragene Erkrankung. Sie verläuft schwer, wenn noch keinerlei Immunität gegenüber dem Herpes-simplex-Virus durch eine vorausgegangene orale Infektion besteht. Rezidive verlaufen sehr viel milder, können durch ihre Frequenz jedoch sehr lästig sein. Die Übertragung des Virus auf das Neugeborene kann zu einer fatalen Infektion (Herpes neonatorum) führen.

Das klinische Bild ist wechselnd und reicht von der asymptomatischen Virusausscheidung über brennende Schmerzen bis hin zu einer sehr schmerzhaften fiebrigen Vulvitis und Zervizitis. Auch schmerzhafte Unterbauchbeschwerden wie bei Adnexitis können auftreten. Der Grad der Belästigung beim rezidivierenden Herpes hängt ab von Häufigkeit und Ausmaß der lokalen Entzündungsreaktion. Frühzeitige Therapie kann beides mindern. Wegen der Variabilität der Rezidivfrequenz und der Beschwerden werden viele rezidivierende Herpesattacken nicht als solche erkannt. Auf der anderen Seite werden vermeintlich durch Herpesviren verursachte Ulzera erfolglos therapiert (s. Behçet-Syndrom, S. 137), was zu Zweifeln an der Therapie führt.

Erreger. Der Herpes genitalis wird durch 2 humanpathogene Herpesviren hervorgerufen: Herpes-simplex-Virus Typ 2 (HSV 2) und Typ 1 (HSV 1). Ihr Genom besteht aus einer linearen doppelsträngigen DNA. Das Nukleokapsid wird von einer lockeren Hülle aus Phosphoproteinen eingehüllt (Tegument). Das Genom von HSV 1 und 2 besitzt zu etwa 50% homologe Nukleotidsequenzen. Serologisch können die beiden Viren anhand verschiedener Antigene auf dem Nukleokapsid und besonders auf dem Envelope mittels spezifischer monoklonaler Antikörper unterschieden werden. Der Mensch scheint das einzige natürliche Reservoir dieser Viren zu sein. HSV 1 gilt als der orale Typ, während HSV 2 als genitaler Typ definiert wird, was aber nicht immer zutrifft.

Übertragung und Infektiosität. Die Übertragung erfolgt durch direkten Kontakt von Mensch zu

7.1 Infektionen der Vulva (Vulvitis)

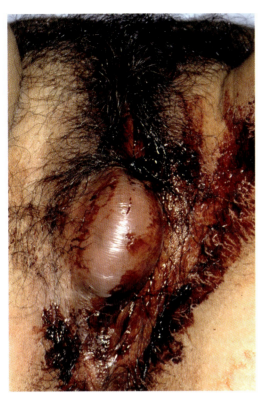

Abb. 7.**46** Akuter, reifer und sehr schmerzhafter Bartholindrüsenabszess rechts während der Periode (24-jährige Patientin).

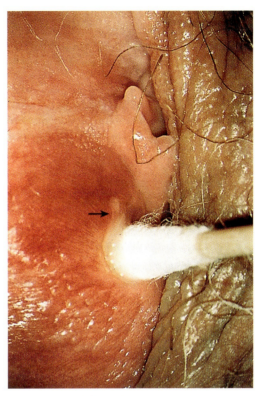

Abb. 7.**47** Bartholinitis bei 31-jähriger Patientin. Schwellung der rechten Vulva und gelbes Sekret aus Bartholin-Gang (Pfeil).

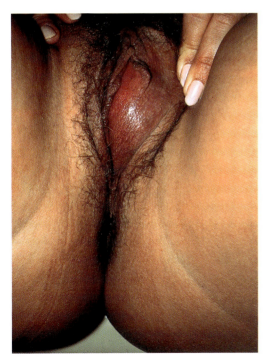

Abb. 7.**48** Bartholin-Abszess links bei 28-jähriger Patientin.

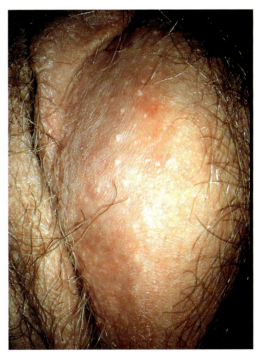

Abb. 7.**49** Bartholin-Zyste (blande) bei 33-jähriger Patientin.

Mensch. Über Gegenstände wird die Infektion wegen der Labilität des Virus nur selten übertragen. Im Einzelfall ist dies aber nicht auszuschließen.

Eintrittspforten sind kleine Hautverletzungen von Vulva und Introitus, der Portio, aber fast nie der Mukosa der Vagina. Die Menge der übertragenen und in die Haut eingebrachten Viren, Ort des Eintritts und Immunstatus des Betroffenen entscheiden über die Dauer der Inkubationszeit und die Schwere der Erkrankung.

Mit Viruspartikeln angefüllte Bläschen sind besonders infektiös. Auch aus den Erosionen/Ulzera wird noch Virus freigesetzt, so dass hieraus der Erregernachweis möglich ist. Selbst im Krustenstadium lässt sich noch Virus nachweisen.

Auch ohne sichtbare Läsionen können Herpesviren ausgeschieden werden, z. B. im Bereich der Zervix, der Urethra und des Mundes, und so der Sexualpartner oder das Neugeborene infiziert werden. Dies ist die häufigste Form der Infektionsübertragung auf den Sexualpartner. Petting schützt nicht vor Übertragung und auch das Kondom bietet nur einen begrenzten Schutz.

Epidemiologie. Die Erstinfektion mit Herpesviren erfolgt meist im Kindesalter im Orofazialbereich an Haut-/Schleimhautgrenzen durch HSV 1. Etwa 50 % aller Kinder werden mit Herpesviren infiziert, wie Antikörperuntersuchungen gezeigt haben. Nur selten kommt es dabei zu einer schweren klinischen Manifestation (Abb. 7.**50**).

Ein 2. Durchseuchungsschub beginnt postpubertär mit Intimpartnerschaften. Erst jetzt tritt auch das HSV 2 epidemiologisch in Erscheinung. Erwachsene besitzen zu ca. 70–80 % Antikörper gegen HSV 1 und zu ca. 20–30 % gegen HSV 2. Zwischen HSV 1 und 2 besteht eine partielle Kreuzimmunität, welche die Ausbreitung des HSV 2 behindert. Etwa 50–80 % der genitalen Herpesattacken werden von HSV 2, 20–50 % von HSV 1 verursacht.

Bei den klinisch manifesten Primärinfektionen wird heute in über 50 % der Fälle HSV 1 isoliert. So haben eigene Untersuchungen aus den letzten Jahren gezeigt, dass der Anteil HSV-1-verursachter schwerer Genitalinfektionen zugenommen hat. Von 55 Patientinnen mit primärem Herpes genitalis, die zur Untersuchung kamen und bei denen das Herpes-simplex-Virus angezüchtet und typisiert werden konnte, wurde bei 37 (67 %) der Typ 1 nachgewiesen (eigene Daten). Dieser hohe Anteil von Typ 1 ist nicht nur Folge vermehrter oral-genitaler Kontakte, sondern resultiert auch aus der abnehmenden Durchseuchung mit HSV 1. Hierdurch steigt die Empfänglichkeit für HSV 1 auch im Genitalbereich. Der Manifestationsindex der primären Genitalinfektion ist nicht genau bekannt. Er wird auf ca. 20–30 % geschätzt.

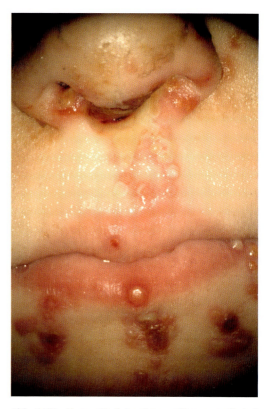

Abb. 7.**50** Ungewöhnlich schwerer Herpes oralis bei 7-jährigem Kind.

Pathogenese. Infolge der kurzen Inkubationszeit muss eine direkte Einbringung der Herpesviren in Mikroläsionen der Haut stattfinden. Daher finden sich die meisten Herpesläsionen bzw. Effloreszenzen im Introitus, der beim Koitus besonders strapaziert wird. Bei intakter und gepflegter Haut dürfte das Risiko für eine Übertragung daher geringer sein. Dies erklärt auch, warum die widerstandsfähige Vagina fast nie betroffen ist und die Portio nur in 30–50 % der Fälle.

Im Verlauf der Infektion gelangt das HSV über sensorische Nervenbahnen in das sakrospinale Hinterwurzelganglion, wo es nach Abheilung latent persistiert. In dieser Phase können in den Neuronen keine viralen Strukturproteine, sondern nur Genom und Latenz-assoziierte Regulatorproteine molekularbiologisch nachgewiesen werden. Durch verschiedene Stressfaktoren wird die latente Infektion zu einer virusproduktiven Infektion reaktiviert.

Wichtige Stressfaktoren sind:
▶ hormonelle Umstellung (menstruationsassoziierter Herpes)

7.1 Infektionen der Vulva (Vulvitis)

- psychische Belastung (Ärger, Erschöpfung, Schlafentzug)
- traumatische Noxen
- UV-Lichtbestrahlung des mukokutanen Innervationssegmentes
- Infektionen und Fieber (Herpes febrilis).

Klinik. Nur etwa 30 % der Fälle von Herpes genitalis sind klinisch eindeutig und werden als solche erkannt. Etwa 20 % verursachen zwar Symptome, die aber vom Patienten – manchmal auch vom Arzt – falsch gedeutet werden. Die Hälfte der Herpes-genitalis-Fälle verlaufen mehr oder weniger asymptomatisch.

! Die tatsächliche Zahl der HSV-2-infizierten Patienten in der Praxis ist rund 3-mal größer als man aufgrund des klinischen Eindruckes schätzen würde.

Das klinische Bild ist sehr typisch und verläuft relativ rasch in ganz bestimmten Stadien ab. Ausprägung und Dauer können unterschiedlich sein und hängen zum einen davon ab, ob es sich um eine Primärinfektion oder ein Rezidiv handelt, und zum anderen von der jeweiligen Immunitätslage.
Grundsätzlich unterscheidet man 2 Formen des Herpes genitalis:
- Primärinfektion: **exogene Infektion** nach Sexualkontakt
- Rezidiv: **endogene Reaktivierung** des im entsprechenden Nervenganglion persistierenden Virus.

Primärer Herpes genitalis

Erreger. Vorwiegend HSV 2, aber auch HSV 1. Letzteres wird häufig bei den schweren und damit diagnostizierten Erkrankungen gefunden (siehe Epidemiologie).
- **Übertragung:** Sexualkontakte mit meist asymptomatischen Virusausscheidern, nicht selten auch durch oral-genitalen Kontakt. Nur selten, wenn überhaupt, über Gegenstände oder gemeinsam benutzte Toiletten.
- **Inkubationszeit:** 3 – 8 Tage, selten länger bis 14 Tage.

Klinik. Typisch sind:
- Anschwellung der Vulva (Abb. 7.**51**)
- Aussaat der Bläschen über größere Flächen des Genitales und der angrenzenden Haut (Abb. 7.**52**, Abb. 7.**55**)
- Beidseitigkeit der Erscheinungen
- lange Bestandsdauer der Läsionen bis zu 3 Wochen

- schmerzhafte Anschwellung der Leistenlymphknoten (Abb. 7.**56**), die gelegentlich länger als die Vulvaeffloreszenzen persistiert, z.T. über viele Wochen und sogar Monate.

Auch der rasche Ablauf der ersten Stadien innerhalb von Stunden bis wenigen Tagen ist sehr typisch:
- schmerzhafte Schwellung und Rötung der Vulva mit zunächst kleinen Knötchen
- rascher Übergang in intraepitheliale wasserhelle Bläschen
- Eintrübung der Bläschen und Konfluation (Abb. 7.**53**)
- Übergang in Erosionen, selten Ulzera, welche einen roten Hof bekommen (Abb. 7.**54** – Abb. 7.**59**)
- Krustenstadium und Abheilung ohne Narbenbildung (Abb. 7.**66**).

Ein Teil der Patienten hat systemische Erscheinungen wie Fieber, Kopfschmerzen, Krankheitsgefühl oder Muskel- und Rückenschmerzen.
Bei Patientinnen mit Antikörpern gegen den Typ 1 (partielle Immunität) sind die lokalen und die systemischen Erscheinungen deutlich geringer (Abb. 7.**59**). Etwa 50 % der primären Herpes-genitalis-Erkrankungen werden beim ersten Arztbesuch nicht diagnostiziert, da es zunächst nur brennt und schmerzt und in diesem frühen Stadium noch keine Bläschen oder Erosionen sichtbar sind. Gelegentlich wird die Frühform mit einer Candidose (Pilzinfektion) verwechselt (s. Abb. 7.**7**, Abb. 7.**8**).
Die Vagina ist wegen ihrer kräftigen Mukosa selten betroffen. Auf der Portio dagegen lassen sich bei Spekulumeinstellung häufig Läsionen finden (s. Abb. 7.**175** – Abb. 7.**180**). Im Kindesalter ist ein ausgedehnter primärer Herpes genitalis des Vulvabereichs selten (Abb. 7.**60**) und nur durch Schmierinfektion von der Mutter oder durch sexuellen Missbrauch möglich.
Bei Mitbefall der Urethralöffnung kommt es zu Miktionsbeschwerden.
Ein perioraler Mitbefall bei oralgenitaler Übertragung ist nicht so selten (Abb. 7.**61**). Inzwischen haben wir mehrere derartige Fälle beobachtet, bei denen das identische Virus aus beiden Bereichen angezüchtet werden konnte.

! Bei der Primärinfektion mit dem Typ 1 im Genitalbereich können durchaus auch Läsionen im Mund/Gesicht vorkommen (Abb. 7.**61**). Meist werden sie wegen der geringeren Schmerzhaftigkeit dort nicht so beachtet und als solche nicht erkannt.

Gynäkologische Infektionen

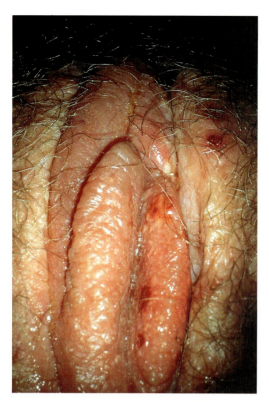

Abb. 7.**51** Primärer Herpes genitalis (HSV 1) bei 21-jähriger Patientin mit starker Schwellung der kleinen Labien.

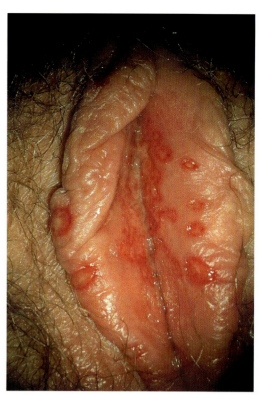

Abb. 7.**52** Primärer Herpes genitalis bei 20-jähriger Patientin 8 Tage nach Infektion. Starke Schmerzen, Dysurie, geschwollene Leistenlymphknoten. Keine Antikörper gegen Herpesviren. Isolierung von HSV 2.

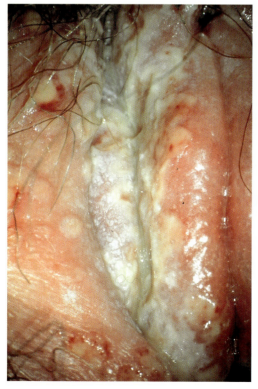

Abb. 7.**53** Primärer Herpes genitalis (HSV 1) bei 20-jähriger Patientin mit eingetrübten Bläschen.

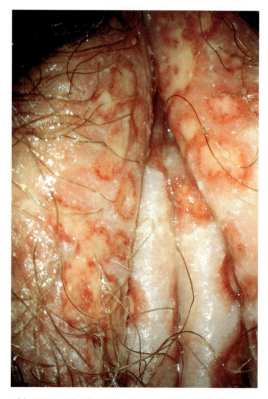

Abb. 7.**54** Gleiche Patientin wie Abb. 7.**53** 4 Tage später mit Konfluation der Läsionen.

7.1 Infektionen der Vulva (Vulvitis)

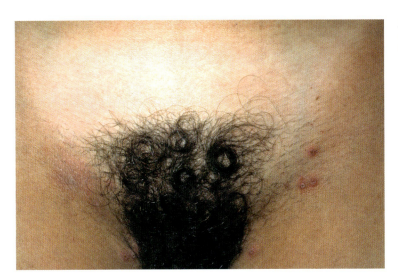

Abb. 7.**55** Primärer Herpes genitalis mit ungewöhnlich weiter Streuung der Pusteln bis in die Leisten (32-jährige Patientin).

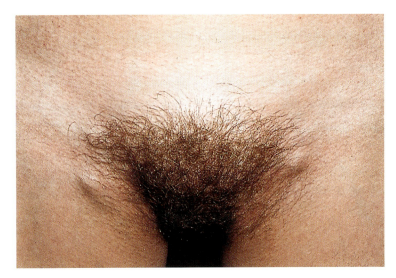

Abb. 7.**56** Leistenlymphknotenschwellung bei primärem Herpes genitalis.

Gynäkologische Infektionen

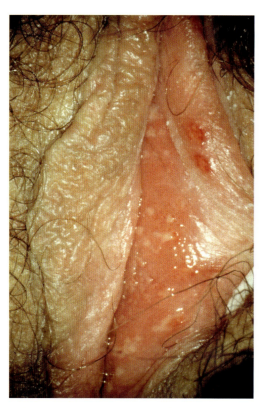

Abb. 7.**57** Primärer Herpes genitalis mit vielen kleinen Läsionen, die nur die Innenseite der kleinen Labien befallen (26-jährige Patientin).

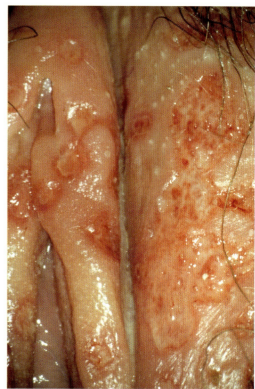

Abb. 7.**58** Primärer Herpes genitalis mit einzelnen und flächigen Läsionen in starker Vergrößerung (22-jährige Patientin)

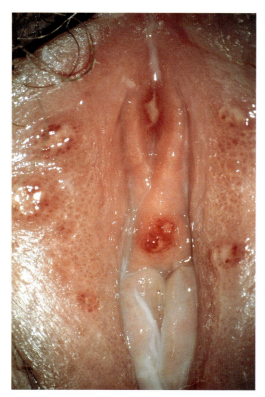

Abb. 7.**59** Primärer Herpes genitalis (HSV 2) bei partieller Immunität durch HSV 1.

Diagnostik. Bei typischem klinischem Bild und Erfahrung ist keine umfangreiche Labordiagnostik notwendig. Wichtig ist diese aber bei unklaren Fällen und ungenügender klinischer Erfahrung.

Erregernachweis. Mit Material aus Bläschen oder Erosionen/Ulzera lässt sich die Diagnose am zuverlässigsten sichern.

- **Kulturelle Anzüchtung und Typisierung:** Dies ist bis heute immer noch die Nachweismethode der Wahl, da Herpesviren in der Zellkultur leicht und schnell anzüchtbar sind. Bei hohen Virusmengen ist die Zellkultur nach 24 Stunden schon positiv. Ist nur wenig Virus vorhanden, so kann das Auftreten des zytopathischen Effektes in der Zellkultur einige Tage dauern. Die Bestätigung der Diagnose und die Bestimmung des Virustyps erfolgt durch einen anschließenden Fluoreszenztest unter Verwendung typspezifischer Immunseren.
- **Direkter Antigentest:** Es steht auch ein Fluoreszenztest zum Nachweis von HSV zur Verfügung. Hierzu wird der Abstrich aus dem Blasen-/Ulkusgrund auf einem Objektträger abgerollt und später mit Azeton oder Alkohol fixiert. Diese Methode hat den Vorteil, dass Zell-

7.1 Infektionen der Vulva (Vulvitis)

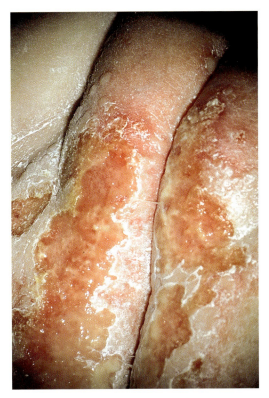

Abb. 7.**60** Primärer Herpes genitalis bei einem 6 Monate alten Mädchen, angesteckt von der Mutter durch Oralkontakt.

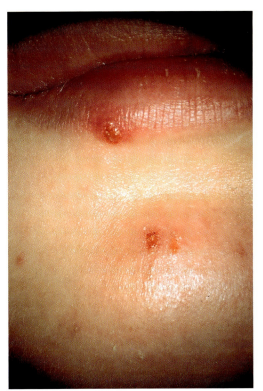

Abb. 7.**61** Diskreter Herpes labialis bei gleichzeitigem ausgeprägtem primärem Herpes genitalis (HSV 1).

kulturen nicht erforderlich sind und auch Transportprobleme keine Rolle spielen, da das Präparat dauerhaft ist. Die Sensitivität dieser Methode liegt jedoch im Vergleich zur Kultur nur bei 80–95%.

Zusätzlich stehen auch Enzymtests zur Verfügung, deren Sensitivität etwas niedriger ist.

- **PCR:** Sie ist die Methode der Zukunft und wird zunehmend angeboten. Sie hat den großen Vorteil der hohen Sensitivität und des leichten Probenversands. Nachteilig ist die Anfälligkeit gegenüber Kontamination, so dass gelegentlich auch schon mal falsch positive Befunde vorkommen können.
- **Serologie:** Der Nachweis von Antikörpern ist weder geeignet, einen primären Herpes genitalis noch ein Rezidiv zu diagnostizieren. Er ist jedoch wertvoll zur Bestimmung des Immunstatus sowie zur Unterscheidung zwischen Primärinfektion und Rezidiv. Beim Herpes-genitalis-Rezidiv lassen sich nur in den wenigsten Fällen IgM-spezifische Antikörper nachweisen, so dass auch hier die Serologie nicht hilfreich ist. Viele der kommerziell angebotenen serologischen Tests zur Unterscheidung von Antikörpern gegen HSV 1 und 2 erfüllen die in sie gesetzte Erwartung bis heute nicht.

Therapie. Die frühzeitige systemische Verabreichung der antiviralen Substanz ist entscheidend. Eine mindestens 5-tägige Therapie wird empfohlen. In Einzelfällen wird man die Dosis steigern und auch die Therapiedauer verlängern müssen.

Bei starker Schmerzsymptomatik sollte für die ersten 1–3 Tage zusätzlich Diclofenac 100 mg 1–2 ×/Tag verabreicht werden. Auch die lokale Verabreichung von anästhesierenden Salben auf den Periurethralbereich ½ Stunde vor dem Wasserlassen kann diesen Vorgang erleichtern.

- **Aciclovir** (z. B. Zovirax) 5 × 200 mg oral für mindestens 5 Tage hemmt die Virusvermehrung (s. S. 55); bei früher Gabe kommt es relativ rasch zum Nachlassen der Schmerzen (2–3 Tage), was eine erfolgreiche Therapie anzeigt.
- **Valaciclovir** (Valtrex) 2 × 500 mg oral. Valaciclovir ist der Valin-Ester des Aciclovirs und wird nach oraler Aufnahme durch die Valaciclovir-Hydrolase im Darm und der Leber schnell und nahezu vollständig in Aciclovir und L-Valin umgewandelt. Hierdurch ist eine signifikant verbesserte Bioverfügbarkeit von Valaciclovir (54%) gegenüber Aciclovir gegeben.
- **Famciclovir** (Famvir) 3 × 250 mg oral für mindestens 5 Tage.

Gynäkologische Infektionen

Differenzialdiagnosen.
- Candidose (nur im Frühstadium verwechselbar, Abb. 7.**6**)
- Follikulitis (Staph. aureus, s. Abb. 7.**23**)
- Vulvitis plasmacellularis (s. Abb. 7.**99**)
- Hautbeschädigung (s. Abb. 7.**112**)
- toxische Reaktion (s. Abb. 7.**109**)
- irritative Dermatitis (s. Abb. 7.**108**)
- Behçet-Syndrom (s. Abb. 7.**103**).

Rezidivierender Herpes genitalis

Erreger.
- Herpes-simplex-Virus Typ 2: 60–90%
- Herpes-simplex-Virus Typ 1: 10–40%.

Übertragung. Keine exogene Infektion, sondern endogene Reaktivierung, daher unabhängig vom Sexualkontakt.

Klinik. Dem primären Herpes genitalis folgt bei ca. 85% aller Patienten ein symptomatisches Rezidiv. Typisch sind umschriebene, gruppierte Bläschen (Abb. 7.**62**), Pusteln und Läsionen (Abb. 7.**63**, Abb. 7.**65**, Abb. 7.**64**) oder Krusten (Abb. 7.**66**). Allgemeine Symptome sind hier seltener als bei der Primärinfektion. Dies trifft auch auf regionale Lymphknotenschwellungen und neuralgische Beschwerden zu. Die Rezidivhäufigkeit schwankt und kann in Abhängigkeit vom HSV-Typ bis zu 12 und mehr Rezidive pro Jahr betragen, wobei HSV-2-Rezidive häufiger sind als HSV-1-Rezidive.

Die Lokalisation beim rezidivierenden Herpes genitalis kann von oben nach unten und von vorne nach hinten wechseln, z. B. an das Gesäß (Abb. 7.**67**). Die Körperseite bleibt dabei jedoch meist die gleiche.

Ausgedehnte, tiefe Läsionen über größere Bereiche kommen beim rezidivierenden Herpes genitalis nur bei Immunsupression vor (Abb. 7.**68**, Abb. 7.**69**). Hier ist die Diagnose erheblich erschwert und nur mit Hilfe des Labors zu sichern (Virusnachweis und gleichzeitiger Nachweis von speziesspezifischen Antikörpern).

Im Gegensatz zur Primärmanifestation wird das Herpesrezidiv im Genitalbereich von prodromalen Beschwerden wie Hyperästhesie, neuralgieähnlichen Schmerzen und Krankheitsgefühl angekündigt. Insbesondere der rezidivierende Herpes kann ernstzunehmende emotionale, sexuelle und psychosoziale Konflikte in einer bestehenden Partnerschaft auslösen.

Nicht selten wird der Herpes mit einer rezidivierenden Zystitis verwechselt, insbesondere wenn die Urethralöffnung betroffen ist. Abb. 7.**70** zeigt einen Herpes urethralis bei einer Patientin, die 10 Jahre lang immer wieder wegen Zystitis mit Antibiotika behandelt wurde. Gelegentlich, wenn die bakteriologische Kultur aus dem Urin negativ war, wurden ihre Beschwerden auch als psychosomatisch bedingt abgetan. Die Viruskultur ergab HSV 2. Die frühzeitige Einnahme von Aciclovir-Tabletten hat die Patientin von diesem sehr belastenden Problem weitgehend befreit.

Selten können Herpesherde in der Vagina oder auf der Portio (Abb. 7.**181**) lokalisiert sein. Wegen der geringen Sensibilität dieser Areale wird der allein hier ablaufende Herpes nur als Zufallsbefund entdeckt. Allenfalls kann einmal stärkerer Ausfluss auftreten, als dessen Ursache der Herpes auch nur dann entdeckt wird, wenn man die Vagina sorgfältig absucht und entsprechende Nachweisverfahren anwendet.

Diagnostik.
- **Anamnese:** wiederholtes Auftreten der Beschwerden
- **Klinik:** gruppenförmige Bläschen, Erosionen/Läsionen, Krusten
- **Erregernachweis**: mittels Kultur, oder Fluoreszenztest oder PCR in unklaren Fällen
- **Serologie:** Sie spielt beim rezidivierenden Herpes kaum eine Rolle, da es nur selten zu einer messbaren Titerbewegung durch das Rezidiv

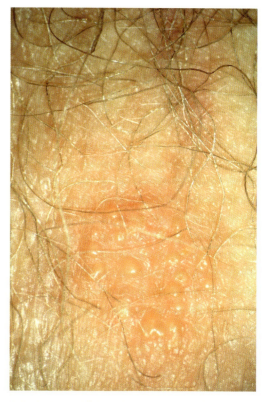

Abb. 7.**62** Rezidivierender Herpes genitalis mit frischen, gruppenförmigen Bläschen (42-jährige Patientin).

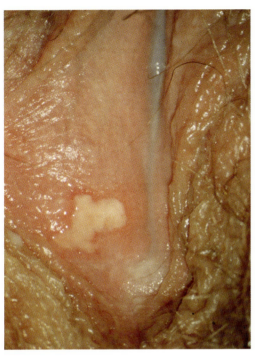
Abb. 7.**63** Rezidivierender Herpes genitalis (29-jährige Patientin).

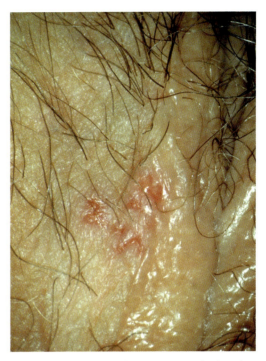
Abb. 7.**64** Rezidivierender Herpes genitalis (52-jährige Patientin).

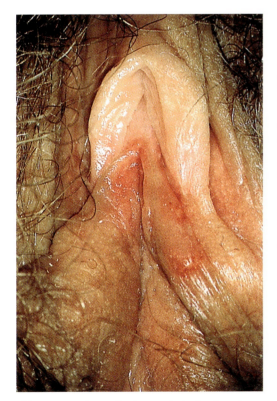
Abb. 7.**65** Diskrete Bläschen und winzige Pusteln subklitoral links.

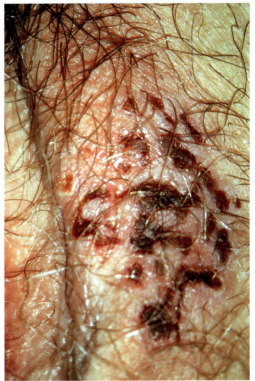
Abb. 7.**66** Ausgedehnter rezidivierender Herpes genitalis im Krustenstadium bei einer 37-jährigen Patientin.

Gynäkologische Infektionen

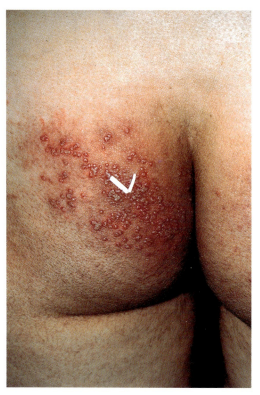

Abb. 7.**67** Ungewöhnlich ausgedehnter rezidivierender Herpes glutealis bei 33-jähriger Patientin.

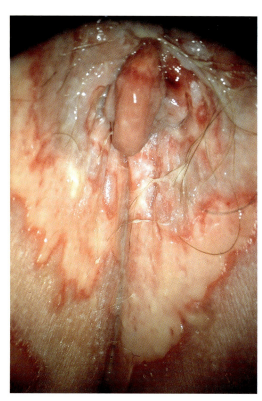

Abb. 7.**68** Ausgeprägter rezidivierender Herpes genitalis bei 48-jähriger Patientin mit Immunsuppression bei hämolytisch-urämischem Syndrom nach Nierentransplantation.

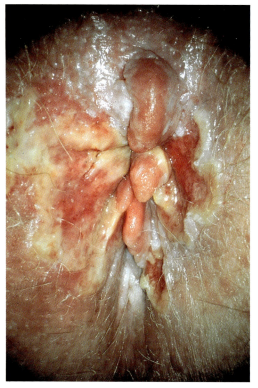

Abb. 7.**69** AIDS-Endstadium bei 21-jähriger Patientin mit schwerem Herpes analis und Kondylomen.

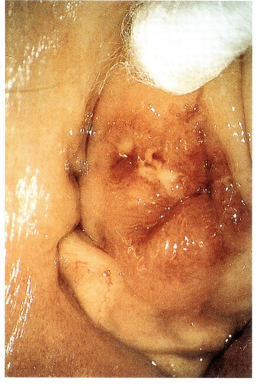

Abb. 7.**70** Rezidivierender Herpes urethralis bei 45-jähriger Patientin, die jahrelang wegen rezidivierender Zystitis behandelt wurde.

kommt. Sie kann zur Unterscheidung zwischen primärem und rezidivierendem Herpes hilfreich sein, vor allem aber zur Bestimmung des Immunstatus bei unsicherer Diagnose und negativem Virusnachweis (Infektionsausschluss).

Therapie. Die Behandlung mit Aciclovir (Zovirax) hat nur in der frühen Phase während der Virusvermehrung Sinn. Im Stadium der Erosionen/Läsionen und Krusten ist hiervon kein großer Erfolg mehr zu erwarten. Wegen der lokalen Begrenztheit der Erkrankung kann eine Lokalbehandlung versucht werden. Die Penetration von Aciclovir ist jedoch nicht befriedigend. Foscarnet (Triapten) wirkt lokal etwas besser.

Wirksamer ist die orale Gabe von Aciclovir (Zovirax), z. B. 5 × 200 mg/Tag. In vielen Fällen ist die Einnahme für 1–2 Tage ausreichend, um die Ausbreitung des Herpes zu stoppen.

Bei einem häufig rezidivierenden Herpes genitalis kann durch eine Dauermedikation (Suppressionstherapie) mit Aciclovir das Rezidiv so lange verhindert werden, wie das Präparat eingenommen wird. Die notwendige Dosis ist von Patientin zu Patientin unterschiedlich und muss für jede individuell durch langsame Tablettenreduktion ermittelt werden. Bei einem regelmäßig wiederkehrenden Herpes genitalis, z. B. während der Periode, kann auch eine prophylaktische kurzzeitige Gabe zu diesem Zeitpunkt angebracht sein.

Besondere Risiken.
- Infektiosität für Sexualpartner
- Übertragungsrisiko bei Geburt auf das Neugeborene (s. S. 234).

Differenzialdiagnosen.
- Vulvitis pustulosa durch Candida albicans (Abb. 7.**7**)
- Staphylodermie
- Behçet-Syndrom (Abb. 7.**104**)
- Trichomoniasis (Abb. 7.**124**)
- Verletzungen nach Kohabitation (Abb. 7.**112**), Kratzen bei Juckreiz
- Vulvitis plasmacellularis (s. Abb. 7.**99**)
- Varizellen bzw. Zoster (s. Abb. 7.**73**)
- Pemphigus vulgaris, bullöses Pemphigoid (s. Abb. 8.**10**)
- Pemphigoid gestationis (s. Abb. 8.**20**)
- Mollusca contagiosa (s. Abb. 7.**71**)
- Lues (Primäraffekt, s. Abb. 7.**42**)
- Urethritis
- Proktitis
- Kontaktdermatitis.

■ Molluscum contagiosum

Hauterkrankung mit einzelnen, kleinen (1–10 mm Durchmesser), glatten, weichen, wachsartigen Knötchen, welche im Zentrum eingedellt sind (Abb. 7.**71**). Erreger ist ein Pockenvirus. Kinder sind häufiger betroffen als Erwachsene. Die Übertragung erfolgt durch engen Hautkontakt, nicht selten bei Sexualverkehr. Gelegentlich können sie sich durch Kratzen entzünden und verursachen dann diagnostische Schwierigkeiten (Abb. 7.**72**). Die Therapie besteht in der mechanischen Entfernung der Knötchen, am besten durch Kürettage (Einmalkürette der Fa. Stiefel). Auch Elektrokoagulation oder Laserbehandlung sind möglich.

■ Zoster der Vulva

Sehr seltene und über die Beschränkung der Bläschen und Knötchen auf eine Vulvaseite und ein Segment leicht zu diagnostizieren (Abb. 7.**73**). Im Vergleich zum Herpes genitalis persistieren die Bläschen ohne Therapie über viele Tage und

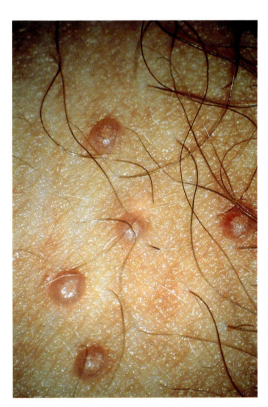

Abb. 7.**71** Mollusca contagiosa der Vulva bei 23-jähriger Patientin.

Gynäkologische Infektionen

Abb. 7.**72** Mollusca contagiosa im Bereich des Mons pubis mit leichter Entzündung infolge Kratzens.

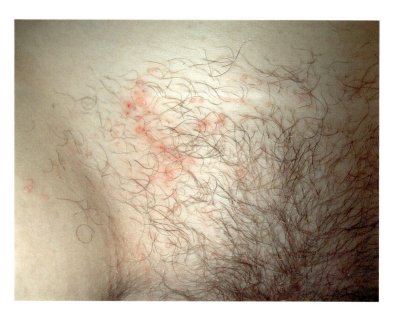

Wochen (Abb. 7.**74**, Abb. 7.**75**, Abb. 7.**76**). Hochdosiertes Aciclovir (Tabletten, 5 × 800 mg/Tag) bringt rasche Linderung (s. auch Varizellen S. 229).

Infektionen mit humanen Papillomviren (HPV)

Kondylome, Condylomata acuminata der Vulva

Humane Papillomviren lösen sehr unterschiedliche Reaktionen aus. Die Veränderungen reichen von asymptomatischen Infektionenen oder unscheinbaren flachen Warzen über Kondylome bis zum Zervix- oder Vulvakarzinom. Dabei verläuft die Mehrzahl der Infektionen subklinisch. Sie werden nicht bemerkt und können nur mit der Essigprobe oder mit molekularbiologischen Methoden nachgewiesen werden.

Ihre besondere Bedeutung erhält diese Virusinfektion dadurch, dass bestimmte Genotypen an der Entstehung des Zervixkarzinoms und anderer Ano-Genitalkarzinome beteiligt sind. Es zeigt sich aber auch, dass nur die wenigsten Menschen, die mit einem High-Risk-Typ infiziert wurden, tatsächlich ein Genitalkarzinom entwickeln. HPV ist zwar eine wichtige Voraussetzung für die Entstehung eines Karzinoms, aber es müssen zusätzliche endogene Faktoren (Immunsuppression, genetische Disposition, HLA-Status) sowie exogene Faktoren (zusätzliche Infektionen wie z. B. HIV, Chlamydien oder Rauchen etc.) einwirken.

Erreger. Papillomviren sind kleine, stabile Viren mit einer zirkulären Doppelstrang-DNA aus etwa 8000 Basenpaaren. Es gibt bis heute keine experimentellen Systeme, z. B. Gewebekulturen, in denen HPV vermehrt werden kann. Ihr Nachweis und ihre Unterscheidung erfolgen über eine DNA-Analyse in sogenannte Genotypen.

Mit Hilfe gentechnischer Verfahren können aber sogenannte Pseudovirionen hergestellt werden, welche ein Marker-Gen enthalten und zur Bestimmung neutralisierender Antikörper dienen. Ebenso werden Virus-ähnliche Partikel (VLP) synthetisiert, welche Bestandteil der inzwischen verfügbaren Impfstoffe sind.

Über 150 Genotypen sind heute bekannt, von denen über 30 im Genitalbereich nachgewiesen wurden. Dabei unterscheidet man sogenannte Low-Risk-Typen (HPV 6, 11, 40, 42, 43, 44, 54, 61, 70, 72, 81), welche als Verursacher von benignen spitzen Kondylomen bzw. niedriggradigen Dysplasien angesehen werden, von den High-Risk-Typen (HPV 16, 18, 31, 33, 35, 39, 45, 51, 52, 56, 58, 59, 66), deren Beteiligung bei der Entstehung von hochgradigen Dysplasien bzw. dem Zervixkarzinom inzwischen als gesichert gilt. Für fünf weitere Genotypen (HPV 26, 53, 68, 73, 82) wird eine Beteiligung vermutet. Die wichtigsten High-Risk-Typen sind HPV 16 und 18, die in etwa 70 %, zusammen mit HPV 31, 33 und 45 sogar in 82 % aller Zervixmalignome gefunden werden.

HPV 1 und 2 sind die Erreger der Verrucae vulgares an Händen und Füßen.

Doppel- oder Mehrfachinfektionen mit verschiedenen Typen kommen vor.

7.1 Infektionen der Vulva (Vulvitis)

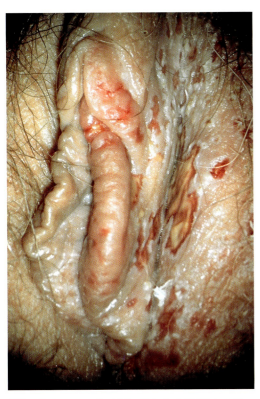

Abb. 7.**73** Zoster der Vulva links bei 64-jähriger Patientin.

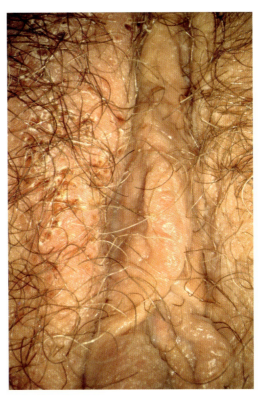

Abb. 7.**74** Zoster rechte Vulva, der nur mit dem Kolposkop erkannt werden kann (51-jährige Patientin).

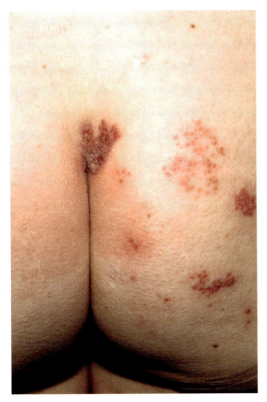

Abb. 7.**75** Gleiche Patientin wie in Abb. 7.**74** von hinten.

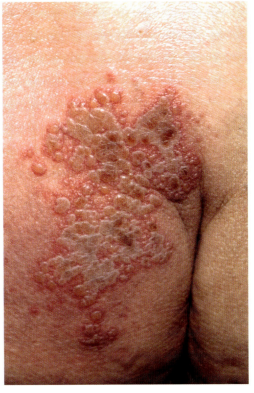

Abb. 7.**76** Ausgeprägter Zoster bei 72-jähriger Patientin.

Gynäkologische Infektionen

Häufigkeit. Die Zahlen über die Prävalenz von HPV-Infektionen schwanken erheblich. So scheinen zwischen 40 und 80% der Menschen während ihrer sexuell aktiven Zeit mit diesen Viren infiziert zu werden. Die Infektion wird über DNA- und Antikörper-Nachweis bestätigt, die bei zwei von drei viruspositiven Patienten vorhanden sind. Generell sinkt die Prävalenz mit zunehmendem Alter, denn die meisten HPV-Infektionen verlaufen transient über 4–20 Monate, wobei die Hoch-Risiko-Typen länger persistieren. Bei Männern ist die Durchseuchung ähnlich hoch wie bei Frauen.

- Kondylome: Etwa 1% der jungen, sexuell aktiven Menschen haben spitze Kondylome. In der Schwangerschaft sind sichtbare Kondylome durch die leichte Immunsuppression etwa doppelt so häufig.
- Hoch-Risiko-Typen werden bei Frauen über 30 Jahren in ca. 5% der Fälle nachgewiesen, bei Frauen mit CIN I (zervikale intraepitheliale Neoplasie) in ca. 50%, CIN II in ca. 75% und in CIN III in 95%, bei Frauen mit Zervixkarzinomen in 98% der Fälle.
- HPV 16 und 18 verursachen ca. 70% der Zervixkarzinome (50% HPV 16 und 20% HPV 18).

Übertragung. HPV werden durch direkten Hautkontakt übertragen. Da sie sehr widerstandfähig sind, ist auch eine Schmierinfektion möglich. Bei den genitalen Typen ist der Sexualkontakt der häufigste Übertragungsweg. Hautbeschädigung und kleine Läsionen begünstigen das Eindringen in die Haut (Abb. 7.**191**). Wegen des langsamen Wachstums von sichtbaren Veränderungen ist die Bestimmung des genauen Zeitpunkts der Infektionsübertragung meist nicht möglich. Neben der horizontalen Übertragung gibt es auch eine vertikale von der Mutter auf das Kind während der Entbindung.

Pathogenese. HPV infiziert ausschließlich Epithelzellen der Haut und der Mukosa, was durch kleine Läsionen begünstigt wird (Abb. 7.**191**). Je nach HPV-Typ und Bedingungen kann es zu verschiedenen Verläufen kommen:

- Transiente subklinische Infektion der Basalzellen der Epidermis ohne sichtbare Kondylome, die sich nach 6–20 Monaten spontan zurückbilden. Das wird in 80–90% der HPV Infektionen beobachtet.
- Virusvermehrung mit reichlich Nachweis des Hüllproteins L1 und dem Entstehen von Epitheliomen, d. h. spitzen Kondylomen (Condylomata acuminata), bei ca. 1–5% der Infizierten.
- Viruspersistenz über lange Zeit.
- Viruspersistenz mit Ausbildung von Krebsvorstufen (Dysplasie) bei etwa 10%.
- Entstehung eines invasiven Karzinoms unter 1% nach 10–30 Jahren.

Die meisten Infektionen bleiben inapparent. Etwa 70% der Frauen eliminieren dank ihres Immunsystems das Virus innerhalb eines Jahres.

Bei bis zu 20% der Infizierten persistiert die Infektion und es kann je nach Typ zu rezidivierenden Kondylomen oder höhergradigen Dysplasien kommen.

Klinik. Kondylome verursachen keine Beschwerden. Der früher beschriebene Juckreiz oder das Brennen werden heute auf andere Ursachen wie Infektionen, Dermatosen oder Hautbeschädigung zurück geführt. Allenfalls sind Kondylome störend und lästig durch ihr Aussehen und durch die Größe. Bei der Infektion werden meist größere Bereiche von den Viren befallen.

Das klinische Bild ist sehr variabel und reicht von einzelnen winzigen Kondylomen über viele kleine spitze Kondylome (Abb. 7.**77**), mittelgroße (blumenkohlartige, Abb. 7.**78**), relativ große, zum Teil pigmentierte Kondylome (Abb. 7.**79**) bis zu extremem Befall bei Immunsuppression (Abb. 7.**80**). Auch das Aussehen ist variabel und reicht von disseminierten kleinen rezidivierenden Knötchen (Abb. 7.**81**) bis zu Riesenkondylo-

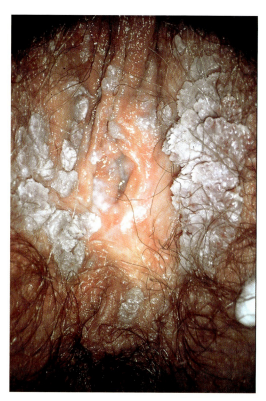

Abb. 7.**77** Condylomata acuminata bei 27-jähriger Patientin.

7.1 Infektionen der Vulva (Vulvitis)

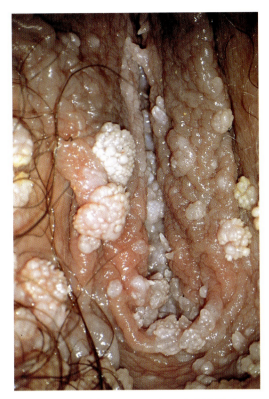

Abb. 7.**78** Condylomata acuminata bei 20-jähriger Patientin.

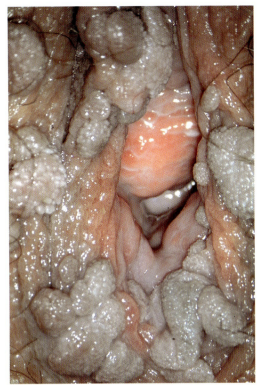

Abb. 7.**79** Große ältere Kondylome bei 30-jähriger Patientin.

men in der Schwangerschaft (s. Abb. 8.**31** – Abb. 8.**33**) oder bei sonstigem nicht bekanntem Zustand einer Immunsuppression (Abb. 7.**82**).

Kondylome im Analbereich (Abb. 7.**83**) sind kein Beleg für Analverkehr. Gerade Hautbeschädigungen durch ungeeignete Reinigungsmaßnahmen und fehlende Fettpflege erleichtern in diesem Bereich den HPV das Eindringen in die Haut. Dies erschwert die Reinigung zusätzlich, wie Abb. 7.**84** vermuten lässt.

Das Fehlen von sichtbaren Kondylomen schließt eine HPV-Infektion nicht aus (Abb. 7.**85**). Die Behandlung der Vulva mit 3%iger Essigsäure lässt auch subklinische HPV-Infektionen als weiße Flecken mit diskreter Punktierung sichtbar werden (Abb. 7.**86**). Wahrscheinlich können viele Papillomviren im Genitalbereich vom Organismus nicht mehr eliminiert werden. Die Zahl der Kopien kann aber so weit zurückgehen, dass sie nur noch mit immer empfindlicheren Tests oder überhaupt nicht mehr aufgespürt werden können. Dafür spricht auch, dass es bei Immunschwäche zum Auftreten von ausgedehnten, z. T. sehr großen Kondylomen kommt, die kaum zu beseitigen sind (Abb. 7.**80**).

Bevorzugte Stellen für Kondylome sind Bereiche, die einer stärkeren Belastung ausgesetzt sind wie die hintere Kommissur. Weiterhin Areale, die stärker mechanisch strapaziert werden beim Reinigungsvorgang wie der Analbereich. Epitheldefekte erleichtern dem Virus das Eindringen (Abb. 7.**83**, Abb. 7.**84**). Durch die empfohlene Fettpflege, z. B. mit Deumavan, vor dem Stuhlgang werden Hautbeschädigungen durch den Reinigungsvorgang weitgehend vermieden. Zum Zusammenhang von Papillomviren und Zervixkarzinom siehe unter Zervix (s. S. 179).

Diagnostik. Da Kondylome, sofern sie stören, klinisch sichtbar sind, bedarf es eigentlich keiner weiteren Diagnostik. Anders ist die Lage bei subklinischen HPV-Infektionen oder bei Dysplasien. Hier gilt es, das Virus selbst aufzuspüren. Dazu benötigt man Hilfsmittel und aufwendige molekularbiologische Techniken:
▶ Klinisches Erscheinungsbild
▶ Kolposkopie: Betupfen mit 3%iger Essigsäure (Abb. 7.**85**, Abb. 7.**86**)
▶ Histologie: Nachweis von Koilozytose, verlängerten Reteleisten, Akanthose, mangelhafter Glykogenisierung und Para- oder Hyperkeratosen sowie von Dysplasien (leicht = CIN I, mittel = CIN II, schwer = CIN III)

Gynäkologische Infektionen

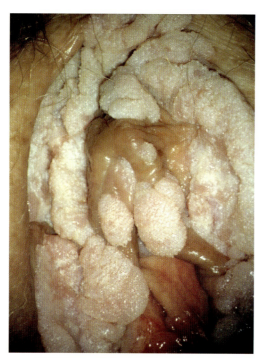

Abb. 7.**80** Ausprägte Kondylome bei Immunsuppression. Patientin (62 Jahre) mit Leukämie.

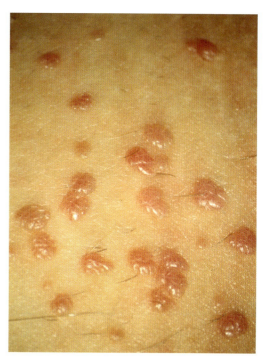

Abb. 7.**81** Kleine disseminierte Kondylomrezidive (22-jährige Patientin).

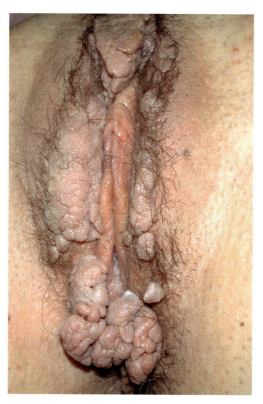

Abb. 7.**82** Ausgedehnte ältere Kondylome bei 36-jähriger Patientin.

- Virus-DNA-Nachweis mittels Hybridisierung mit Bestimmung des Virustyps; für die HPV-Testung im Routineeinsatz ist gegenwärtig der Hybrid-Capture-II-Test (DNA-in-situ-Hybridisierung mit Signalverstärkung) am besten geeignet. Gruppentests für die häufigsten High- und Low-Risk-Typen sind im Einsatz.
- Realtime-PCR zur Quantifizierung der HPV-DNA (ab 10 Kopien positiv, hohe Viruslast erhöht Dysplasierisiko um das 6- bis 8-Fache)
- Zytologie (Pap IIc, Pap III, Pap IIId).

Die Serologie spielt bis heute keine Rolle. Ihre Wertigkeit ist ungeklärt. Kommerzielle Tests stehen nicht zur Verfügung.

Therapie. Genitale HPV-Infektionen mit Kondylombildung werden am häufigsten bei jungen, sexuell aktiven Frauen und auch bei ebensolchen Männern gefunden. In der Mehrzahl der Fälle (ca. 60 %) kommt es auch ohne Behandlung zu einer spontanen Remission. Zuwarten ist daher sicherlich gerechtfertigt. Kommt es nicht zur Spontanremission oder fühlt sich die Patientin stark belästigt, dann sollten die Kondylome beseitigt werden. Hierfür steht eine Reihe von Methoden zur Verfügung. Das Virus selbst wird durch diese Maßnahmen jedoch nicht immer eleminiert.

7.1 Infektionen der Vulva (Vulvitis)

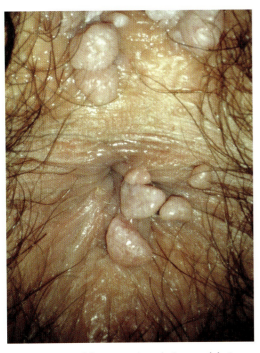

Abb. 7.**83** Kondylome am Anus bei ausgedehnten Kondylomen (26-jährige Patientin).

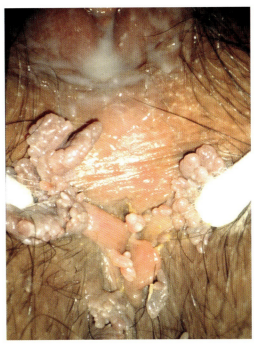

Abb. 7.**84** Perianale Kondylome mit Fäzes-Resten bzw. -Spuren (29-jährige Patientin).

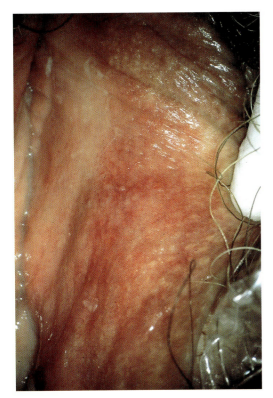

Abb. 7.**85** 45-jährige Patientin mit subklinischer HPV-Infektion.

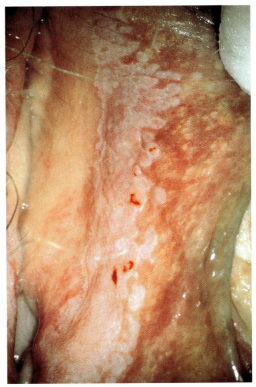

Abb. 7.**86** Gleiche Patientin wie in Abb. 7.**85** nach Essigsäure-Behandlung. Hierdurch sind jetzt weiße Flecken mit diskreter Punktierung sichtbar geworden.

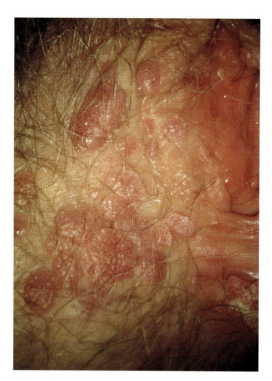

Abb. 7.**87** Kondylome vor Behandlung (28-jährige Patientin).

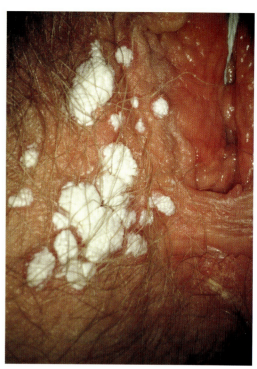

Abb. 7.**88** Gleiche Patientin wie in Abb. 7.**84** nach Auftragung von 80% Trichloressigsäure.

- mechanische Abtragung (chirurgisch, elektrisch, Laser)
- Mitosehemmer Podophyllotoxin (als 0,15%ige Creme [Wartec] auf dem Markt); Podophyllin ist ein 5–20%iges Extrakt (Gemisch) in alkoholischer Lösung und sollte wegen toxischer Beimengungen nicht mehr verwendet werden.
- Denaturierung mit hochprozentigen Säuren (Trichloressigsäure (>60%ig), Solco-Derman (Salpetersäure), Kryosation, Elektrokoagulation. Diese Behandlungen sind in der Schwangerschaft erlaubt.
- Interferonbehandlung über mehrere Wochen zur s.c. bzw. i.m. Applikation oder als Gel (bis heute fehlen Zusatzparameter, die erkennen lassen, bei welcher Patientin dies Erfolg bringt). Wird kaum noch angewendet.
- Immunmodulator (Imiquimod, Aldara). Bei zu starkem Auftragen und empfindlicher Haut kann es zu einer ausgeprägten Entzündungsreaktion kommen, die eigentlich erwünscht ist und anzeigt, dass das Immunsystem aktiv wird. Wird besonders bei chronisch rezidivierenden Verläufen verwendet. Auch Vitamin C hat eine leichte immunmodulatorische Wirkung und kann Warzen zur Rückbildung bringen.
- Biologische Präparate, z. B. Pflanzenextrakte.
- (Fluorouracil-Lösung bzw. -Creme).

Die klinischen Heilungsraten werden je nach Untersucher, Krankengut, Beobachtungszeit und Behandlungsart mit zwischen 50 und 80% angegeben. Eine echte Präferenz einer Methode gibt es nicht. Einen Überblick zur Therapie der Kondylome gibt Tab. 7.**3**. Da mit all den Methoden zwar die Kondylome beseitigt, die Viren aber nicht immer eliminiert werden, die über große Bereiche des Genitales bis hin zur Zervix verbreitet sein können, hängt es vor allem vom Immunsystem der Patientin ab, ob ein sichtbares Rezidiv auftritt. Je nach Aktivität des Virus kann der Befall sichtbar sein oder nicht. Warum es bei der einen Patientin zu größeren Kondylomen kommt und bei der anderen nicht, ist weitgehend unbekannt, auch ob neben der Immunkontrolle noch andere Faktoren eine Rolle spielen.

Prophylaxe.
- **Barriere-Methoden:** Kondome schützen nur sehr bedingt vor der Infektion mit diesen Viren. Die überwiegende Mehrzahl der HPV-Infizierten weiß nichts von dieser Infektion. Übertragungen – auch über Schmierinfektionen – sind möglich. Wegen des langsamen Wachstums der Kondylome ist der Zeitpunkt der Infektion meist nicht bestimmbar. Da außerdem die sichtbaren Kondylome von den Low-Risk-Typen verursacht werden, schützt

Tabelle 7.3 Therapie von Condylomata acuminata

bei Erstmanifestation	
Abwarten	Spontanremission in ca. 60%, wenn andere Infektionen beseitigt sind
Podophyllotoxin	▶ Wartec (0,15%ige Creme, kann die Patientin selbst auftragen) ▶ Condylox (alkoholische Lösung, kann brennen)
Trichlor-Essigsäure	Konzentration >60%, besonders in der Schwangerschaft geeignet
Laser	rasche Entfernung möglich, setzt aber zunächst neue Läsionen
Exzision	▶ Messer ▶ Elektroschlinge
Kryosation	kaum noch angewendet
bei chronisch rezidivierendem Verlauf	
Immunmodulation	Imiquimod (Aldara) 3×/Woche für bis zu 12 Wochen → löst Entzündung aus und führt zu Immunstimulation

die Anwendung in diesen Fällen nicht vor Infektionen mit High-Risk-Typen, die meist subklinisch verlaufen.
- **Impfung:** Es sind 2 Impfstoffe auf dem Markt:
  – Gardasil: enthält VPL (virusähnliche Partikel) von HPV 6, 11, 16 und 18
  – Cervarix: enthält nur VPL von den High-Risk-Typen 16 und 18
- Beide führen zu messbaren Antikörper-Titern und Reduktion von Dysplasien. Kondylome werden nur mit Gardasil verhindert, da es auch vor HPV 6 und 11, den Verursachern von Kondylomen, schützt.
- **Hautpflege mit Fett** zur Reduktion von Eintrittspforten (gilt ganz besonders für den Analbereich!).

Sonderformen

Bowenoide Papulose und Morbus Bowen (VIN III) sind Präkanzerosen, an deren Entstehung HPV beteiligt ist. Die Diagnose wird klinisch (Abb. 7.**89**), inbesondere nach Behandlung der Vulva mit 3%iger Essigsäure (Abb. 7.**90**), und/oder histologisch gestellt (Abb. 7.**91**).

Differenzialdiagnosen.
- Hyperkeratosen, z. B. Lichen sclerosus (Abb. 7.**17**)
- Hirsuties, eine harmlose Epithelspielart (Abb. 7.**92**)
- Keratoangiome, angeborene (Abb. 7.**93**) oder erworbene, z. B. nach Bestrahlung.

HPV, Schwangerschaft und Geburt (s. S. 260).

Acne inversa

Der frühere Begriff Hidradenitis bezeichnet in der älteren Literatur entzündliche Veränderungen um die apokrinen Schweißdrüsen herum. Die dabei beschriebenen, teilweise knotigen und fistelnden Veränderungen werden heute als Follikelerkrankungen im Rahmen der Acne inversa angesehen (Abb. 7.**94** – Abb. 7.**97**).

Die Acne inversa ist zwar der Acne conglobata vergleichbar, hat aber eine inverse Komponente. Sie geht nicht von den Talgdrüsenfollikeln aus, sondern von den terminalen Haarfollikeln. Es bilden sich Komedonen, die rupturieren. Die Besiedelung mit Hautbakterien führt zu Entzündungen mit Entleerung von Eiter aus den aufbrechenden Knoten. Betroffen sind der perivulväre Bereich und die Leisten. Es handelt sich um eine chronische, knotige Hautentzündung mit eitriger Entleerung und entstellender Narbenbildung, deren Ursache nicht bekannt ist, die aber wohl einen genetischen Hintergrund hat.

Klinisches Bild. Der Introitus und die Vagina sind nicht betroffen, meist ist die Vaginalflora normal. Es bilden sich wulstartige Gebilde und furunkelartige Knoten, die perforieren und eitriges Sekret abgeben (Abb. 7.**95**). Es entstehen langsam wulstartige Gänge (Abb. 7.**96**, Abb. 7.**97**). Histologisch finden sich tunnelartige Epithelstränge und Fisteln, die von der Epidermis bis tief in das subkutane Fettgewebe reichen. Auch Schweißdrüsen können sekundär involviert sein.

Gynäkologische Infektionen

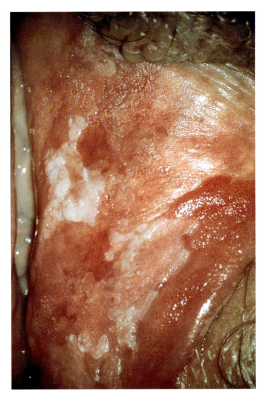

Abb. 7.**89** Morbus Bowen der Vulva bei 46-jähriger Patientin, bei der lange eine chronische Pilzinfektion behandelt wurde.

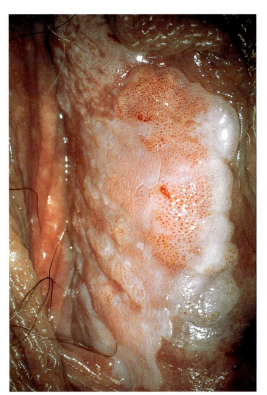

Abb. 7.**90** Gleiche Patientin wie in Abb. 7.**89**. Nach der Essigsäure-Behandlung wird die schwere Dysplasie (VIN III) sichtbar.

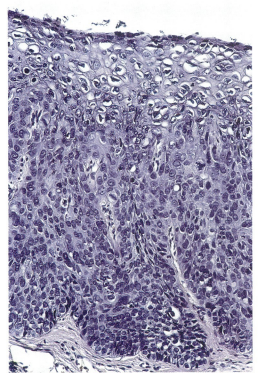

Abb. 7.**91** Histologisches Bild eines Morbus Bowen, Carcinoma in situ (CIS, VIN III).

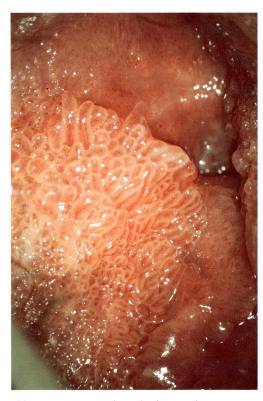

Abb. 7.**92** Hirsuties der Vulva bei 17-jähriger Patientin.

7.1 Infektionen der Vulva (Vulvitis)

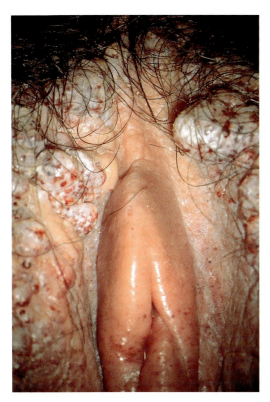

Abb. 7.**93** Keratoangiome bei 26-jähriger Patientin (selten so ausgeprägt).

Diagnose. Die Diagnose erfolgt nach dem klinischen Bild. Aus dem Eiter der entzündeten Knoten (Abb. 7.**95**) lassen sich so gut wie immer nur Darmbakterien oder Hautflora (Standortflora) nachweisen.

Therapie. Eine wirksame Therapie gibt es nicht. Hilfe bringt weder eine systemische Antibiotikabehandlung noch der Einsatz von Kortikosteroiden. Durch Hautpflege und lokale Keimreduktion lässt sich der Verlauf gelegentlich mildern. Die einzig erfolgversprechende Behandlung ist eine chirurgische Revision mit Verschiebeplastik durch einen erfahren kosmetischen Chirurgen. Solange die Patientin das Rauchen nicht aufgibt, sollte ein solcher Eingriff jedoch nicht durchgeführt werden.

Differenzialdiagnosen. Furunkulose durch Staph. aureus, Pyodermie, Aktinomykose (extrem selten).

Vulvitis ohne bzw. mit nicht nachweisbarem Erreger

■ Vestibularadenitis/Vestibulitis

Erreger. Wenn auch der Begriff so klingt, ist es keine Infektion, da bis heute kein Erreger bekannt ist, Antibiotika nicht helfen und auch keine Entzündungsreaktion mit Leukozyten im Sekret nachweisbar ist.

Klinik. Es handelt sich um eine der Formen mit Dyspareunie. Die Patienten geben einen punktförmigen Schmerz auf beiden Seiten des Introitus an. Bei der Kolposkopie zeigt sich eine kleine Rötung, die sich bei näherem Hinsehen als Ausgang der Bartholin-Drüse entpuppt (Abb. 7.**98**). Nach Behandlung mit 3%iger Essigsäure werden gelegentlich essigweiße, unter dem Kolposkop papillär erscheinende Bezirke wie die Transformationszone auf der Portio sichtbar.

Therapie. Sie besteht in einer Verbesserung/Kräftigung des zarten Epithels durch:

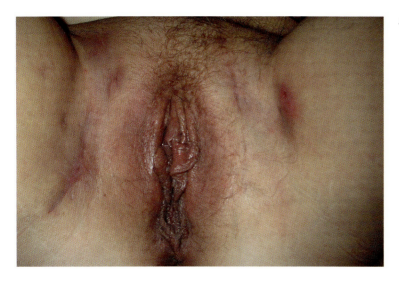

Abb. 7.**94** Acne inversa (leichte Form).

Gynäkologische Infektionen

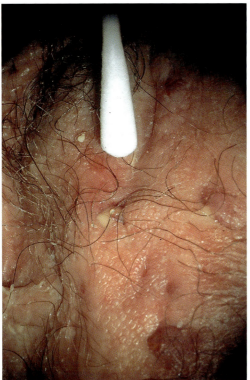

Abb. 7.**95** Acne inversa bei 18-jähriger Patientin. Aus dem Eiter konnte nur Haut- und Darmflora angezüchtet werden.

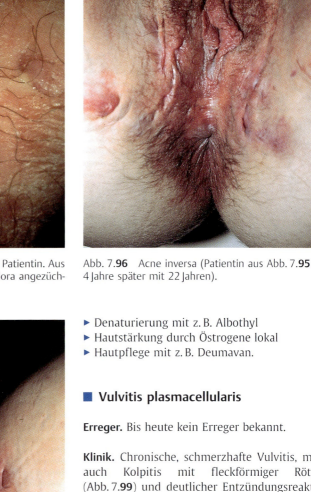

Abb. 7.**96** Acne inversa (Patientin aus Abb. 7.**95** 4 Jahre später mit 22 Jahren).

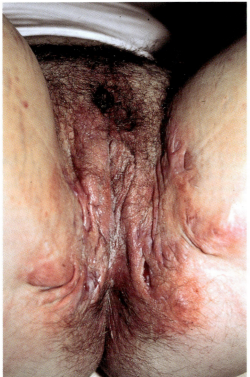

Abb. 7.**97** Gleiche Patientin wie Abb. 7.**95** 6 Jahre später mit 24 Jahren.

▶ Denaturierung mit z. B. Albothyl
▶ Hautstärkung durch Östrogene lokal
▶ Hautpflege mit z. B. Deumavan.

■ Vulvitis plasmacellularis

Erreger. Bis heute kein Erreger bekannt.

Klinik. Chronische, schmerzhafte Vulvitis, meist auch Kolpitis mit fleckförmiger Rötung (Abb. 7.**99**) und deutlicher Entzündungsreaktion im Fluor.

Pathogenese und Diagnostik. Im Gegensatz zur Vestibularadenitis liegen hier eine Entzündung und Infektion vor. Für die Erregernatur sprechen die Entzündungsreaktion, 5- bis 10-mal mehr Leukozyten als Epithelzellen im Fluor und die Heilung durch das Antibiotikum Clindamycin. Alle Versuche, einen Erreger kulturell nachzuweisen oder färberisch darzustellen, waren bis heute jedoch erfolglos.

Die Vulvitis plasmacellularis ist eine seltene vulväre Zusatzform der Kolpitis plasmacellularis. Infolge des Befalls des sensiblen Vulvabereiches klagen die Patientinnen über brennende Schmerzen. Sie lässt sich klinisch vom Lichen planus

7.1 Infektionen der Vulva (Vulvitis)

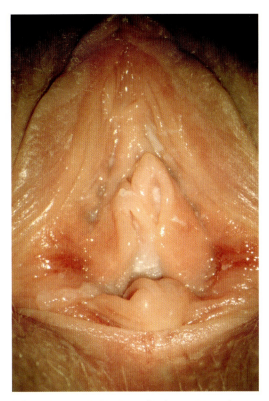

Abb. 7.**98** Vestibulitis. Umschriebene Rötung bei 5 und 7 Uhr. 29-jährige Patientin mit Dyspareunie.

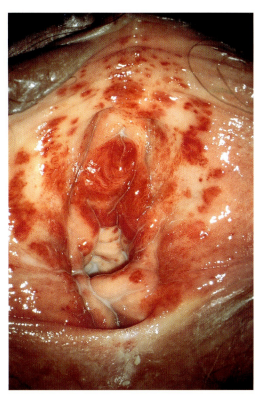

Abb. 7.**99** Vulvitis plasmacellularis bei 57-jähriger Patientin.

erosivus unterscheiden durch die fleckförmige Rötung und die vielen Leukozyten im Fluor (vgl. Kolpitis plasmacellularis, s. S. 150).

Therapie. Clindamycin lokal als Creme (Sobelin-Vaginalcreme in Deutschland, Dalacin-Vaginalcreme in der Schweiz und Österreich) 2 – 3 ×/Tag für 2 – 3 Wochen. Bei Versagen der Lokalbehandlung (Creme verbleibt nicht lange genug auf der Haut) kann eine orale Zusatztherapie vorgenommen werden mit Clindamycin-Tabletten 4 × 300 mg/Tag für 2 Wochen.

Rezidive kommen leider vor, daher ist eine Kontrolle unmittelbar nach Therapie empfohlen, weil nur der Heilungserfolg die Diagnose bestätigt.

Vulvitis durch Ektoparasiten

■ Filzlaus-Vulvitis (Phthiriasis)

Besteht Juckreiz weiter vorne im Schamhaarbereich oder abends im warmen Bett, muss selbst heutzutage immer auch an einen Filzlausbefall gedacht werden. Bei der heutigen scham-haarlosen Mode sind Filzläuse noch seltener geworden, da diese die Haare zum Festhalten benötigen.

Erreger. Phthirus pubis (Abb. 7.**100**), welcher ca. 2 mm groß wird. Er unterscheidet sich von den anderen Läusearten durch die stark ausgebildeten 2. und 3. Beinpaare und durch die beiden Fortsätze auf dem letzten Körpersegment. Vermehrungszeit: 3 Wochen.

Häufigkeit. < 0,05 % der Patientinnen.

Übertragung.
▶ Sexualkontakte
▶ Matratzen/Decken (Überlebenszeit hierin jedoch nur 24 Stunden).

Klinik und Diagnostik.
▶ Kratzspuren im Schamhaarbereich
▶ kolposkopischer Nachweis der blassgelblichen Filzläuse, die zwischen den Schamhaaren unmittelbar über der Haut oder in die Haarbälge eingegraben zu sehen sind
▶ kolposkopischer Nachweis der Nissen (Filzlauseier), die 2 – 3 mm über dem Haaransatz

Gynäkologische Infektionen

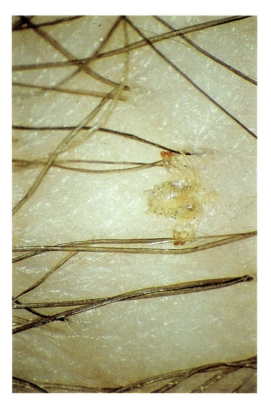

Abb. 7.**100** Filzlausbefall des Mons pubis. Eine Filzlaus hat sich an zwei Schamhaaren gekrallt. Nissen sind hier nicht zu sehen.

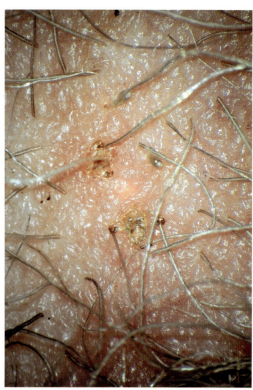

Abb. 7.**101** Phthiriasis pubis mit Filzläusen und Nissen bei 24-jähriger Patientin.

mit einem wasserfesten Kitt fixiert sind (Abb. 7.**101**)
▶ kolposkopischer Nachweis von Blutkrusten und Kotbällchen zwischen den Schamhaaren auf der Haut
▶ gelegentlich sogenannte Maculae coeruleae als ekzematöse Veränderungen durch beim Biss übertragene Substanzen.

Therapie (lokal) für Filz- und Kopfläuse.
▶ Permethrin (Infectopedicul) als Einmalbehandlung; wird in den USA bevorzugt verwendet, in der Schwangerschaft kontraindiziert
▶ Lindan-Emulsion (Jacutin), Mesulfen (Citemul); möglichst nicht in der Schwangerschaft
▶ Pyrethrumextrakte (Goldgeist forte, Jacutin N); in der Schwangerschaft möglich
▶ Malathion; für Schwangerschaft und Stillzeit nicht zugelassen

Therapiedauer: 1–3 Tage. Die Schamhaare müssen nicht entfernt werden.

Wiederholung der Behandlung nach 8 Tagen wird empfohlen. Nach jeder Behandlung muss der Therapieerfolg kontrolliert werden.

Bei Therapieversagern (es wurde über Resistenzen berichtet, häufiger jedoch war es die falsche Anwendung) wurden die Nissen nicht ausreichend abgetötet. Mit Ausnahme von Permethrin besitzen alle Präparate keine ausreichende ovizide Wirkung.

■ Milben

Unter Milben versteht man eine Gruppe verschiedener Ektoparasiten. Weitgehend harmlos sind Hausstaubmilben, die gelegentlich Allergien auslösen können, oder Haarbalgmilben (Demodex follicularis).

Sarcoptes scabiei hominis kann Entzündungen auslösen, wenn die Weibchen sich zur Eiablage in die Haut eingraben. Dies ist die allgemein als **Krätze** bekannte Hauterkrankung. Kommt fast nur bei leicht verwahrlosten Frauen vor.

Klinik. Juckende Knötchen, Krüstchen, die sich ausbreiten (Abb. 7.**102**).

Diagnostik.
▶ klinisches Bild
▶ Biopsie (Diagnosesicherung durch Nachweis von Kotballen oder etwas seltener der Milben selbst).

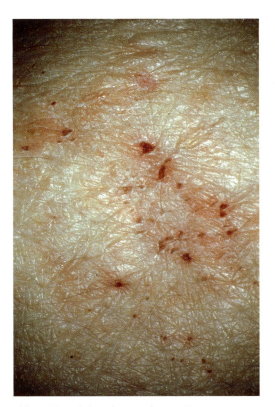

Abb. 7.**102** Skabies bei 41-jähriger Patientin.

Therapie. Wie bei Phthiriasis.

Nicht erregerbedingte differenzialdiagnostische Krankheitsbilder

Es gibt eine Reihe nicht erregerbedingter Krankheitsbilder, an die besonders bei normalem Fluor gedacht werden muss und die differenzialdiagnostisch berücksichtigt werden müssen:
- Behçet-Syndrom (DD zu Lues, Herpes genitalis, Ulcus molle, Karzinom)
- Vulvakarzinom (DD zu Lues, Behçet-Syndrom, Verletzung)
- irritative Vulvitis (DD zu Candidose, Vulvitis plasmacellularis)
- fixes Arzneimittelexanthem (DD zu Candidose, primärem Herpes genitalis, Vulvitis plasmacellularis)
- Lichen planus (DD zu Candidose)
- Psoriasis vulgaris der Vulva (DD zu chronischer Candidose, Ekzem)
- Pemphigus vulgaris/Pemphigoid (DD zu Herpes genitalis, Candidose, Follikulitis)
- Verletzungen (DD zu Herpes genitalis, Lues).

Behçet-Syndrom, früher Ulcus acutum Lipschütz

Bei Ulzera an mehreren Stellen der Vulva (Abb. 7.**103**, Abb. 7.**104**), die besonders schmerzhaft und tief sind, handelt es sich um das Behçet-Syndrom. Die tiefen Nekrosen werden durch eine Vaskulitis unklarer Genese verursacht. Wahrscheinlich handelt es sich um eine Immunerkrankung. Durch die tiefen Nekrosen kann es bei zu spät begonnener Therapie zu erheblichen Gewebsdefekten kommen, deren Abheilung mehrere Wochen benötigt. Wegen seiner Rezidivneigung wird das Behçet-Syndrom nicht selten mit einem rezidivierenden Herpes genitalis verwechselt.

Die Diagnose wird allein aus dem klinischen Bild gestellt. Eine Histologie ist ohne Wert, aber zum Ausschluss eines Karzinoms bei Persistenz unbedingt vorzunehmen. Bei erstmaligem Auftreten eines einzelnen Ulkus ist eine Lues serologisch auszuschließen.

Vulvakarzinom

Ein über Wochen nicht abheilendes Ulkus (Abb. 7.**105**, Abb. 7.**106**) muss immer an ein Malignom denken lassen. Wenn das Ulkus auch unter Kortison nicht abheilt oder deutlich kleiner wird, darf auch eine negative Histologie nicht davon abhalten, durch weitere Biospien ein Karzinom auszuschließen.

Auch wenn ein neues Knötchen auf einem chronisch entzündeten Areal auftaucht, sollte dieses biopsiert werden, da, wie die Abb. 7.**107** wiedergibt, auf dem Boden der chronischen Entzündung ein kleines Vulvakarzinom entstanden ist. Ähnliches gilt auch für andere chronische Entzündungen der Vulva wie beim häufigen Lichen sclerosus oder dem selteneren Lichen planus.

Irritative Vulvitis

Die Ursache ist unbekannt. Sie wird von vielen noch als Vulvodynie bezeichnet, da kein klinisches Korrelat für die Beschwerden zu sehen ist. Die Patientinnen klagen über Brennen und vor allem Berührungsschmerz bei unauffälliger Vulva. Mit der Betäubungscreme Emla kommt es bei diesen Patienten zu einer deutlichen Rötung und leichter Schwellung des Introitus (Abb. 7.**108**). Hiermit kann die besondere Reagibilität der Haut in diesem Bereich sichtbar gemacht werden. Es zeigt an, dass die Beschwerden nicht allein psychisch verursacht sind, sondern dass es doch ein Korrelat gibt. Ob eine Überempfindlichkeit vorliegt oder die Vulvitis Folge von

Gynäkologische Infektionen

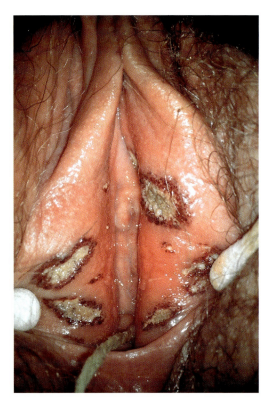
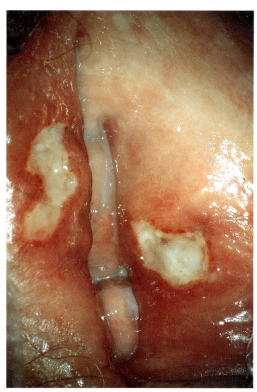

Abb. 7.**103** Behçet-Syndrom bei 35-jähriger Patientin (sehr frühes Stadium).

Abb. 7.**104** Behçet-Syndrom bei 28-jähriger Patientin in der 12. SSW.

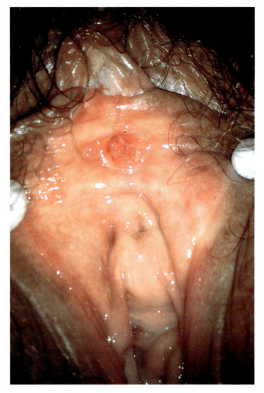
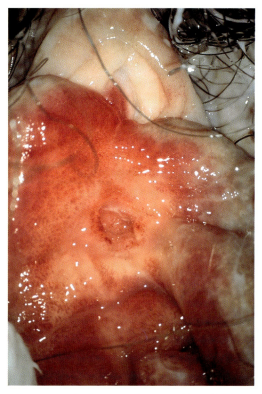

Abb. 7.**105** Kleines Vulvakarzinom bei 56-jähriger Patientin.

Abb. 7.**106** Gleiche Patientin wie in Abb. 7.**105** mit zusätzlicher irritativer Dermatitis, die nach Emla-Behandlung sichtbar wird.

7.1 Infektionen der Vulva (Vulvitis)

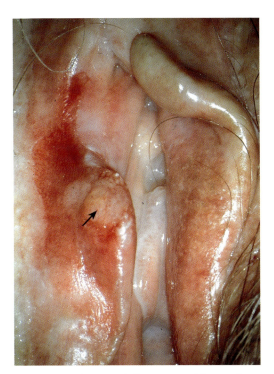

Abb. 7.**107** Kleines Vulvakarzinom auf dem Boden einer chronischen Vulvaentzündung bei 50-jähriger Patientin (Pfeil).

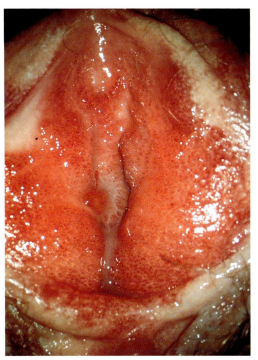

Abb. 7.**108** Irritative Dermatitis, 30 Minuten nach Auftragen von Emlacreme, die zu starker Rötung führt (20 Jahre).

hautschädigenden Vorbehandlungen ist, ist noch nicht geklärt. In der Histologie werden charakteristische Zellveränderungen beschrieben. Es kann die Vorstufe zum Ekzem sein.

Fixes Arzneimittelexanthem

Der Genitalbereich zählt zu den bevorzugten Prädilektionsstellen dieser lokalen allergischen Erkrankung, bei der es zur Schädigung von Keratinozyten mit Vakuolenbildung und Einzelzellnekrosen kommt.

Nicht selten wird es zunächst mit einer Candidose oder einem Herpes genitalis verwechselt. Die Diagnose wird gestellt durch das akute klinische Bild (Rötung, Schwellung, Epithelablösungen; Abb. 7.**109**), den fehlenden Erregernachweis, den normalen Fluor (!) und vor allem durch die Biopsie. Auch hier lindert nur eine potente Kortikosteroidsalbe rasch die Beschwerden.

Mit allgemeinen Allergietestungen ist ein fixes Arzneimittelexanthem leider nicht nachweisbar, da es, wie der Name schon sagt, an den Ort der Reaktion (z. B. das Genitale) gebunden ist.

Lichen planus

Bei chronischem Juckreiz ohne Nachweis von Pilzen sollte auch an diese Dermatose gedacht werden. Die Diagnose wird klinisch vermutet aus den weißlichen, wabenartigen Hautveränderungen meist zwischen den kleinen und großen Schamlippen und histologisch gesichert. Durch eine frühe Behandlung mit Kortikosteroidsalbe kann die Spätform eines Lichen planus erosivus (Abb. 7.**110**) weitgehend vermieden werden. Das klinische Bild kann anfangs sehr diskret sein und nur diskrete weißliche Veränderungen zeigen. Trotzdem kann es schon zu einer Introitus-Stenose gekommen sein.

Zu dieser Spätform des Lichen planus kommt es erst nach vielen Jahren, wenn die Diagnose nicht gestellt und eine wirksame Therapie nicht vorgenommen wurde. Aus dem Juckreiz wird ein brennender Schmerz infolge der entstandenen Erosio im hochempfindlichen Bereich der Innenseite der kleinen Labien (Abb. 7.**110**).

Besonders die Berührung der Erosio oder Kontakt mit Urin können sehr quälend sein. Auch Geschlechtsverkehr ist bei dieser chronischen Entzündung meist nicht mehr möglich, was zu Partnerproblemen führt.

Gynäkologische Infektionen

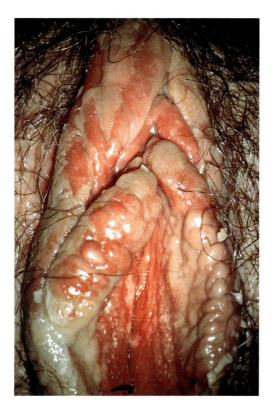

Abb. 7.**109** Fixes Arzneimittelexanthem der Vulva bei 41-jähriger Patientin mit Schwellung, Rötung und Hautabschilferungen.

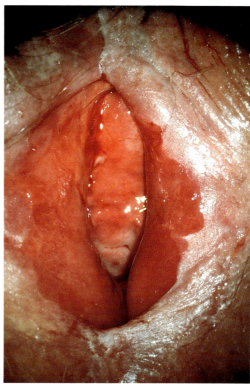

Abb. 7.**110** Lichen planus erosivus. Die weißlichen Veränderungen um die Erosio sind der Lichen planus (50-jährige Patientin).

Die Diagnose wird gestellt durch das klinische Bild der symmetrischen Rötung (Erosio) mit scharfem Rand, dem meist gleichzeitigen Befall der Mundhöhle und durch die Biopsie. Besserung bringt die Behandlung mit Kortikosteroidsalben, z. B. Clobegalen-Salbe, die von Zeit zu Zeit immer wieder notwendig sein wird. Auch weniger starke und weniger atrophierende Kortisonsalben oder eine Behandlung mit Protopic oder Elidel reichen bei manchen Patienten aus.

Psoriasis vulgaris der Vulva

Auch hier dominiert der Juckreiz. Die Haut ist jedoch gerötet (Abb. 7.21 und Abb. 7.**111**), wodurch sie sich vom Lichen sclerosus und vom Lichen planus unterscheidet. Die Intensität kann wechseln. Wegen Rötung mit Juckreiz wird sie gelegentlich mit einer chronischen Candidose verwechselt. Dabei kann zusätzlich auch eine Candidose vorliegen. Daher ist in allen chronischen Fällen die Erfolgskontrolle nach der antimykotischen Therapie so wichtig. Der Diagnoseverdacht wird auf Grund des klinischen Bildes einer meist symmetrischen, flächigen Rötung mit scharfem Übergang zur gesunden Haut gestellt. Biopsie und Histologie sichern die Diagnose.

Pemphigus vulgaris

Eine seltene schwere Immunerkrankung mit gleichzeitigem blasigem Befall von Mundbereich und Vulva, welche sehr schmerzhaft ist. Die Diagnosesicherung erfolgt durch den Nachweis von Immunkomplexen. Zur Behandlung wird systemisch Kortison (Beginn mit z. B. 60 mg Prednison [Decortin]) gegeben. Diagnosesicherung und Behandlung sollte durch den Dermatologen erfolgen.

Pemphigoid

Seltene, weniger schwere Immunerkrankung mit Bläschen (s. Abb. 8.**22**), die nicht leicht erkannt wird. Die Diagnose wird gesichert mittels Biopsie und durch den Nachweis von Immunkomplexen im Biopsat oder Serum. Zur Therapie wird Prednison (Decortin) oder Azathioprin (Imurek) etc. gegeben.

Verletzungen/Hämatome

Verletzungen durch Sturz oder häufiger Schürfungen beim Geschlechtsverkehr können sehr schmerzhaft sein. Anamnese und klinisches Bild

7.2 Infektionen der Vagina (Kolpitis/Vaginitis)

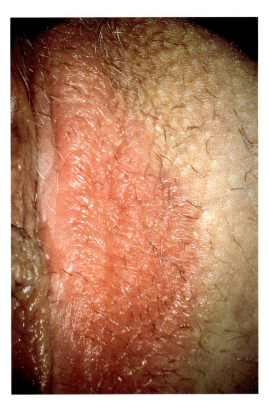

Abb. 7.**111** Psoriasis der Vulva mit scharfem Übergang der Rötung zur gesunden Haut bei 35-jähriger Patientin. Wurde wiederholt erfolglos mit Antimykotika behandelt.

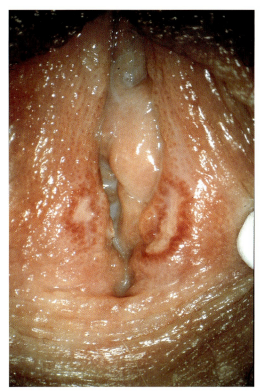

Abb. 7.**112** Vulvaverletzung (symmetrische Schürfung) nach Geschlechtsverkehr bei 22-jähriger Patientin.

der oft symmetrischen Einrisse (Abb. 7.**112**) bei fehlenden Erregern und geringer Entzündungsreaktion führen zur Diagnose. Bei Hämatomen ist eine Inzision nicht angebracht, sie schadet nur und erhöht das Infektionsrisiko. Hämatome bilden sich von allein zurück. Kühlung (anfangs) und Schmerzmittel sind die beste Behandlung.

7.2 Infektionen der Vagina (Kolpitis/Vaginitis)

Entwicklungsgeschichtlich gehört die Vagina (Scheide) wie der Ösophagus zum Endoderm. Das Epithel besteht aus mehrschichtigem Plattenepithel ohne Verhornung und ohne Schleimdrüsen, man spricht daher besser von Mukosa und nicht von Schleimhaut.

Eine trockene Scheide, wie zunehmend in der Laienpresse und in Marketingbroschüren immer neuer Vaginalprodukte zu lesen und dann auch von Patienten zu hören ist, findet sich eigentlich nur bei Atrophie.

Infektiologisch sind Vagina und Vulva eher als Einheit zu sehen, da diejenigen Erreger, die den Vulvabereich befallen, auch Infektionen im Bereich der Vagina auslösen können und hier im feuchten Bereich meist leichter nachweisbar sind.

Wegen der geringeren sensiblen Versorgung der Vagina, insbesondere im proximalen Bereich, ist das Beschwerdebild bei alleiniger Kolpitis meist gering oder kann sogar ganz fehlen. Das Hauptsymptom der Kolpitis ist daher der Ausfluss. Je mehr der Vulvabereich davon betroffen ist, desto stärkere Beschwerden bestehen.

Das Milieu der Vagina ist feucht im Gegensatz zum eher trockenen der Vulva. Es begünstigt die Vermehrung von Mikroorganismen und so auch das Auftreten von vaginalspezifischen Infektionen. Infolge der Nähe der Vagina zum Perianalbereich mit seinen vielen Darmbakterien werden diese Keime immer wieder neu in die Vagina eingebracht. An der Vermehrung gehindert werden diese Bakterien durch eine intakte Laktobazillenflora und durch das Immunsystem. Die Laktobazillenflora spielt somit eine wichtige Rolle bei der Aufrechterhaltung des Normalzustands.

Zu einer Kolpitis gehören eine Rötung und ein auffälliger gelblicher Fluor mit mehr Leukozyten als Epithelien im mikroskopischen Bild. Rötung

Gynäkologische Infektionen

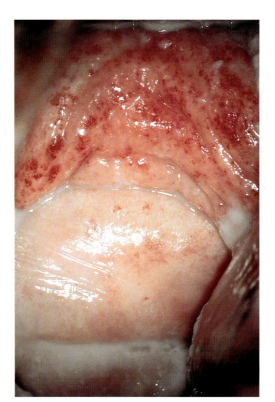

Abb. 7.**113** Scheinbar therapieresistente Kolpitis seit 10 Jahren bei 48-jähriger Patientin, die aber nur eine harmlose Gefäßerweiterung ist.

allein ist noch kein Beleg für eine Kolpitis, da auch dünnes Epithel – angeboren oder bei Atrophie – dieses rot erscheinen lässt.

Als Beispiel hierfür sei eine Patientin genannt, die jahrelang wegen scheinbar chronischer Kolpitis immer wieder behandelt wurde. Da der Fluor völlig normal war, handelte es sich nur um eine harmlose Gefäßerweiterung (Teleangiektasie, Abb. 7.**113**).

Nur wenige Erreger können eine Entzündung und damit eine Kolpitis auslösen. Das mehrschichtige Plattenepithel der Vagina ist sehr robust. Eine gestörte Vaginalflora ist nicht gleichbedeutend mit einer Kolpitis, sondern der Fluor ist nur physikalisch verändert (Konsistenz und Geruch). Es sind hierbei viele verschiedene Bakterien in großer Menge nachweisbar. Dünne Konsistenz findet man als Folge von Proteasen und bei unangenehmem Geruch sind es vor allem Stoffwechselprodukte von Anaerobiern und anderen Darmbakterien.

Auch in einer Normalflora mit überwiegend Laktobazillen lassen sich kulturell fast immer Darm- und Hautkeime anzüchten, allerdings nur in geringerer Menge. Diese Bakterien aus dem Darm oder von der Haut werden als Kolonisationskeime bezeichnet. Werden sie bei Beschwerden wie Juckreiz oder Brennen auch in höherer Konzentration nachgewiesen, darf man sie nicht als Erreger hierfür betrachten, sondern muss nach anderen Ursachen suchen.

Folgende Kolpitisformen bzw. Erreger einer Kolpitis gibt es:
Infektionen:
- Hefepilzinfektion/Candidose (fast ausschließlich Candida albicans)
- Trichomoniasis/Trichomonaden
- A-Streptokokken
- Kolpitis plasmacellularis
- Staphylococcus aureus (eher Kolonisation, da Eintrittspforten selten sind)
- Herpes genitalis, eher selten, da HSV Eintrittspforten benötigt, die beim Geschlechtsverkehr in der Vagina viel seltener auftreten als an der Vulva oder dem Introitus.

Andere Ursachen:
- atrophische Kolpitis
- Kolpitis erosiva.

■ Kolpitis durch Pilze

Candida-albicans-Kolpitis/-Vaginitis

Ein selektiver Befall der Vagina mit Hefepilzen ist eher selten. Trotzdem gibt es einige Patientinnen, die nur über Ausfluss klagen oder überhaupt keine Beschwerden angeben. In diesen Fällen erscheint der Vulvabereich weitgehend normal.

Erreger. Candida albicans, selten andere Candidaarten wie C. tropicalis, C. pseudotropicalis, C. parapsilosis, C. krusei.

Häufigkeit. Seltener als bisher angenommen, vielleicht 2–4 % der gynäkologischen Patientinnen. Ca. 90 % der Candidosen werden durch Candida albicans verursacht. Berücksichtigt man nur die schweren Formen, so nähert man sich wahrscheinlich den 100 %.

Klinik. Juckreiz und Ausfluss sind die Hauptsymptome. Brennen und Schmerzen treten nur bei zusätzlicher Hautbeschädigung der Vulva auf. Das Bild der Kolpitis reicht von diskreter Rötung und einzelnen weißen Flocken (Abb. 7.**114**) bis hin zu massiv gelb-bröckeligem Fluor (Abb. 7.**115**). In Extremfällen kann die ganze Vagina mit einem dicken, gelb-weißen Belag ausgekleidet sein (Abb. 7.**116**). Die Vaginalwand ist dann üblicherweise gerötet. Während bei Mitbefall der Vulva Juckreiz und auch Schmerzen stärker sind, werden bei ausschließlichem Vaginalbefall kaum Beschwerden empfunden.

7.2 Infektionen der Vagina (Kolpitis/Vaginitis)

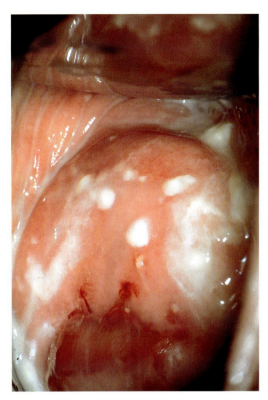

Abb. 7.**114** Kolpitis durch C. albicans bei 30-jähriger Patientin.

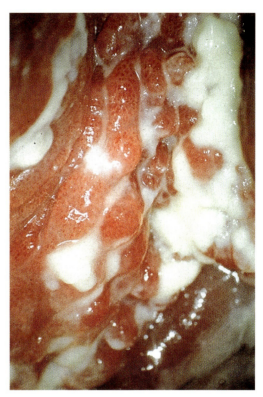

Abb. 7.**115** Candida-Kolpitis. Auf der geröteten Vaginalwand haftet der krümelig-flockige gelbliche Fluor, der sich aus abgeschilferten Epithelzellen, Pilzfäden und Leukozyten zusammensetzt.

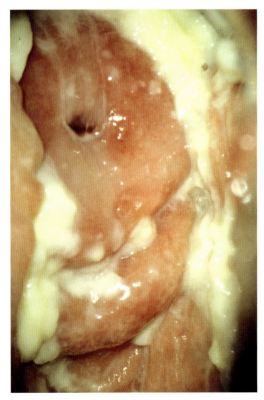

◄ Abb. 7.**116** Candidose mit überreichlich festem, gelblichem Fluor und geringen Beschwerden (28-jährige Patientin).

Gynäkologische Infektionen

Diagnostik.
- **Nativmikroskopie:** Im Gegensatz zur Vulva gelingt der mikroskopische Pilznachweis im Fluor sehr viel leichter. Der Nachweis von Pseudomyzelien in der Nativmikroskopie (Abb. 7.**117**) ist nahezu gleichbedeutend mit Candida albicans. Weitere Diagnostik ist in diesen Fällen nicht notwendig. Bei einer Candidose, d. h. einer symptomatischen Infektion, müssen mehr Leukozyten als Epithelzellen zu finden sein (s. Abb. 7.**13**). Die Beschwerden korrelieren dabei in etwa mit der Intensität der Entzündungsreaktion. Je nach Dauer der Infektion finden sich anfangs vermehrt Pilzelemente mit Pseudomyzel und wenig Leukozyten, später hingegen sehr viele Leukozyten und kaum noch Pilzelemente.

Als Zufallsbefund können bei einer Routineuntersuchung und noch beschwerdefreier Frau Pseudomyzelien in der Nativmikroskopie gesehen werden. In diesem Fall wird trotz fehlender Beschwerden zu einer Therapie geraten, da die Beschwerden kommen, sobald die Entzündungsreaktion einsetzt. Ansonsten wird bei Candida-albicans-Kolonisation, d. h. mit geringen, nur kulturell nachweisbaren Pilzmengen ohne Entzündungsreaktion, keine Therapie empfohlen.
- **Kultur:** Diese ist nur notwendig, wenn keine Pilzfäden (Pseudomyzel) oder nur Sprosszellen (Abb. 7.**118**) gesehen werden (s. auch S. 5) oder eine Pilzinfektion als Ursache ausgeschlossen werden soll.

Therapie: Eine Therapie ist immer notwendig:
- bei Beschwerden (Juckreiz)
- bei klinischen Zeichen einer Pilzkolpitis
- bei mikroskopischem Nachweis von Pseudomyzelien
- wenn > 3-mal mehr Leukozyten als Epithelzellen im Mikroskop sichtbar sind, auch wenn nur Sprosszellen gesehen werden
- bei jedem auch nur kulturellem Nachweis von Candida albicans vor der Entbindung oder bei drohender früher Frühgeburt.

Bei beschwerdefreien Frauen mit mikroskopisch unauffälliger Vaginalflora und nur kulturellem Candida-albicans-Nachweis ist eine Behandlung nicht empfohlen. Auch C. albicans kann bei bis zu 20 % der Frauen als Kolonisationskeim (in geringen Mengen) in der Flüssigkultur angezüchtet werden.

Zu Präparaten und Vorgehensweise gilt dasselbe wie für die Candidose der Vulva (s. S. 92).

Andere harmlose Hefearten in der Vagina

Gelegentlich sieht man mikroskopisch reichlich Sprosszellen ohne Leukozytose bei einer beschwerdefreien Patientin (Abb. 7.**118**). Dies ist verdächtig für eine Kolonisation mit einer harmlosen Hefeart. Zur Sicherheit wird man immer eine Anzüchtung und Identifizierung der Hefe vornehmen.

Pilzarten (Tab. 7.**4** und Tab. 1.**2**):
- Candida (früher Torulopsis) glabrata: kleine Sprosszellen (Abb. 7.**118**) welche nur zur Keimsprossung fähig sind und keine Adhäsionseigenschaft besitzen
- Saccharomyces cerevisiae, längliche große Sprosszellen (Bier-/Bäckerhefe, s. Abb. 6.**4**)
- Geotrichum candidum, großer, harmloser Fadenpilz aus Darm/Nahrung.

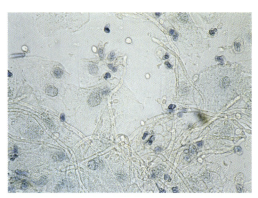

Abb. 7.**117** Nasspräparat mit Methylenblaulösung bei symptomatischer C.-albicans-Infektion.

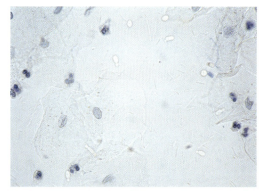

Abb. 7.**118** Nasspräparat mit Methylenblaulösung bei asymptomatischer Candida-glabrata-Besiedlung der Vagina.

Tabelle 7.**4** Häufigkeit von Hefearten bei 230 Patientinnen nach kultureller Anzüchtung und Differenzierung (Universitätsfrauenklinik Freiburg)

Hefeart	Häufigkeit
Candida albicans	205 = 89 %
Candida tropicalis	1 = 0,4 %
Candida parapsilosis	1 = 0,4 %
Candida krusei	0
Candida stellatoidea	0
Candida glabrata	11 = 5 %
Gattung Candida	2 = 0,9 %
Saccharomyces cerevisiae	2 = 0,9 %
Torulopsis inconspicua	3 = 1,3 %
Candida albicans + Candida lusitaniae	1 = 0,4 %
Candida albicans + Candida glabrata	2 = 0,9 %
Candida albicans + Candida parapsilosis	1 = 0,4 %

Häufigkeit. Etwa 5–10 % der Hefe-Isolate sind Candida glabrata, 1–2 % Saccharomyces cerevisiae. C. glabrata kommt nicht selten zusammen mit C. albicans bei einer Candidose vor. Nach der Therapie bleibt dann C. glabrata übrig, da Antimykotika diese Hefe kaum oder nicht hemmen.

Klinik. Üblicherweise keine Beschwerden. Die Vaginalwand ist nicht gerötet und der Fluor normal. Wird über Juckreiz oder Brennen geklagt oder liegt eine Kolpitis mit Rötung und vermehrten Leukozytenzahlen vor, so sollte unbedingt nach anderen Ursachen gefahndet werden. Harmlose Hefen als häufige Kolonisationskeime der anogenitalen Region finden sich auch bei Hautbeschädigung, Überwaschung, irritativer Dermatitis, Dermatosen oder Kolpitis anderer Ätiologie. Spätestens wenn eine Pilztherapie keine Heilung bringt, ist nach anderen Ursachen zu fanden.

Diagnostik.
- **Mikroskop:** Es sind nur Sprosszellen und weniger Granulozyten als Epithelzellen zu sehen. Sind sehr viele kleine Sprosszellen vorhanden, so spricht dies sehr für C. glabrata, während sehr viele große, längliche Sprosszellen eher für Bäckerhefe typisch sind; aber auch C. albicans wäre möglich.
- **Kultur:** unbedingt notwendig zur Anzüchtung und Typisierung.

Therapie. Bei Beschwerdefreiheit sollte auf jegliche Therapie verzichtet werden. Bei Beschwerden nach anderen Ursachen fahnden. Eine Pilztherapie bringt keine Besserung, weil übliche Antimykotika kaum wirken. Eine hochdosierte Fluconazoltherapie oder gar eine noch teurere Posconazolgabe ist nicht gerechtfertigt.

■ Kolpitis durch Viren

Herpes-simplex-Virusinfektion der Vagina

Dass beim primären Herpes genitalis auch die Vagina befallen wird, ist eher ungewöhnlich. Der Grund liegt im kräftigen Vaginalepithel, das beim Koitus selten verletzt wird und somit den Viren kaum Eintrittspforten bietet.

Ein rezidivierender Herpes genitalis in der Vagina ist ein noch viel selteneres Ereignis. Selbst als Zufallsbefund habe ich es höchstens dreimal gesehen. Wegen der fehlenden Beschwerden kommen die Patienten deshalb kaum zu Untersuchung. Leichter Schmerz, Ausfluss und mehr Leukozyten als Epithelzellen können die Hinweise sein.

Zur Diagnose müssen eindeutige, herpestypische Läsionen (Abb. 7.**119**) zu sehen sein oder das Virus muss nachgewiesen werden. Ein vorübergehender leukozytenreicher Fluor kann der einzige Hinweis sein. Auch bei sorgfältiger kolposkopischer Betrachtung der Vaginalwand lassen sich Läsionen nur sehr selten entdecken. Ein weiterer Hinweis auf einen seltenen rezidivierenden Herpes vaginalis kann das rhythmische Auftreten von Beschwerden sein, die spontan nach wenigen Tagen nachlassen und deren Präsenz sich mit Aciclovir verkürzen lässt.

Die Serologie ist für die Diagnose nicht hilfreich. Sie dient allenfalls zum Ausschluss eines rezidivierenden Herpes, wenn keine Antikörper nachweisbar sind. Beim primären Herpes genitalis sind noch keine Antikörper vorhanden und kommen auch erst spät, oft lange nach der Abheilung.

Im Einzelnen wird auf die Ausführungen bei den Vulvainfektionen verwiesen.

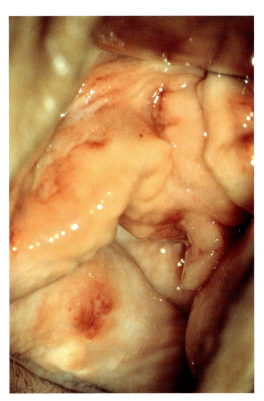

Abb. 7.**119** Befall der Vagina mit primärem Herpes genitalis bei 57-jähriger Patientin.

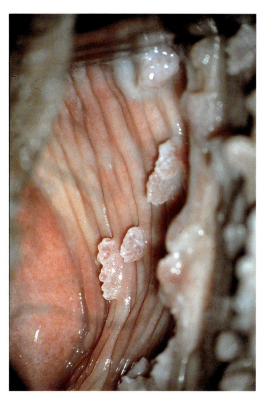

Abb. 7.**120** Condylomata acuminata der Vagina bei 23-jähriger Patientin.

Papillomvirusinfektion der Vagina

Pathogenese und Klinik. Auch Kondylome sind in der Vagina eher die Ausnahme, da sie ebenfalls zum Eintritt kleine Verletzungen benötigen, die hier wegen des robusten Epithels selten sind. Bei sehr ausgedehnten Condylomata acuminata auf der Vulva ist gelegentlich auch die Vagina betroffen.

Wie bereits bei der Vulva ausgeführt (s. S. 124), kommt es bei der Papillomvirusinfektion des Genitales zur weitgehenden Verbreitung des Virus im Vulva-, Vaginal- und Zervixbereich. Ein solitärer Befall der Vagina ist selten (Abb. 7.**120**). Meist liegt dann gleichzeitig ein massiver Befall der Vulva und der Portio vor.

Therapie. Eine Therapie im vaginalen Bereich ist selten notwendig. Eine Kontrolle und eine Knipsbiopsie sind sind nur bei atypischen Formen erforderlich. Im Einzelnen wird auf die Abhandlung der Papillomviren bei den Vulvainfektionen verwiesen (s. S. 124).

Differenzialdiagnose. Bei der Papillomatose (Abb. 7.**121**) ist nicht nur die Vagina, sondern auch schon der Introitus auffällig rau. Im Gegensatz zu Kondylomen (Abb. 7.**120**) erscheint bei der Papillomatose die gesamte Vagina buckeligknotig. Im Zweifelsfall bringen Biopsie und Histologie Klärung. Der Nachweis von HPV-DNA mittels hochempfindlicher Tests ändert nichts an der Diagnose einer Papillomatose, denn subklinische HPV-Infektionen können gleichzeitig vorhanden sein.

■ Kolpitis durch Protozoen

Trichomoniasis

Dies ist eine der typischsten Vaginalinfektionen. Jedoch sind Trichomonaden bei uns inzwischen selten geworden, weshalb an sie gelegentlich überhaupt nicht mehr gedacht wird und sie leicht übersehen werden. Die Erkennung erfolgt in erster Linie durch den Gynäkologen im mikroskopischen Nasspräparat. Trichomonaden lassen sich in den üblichen Abstrichen mit Transportmedium auch färberisch nicht mehr nachweisen, daher werden sie in der Routinebakteriologie nicht erkannt.

Wird die Diagnose einer Trichomoniasis erst vom Zytologen gestellt – was häufiger der Fall ist –, spricht das nicht sehr für den Untersucher, da die Sensitivität in der Zytologie höchstens 50 % beträgt.

7.2 Infektionen der Vagina (Kolpitis/Vaginitis)

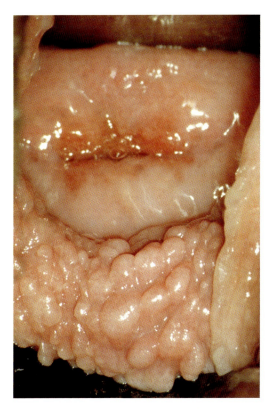

Abb. 7.**121** Papulose der Vagina (harmlos) bei 24-jähriger, beschwerdefreier Patientin.

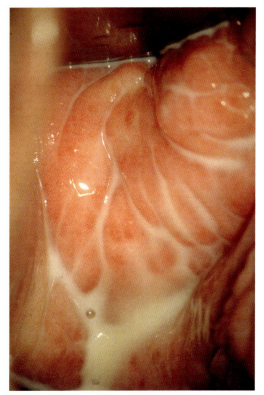

Abb. 7.**122** Trichonomadenkolpitis. Starke Rötung der Vagina und Vuva mit gelblich blasigem Fluor.

Erreger. Trichomonas vaginalis.

Häufigkeit. Weltweit eine der häufigsten sexuell übertragenen Infektionen mit > 20 Mio Fällen, aber auch abnehmend. Bei uns inzwischen recht selten (< 0,1 % der gynäkologischen Patientinnen, abhängig vom Patientenkollektiv).

Klinik. Hauptsymptom ist der Ausfluss, der im Extremfall grün-gelb und schaumig ist. Die Konsistenz ist meist dünn, gelegentlich auch klebrig. Oft fühlen sich die Patienten schmutzig durch den ständigen Ausfluss. Bei den Beschwerden ist das Brennen stärker als der Juckreiz. Die Vaginalwand ist gerötet (Abb. 7.**122**) und weist häufig unregelmäßig große, rote Flecken auf (Abb. 7.**123**), in seltenen ausgeprägten Fällen auch Läsionen, die an Herpes erinnern (Abb. 7.**124**). Dysurie besteht bei stärkerem Mitbefall der Vulva und der Uretha. Männer haben seltener Beschwerden und auch manche Frauen fühlen sich nicht oder kaum beeinträchtigt.

Manche Patientinnen klagen über einen unangenehmen Geruch. Dieser wird eher durch eine gleichzeitig vorliegende Aminvaginose/bakterielle Vaginose (BV) hervorgerufen. Die Trichomonaden sollen zwar ebenfalls einen typischen Eigengeruch erzeugen, den ich jedoch nicht beschrei-

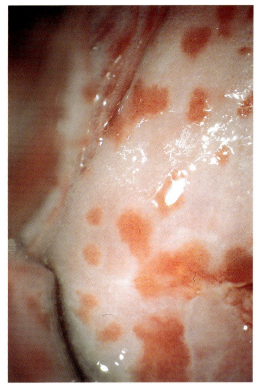

Abb. 7.**123** Trichomoniasis mit fleckförmiger Rötung (Kolpitis macularis/granularis).

Gynäkologische Infektionen

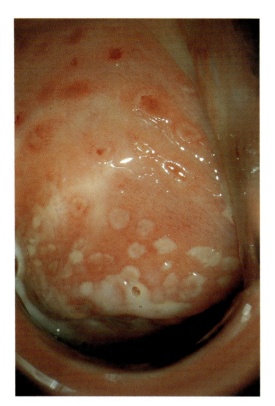

Abb. 7.**124** Trichomonadenkolpitis mit herpesartigen Läsionen, die erst nach 6 Monaten diagnostiziert wurde.

ben kann, da er mir nie aufgefallen ist. Wenn auch selten, ist ein Trichomonadenbefall auch bei Laktobazillenflora möglich (Abb. 7.**125**). Eine Trichomoniasis, d. h. eine Entzündung durch Trichomonaden ohne erhöhte Leukozytenzahl, gibt es nicht. Dagegen ist eine asymptomatische Persistenz von wenigen Trichomonaden über Jahre hinweg ohne Leukozytenvermehrung möglich.

Unter günstigen Umständen, erhöhtem Nahrungsangebot (Wundsekret, Karzinommaterial, andere Infektionen) oder Schwäche des Immunsystems kann aus einer langjährigen asymptomatischen Kolonisation wieder eine klinisch symptomatische Trichomoniasis werden.

Diagnostik.

▶ **Klinik:** Es findet sich ein gelber, gelegentlich blasiger Fluor (Abb. 7.**122**), dessen pH-Wert meist über 5 liegt, und nicht selten eine fleckförmige Kolpitis macularis (Abb. 7.**123**).
▶ **Mikroskopie** (Sensitivität 50%): Im Nasspräparat finden sich immer reichlich Granulozyten. Beweisend sind aber nur die ruckartig sich durch das Gesichtsfeld bewegenden Trichomonaden. Sie sind etwas größer als ein Lymphozyt (Abb. 7.**126**). Selten findet sich eine normale Laktobazillenflora (Abb. 7.**125**). Bei Trichomonadenverdacht sollte zur Verdünnung des Fluors physiologische Kochsalzlösung verwendet werden bzw. das Präparat sofort angesehen

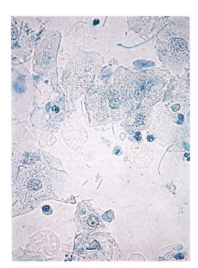

Abb. 7.**125** Nasspräparat von Trichomonaden und Laktobazillen (ausnahmsweise mit 0,1% Methylenblaulösung).

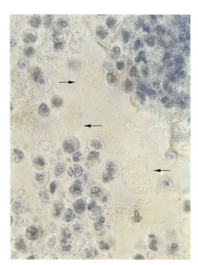

Abb. 7.**126** Trichomonadenkolpitis. Nasspräparat des Fluors mit 0,1%iger Methylenblaulösung. Neben den vielen Leukozyten sind im freien Feld in der Bildmitte 3 blasse Trichomonaden zu erkennen (Pfeile).

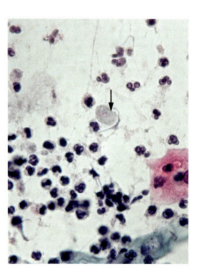

Abb. 7.**127** Trichomonade in der Papanicolaou-Färbung.

werden, da viele der Trichomonaden durch die 0,1 %ige mikrobizide Methylenblaulösung rasch (nach 5–10 min) inaktiviert werden. Auch sollte man das Präparat warm werden lassen, was durch das Liegenlassen des Präparates auf dem beleuchteten Mikroskop bereits geschieht.

Empfehlung. Bei schwerer Kolpitis, bei der die Diagnose nicht sofort gestellt werden kann, sollte man sich etwas Fluor z. B. in einer Spritze aufziehen, um damit am Ende der gynäkologischen Untersuchung gegebenenfalls ein frisches Nasspräparat anzufertigen oder aus dem Fluor weitere Untersuchungen wie Abstriche für Bakteriologie und Mykologie oder Ausstriche auf einem Objektträger für eine Spezialfärbung vornehmen zu können.

! Die Phasenkontrastmikroskopie am ungefärbten Nasspräparat ist die optimale Methode zur Erkennung von Trichomonaden und bei wenigen Trichomonaden der Untersuchung mit einem Normalmikroskop überlegen.

▶ **Kultur** (Sensitivität 60–85 %): Die Kultivierung von Trichomonaden verdoppelt die Nachweisrate. Hierfür sind aber Spezialnährlösungen und Erfahrung erforderlich, daher wird dies so gut wie nicht durchgeführt.

▶ **Zytologie:** Im zytologischen Ausstrichpräparat, welches nach Papanicolaou gefärbt wurde, sind Trichomonaden vom Erfahrenen meist gut erkennbar (Abb. 7.**127**). Es kann aber auch schwierig sein. Die Sensitivität ist geringer als bei einem guten Nasspräparat.
▶ **DNA-Nachweis** (Sensitivität 85–98 %): Es ist der sicherste Nachweis von Trichomonaden und erfolgt über einen DNA-Test (z. B. Affirm III der Firma Becton und Dickens), den aber nur sehr wenige Ärzte und Laboratorien anbieten.
▶ **Spezialfärbung mit Giemsa** (Sensitivität 50–65 %): Hiermit können Trichomonaden auch im Ausstrichpräparat ganz gut sichtbar gemacht werden (Abb. 7.**128**). Auch in der Gram-Färbung (Abb. 7.**129**) oder der Methylenblau-Färbung sind für den Geübten Trichomonaden in einem guten Ausstrichpräparat erkennbar.

Therapie. Mittel der Wahl sind die 5-Nitroimidazole. Leider gibt es nur noch Metronidazol (Arilin, Clont, Flagyl). Die Substanz kann oral (2 g), vaginal, rektal oder i. v. verabreicht werden.

Die hochdosierte orale Einmaltherapie mit 2 g hat sich in den letzten Jahren gegenüber der anfänglich niedriger dosierten, über viele Tage (8–10) verabreichten Therapie durchgesetzt. Hiermit lassen sich Heilungsraten von weit über 90 % erzielen. Bei lokaler Applikation gibt es eher

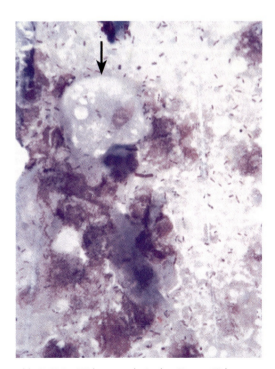

Abb. 7.**128** Trichomonade in der Giemsa-Färbung. Trichomonaden erkennt man am schaumigen (vakuoligen) Zytoplasma.

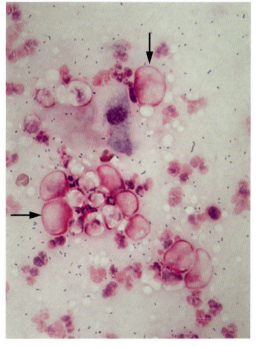

Abb. 7.**129** Trichomonaden (Pfeil) in der Gram-Färbung.

Versager, da hier nicht immer alle Bereiche, in denen sich Trichomonaden aufhalten, erreicht werden. Bei Therapieversagen kann die orale Einmal-Dosis verdoppelt werden.

Antiseptika wie Polyvidon-Jod (Betaisodona, Braunovidon) oder Desinfectiva, wie Fluomycin, Vagihex, Inimur, reduzieren die Trichomonaden ebenfalls, führen aber erst nach längerer Anwendung (mehr als 10 Tage) zu mäßigen Heilungsraten. Auch Clotrimazol und Vitamin C (Vagi-C) haben eine gewisse Wirkung auf Trichomonaden.

Vorgehen bei chronisch rezidivierender Trichomoniasis:
- Partner unbedingt mitbehandeln, auch wenn keine Trichomonaden nachweisbar sind (beim Mann sind Trichomonaden schlechter nachweisbar als bei der Frau).
- Dosis verdoppeln und in besonders hartnäckigen Fällen die doppelte Dosis am nächsten Tag wiederholen.

! Weder die i. v. Applikation noch die Verlängerung der Behandlungsdauer bringt Vorteile.

Trichomonaden, welche absolut resistent gegenüber 5-Nitroimidazolen sind, soll es nicht geben. Einzelne Trichomonadenstämme werden aber erst bei höheren Wirkstoffkonzentrationen abgetötet.

■ Kolpitis ohne nachweisbaren Erreger

Kolpitis plasmacellularis

Synonyme: Eitrige Kolpitis, purulent vaginitis.

Meist chronische, ausgeprägte Kolpitis mit Beschwerden und vermehrtem gelbem Fluor, die der Trichomoniasis zum Verwechseln ähnlich sieht (Abb. 7.**130**). Metronidazol bringt keine Heilung. Es ist eine Kolpitisform, die übrig bleibt, wenn andere Erreger ausgeschlossen sind bzw. behandelt wurden. Wahrscheinlich handelt es sich nicht um eine einheitliche Entität. Aber immerhin können 90 % der Fälle mit Clindamycin geheilt werden. Sie ist schon über 10 Jahre bekannt.

Erreger. Kein Erreger nachweisbar. Da diese Kolpitis jedoch mit einem Antibiotikum heilbar ist (lokal oder oral), ist anzunehmen, dass es sich um eine bakterielle Infektion handelt.

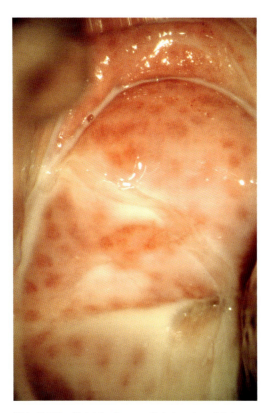

Abb. 7.**130** Kolpitis plasmacellularis mit gelblichem Fluor und fleckförmiger Rötung (56 Jahre).

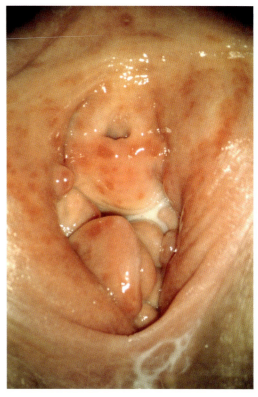

Abb. 7.**131** Gleiche Patientin wie in Abb. 7.**130**. Ausfluss und Brennen durch gleichzeitige Vulvitis plasmacelluaris.

Häufigkeit. Unbekannt, geschätzt 0,1 %; kommt im Alter zwischen 20 und 60 Jahren vor mit einer leichten Präferenz prämenopausal.

Klinik. Typisch ist die Anamnese mit einem chronischen gelben Fluor über Monate und Jahre und vielen Behandlungsversuchen mit verschiedenen Antibiotika oder Antiinfektiva wegen Nachweis von Darmflora. Ist auch die Vulva betroffen, so bestehen brennende Schmerzen und Berührungsschmerz (Abb. 7.**131**). Die Vagina weist meist eine fleckförmige Rötung auf (Abb. 7.**132**). Sehr typisch sind leicht punktierte, flache Knötchen (Abb. 7.**133**). Der Fluor ist gelblich mit einem pH-Wert zwischen 4,5 und 6,0. Das ganze Bild erinnert an eine Trichomoniasis. Mikroskopisch werden 5- bis 10-mal mehr Granulozyten als Epithelzellen gesehen mit einer Mischflora (Darmbakterien) oder gelegentlich auch massiv eine gestörte Vaginalflora mit einzelnen unreifen Epithelzellen (Parabasalzellen, Abb. 7.**134**). Trotz optimalem Nasspräparat ohne Methylenblau sieht man keine sich bewegenden Trichomonaden. Auch ein Therapieversuch mit Metronidazol oder Amoxicillin bringt keine Besserung.

Diagnostik.
- Anamnese: persistierender, gelblicher Ausfluss, z. T. über Monate und Jahre
- klinisches Bild: diffuse oder fleckfömige Rötung (Abb. 7.**130**, Abb. 7.**132**), oft typische Knötchen (Abb. 7.**133**)
- Nativmikroskopie: > 5- bis 10-mal mehr Granulozyten als Epithelzellen, vereinzelt Intermediärzellen (Abb. 7.**134**), wechselnde bakterielle Flora
- Bakteriologie: zum Ausschluss einer A-Streptokokken-Kolpitis (zwingend beim ersten Mal)
- Histologie: Plasmazellen unter der Rete-Leiste (fakultativ)
- Gesichert wird die Diagnose durch die Nativmikroskopie nach der Clindamycinbehandlung (Elimination aller Granulozyten).

Therapie.
- Erstbehandlung: Clindamycin lokal als Creme (Sobelin-Vaginalcreme, Dalacin-Vaginalcreme) 1-mal täglich für 1 Woche.
- Bei Therapieversagen oder Rezidiv: Clindamycin lokal als Creme (Sobelin-Vaginalcreme) 1-mal täglich für 2 – 3 Wochen.

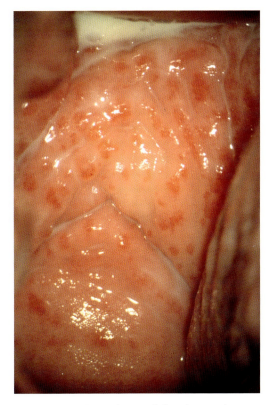

Abb. 7.**132** Kolpitis plasmacellularis bei 36-jähriger Patientin mit fleckförmiger Rötung und gelbem Fluor.

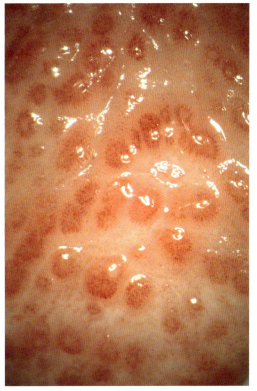

Abb. 7.**133** Kolpitis plasmacellularis. In starker Vergößerung werden mit dem Kolposkop oft typische Knötchen sichtbar (46-jährige Patientin).

Gynäkologische Infektionen

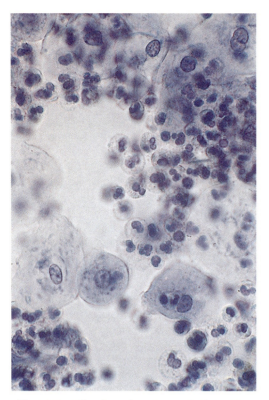

Abb. 7.**134** Mikroskopisch (0,1 %iges Methylenblau-Nasspräparat) massenhaft Granulozyten und einzelne Parabasalzellen, typisch für Kolpitis plasmacellularis ohne Erregernachweis, Darmflora schon.

! Rezidive kommen leider vor, daher ist die Kontrolle unmittelbar nach der Therapie empfohlen, weil nur die Heilung (keine Leukozyten mehr im Fluor) die Diagnose bestätigt. Das Abblassen der Rötung kann etwas länger dauern.

Unterstützende Maßnahmen:
- Östrogenovula zur Verbesserung des Epithels (1 – 2 × pro Woche)
- Vagi-C zum Aufbau der Laktobazillenflora (da Clindamycin auch die Laktobazillen hemmt, dagegen Eschericia coli schont)
- Hautpflege, z. B. mit Deumavan, um u. a. das Keimangebot aus dem Analbereich zu verringern.

Differenzialdiagnosen.
- Trichomoniasis
- A-Streptokokken-Kolpitis
- Gonorrhö
- Zervizitis
- Kolpitis erosiva.

Kolpitis erosiva bei Lichen planus

Hierbei handelt es sich um eine Immunerkrankung unklarer Genese. Auch diese Patientinnen klagen über Ausfluss, Brennen oder nur über Blutung bei Berührung (Geschlechtsverkehr, Tamponeinführung). Wenn gleichzeitig an der Vulva und im Mund die typischen Zeichen wie streifige Weißfärbung mit oder ohne Erosio vorhanden sind (s. S. 139) oder auch eine Synechie des Präputiums, kann die Diagnose klinisch gestellt werden. Wenn die Kolpitis erosiva leicht ist mit Läsionen nur in der Vagina, kann die Diagnosestellung schwieriger sein. Die Patientin wird dann jahrelang mit unnötigen, meist unwirksamen Therapien behandelt.

Diagnose. Klinisches Bild (Abb. 7.**135** – Abb. 7.**137**) und mit Einschränkung histologisch.

Therapie. Die wirksamste Behandlung (die jedoch nur Besserung, aber keine Heilung erzielt) besteht in lokalem Kortikosteroid, z. B. steife Clobetasol-Creme oder Colifoam Rektalschaum (Hydrocortison) intra vaginam zusammen mit Estriol, z. B. Oekolp forte Ovula.

Kolpitis durch bekannte Bakterien

A-Streptokokken-Kolpitis

Klinisch ist diese Kolpitis nicht von anderen Kolptitisformen zu unterscheiden und nur durch den bakteriologischen Erregernachweis im Abstrich zu erkennen. Das klinische Bild kann durchaus variieren, wie Abb. 7.**138** bis Abb. 7.**140** zeigen. Es ist zwar eine nicht allzu häufige Kolpitisform, aber wegen des hochpathogenen Erregers eine der gefährlichsten Kolpitisformen.

Erreger. A-Streptokokken (Streptococcus pyogenes).
- **Häufigkeit:** Es gibt keine Zahlen. Geschätzt dürfte sie je nach Patientengut um 0,1 % der ambulanten Patienten liegen und sich somit in etwa in der Größenordnung von Trichomoniasis und unterhalb der nicht so seltenen Kolpitis plasmacellularis bewegen.
- **Übertragung:** Schmierinfektion von oral nach genital und bei Sexualkontakten. Im Nasen-Rachen-Raum ist der Keim nicht so selten und kann dort bei bis zu 5 % der Kinder, weniger häufig bei beschwerdefreien Erwachsenen angezüchtet werden.

7.2 Infektionen der Vagina (Kolpitis/Vaginitis)

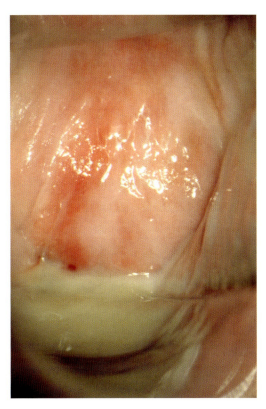

Abb. 7.**135** Kolpitis erosiva (30-jährige Patientin) mit flächigen Läsionen und gelbem Fluor.

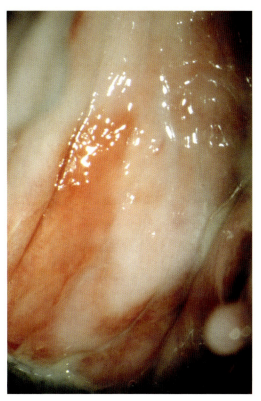

Abb. 7.**136** Kolpitis erosiva (49-jährige Patientin) mit deutlicheren flächigen Läsionen (Kolposkopie), aus denen es bei Berührung bluten kann.

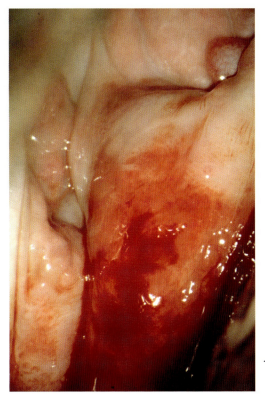

◄ Abb. 7.**137** Kolpitis erosiva (46-jährige Patientin) mit Läsionen, aus denen es nach Berührung mit dem Spekulum blutet.

Gynäkologische Infektionen

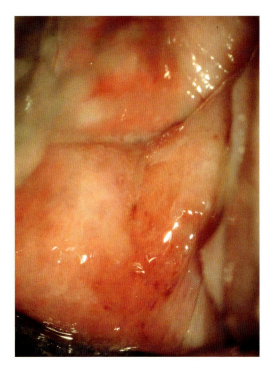

Abb. 7.**138** Kolpitis durch A-Streptokokken bei 43-jähriger Patientin mit Brennen.

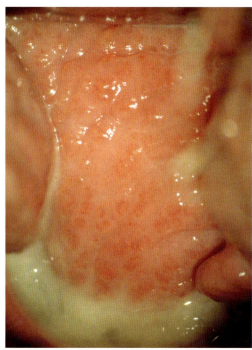

Abb. 7.**139** Kolpitis mit reichlich gelbem Fluor durch A-Streptokokken bei 39-jähriger Patientin mit starkem Brennen.

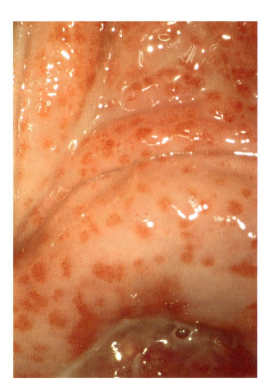

Abb. 7.**140** Kolpitis durch A-Streptokokken bei 30-jähriger Patientin mit fleckförmiger Rötung.

Klinik. Beschwerden in Form von Brennen und Ausfluss sind so gut wie immer vorhanden. Meist ist die Vulva mitbetroffen, wobei die Rötung sehr unterschiedlich sein kann (Abb. 7.**138** – Abb. 7.**140**). Der gelbliche Fluor weist immer erhöhte Leukozytenzahlen (3- bis 10-mal mehr Granulozyten als Epithelzellen) auf. Sie kann der Trichomoniasis und der Kolpitis plasmacellularis zum Verwechseln ähnlich sehen.

Diagnostik. Die Diagnose wird nur über den kulturellen Erregernachweis gestellt.
- Mikroskopie: reichlich Granulozyten und Kokken (Nasspräparat plus 0,1 % Methylenblaulösung, Abb. 7.**141**)
- Kultur
- (Antibiogramm unnötig, da keine Resistenzen gegen Penicilline, Cephalosporine bekannt sind).

7.2 Infektionen der Vagina (Kolpitis/Vaginitis)

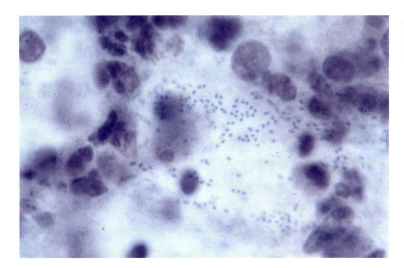

Abb. 7.**141** Nativmikroskopie des Fluors der Patientin von Abb. 7.**139** mit vielen Granulozyten und Kokken (1000-fache Vergrößerung).

Therapie. 10 Tage Penicillin, Amoxicillin oder Cephalosporin, bei Penicillinallergie Clindamycin.

! Bei jedem A-Streptokokkennachweis in der Vagina sollte mit Antibiotika behandelt werden, da schwerste aszendierende Infektionen durch diesen Erreger möglich sind.

Eine bakteriologische Kontrolle der Erregerbeseitigung wird empfohlen. Bei rezidivierenden A-Streptokokken-Infektionen sollte nach der Quelle gesucht werden, z. B. Familienmitglieder. Diese sollten dann zur Vermeidung weiterer Rezidive ebenfalls behandelt werden.

Staphylococcus-aureus-Kolpitis

Wegen des robusten Vaginalepithels und des Fehlens von natürlichen Eintrittspforten wie Haarfollikeln und Talgdrüsen sind Infektionen mit Staph. aureus in der Vagina selten. Dieser Keim wird aber durchaus bei anderen Infektionen oder Hautläsionen oft nachgewiesen. Wegen seiner pathogenen Potenz gehört er nicht in die Vagina, vor allem nicht vor Eingriffen und in der Schwangerschaft.

Eine Kolpitis mit Staph. aureus als alleinigem Verursacher der Entzündung ist mir nie begegnet. Zur Beseitigung einer Staph.-aureus-Kolonisation genügen daher Desinfektiva. Ansonsten sind Cephalosporine der Klasse 2 meist gut wirksam.

Ein Problem ist die Zunahme von resistenten Stämmen (MRSA). Hier ist jeder Nachweis mit lokalen Maßnahmen (Desinfektiva) und Mitteln der Hygiene (Händewaschen) anzugehen, damit es zu keiner weiteren Verbreitung oder Infektion kommt.

Gestörte Vaginalflora

Es handelt sich um eine veränderte bakterielle Besiedlung der Vagina, ohne dass eine Entzündungsreaktion vorliegt. Eine gestörte Vaginalflora ist damit zunächst nur eine ästhetische Belästigung für die Patientin oder ihren Partner durch den Geruch und den dünnen Fluor.

Eine gestörte Vaginalflora bedeutet aber auch ein erhöhtes Risiko für Infektionen bei operativen Eingriffen und in der Schwangerschaft durch die hohe Zahl fakultativ pathogener Mikroorganismen. Sie ist ein zusätzlicher Risikofaktor bei Kontakt mit STD-Erregern. Durch den Abbau des schützenden Mukus der Zervix können diese leichter ins innere Genitale gelangen.

■ Aminvaginose/bakterielle Vaginose (BV)

Ein häufiges und inzwischen gut bekanntes bakterielles Problem ist diese vaginale Fehlbesiedlung mit hohen Konzentrationen fakultativ pathogener Keime, die zum Großteil aus dem Darmbereich stammen. Fälschlicherweise wurde sie lange als Infektion bezeichnet. Es liegt keine Entzündungsreaktion vor, weshalb es sich auch nicht um eine Kolpitis/Vaginitis handelt. Neben der ästhetischen Unannehmlichkeit mit Geruch und Ausfluss bedeutet sie aber auch ein Infektionsrisiko durch hohe Keimzahlen und als Wegbereitung für andere Erreger.

Synonyme: bacterial vaginosis, bakterielle Vaginose, anaerobic vaginosis, unspezische Kolpitis, Gardnerella-vaginalis-Kolpitis, Aminkolpitis.

Erreger. Es ist immer ein Bakteriengemisch aus vielen verschiedenen Bakterienarten in hoher Konzentration ($10^7 - 10^9$/ml), dessen Zusammensetzung und Menge wechseln kann. Von Anfang an dabei sind Gardnerella vaginalis sowie viele verschiedene Anaerobier, insbesondere Bacteroides-Arten, die teilweise inzwischen umbenannt wurden (Prevotella-Arten, Porphyromonas-Arten), Peptokokken- und Peptostreptokokken-Arten, Mobiluncus, Fusobakterien-Arten, Veillonella parvula und viele mehr. Neuere Untersuchungen inklusive PCR haben weitere Bakterienarten wie Atopobium vaginae nachgewiesen. Letztere Bakterienart ist resistent gegen Metronidazol.

Alle diese anaeroben Bakterienarten sind gelegentlich, aber in nur geringer Menge, auch bei Gesunden nachweisbar. Zusätzlich zu den Anaerobiern lassen sich meist auch Keime der mehr oder weniger aeroben Darmflora (Streptokokken Gruppe B, C, D, F, Staphylokokken, Escherichia coli, Proteus-Arten etc.) und oft auch Mykoplasmen (Mycoplasma hominis, Ureaplasma urealyticum) sowie Hefen anzüchten. Die Zusammensetzung der Bakterien ist von Mensch zu Mensch verschieden und kann auch wechseln. Oft sind 6 und mehr verschiedene Bakterienarten anzüchtbar oder heute mit molekulartechnischen Methoden nachweisbar.

Kulturell im Routinelabor werden nur leicht anzüchtbare Bakterienarten nachgewiesen, so dass diese Befunde nicht die tatsächliche Zusammensetzung der Vaginalflora repräsentieren. Auch werden sie meist nicht quantifiziert, was aber entscheidend für ihre Bewertung in der Vagina ist.

Pathogenese und Übertragung. Die Verdrängung der normalen Laktobazillenflora und die mikroskopisch leicht erkennbare und kulturell nachweisbare hohe Konzentration verschiedenartiger Bakterien sind typisch. Das geht nur mit einem hohen Nährstoffangebot, so dass es ohne Östrogene auch keine Aminvaginose/BV gibt. Es entsteht eine Art Biofilm (s. S. 333, Implantatinfektion) mit Bakterienansammlungen auf den Epithelien (Abb. 7.**145**).

Verschiedene Ursachen für die Entstehung einer Aminvaginose/BV sind möglich:
- erhöhter pH-Wert in der Vagina über längere Zeit, z. B. bei chronischer Blutungsstörung
- Vernichtung der Laktobazillen durch Antibiotika, Antiseptika, Spülungen u. a.
- Synergismus zwischen Gardnerella vaginalis und verschiedenen Anaerobiern
- mikrobieller Austausch von Körper- und Darmflora zwischen Sexualpartnern; Extremfall Analverkehr
- bisexueller Partner mit hoher genitaler Keimkolonisation
- Bindungsfähigkeit von Bakterien an Epithelzellen, wie die von Gardner erstmal beschriebenen Clue cells zeigen
- atypische Laktobazillen, die das Terrain nicht behaupten können
- Biofilmbildung.

Letztlich ist aber vieles noch nicht verstanden. Es gibt bis heute nicht **den** Keim, der die Ursache der Aminvaginose/BV ist, denn fast alle Keime, auch Gardnerella vaginalis und auch Atopobium lassen sich in niedriger Konzentration häufig auch in der sogenannten gesunden Vaginalflora nachweisen. Gardnerella vaginalis ist nicht an eine massive Störung der Vaginalflora gebunden, denn er lässt sich kulturell bei etwa 40 % aller Frauen z. T. auch in höherer Keimzahl ($\geq 10^5$/ml) nachweisen.

Wie weit die beschriebenen erheblichen Keimunterschiede in den Publikationen zwischen den verschiedenen Weltbevölkerungen existieren oder nur Ausdruck methodischer Unterschiede sind, muss ebenfalls offen bleiben. Auch treffen die in den USA bei bestimmten Bevökerungsschichten erhobenen Daten nicht immer auf unsere Patienten zu.

Anaerobier scheinen durch bestimmte Stoffwechselprodukte (z. B. Succinat) von Gardnerella vaginalis in ihrer Vermehrungsfähigkeit gefördert zu werden. Ist die Laktobazillenflora nicht in der Lage, die stärkere Vermehrung der Anaerobier aufzuhalten, so kommt es zu einer fortschreitenden Reduktion der Laktobazillen und Vermehrung der Anaerobier, bis schließlich das Vollbild der Aminvaginose vorliegt.

Weniger saures und nährstoffreiches Milieu wie Wundsekret, nekrotisches Gewebe oder Blutungen begünstigen ebenso wie Antibiotikatherapie mit u. a. Zerstörung der schützenden Laktobazillenflora die Entstehung einer Aminvaginose.

Die Adhäsion von Bakterien auf Epithelzellen ist ein besonderes Charakteristikum und Diagnostikum der Aminvaginose/BV. Sie ist aber nicht auf diese Störung beschränkt, denn sie lässt sich gelegentlich auch bei Laktobazillen und Hämosiderin während der Menstruation mikroskopisch finden (Abb. 7.**142**).

Zusätzlich muss es aber zur Einbringung und Vermehrung der beteiligten Bakterien kommen, wobei der Sexualkontakt eine große Rolle spielt – durch Verschiebung der Keime der Patientin vom Perianalbereich in die Vagina, durch die zusätzliche Flora des Partners und durch die Anhebung des pH-Wertes durch das alkalische Ejakulat.

Frauen mit mehreren Sexualpartnern haben daher häufiger eine Aminvaginose als Frauen,

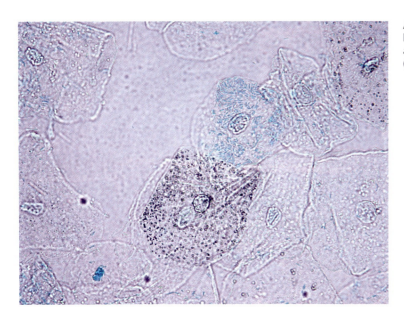

Abb. 7.**142** Nativmikroskopie mit Laktobazillen auf Epithelzelle und Hämosiderin auf Epithelzelle während Menstruation (25 Jahre).

die keinen Verkehr haben oder nur einen festen Partner. Aber auch bei diesen kann eine rezidivierende Aminvaginose auftreten.

Als eine der Hauptursachen für eine rezidivierende Aminvaginose wird die Besiedlung der Vagina mit atypischen bzw. „falschen" Laktobazillen angesehen. Die Bakterien sehen mikroskopisch zwar wie Laktobazillen aus, unterscheiden sich aber biochemisch, d.h. in ihrem Stoffwechselverhalten. Außerdem haben Untersuchungen gezeigt, dass diese Frauen überwiegend mit Laktobazillen besiedelt sind, die kein Wasserstoffperoxid bilden können, welches ein Hemmstoff für Anaerobier ist.

Wie weit ungenügende Therapie, z.B. wegen Biofilmbildung, die Ursache eines Rezidivs ist, oder ob Metronidazol-resistente Keime wie Atopobium vaginae eine Rolle spielen, ist noch nicht ganz geklärt.

Klinik. Die Aminvaginose ist die häufigste bakterielle Störung der Vaginalflora und wird bei ca. 3–20% der Frauen angetroffen, abhängig von deren Risikoverhalten, ethnischer Zugehörigkeit, sexueller Aktivität (insbesondere viele Partner), sozialem Status und der ärztlichen Betreuung. Sie ist für viele Frauen nur ein ästhetisches Problem, welches sie durch den fischartigen Geruch und das Gefühl der Nässe (Ausfluss, s. Abb. 7.**143**) belästigt. Dieses Gefühl der Nässe ist meist auch vorhanden, wenn die Fluormenge kaum erhöht ist. Durch Proteasen der Anaerobier wird der schützende Mukus abgebaut, wodurch der Fluor dünner wird. Auch kommt es durch die hohe Bakteriendichte zu einem erhöhten Abschilfern von Epithelzellen.

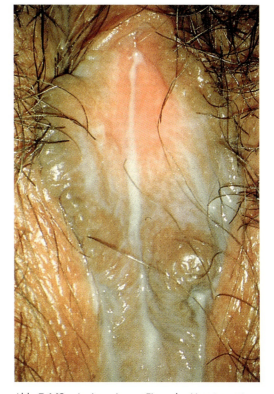

Abb. 7.**143** Aminvaginose. Eines der Hauptsymptome, der Ausfluss, ruft bei der Patientin wegen seiner Dünnflüssigkeit das Gefühl der Nässe hervor.

Durch Abbau des Zervixsekrets, einer Proteinasewirkung vieler Anaerobier, wird manchen STD-Erregern das Eindringen und Aufsteigen ins innere Genitale erleichtert. Bei Anwesenheit von Fusobakterien besteht ein zusätzlicher unangenehmer Geruch nach Buttersäure. Die Intensität der Störung kann sehr unterschiedlich sein und hängt von der Konzentration der unerwünschten Bakterien und von der Konsistenz und der Menge des Fluors ab. Im Extremfall ist er dünn und blasig (Abb. 7.**144**). Meist ist er aber eher cremig, so dass erst ein angehobener pH-Wert zum Verdacht einer Aminvaginose führt.

Risiken durch die Aminvaginose. Neben der Belästigung der Patientin liegt die besondere Bedeutung der Aminvaginose im erhöhten Risiko während der Schwangerschaft: Frühgeburtlichkeit, peripartale Infektionen und im Wochenbett. Außerdem können die Keime der Aminvaginose die Aszension von Gonokokken und Chlamydien erleichtern und in deren Gefolge selbst in höhere Bereiche gelangen und dort Infektionen auslösen bzw. unterhalten. Da die Erreger der Aminvaginose nur über eine geringe pathogene Potenz verfügen, sind infektiöse Komplikationen zum Glück sehr viel seltener als die Störung selbst.

Diagnostik.
- **Klinisches Bild des Fluors:** Er ist weiß, selten gräulich, cremig, blasig (selten schaumig).
- **pH-Wert:** Er liegt bei der Aminvaginose zwischen 4,8 und 5,5 (pH-Streifen Fa. Merck, Art. Nr. 9542), bei Laktobazillenflora beträgt er je nach Menge 3,8 – 4,5.
- **Amintest:** Der fischartige Geruch bei der Aminvaginose wird durch Amine, welche von Anaerobiern gebildet werden, hervorgerufen. Nur wenn diese in sehr hoher Keimzahl vorliegen, ist der Geruch wahrnehmbar. Die Zugabe von 1 – 2 Tropfen einer 10%igen Kalilauge zum Fluor, z. B. auf einem Watteträger oder Objektträger, führt zu einer Verstärkung des fischartigen Geruchs.
- **Mikroskopie:** Charakteristisch sind fehlende Laktobazillen (große grampositive Stäbchenbakterien), große Mengen kleiner Bakterien und Clue cells (Schlüsselzellen) im mikroskopischen Nasspräparat (Abb. 7.**145**). In der Gram-Färbung werden die typischen Clue cells oft vermisst, was wohl methodische Ursachen hat (Abb. 7.**146**). Bei den Clue cells handelt es sich um Vaginalepithelien, welche von einem dichten Rasen kleiner Bakterien, meist Gardnerella vaginalis, bedeckt sind. Die Epithelzellen

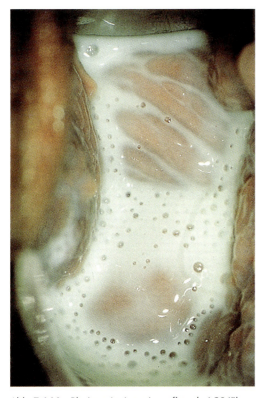

Abb. 7.**144** Blasiger Aminvaginosefluor bei 28-jähriger Schwangeren in der 30. SSW.

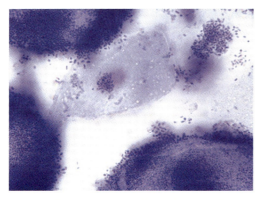

Abb. 7.**145** Aminvaginose, Clue cells (Nasspräparat mit 0,1 % Methylenblaulösung).

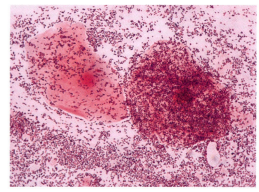

Abb. 7.**146** Gram-Präparat mit massenhaft kleinen Bakterien.

können auch von anderen Bakterien, z. B. Mobiluncus, Fusobakterien oder Kokken, bedeckt sein. Sie sind besonders gut im Nasspräparat nach Anfärbung mit 0,1%iger Methylenblaulösung zu erkennen. Neben den Schlüsselzellen ist die hohe Keimzahl kleiner, morphologisch unterscheidbarer Bakterien typisch für die Aminvaginose, z. B. gebogene, gramnegative Bakterien wie Mobiluncus (Abb. 7.**147**, Abb. 7.**148**), die besonders gut im Nasspräparat an ihrer kreiselnden Bewegung zu identifizieren sind. Gelegentlich sieht man auch sehr lange, dünne und gerade Bakterien mit spitzen Enden, welches Fusobakterien sind. Während in der Methylenblau-Färbung weitgehend nur Form und Größe unterschieden werden können, kann man im Gram-Präparat zwischen grampositiven und gramnegativen Bakterien differenzieren.

- **Kultur:** Kultureller Nachweis von Gardnerella vaginalis und Anaerobiern. Die kulturelle Anzüchtung der Bakterien bei der Aminvaginose ist im Normalfall nicht sinnvoll. Wegen der Vielzahl von Erregern und der aufwendigen Methodik steht die Diagnostik hier in keinem Verhältnis zur Einfachheit und Problemlosigkeit der Therapie. Nur in besonders gelagerten Fällen oder wenn andere pathogene Keime ausgeschlossen werden sollen (z. B. Gonokokken, A-Streptokokken), ist eine Kultur erforderlich.
- **Molekularmethoden (PCR)** zur Quantifizierung: Die PCR dient zum Nachweis von Atopobium vaginae und anderer Keime und ist in erster Linie wissenschaftlichen Untersuchungen vorbehalten, z. B. Ursache von Frühgeburten.
- **Gaschromatografie:** Spezialnachweis typischer Stoffwechselprodukte von Gardnerella vaginalis und Anaerobiern.

Therapie. Mittel der Wahl sind 5-Nitroimidazole. Je nach Schwere der Störung, der begünstigenden Zusatzfaktoren und der Regenerationsfähigkeit der normalen Vaginalflora sind unterschiedlich intensive und langdauernde Therapieformen notwendig.

Folgende Therapiemöglichkeiten stehen zur Verfügung:

Orale Chemotherapie (diese wird nicht oder nur in Ausnahmefällen empfohlen, da sie eingreifend ist und die Keime nicht aus dem Körper eliminiert werden können):
- Einmaltherapie (2 g Metronidazol)
- 2 × 400 – 500 mg Metronidazol/Tag über 5 Tage
- Amoxicillin (3 × 750 mg über 5 Tage)
- Clindamycin (3 × 400 mg über 5 Tage).

Lokale/vaginale Chemotherapie (wird heute bevorzugt):
- Einmaltherapie mit 500 oder 1000 mg Metronidazol (ist meistens ausreichend, wenn flankierende Maßnahmen getroffen werden, z. B. Ansäuerung, Vulva- und Analpflege)
- 1 × 500 mg Metronidazol/Tag über 5 Tage
- 2 × 100 mg Metronidazol/Tag über 5 Tage
- Metronidazol-Gel 2 × 37,5 mg über 5 Tage
- Clindamycin-Creme über 3 – 7 Tage.

Weitere Lokalbehandlungen:
- Vitamin C (Vagi-C) über 5 und mehr Tage
- Antiseptika: Dequaliniumchlorid (Fluomycin), Hexitidin (Vagihex), Nifuratel (Inimur)
- Milchsäurepräparate: z. B. Tampovagan c. Acid. lact., Spuman c. Acid lactic 5%
- Laktobazillenpräparate (Gynoflor, Döderlein Med., Vagiflor)
- orale Alternativtherapie: Probiotika, die u. a. auch bei Diarrhö eingesetzt werden.

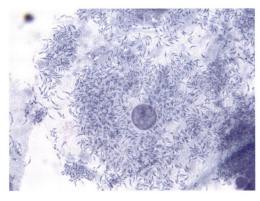

Abb. 7.**147** Aminvaginose. Epithelzelle, bedeckt mit Mobiluncus (Nasspräparat mit 0,1% Methylenblaulösung).

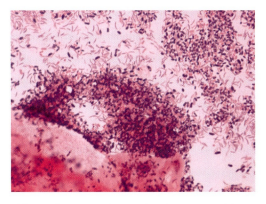

Abb. 7.**148** Gram-Präparat des Fluors mit Mobiluncus, Gardnerella vaginalis und anderen Bakterien.

Die höchsten Heilungsraten (bis zu 95%) werden mit 5-Nitroimidazolen gesehen. Die Heilungsrate unter Amoxicillin liegt etwa bei 70%. Nicht chemotherapeutische Präparate führen in 50–80% zur Heilung.

Ein Problem der Therapie der Aminvaginose ist die **hohe Rezidivrate.** Eine Mitbehandlung des Partners wird nicht empfohlen, da es hierfür keine Studienbelege gibt. Bei der rezidivierenden Aminvaginose wird man diejenige Therapieform wählen, die die Patientin am wenigsten belastet und die von ihr auch häufiger akzeptiert wird. Dies ist die Lokaltherapie. Auch hier werden die höchsten Heilungsraten durch die höher dosierte Therapie mit Metronidazol erzielt, welche für die Kurzbehandlung am besten geeignet ist. Speziell für eine längere Behandlung z. B. in der Schwangerschaft hat sich Vagi-C am besten bewährt, da es mehr als nur eine Ansäuerung ist.

! Eine Therapie muss nicht sein, wenn die Patientin sich durch die Aminvaginose nicht gestört fühlt, kein operativer Eingriff bevorsteht oder keine Schwangerschaft vorliegt.

Prophylaktische Hygienemaßnahmen. Meine Empfehlung ist das Fetten des Analbereiches vor dem Stuhlgang, da hierdurch die Zahl der Darmbakterien auf der Haut verringert wird und weniger Keime von dort in die Vagina gelangen. Auch werden Hautläsionen seltener, welche Eintrittspforten für Mikroorganismen darstellen.

> Beim Thema Vaginaldusche, die in manchen Ländern beliebt ist, gehen die Meinungen weit auseinander. Während die einen von einem erhöhten Infektionsrisiko sprechen, sind andere überzeugt, es hierdurch zu erniedrigen. Dabei ist es möglicherweise auch entscheidend, womit (mit physiologischer Kochsalzlösung, verdünnter Essigsäure oder mit mikrobizider Lösung) und wie gespült wird, da bei unsachgemäßer Handhabung Verletzungen möglich sind. Fundierte und vergleichende Studien hierzu gibt es keine. Das Vaginalspülen dem Zähneputzen gleichzusetzen, halte ich für übertrieben.

Vorgehen bei rezidivierender Aminvaginose/BV.
- Frage nach Sexualgewohnheiten; bei Analverkehr ist die Ursache offensichtlich.
- Verbesserung der Analhygiene durch Fettpflege.
- Wiederholte Einmalbehandlung vaginal mit 500 mg Metronidazol, falls Patientin das wünscht.
- Wiederholte Ansäuerung der Vagina für ca. 6 Tage, z. B. mit Vagi-C am Ende der Periode. Hierdurch erhalten die erwünschten Laktobazillen einen Wachstumsvorsprung, da Rezidive gerne nach der Periodenblutung auftreten und der Organismus sich die Laktobazillen heraussuchen kann, die zu ihm passen.

■ Mischflora und andere fakultativ pathogene Bakterien in der Vagina

Mykoplasmen

Auch Mykoplasmen sind Kolonisationskeime in der Vagina, die umso häufiger angetroffen werden, je gestörter die Flora ist. Eine Kolpitis verursachen sie nicht, da sie am Vaginalepithel keine Entzündungsreaktion auslösen. Nach erfolgreicher Therapie einer Aminvaginose, z. B. mit Metronidazol, welches nicht gegen Mykoplasmen wirkt, sind nach Normalisierung der Vaginaflora auch die Mykoplasmen verschwunden.

> Beim Mann sollen Mykoplasmen an der Urethritis und Prostatitis beteiligt sein, da sie hier bei der sogenannten bakteriellen (im Gegensatz zur abakteriellen) Prostatitis gehäuft nachgewiesen werden. Dann werden die Partnerinnen zur Untersuchung zum Frauenarzt geschickt mit der Frage nach den Mykoplasmen. Meist kommt nichts dabei heraus, weshalb ich eher davon abraten möchte. Die chronische Prostatitis ist wohl ein komplexes Geschehen und echte Infektionen sind kaum nachweisbar. Auch sogenannte Biofilme werden inzwischen bei der bakteriellen Prostatitis beschrieben mit grampositiven und gramnegativen Keimen der Körperflora. Die Therapie mit Antibiotika wird zwar empfohlen, ist aber nicht unumstritten.

Mykoplasma-Arten:
- Mycoplasma hominis
- Mycoplasma genitalium
- Ureaplasma urealyticum (harnstoffspaltende)
- Mykoplasma pneumoniae.

Häufigkeit. Mycoplasma hominis wird bei etwa 5–10% aller Frauen, Ureaplasma urealyticum bei bis zu 40% aller Frauen in niedriger Keimzahl (10^3/ml) gefunden. Für Mycoplasma genitalium liegen keine Daten vor.

Klinik. Typische Symptome sind nicht bekannt, ebenso gibt es keinen eindeutigen klinischen Befund (fraglich Ausfluss). In seltenen Einzelfällen wurden schwere Weichteilinfektionen beschrieben. Mycoplasma genitalium soll bei entzündlichen Prozessen häufiger nachweisbar sein, gehört aber nicht zur Routinebakteriologe.

Diagnostik.
- **Kultur:** Mykoplasmen können nur kulturell nachgewiesen werden. Sie wachsen auf speziellen Agarnährböden, insbesondere bei anaerober Bebrütung, in 2–4 Tagen zu typischen Kolonien aus (Spiegeleikolonie bei Mycoplasma hominis). Mycoplasma genitalium wird bisher nur von ganz wenigen Speziallabors identifiziert.
- **PCR**
- **Serologie:** spielt im Genitalbereich keine Rolle, sondern eher bei pulmonalen Erkrankungen.

Therapie. Eine Therapie ist nur gerechtfertigt bei Beschwerden und wenn Mykoplasmen als einzige Keime in hoher Keimzahl ($\geq 10^5$/ml) gefunden werden. Ein weiterer Grund für eine Behandlung bei der asymptomatischen Frau kann schon evtl. der wiederholte Nachweis in der Vagina bei symptomatischem Partner (z. B. Prostatitis) sein. Wirksam sind:
- Doxicyclin
- Azithromycin (Zithromax; wirkt besonders gut auf Mycoplasma genitalium)
- Erythromycin (wirkt nur gut auf Ureaplasma urealyticum, daher eher nicht zu verwenden)
- Clindamycin (wirkt gut auf Mycoplasma hominis, nicht jedoch auf Ureaplasma urealyticum)
- Fluorchinolone (Gyrasehemmer).

Die Therapiedauer sollte 10–14 Tage betragen. Siehe auch unter Schwangerschaft und Frühgeburt (s. S. 267).

Darmbakterien und Hautkeime in der Vagina

Wegen der Widerstandsfähigkeit des Vaginalepithels spielen Darmbakterien als Ursache einer Kolpitis keine Rolle. Diese Bakterien verschiedenster Art werden wegen der Nähe des Darmausganges in niedriger oder auch hoher Konzentration häufig in der Vagina gefunden; sie führen aber nicht zu einer Entzündungsreaktion. Auch Hautkeime wie Propionibakterien, Stapyhlococcus epidermidis oder Staphylococcus lugdunensis sind in der Vagina gelegentlich anzutreffen, aber harmlos. Bei rezidivierenden Harnwegsinfekten sind Darmbakterien auf der Vulva und im Introitus häufiger in hoher Konzentration nachzuweisen. Mit Antibiotika sind diese Keime aus der Blase, aber nicht anhaltend aus dem äußeren Genitale zu beseitigen. Wirksamer ist die richtige Anal- und Vulvapflege (s. S. 92), wodurch die Zahl dieser Bakterien geringer und Infektionen seltener werden.

Im Kindesalter, im Wochenbett und im Senium werden wegen des Fehlens der Laktobazillen, welche nur in Anwesenheit von Östrogenen zu schützender Konzentration anwachsen, Darm- und Hautkeime häufiger bzw. ausschließlich nachgewiesen und sind somit in niedriger Konzentration als Normalflora anzusehen.

Liegen Entzündungszeichen oder Ausfluss vor, dann sollte ein Abstrich für die bakteriologische Kultur entnommen werden. Sind pathogene Keime nachweisbar, wie Streptokokken der Gruppe A oder auch Staphylococcus aureus, sollte auch ohne Beschwerden eine Therapie durchgeführt werden. A-Streptokokken sind immer oral zu behandeln; bei Staph. aureus können auch Desinfektiva eingesetzt werden. Der alleinige Nachweis von Darmkeimen wie Proteusarten, Escherichia coli, Enterokokken oder Streptokokken der Gruppe B ist ohne klinische Bedeutung.

■ Nicht infektionsbedingte Erkrankungen der Vagina

Kolpitis senilis/atrophische Kolpitis

Der bisherige Name ist nicht ganz glücklich, da es sich nicht um eine Entzündung handelt.

Pathogenese. Durch Östrogenmangel wird das Vaginalepithel dünner und verletzlicher. Es kommt zu Blutungen. Ohne Östrogene können sich Laktobazillen nicht genügend vermehren und die Vagina wird, je nach Hygienezustand, mehr oder weniger von Darmflora besiedelt. Gelegentlich ist auch die Zahl der Leukozyten erhöht.

Klinik. Die atrophische Kolpitis (Abb. 7.**149**) kann bei oberflächlicher Betrachtung den anderen Kolpitisformen wie Trichomoniasis, A-Streptokokken oder Kolpitis plasmacellularis ähneln. Allerdings ist die Fluormenge nur gering und weniger gelb, oft sogar farblos. Typisch ist aber die Reaktion des Epithels auf Druck, z. B. das Berühren mit dem Spekulum oder das Reiben mit dem Watteträger. Hier kommt es bei der atrophischen Kolpitis zum Auftreten kleiner oder größerer petechialer Blutungen (Abb. 7.**150**).

Gynäkologische Infektionen

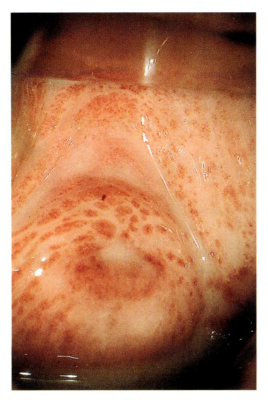

Abb. 7.**149** Kolpitis senilis bei 57-jähriger Patientin. Besserung nach Lokalbehandlung mit Östrogen.

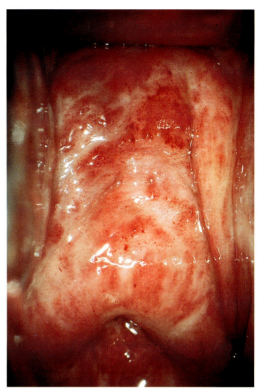

Abb. 7.**150** Atrophische Kolpitis bei 47-jähriger Patientin mit petechialen Blutungen.

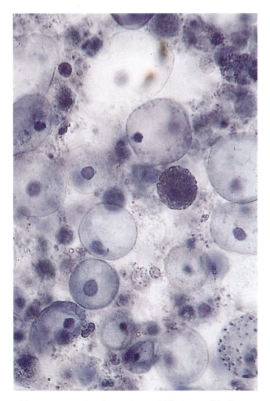

Abb. 7.**151** Mikroskopisches Bild bei atrophischer Kolpitis: Parabasalzellen, einige Granulozyten (Nasspräparat, gefärbt mit 0,1%igem Methylenblau).

Diagnostik.
- klinisches Bild mit Auftreten von petechialen Blutungen
- pH-Wert des Fluors > 6,0
- Mikroskopie: Nahezu ausschließlich Parabasalzellen, einige Granulozyten (Abb. 7.**151**); Fehlen von Laktobazillen, meist viele kleine Bakterien (Darmflora)
- rasche Normalisierung unter lokalem Östrogen.

Therapie.
- Lokales Estriol als Ovulum oder Creme (anfänglich täglich, dann 1- bis 2-mal pro Woche)
- Antibiotika nur bei Vorliegen pathogener Keime (z. B. A-Streptokokken).

Vaginalläsionen

Sie verursachen wegen der geringen Sensibilität in der Vagina nur wenig Beschwerden. Sie sind zwar selten, diagnostisch aber meist schwer zu beurteilen. Folgende Ursachen sind möglich:
- Kolpitis erosiva (Abb. 7.**135** – Abb. 7.**137**)
- Behçet-Syndrom (Abb. 7.**152**): kommt normalerweise an der Vulva und nur selten in der Vagina vor
- Herpes (selten in der Vagina)

7.2 Infektionen der Vagina (Kolpitis/Vaginitis)

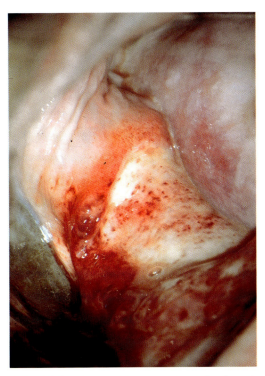

Abb. 7.**152** Behçet-Syndom mit tiefem Ulkus bei 30-jähriger Patientin in der 20. SSW.

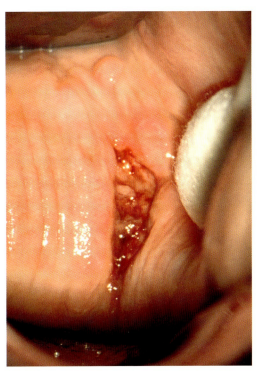

Abb. 7.**153** Kohabitationsverletzung bei 30-jähriger Patientin.

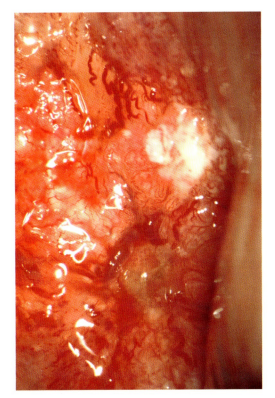

Abb. 7.**154** Karzinom in der Vagina, von der Zervix ausgehend (58-jährige Patientin).

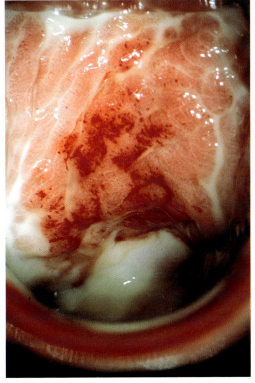

Abb. 7.**155** Chronische Immunkolpitis mit Blutungen bei 48-jähriger Patientin.

Gynäkologische Infektionen

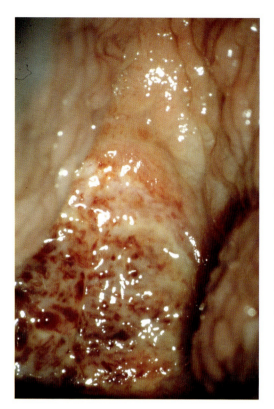

Abb. 7.**156** Ulzerierender Tumor im vorderen Vaginalgewölbe, der seit 20 Wochen besteht (28-jährige Patientin).

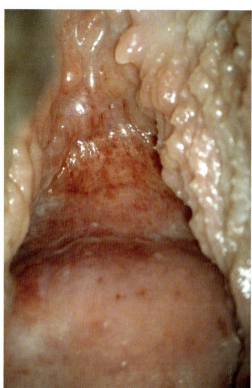

Abb. 7.**157** Gleiche Patientin wie in Abb. 7.**156** 4 Wochen später nach oraler Behandlung mit Prednison (Churg-Strauss-Syndrom).

- Verletzungen bei Kohabitation sind selten (Abb. 7.**153**)
- Karzinom der Vagina ist selten (Abb. 7.**154**)
- Immunerkrankung als granulierende Kolpitis (Abb. 7.**155**)
- Immunerkrankung mit blutendem Tumor und Ulkus unbekannter Genese
- Churg-Strauss-Syndrom (Abb. 7.**156**, Abb. 7.**157**).

Im Gegensatz zum ganz gut bekannten und in der Vagina eher selten vorkommendem Behçet-Syndrom, das nach einigen Wochen spontan abheilt, gibt es weitere Immunerkrankungen in der Vagina. Dazu gehört beispielsweise eine granulierende Kolpitis (Abb. 7.**155**), die nach 10 Jahren durch eine lokale Clobetasolbehandlung zur vorübergehenden völligen Abheilung gebracht werden konnte, oder das Churg-Strauss-Syndrom, eine lokale tumorartige, ulzerierende Kolpitis (Abb. 7.**156**, Abb. 7.**157**), die über 8 Monate persistierte, wie ein Malignom aussah und nach mehrfach negativer Histologie mit Kortison schließlich geheilt werden konnte.

Es gibt auch Mischformen aus bekannten Infektionen, Kolpitis plasmacellularis und immunologischen Erkrankungen, die erst nach mehreren Behandlungen und Behandlungskombinationen gebessert oder zur Heilung gebracht werden können. Eine Kontrolle nach Therapie wird daher bei allen schweren Kolpitisformen empfohlen.

7.3 Infektionen der Zervix (Zervizitis)

Die Zervix mit den reichlichen Drüsen und ihrem Sekret, besonders dem zähen, gestagenbetonten Zervixsekret, stellt eine wichtige Barriere gegen Mikroorganismen dar. Nur wenige Erreger können sie passieren oder gar eine Entzündung auslösen.

Für sexuell übertragbare Viren (Hepatitis B, HIV, CMV) stellt die Zervix nur eine Eintrittspforte/Durchgangsstation und einen asymptomatischen Ausscheidungsort dar. Begünstigt werden die Passage und auch die Infektionen durch eine große Ektopie, die nach der Pubertät physiologisch ist und durch Ovulationshemmer zunehmen kann. Zudem sind junge Frauen wegen ihres zarten Genitalepithels anfälliger für Erreger, so dass es verständlich ist, dass sexuell übertragbare Infektionen umso häufiger sind, je jünger und sexuell aktiver eine Frau ist. Fremdkörper (IUP), Blutungen, Östrogenmangel und operative Eingriffe begünstigen ebenfalls aszendierende Infektionen.

Nur wenige Erreger sind in der Lage, eine Zervizitis auszulösen. Dabei muss man unterscheiden zwischen:
▶ Infektionen des Zerxivkanals (einschichtiges Zylinderepithel)
▶ Infektionen des äußeren mehrschichtigen Plattenepithels der Portio.

Während die Infektionen des Plattenepithels der Portio eher ein Mitbefall bei einer Infektion des Introitus und der Vagina sind, stellt die Infektion des einschichtigen Zylinderepithels eine Spezifität dar, bei der nur wenige Erreger nachweisbar sind. In erster Linie handelt es sich hierbei um Chlamydia trachomatis (Tab. 7.5). Fehlt der Uterus, so ist eine Chlamydieninfektion im Vaginalbereich nicht mehr möglich.

Die Zervix ist gleichzeitig die erste Station der aszendierenden bakteriellen Infektionen mit Chlamydien oder Gonokokken. Vaginalkeime, die aus dem Darm stammen, verursachen keine Zervizitis, können aber leichter mit einer aszendierenden Infektion in den oberen Bauchraum gelangen und im Peritonealbereich zusätzliche Entzündungen auslösen.

Tabelle 7.5 Ätiologie und Lokalisation von Infektionen der Zervix

Ätiologie	Zylinderepithel	Plattenepithel
Erreger	Gonokokken Chlamydia trachomatis	Gonokokken Herpes simplex-Viren Papillomviren* Trichomonaden A-Streptokokken Lues, Primäraffekt (sehr selten)
Andere Ursachen	Adenokarzinom	Plattenepithelkarzinom Behçet-Syndrom

*Infektion, kaum Entzündungsreaktion

Klinik. Bei der Zervizitis klagen die Patientinnen allenfalls über Ausfluss und Kontaktblutung. Nicht selten besteht neben der Zervizitis eine Störung der Vaginalflora, gelegentlich sogar eine Kolpitis.

Bei der Spekulumeinstellung zeigt sich in typischen Fällen ein geröteter, leicht verdickter Zer-

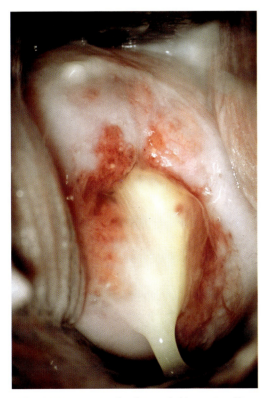

Abb. 7.**158** Zervizitis durch Gonokokken mit gelbem Sekret bei 20-jähriger Patientin.

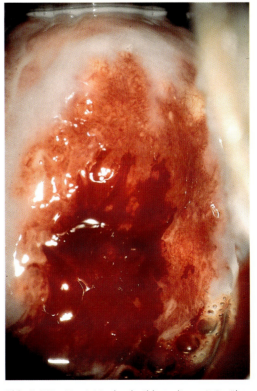

Abb. 7.**159** Zervizitis durch Chlamydien mit Berührungsblutung bei 22-jähriger Patientin.

Gynäkologische Infektionen

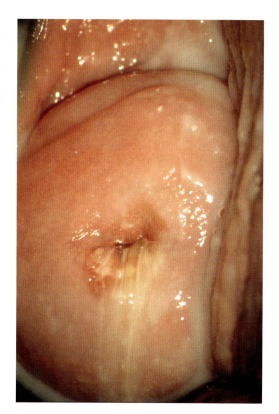

Abb. 7.**160** Chlamdienzervizitis bei großer Ektopie (18-jährige Patientin).

Abb. 7.**161** Diskrete Chlamydienzervizitis (20-jährige Patientin).

vixausgang, der mit gelbem, klebrigem Sekret bedeckt ist (Abb. 7.**158**). Die Zervix ist leicht verletzlich und es kommt bei Berührung zu Blutungen (Abb. 7.**159**). Kontaktblutungen und Blutungsstörungen sind daher ein weiteres, recht typisches Symptom für eine Zervizitis.

Das Bild der Zervizitis ist besonders eindrucksvoll, wenn eine große Ektopie vorliegt (Abb. 7.**160**). Es gibt aber Einzelfälle, wo sich die Zervizitis nur endozervikal abspielt und kolposkopisch kaum ein Verdachtsbefund vorhanden ist (Abb. 7.**161**). In diesen Fällen kann allerdings der Fluor, der reichlich Leukozyten aufweist, ohne dass ein anderer Erreger als Ursache gefunden wird, ein Hinweis sein.

Bakterielle Infektionen der Zervix

Chlamydieninfektionen

Chlamydien sind die kleinsten Bakterien (0,3 µm), die aufgrund ihrer Unfähigkeit, energiereiches ATP zu bilden, sich nur in Zellen vermehren können. Sie haben sich im Laufe der Jahrmillionen hervorragend an den Menschen angepasst. Sie liegen in 2 Formen vor, den Elementarkörperchen und den Retikularkörperchen.
- Die Elementarkörperchen (0,3 µm) sind die infektiöse Form, welche im Einschlusskörper mittels Giemsa-Färbung (Abb. 7.**162**) oder Fluoreszenz-Färbung sichtbar gemacht werden können (Abb. 7.**163**).
- In der Vermehrungsphase in der Zelle bilden sich Retikularkörperchen. In dieser Phase kann mit Antibiotika die Vermehrung gehemmt werden.

Eine vollständige Ausheilung einer Chlamydieninfektion kann am ehesten im frühen Stadium und unter Mitwirkung eines funktionierenden Abwehrsystems erreicht werden. Nach einiger Zeit (Wochen bis Monate) gehen immer mehr Chlamydien in die ruhende Form über, auf die Antibiotika keine Wirkung mehr haben. Daher kann eine Chlamydieninfektion in der Frühphase, wenn sie sich noch in allen Zellen teilen, mit Antibiotika ausgeheilt werden. In einer späteren Phase einer chronischen Infektion befinden sich die Chlamydien in der Ruhephase und lassen sich nicht mehr eliminieren.

Es gibt 3 Gruppen von Chlamydien, wobei bis jetzt nur für C. trachomatis verschiedene Sero-

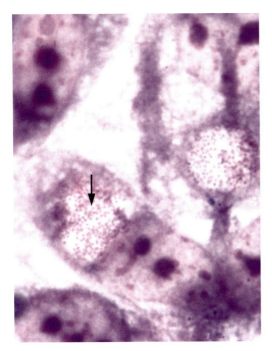

Abb. 7.**162** Chlamydieninfizierte Zellkultur mit Einschlusskörper (Pfeil), welcher mit Elementarkörperchen angefüllt ist.

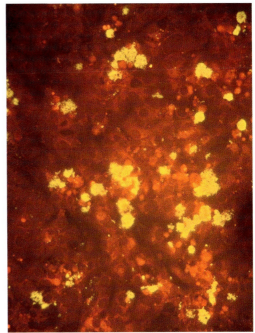

Abb. 7.**163** Fluoreszenz-serologischer Nachweis einer Chlamydieninfektion. Die großen gelben Flecken sind Einschlusskörper, die kleinen Elementarkörperchen.

Tabelle 7.**6** Einteilung der Chlamydien

Chlamydia trachomatis	Chlamydia pneumoniae	Chlamydia psittaci
Serotypen	keine Serotypen	keine Serotypen
▶ **A–C**: Trachom ▶ **L$_1$–L$_3$**: Lymphogranuloma inguinalis (LGV) ▶ **D–K**: Urogenitalinfektionen, Arthritis, Konjunktivitis	▶ meist milde, respiratorische Infekte ▶ Pneumonie ▶ reaktive Arthritis ▶ V. a. Auslösung bzw. Beteiligung an Atherosklerose, Herzinfarkt, Emphysem, Asthma bronchiale, Multipler Sklerose, Sarkoidose, Morbus Alzheimer	▶ bei Tieren weit verbreitet ▶ atypische Pneumonie

typen mit recht unterschiedlichen Erkrankungen bekannt sind (Tab. 7.6).

Chlamydia trachomatis Serotyp A–C (Trachom)

Sie werden durch Schmierinfektion verbreitet und sind die Erreger des Trachoms, einer chronischen Augenentzündung (Tab. 7.6). Unbehandelt führt das Trachom nach 10–30 Jahren zur Erblindung durch Vernarbung des äußeren Auges.

Chlamydia trachomatis Serotyp L 1–L 3 (Lymphogranuloma venereum)

Eine bei uns sehr seltene, sexuell übertragbare Genitalinfektion.

Chlamydia pneumoniae

Sie sind die häufigsten Chlamydien bei uns. So können bei 50–70 % der Erwachsenen mit speziesspezifischen Tests Antikörper gegen diese Chlamydienart nachgewiesen werden. Sie werden über Tröpfcheninfektion verbreitet und verursachen meist milde respiratorische Infekte.

Auch bei dieser Chlamydienart liegt die besondere Bedeutung in den Folgeschäden, die nach

Jahren und Jahrzehnten auftreten. Besonders Gefäße scheinen betroffen zu sein, da es als Folge einer chronischen Entzündung zur Atherosklerose kommen kann.

C. pneumoniae kann ebenso wie C. trachomatis eine Arthritis durch Befall des Knorpels verursachen. Ob und in welchem Ausmaß Chlamydien an degenerativen Erkrankungen beteiligt ist, ist noch offen.

Die Diagnostik beruht weitgehend noch auf serologischen Methoden. Erregernachweis ist inzwischen auch mit der PCR möglich. Die Therapie entspricht derjenigen von C. trachomatis.

Chlamydia psittaci

Hier ist der Mensch nur selten das Endglied einer Infektion in Form der atypischen Pneumonie. Dieser Erreger spielt bei Tieren wie Vögeln, Koalabären und vor allem in der Geflügelzucht eine Rolle.

Daneben gibt es noch weitere Chlamydienarten im Tierreich, z. B. bei Kühen. Soweit bekannt ist, stellen sie jedoch für den Menschen keine Gefahr dar.

Genitale Chlamydieninfektionen (C. trachomatis Serogruppe D–K)

Infektionen mit C. trachomatis zählen wegen ihrer Häufigkeit und den Folgeschäden zu den wichtigsten Entzündungsursachen im Genitalbereich. Es ist die häufigste sexuell übertragene bakterielle Infektion weltweit. Sie rufen zwar nicht direkt schwere Entzündungen und lebensbedrohliche Erkrankungen hervor, können aber über ihre Folgeschäden wie die Ruptur einer Eileiterschwangerschaft durchaus lebensbedrohlich werden. Auch verursachen sie erhebliche Kosten wegen der chronischen Schmerzverläufe mit oder ohne Gelenkentzündung und der aufwendigen IVF-Techniken bei Tubenverschluss.

Besonderheiten der genitalen Chlamydieninfektion.
- Bis zu 90% der Infektionen verlaufen asymptomatisch bei Mann und Frau.
- Erkennung bei asymptomatischen Personen nur durch Screening möglich.
- Chronischer Verlauf über Jahre.
- Es handelt sich um die häufigste sexuell übertragene bakterielle Infektion.
- Erhebliche Folgeschäden sind möglich, wie Extrauteringravidität, Sterilität, Arthritis, insbesondere bei asymptomatischem und daher unbehandeltem Verlauf.
- Die Infektion wird bei der Geburt häufig übertragen.
- Intrazelluläre Vermehrung mit wenig Nachkommen, daher oft schwieriger Erregernachweis.
- Chlamydien gehen nach einiger Zeit in die Ruheform über, wo Antibiotika wirkungslos sind.
- Antikörper schützen nicht vor Reinfektion, da direkte Übertragung.
- Übertragung ist auch bei Petting möglich.

Erreger. Chlamydia trachomatis Serotypen D–K.

Häufigkeit. Hier muss unterschieden werden zwischen:
- **floriden Infektionen** mit Erregernachweis: 2–10% der jungen, sexuell aktiven Frauen und Männer (Abb. 7.**164**)
- **subakuten chronischen Infektionen** im oberen Genitale oder in anderen Körperbereichen (z. B. Gelenken), bei denen ein Erregernachweis nicht mehr gelingt, sondern nur noch der Antikörpernachweis eine noch floride Infektion vermuten lässt. 15–20% der Erwachsenen haben Antikörper gegen genitale Chlamydien.

Übertragung und Pathogenese. Chlamydia trachomatis werden vorwiegend sexuell übertragen und kommen daher bevorzugt im Genitalbereich vor. Von dort können sie durch Schmierinfektion in Einzelfällen in die Augen gebracht werden, wo sie eine Konjunktivitis auslösen. Der typische Weg beim Menschen ist die Aszension im Geni-

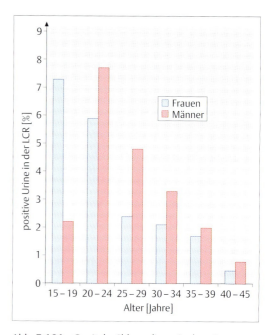

Abb. 7.**164** Genitale Chlamydienprävalenz in Deutschland. Untersuchung von 4381 asymptomatischen Frauen und Männern 1996. Von 1652 Paaren war in 4,5% mindestens 1 Partner positiv.

tale, wobei der Schaden bei der Frau ungleich größer ist als beim Mann.

Während sich Chlamydien in der Zervix nur einige Monate halten können, da sie aufgrund des hohen Zellumsatzes dort nach einiger Zeit mit den Zellen abgestoßen werden, können sie in den Eileitern viele Jahre überdauern. Folglich richten sie hier auch den größten Schaden an. Es kommt zu einer chronischen Entzündung des filigranen Tubenepithels, an dessen Ende Funktionsverlust, Verwachsungen und schließlich Verschluss der Tube stehen. Da die Infektion durch den Tubenverschluss nicht zur Ruhe kommt, kann sich hieraus auch eine Pyo- und Hydrosalpinx entwickeln.

Über die Tubenöffnung gelangen die Chlamydien in den Peritonealraum und über das Blut (in Monozyten, wo sie vor dem Immunsystem sicher sind) in die Gelenke.

Wegen ihres langsamen und nur intrazellulär möglichen Vermehrungszyklus' ist auch ihre Ausbreitung entsprechend langsam und die Entzündungsreaktion nur mäßig, so dass die persistierende oder fortschreitende Infektion häufig kaum spürbare oder gar keine Beschwerden auslöst. Dies erklärt, dass die Mehrzahl der genitalen Chlamydieninfektionen, welche sich im Inneren des Genitales abspielen, nicht bzw. so spät erkannt werden, dass schon irreversible Folgeschäden eingetreten sind.

Im Gegensatz zur Frau ist beim Mann die Urethra die Haupteintrittspforte. Von dort aszendieren die Chlamydien und führen zur Epididymitis und nach Jahren zur Infertilität (Azoo- und Oligospermie) (Tab. 7.7).

Sowohl Chlamydienpersistenz als auch Reinfektion sind möglich und oft schwer auseinander zu halten. Es ist wenig bekannt über die Resistenz von bestimmten Chlamydienstämmen.

Klinik. Häufig (90%) keine oder nur leichte Beschwerden wie gelber, klebriger Ausfluss (Abb. 7.165), Kontaktblutung, Zwischenblutung (Endometritis). Keine allgemeinen Symptome

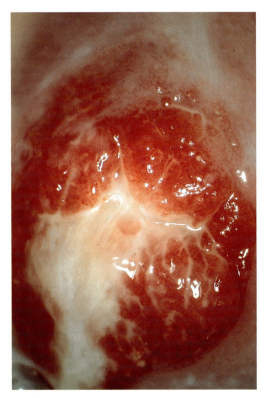

Abb. 7.**165** Hyperplastische Zervizitis durch Chlamydien bei 20-jähriger Patientin mit Arthritis.

bei sehr unterschiedlichem Lokalbefund. Ödematöse, polypöse Verquellung der Zervix mit mukopurulentem Schleim. Starke Gefäßinjektion (Abb. 7.**168**); die erweiterten Gefäße können über Monate persistieren. Spontanheilungen kommen vor bzw. die Infektion wandert nach oben und ist in der Zervix nicht mehr nachweisbar.

Auch beim Mann verläuft die Chlamydieninfektion zu 90% asymptomatisch. Studien im Erststrahlurin mittels Ligase-Kettenreaktion (LCR, ähnlich der PCR) an Paaren haben gezeigt, dass Männer genauso häufig chlamydienbesiedelt sind wie Frauen, asymptomatische Besiedelungen

Tabelle 7.**7** Erkrankungen durch Chlamydia trachomatis D–K

Frau	Mann	Schwangerschaft/Geburt	Neugeborene
Urethritis	Urethritis	Spätabort	Konjunktivitis
Zervizitis	Prostatitis?? fraglich	Imminensblutung (subchoriales	Pneumonie
Endometritis	Epididymitis	Hämatom)	Genitalinfektion
Salpingitis (subakut)	Konjunktivitis	Endometritis post partum	primäre Sterilität (?)
Peritonitis	Arthritis	Infektion des Neugeborenen	
Perihepatitis	Exanthem		
Konjunktivitis	Morbus Reiter		
Arthritis			
Exanthem			
Morbus Reiter			

Gynäkologische Infektionen

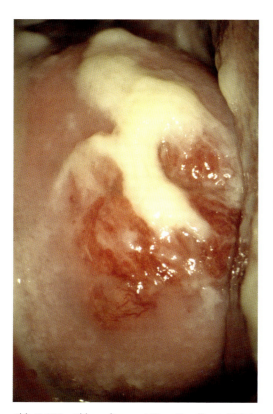

Abb. 7.**166** Chlamydienzervizitis mit gelbem, klebrigem Sekret und Gefäßerweiterung (19-jährige Patientin).

möglicherweise bei ihnen sogar häufiger sind (Abb. 7.**164**).

Besondere Risiken.
- Aszension (> 40 %) mit Befall der Tuben (s. Salpingitis, S. 186)
- Infektion des Neugeborenen während der Geburt
- Spätendometritis im Wochenbett (4–6 Wochen post partum)
- unnötige Appendektomie wegen nicht erkannter Chlamydiensalpingitis
- Co-Faktor bei anderen Infektionen der Zervix
- gesteigerte Infektiosität bei leukozytenvermittelten Infektionen (z. B. HIV).

Eine abgelaufene Chlamydiensalpingitis ist die häufigste Ursache einer tubaren Sterilität. Sie verläuft meist subakut und deshalb häufig unerkannt. Nicht selten wird wegen Unterleibsbeschwerden eine Appendektomie durchgeführt. Bei der Geburt kommt es in einem hohen Prozentsatz zur Übertragung der Chlamydien auf das Neugeborene, das bei Exposition in bis zu 40 % an einer Konjunktivitis und in bis zu 20 % an einer Chlamydienpneumonie erkrankt. Auch pulmonale Spätfolgen beim Kind sind möglich. Aktuelle Zahlen liegen dazu jedoch nicht vor, da

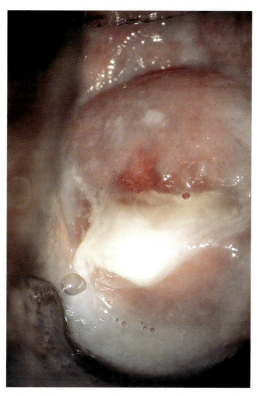

Abb. 7.**167** Zervizitis durch Chlamydien mit unauffälliger Vaginalflora bei 18-jähriger Patientin.

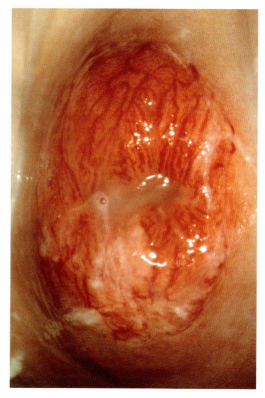

Abb. 7.**168** Chlamydienzervizitis mit deutlicher Gefäßzeichnung (21-jährige Patientin).

nicht einmal bei kranken und auffälligen Neugeborenen routinemäßig auch auf Chlamydien untersucht wird.

Diagnostik.
- typische Beschwerden: gelber, klebriger Ausfluss, Kontaktblutung (Abb. 7.**166**)
- klinisches Bild bei der Spekulumeinstellung: gelbes Zervixsekret bei normalem Fluor (Abb. 7.**167**)
- kolposkopisches Bild (Abb. 7.**168**) mit Gefäßerweiterung (kann nur ein Verdacht sein, da auch nach erfolgreicher Therapie diese noch lange fortbesteht und selten auch andere, meist unbekannte, Ursachen hierfür in Frage kommen)
- mikroskopische Beurteilung des Vaginalsekrets, welches meist reichlich Leukozyten (Granulozyten und Lymphozyten) aufweist. Dabei ist die Vaginalflora in der Mehrzahl der Fälle eine normale Laktobazillenflora.
- Zytologie: ungeeignet, nur Zufallsbefunde
- Labordiagnostik: Der Erregernachweis ist beweisend für eine Infektion (Tab. 7.**8**). Die Serologie ist nicht hilfreich bei der Zervizitis und generell bei der Chlamydienproblematik nur eine Ergänzung zum Erregernachweis.

Entwicklung des Erregernachweises bei Chlamydien:
- 1975 – 1985: Ära der Zellkultur
- 1985 – 1995: Ära der Antikörpertests (noncultural; z. B. EIA, ELISA)
- 1995 – heute: Nukleinsäure-Amplifikationstest (PCR).

Bewertung der Serologie (IgG und IgA Ak-Nachweis):
- Nur speziesspezifische Chlamydia-trachomatis-Antikörper-Tests haben einen Aussagewert.
- Negative Titer schließen eine Chlamydieninfektion des inneren Genitales weitgehend aus. Die Zervizitis kann jedoch so oberflächlich verlaufen, dass es zu keiner Antikörperbildung kommt.
- Persistierende Titer auch nach Therapie sprechen für eine schon länger bestehende Infektion
- Bei frischen Infektionen (bis zu mehreren Wochen) und ausreichender Antibiotikatherapie (> 2 Wochen) gehen die Antikörpertiter zurück oder werden negativ.

Insofern ist die Serologie auch bei Erregernachweis hilfreich zur Unterscheidung einer frischen Infektion von einer chronischen mit Persistenz oder Reinfektion. Das Negativwerden des Antikörpernachweises ist neben der Elemination des Erregers an Orten, von denen man Material entnehmen kann, der beste Beleg für eine vollständige Ausheilung (Abb. 7.**169**).

Materialentnahme für den Erregernachweis. Da Chlamydien sich nur in Zellen vermehren, ist ein zellreicher Abstrich entscheidend für die Diagnostik. Hierzu muss mit dem Watteträger oder einer Bürste tief in die Zervix eingegangen und kräftig über das Gewebe gerieben werden. Die

Tabelle 7.**8** Diagnostik bei Chlamydieninfektion

Primärdiagnostik	
Erreger/Antigen/DNA-Nachweis	**Sensitivität**
Zellkultur (auf z. B. McCoy-Zellen; hat zwar die höchste Spezifität, wird aber kaum noch von den Laboratorien angeboten, da aufwendig, zeitraubend und teuer)	60 – 70 % (alter Goldstandard)
Fluoreszenztest (FT) für wenig Proben	70 – 90 %
Enzymtests (ELISA)	50 – 90 %
▶ Schnell-/Einzeltests (z. B. Clearview) z. T. schlechte Spezifität und geringe Sensitivität, daher nicht geeignet	50 – 60 %
▶ Labortests (EIA, IDEIA etc.) wegen zu geringer Sensitivität bei ordentlicher Spezifität immer weniger angewendet	80 – 90 %
DNA-Tests	
▶ Sondentests (z. B. Genprobe) nicht besser als Laborenzymtests	80 – 90 %
▶ Amplifikationstest (PCR) hohe Spezifität und Sensitivität, auch für Urindiagnostik (Erststrahlurin) und andere Probenmaterialien geeignet	95 – 98 % (Goldstandard)
Sekundär-/Zusatzdiagnostik	
Serologie: Der Antikörpernachweis zeigt an, dass der Organismus sich mit dem Erreger auseinander gesetzt hat. Ob die Infektion noch florid ist, kann bei bestimmten Werten vermutet werden, ist aber nicht beweisend.	
▶ KBR (nur gruppenspezifisch), nur noch für andere Chlamydien (z. B. C. psittaci)	
▶ LPS-Test (gruppenspezifisch; z. B. Relisa), nur als Frühtest für alle Chlamydien	
▶ Peroxydasetest (Ipazyme), mäßig speziesspezifisch, weitgehend verlassen	
▶ Microimmunfluoreszenztest (speziesspezifisch), aufwendig und subjektiv	
▶ ELISA/ImmunoComb (speziesspezifisch), war einer der ersten Tests dieser Art)	
▶ synthetische Peptidtests (speziesspezifisch, sehr sensitiv, jedoch nicht alle Typen)	
▶ Nachweis von Antikörpern gegen Heatshock-Proteine (hsp 60)	

Gynäkologische Infektionen

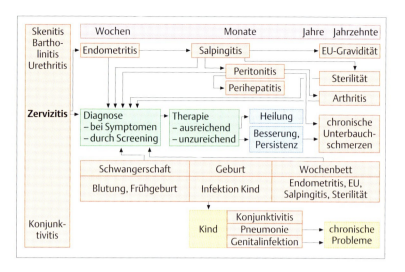

Abb. 7.**169** Chlamydieninfektion. Verlaufsmöglichkeiten und Folgeschäden.

Zellen werden danach sorgfältig auf dem speziellen Objektträger ausgerollt oder in die Lösung ausgeschwenkt bzw. der Tupfer wird in der Lösung belassen.

Beim Urin nur die ersten 10 ml auffangen (Erststrahlurin), da sich die Chlamydien vor allem in den vom Urin mitgerissenen Epithelzellen befinden.

Für die Zellkultur ist ein besonderes Transportmedium erforderlich. Die Abstrichproben für den Fluoreszenztest, Enzymtest oder PCR können eine gewisse Zeit (Tage) aufbewahrt und auch verschickt werden, ebenso Urin (gekühlt!).

Ein guter Zeitpunkt für den Zervixabstrich besteht unmittelbar nach der Periode oder im Wochenbett. Mittzyklisch, wenn viel Zervixsekret vorhanden ist, ist der schlechteste Zeitpunkt, da wenige Zellen aufgenommen werden und zu viel Zervixsekret die PCR stören kann (Tab. 7.**8**).

Therapie. Viele Antibiotika sind gegen Chlamydien wirksam, wobei Doxicyclin das Standardpräparat ist (Tab. 7.**9**). Cephalosporine sind bei Chlamydien unwirksam.
Für die Einnahmedauer wird empfohlen:
▶ Zervizitis: 10 Tage
▶ Salpingitis: 20 Tage
▶ Arthritis: 30 – 90 Tage.

An eine Chlamydieninfektion ist zu denken bei:
▶ Ausfluss ohne Kolpitis
▶ Blutungsstörung
▶ Kontaktblutung
▶ geröteter Zervix
▶ gelbem Zervixsekret
▶ erhöhten Leukozyten im Fluor bei Laktobazillenflora und ohne andere Erreger
▶ wechselnden Unterbauchbeschwerden

▶ Schulterschmerzen rechts
▶ Sexualpartnerwechsel.

Tabelle 7.**9** Therapie von Chlamydieninfektionen

Präparat	Dosis
1. Wahl	
Doxicyclin	200 mg/Tag
2. Wahl Makrolide	
Erythromycin	4 × 500 mg/Tag
Roxythromycin	300 mg/Tag
Azithromycin	einmalig 1,5 g oder besser 2 × 1,5 g
3. Wahl Fluorchinolone	
Ofloxacin	2 × 200 mg/Tag
Ciprofloxacin	2 × 500 mg/Tag
Moxifloxacin	1 × 400 mg/Tag
4. Wahl	
Amoxicillin mit Einschränkung*	3 × 1000 mg/Tag
Clindamycin	
Sulfonamide	
Cotrimoxazol	

* gehen schneller in die Ruheform über

■ Gonokokkenzervizitis

Selbst bei Frauen mit Risikopartnern werden Gonokokken nur noch selten nachgewiesen, gelegentlich zusammen mit Chlamydien. Die Symptomatik ist gering oder nicht vorhanden, so dass ihre Entdeckung des Öfteren auf einem Zufall beruht.

Erreger. Neisseria gonorrhoeae, mehrere Subtypen bekannt.

Häufigkeit: < 0,1 % der gynäkologischen Patientinnen.

Inkubationszeit: 2 – 6 Tage (Wochen).

Übertragung und Pathogenese. Gonokokken gehören zu den pathogenen Keimen im Genitalbereich. Trotzdem sind asymptomatische Infektionen der Zervix häufig. Die Übertragung erfolgt nahezu ausschließlich durch Sexualkontakte. Bei der Frau ist die Zervix am häufigsten betroffen, es kann aber auch zur Infektion der Urethra, des Rektums, der Bartholin-Drüse oder des Nasopharynxbereichs kommen.

Nach Aszension, die durch bestimmte Faktoren (Blutung, IUP-Einlage, Abrasio) begünstigt wird, entsteht über eine Endometritis eine akute Salpingitis mit Schmerzen, Fieber und Leukozytose im Blut.

Besonders bei Frauen kommt es gelegentlich zu einer disseminierten Gonokokkeninfektion mit Bakteriämie, d. h. zu einer generalisierten Streuung der Gonokokken. Fieber, Unwohlsein, Gliederschmerzen und ein pustulöser oder petechialer Hautausschlag sind die Folgen. Dieses Stadium kann sehr mild verlaufen, und erst die nachfolgende Arthritis verursacht stärkere Beschwerden.

Ein inzwischen sehr seltenes Ereignis ist die Infektion des Neugeborenen während der Geburt mit Gonokokken. Da die gonorrhoische Konjunktivitis zur Erblindung führen kann, ist sie immer noch gefürchtet (s. auch Augenprophylaxe beim Neugeborenen, S. 335).

Klinik. Keine Allgemeinsymptome, nur lokal: vermehrter gelblicher Fluor bei geröteter und verquollener Zervix (Abb. 7.**170**).

Besondere Risiken.
▶ aufsteigende Infektion mit Befall des Endometriums und der Tuben, häufig mit starker Symptomatik und nachfolgender Sterilität (s. Salpingitis, S. 186)
▶ disseminierte Infektion (in 1 – 3 % der nicht behandelten Infektionen) mit intermittierenden Fieberschüben, wandernden Gelenkbeschwerden und Hauterscheinungen (Vaskulitis, hämorrhagische Pusteln)
▶ in der Schwangerschaft vorzeitiger Blasensprung und Infektion des Neugeborenen
▶ postpartale Endometritis und Wundheilungsstörungen nach Sectio caesarea
▶ Infektionsrisiko für den Sexualpartner.

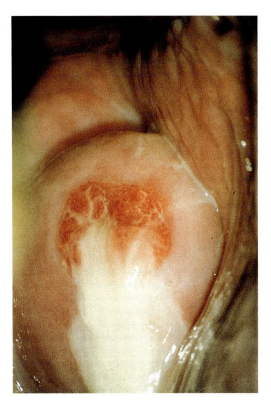

Abb. 7.**170** Zervizitis durch Neisseria gonorrhoeae. Aus der geröteten Zervix fließt gelbliches, leukozytenhaltiges Sekret.

Diagnostik.
▶ **Klinik, Kolposkopie:** eitriger Fluor, Zervizitis als Verdacht (Abb. 7.**171**)
▶ **Mikroskopie:** reichlich Leukozyten im Zervixabstrich (hier mehr Granulozyten im Vergleich zur Chlamydienzervizitis). Wegen der meist gleichzeitig vorliegenden hohen Zahl verschiedener Bakterien sind die typischen gramnegativen, intrazellulär liegenden Diplokokken im Methylenblau- oder Gram-Präparat kaum zu erkennen (Abb. 7.**172**). Niemals darf die Diagnose aufgrund eines mikroskopischen Befunds herausgegeben werden, da es auch apathogene Neisserien gibt.
▶ **Kultur:** Transportmedium erforderlich, da Neisserien recht labil sind. Mit Transportmedien ist bei ausreichender Keimzahl auch noch nach 2 – 3 Tagen die Anzucht möglich. Selektivnährböden (Thayer-Martin) und Oxidasereaktion bei gramnegativen Diplokokken. Antibiogramm.
▶ **PCR:** löst zunehmend die Kultur ab.
▶ **Serologie:** spielt bei der Zervizitis keine Rolle, da es zu keiner messbaren Immunantwort kommt.

Gynäkologische Infektionen

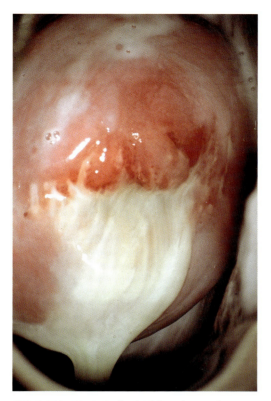

Abb. 7.**171** Zervizitis durch Chlamydien und Gonokokken bei 18-jähriger Patientin.

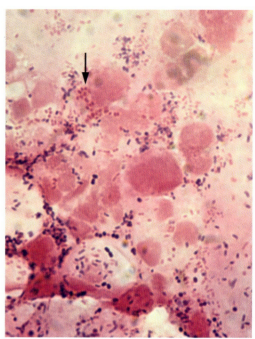

Abb. 7.**172** Gram-Präparat bei Gonorrhö. Im Ausstrich sind reichlich Granulozyten, viele gramnegative und grampositive Bakterien und ein Leukozyt mit relativ großen, gramnegativen Diplokokken (Pfeil) zu sehen.

Therapie. Sie ist in jedem Fall erforderlich, ebenso wie eine Partnerbehandlung. Wegen der Resistenzproblematik ist sie einem steten, auch regionalen, Wandel unterworfen. Wegen der zunehmenden Resistenz gegen Penicilline und Fluorchinolone werden jetzt Cephalosporine der Gruppe 3 bevorzugt. Indizierte Medikamente:
▶ Cephalosporine der Gruppe 3 (wirksam auch bei β-Lactamase-Bildnern); z.B. 250 mg Ceftriaxon i. m., oder Cefixim 400 mg einmalig
▶ Penicillin 2,4 Mio IE i. m. oder oral, wenn empfindlich
▶ Amoxicillin 3 × 750 mg/Tag, wenn empfindlich
▶ Doxicyclin 200 mg/Tag
▶ Fluorchinolone (Gyrasehemmer).

Die Therapiedauer einer unkomplizierten, d. h. auf die Zervix beschränkten Gonokokkeninfektion kann kurz sein (1 – 3 Tage); eine komplizierte oder disseminierte Gonokokkeninfektion sollte 5 – 10 Tage lang behandelt werden.

■ Primäraffekt der Lues auf der Zervix

Dies ist zwar ein seltenes Ereignis, es sollte jedoch immer auch daran gedacht werden. Abb. 7.**173** gibt einen derartigen Fall wieder. Die Patientin war beschwerdefrei, die Leistenlymphknoten wegen des tiefen Lymphabflusses nicht geschwollen.

Diagnostik.
▶ Erregernachweis im Immunfluoreszenztest oder Dunkelfeld (gelingt selten)
▶ histologisches Bild einer Probeexzision (unspezifisch)
▶ Serologie (mit der Klinik zusammen beweisend).

Therapie. s. Lues, S. 109.

■ Zervizitis durch andere Bakterien

Die Zervix kann auch mit Staphylokokken oder Streptokokken der Gruppe A (Abb. 7.**174**) infiziert oder mit Enterobacteriaceae (Escherichia coli u. a.), Anaerobiern, Mykoplasmen kolonisiert sein. Eine isolierte Zervizitis durch diese Keime

7.3 Infektionen der Zervix (Zervizitis)

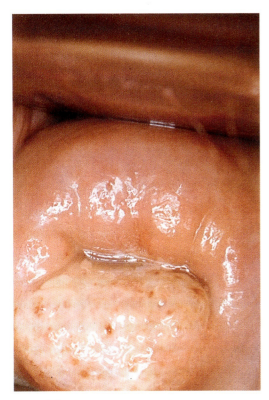

Abb. 7.**173** Lues-Primäraffekt auf der Portio. Im Bereich der hinteren Muttermundlippe ist ein weicher, granulozytenreicher (Histologie) Tumor zu erkennen.

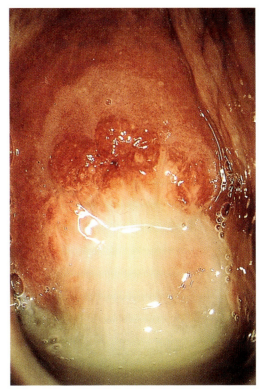

Abb. 7.**174** A-Streptokokkenzervizitis bei 21-jähriger Patientin.

ist aber selten. Häufig handelt es sich um eine Infektion oder Kolonisation auch der Vagina oder um eine Mitinfektion der Zervix bei einer Endometritis, z. B. nach der Entbindung oder nach operativen Eingriffen.

Virale Infektionen der Zervix

■ **Herpes genitalis der Zervix**

Beim primären Herpes genitalis ist die Portio häufig mitbetroffen. Da wegen der großen Schmerzen im Vulvabereich auf eine Spekulumeinstellung meistens zu Recht verzichtet wird, sind die erheblichen entzündlichen Reaktionen auf der Portio wenig bekannt.

Klinik. Eine Zervizitis beim **primären Herpes genitalis** kann kurzfristig einer Chlamydien- oder Gonokokkenzervizitis durchaus ähnlich sein (Abb. 7.**175**, Abb. 7.**176**). Anders als bei den Chlamydien ist das aber ein flüchtiges Bild, wie überhaupt die Herpes-Effloreszenzen sich schnell verändern. Während die Portio bei der Erstuntersuchung (Abb. 7.**177**) noch mit gelbem, haften-

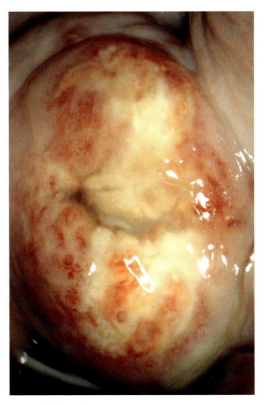

Abb. 7.**175** Primärer Herpes genitalis mit massiver Beteiligung der Zervix (21-jährige Patientin).

Gynäkologische Infektionen

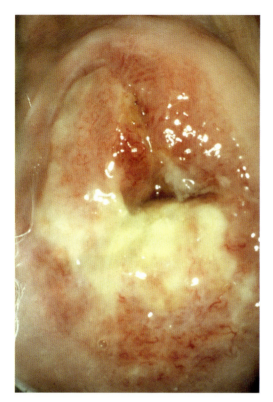

Abb. 7.**176** Primärer Herpes genitalis der Portio bei 17-jähriger Patientin. Anfangsverdachtsdiagnose war Malignom.

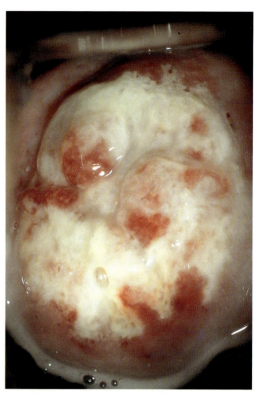

Abb. 7.**177** Primärer Herpes genitalis der Portio mit girlandenförmigem Rand aus konfluierenden Läsionen (26-jährige Patientin).

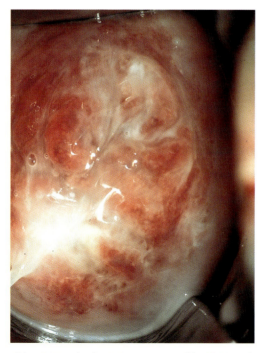

Abb. 7.**178** Gleiche Patientin wie in Abb. 7.**177** nach 5 Tagen 5 × 200 mg Aciclovir mit kaum noch typischem Befund.

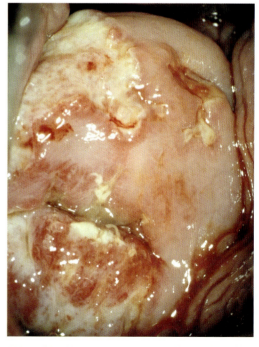

Abb. 7.**179** Primärer Herpes genitalis vorwiegend auf der Portio mit tiefen Läsionen/Ulzera (24-jährige Patientin).

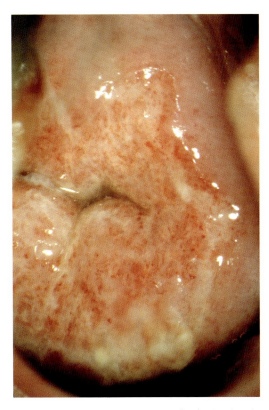 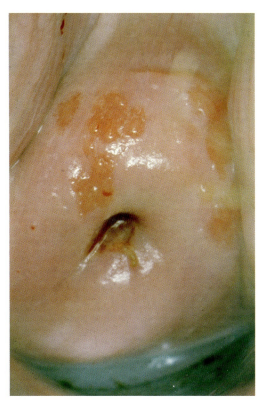

Abb. 7.**180** Primärer Herpes genitalis der Portio mit großer Erosio (26-jährige Patientin).

Abb. 7.**181** Rezidivierender Herpes genitalis der Portio mit Bläschen bei 38-jähriger Patientin.

dem nekrotischem Material belegt ist und den typischen girlandenförmigen Rand zeigt, ist nach 5 Tagen (Abb. 7.178) das Bild schon völlig verändert und die Erosio in Abheilung. Selbst tiefe Läsionen/Ulzera können auf der Portio vorkommen (Abb. 7.179). Ist die Vulva dabei kaum betroffen, so ist eine Diagnose nicht auf Anhieb zu stellen.

Typisch ist die Erosio beim Herpes (Abb. 7.180) durch Gewebeverlust, während bei der Chlamydienzervizitis die Zervix eher verdickt ist.

Ein **rezidivierender Herpes genitalis** wird allenfalls als Zufallsbefund entdeckt, da er beim alleinigen Auftreten auf der Portio keine Beschwerden verursacht. Dabei ist die Diagnose beim seltenen Bild von gruppenförmigen Bläschen auf der Portio einfach (Abb. 7.181). Sind nur geringe Läsionen im Übergang zur Endozervix vorhanden (Abb. 7.182), kann die Diagnose nur durch Virusnachweis und die rasche Abheilung gestellt werden. Klinisch ist sie anfangs durchaus mit einem Zervixkarzinom verwechselbar (Abb. 7.183).

Herpes-simplex-Viren können symptomlos aus der Zervix ausgeschieden werden und so den Partner oder auch das Kind bei der Geburt infizieren. Wie weit auch hier diskrete Läsionen vorliegen, die nur mit dem Kolposkop entdeckbar sind, ist nicht bekannt, da normalerweise darauf nicht geachtet wird und nur sehr selten ein Virusnachweis versucht wird.

Besondere Risiken.
- Gefahr der Übertragung während der Geburt auf das Neugeborene
- Infektionsrisiko für den Partner
- Co-Faktor (?) bei der Entstehung des Zervixkarzinoms.

Diagnostik.
- klinisch: häufig ausreichend.
- Erregernachweis: Virusisolierung aus Bläscheninhalt oder Läsion; einfacher mittels PCR.
- Serologie: ohne Wert, da beim rezidivierenden Herpes genitalis keine messbare IgM-Antikörper-Bildung vorliegt. Nur hilfreich zum Ausschluss einer HSV-Infektion durch fehlende Antikörper.
- Zytologie: nur unter günstigen Umständen möglich, daher ungeeignet.

Therapie. Beim solitären rezidivierenden Herpes der Zervix in der Regel nicht notwendig, da keine

Gynäkologische Infektionen

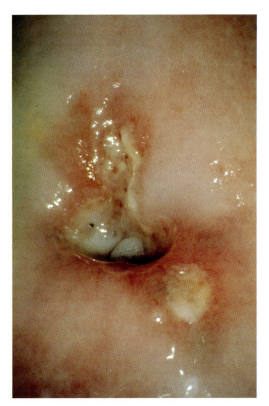

Abb. 7.**182** Rezidivierender Herpes genitalis der Portio mit Läsionen, die nach 2 Wochen abgeheilt sind.

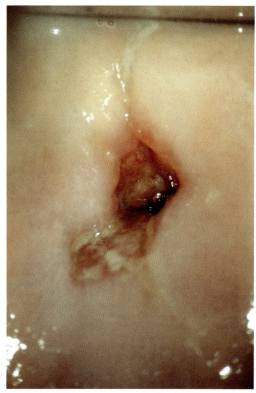

Abb. 7.**183** Zerxixkarzinom, das wegen unauswertbarem Zytologieabstrich lange (6 Monate) als Infektion angesehen wurde (46-jährige Patientin).

Beschwerden vorhanden sind. Anders in der Schwangerschaft (s. S. 234).

■ Papillomvirusinfektion der Zervix

Wie auch bei bei der Vulva sind HPV-Infektionen an der Portio häufig. Zu unterscheiden ist zwischen sichtbaren und harmlosen Kondylomen auf der Portio durch HPV 6 und 11 und den subklinischen Infektionen mit High-Risk-HPV-Typen. Letztere Infektionen sind häufig. Sie können nur mit der Essigprobe vermutet und durch den Virusnachweis erkannt werden. Auch die meisten der High-Risk-HPV-Infektionen sind nur transient und heilen nach 1 – 2 Jahren folgenlos aus. Nur bei einem kleinen Teil wird die Infektion chronisch und kann zum Zervixkarzinom führen. Ein solitärer Befall der Zervix mit Papillomviren ist wahrscheinlich ein seltenes Ereignis. Dagegen ist der Mitbefall im Rahmen der Infektion im äußeren Vulvabereich häufig.

Die besondere Bedeutung der HPV-Infektion an der Portio liegt in ihrer Beteiligung an der Entstehung des Zervixkarzinoms durch die High-Risk-Typen (s. Seite 124).

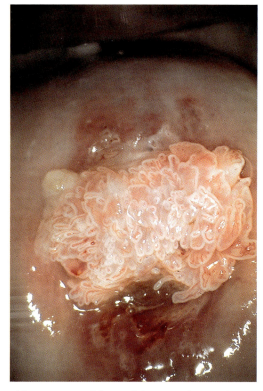

Abb. 7.**184** Kondylom auf der Portio bei 24-jähriger Patientin.

7.3 Infektionen der Zervix (Zervizitis)

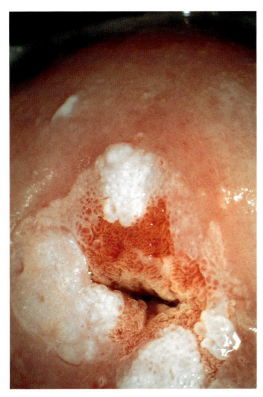

Abb. 7.**185** Mehrere flache Kondylome auf der Portio bei 23-jähriger Patientin nach Behandlung mit 3%iger Essigsäure.

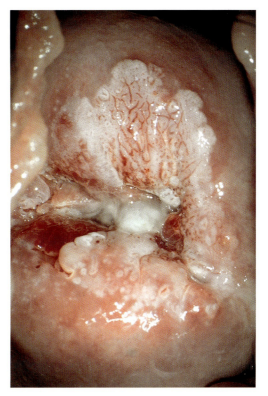

Abb. 7.**186** Flache Kondylome und Dysplasie (Pap IVa) nach Behandlung mit 3%iger Essigsäure bei 27-jähriger Patientin in der 12. SSW.

Klinik. Keine Beschwerden.

Während Kondylome durch z. B. HPV 6 mit dem bloßen Auge leicht erkennbar sind (Abb. 7.**184**), ist bei flachen Kondylomen das Kolposkop hilfreich (Abb. 7.**185**). Infektionen mit High-Risk-HPV-Typen mit schwerer Dysplasie (CIN III) werden meist erst nach Behandlung mit 3%iger Essigsäure eindrucksvoll sichtbar (Abb. 7.**186** – Abb. 7.**190**).

Erreger. Low-Risk-HPV-Typen 6 und 11 bei sichtbaren Kondylomen, High-Risk-Typen (s. S. 124) bei flachen Kondylomen, Dysplasien und Zervixkarzinom.

Häufigkeit. High-Risk-HPV-Typen findet man bei 2 – 15 % der Frauen, abhängig von sexueller Aktivität, Alter und untersuchter Population. Am höchsten ist die Prävalenz bei 20- bis 25-Jährigen. Auch bei Frauen mit unauffälliger Zytologie wurden in 1 – 3 % High-Risk-HPV-Typen nachgewiesen.

HPV und Zervixkarzinom

Dem Virologen Harald zur Hausen und seiner Hartnäckigkeit ist es zu verdanken, dass der Zu-

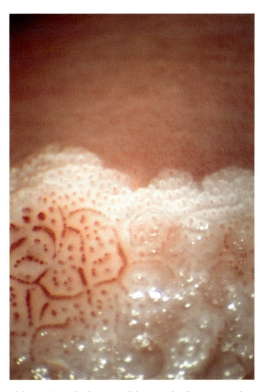

Abb. 7.**187** Flaches Kondylom und schwere Dysplasie (Pap IVa) bei 28-jähriger Patientin.

Gynäkologische Infektionen

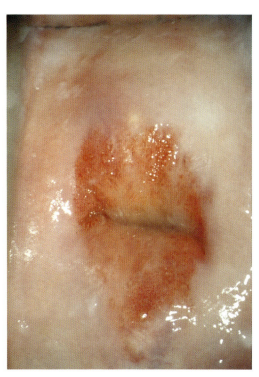

Abb. 7.**188** Makroskopisch unauffällige Portio (23-jährige Patientin).

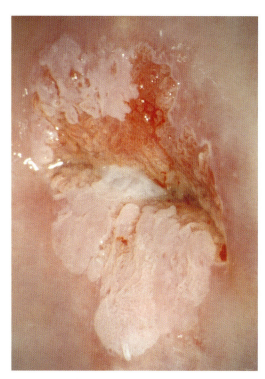

Abb. 7.**189** Gleiche Patientin wie in Abb. 7.**188** nach Behandlung mit 5%iger Essiglösung.

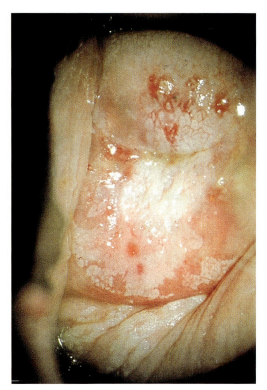

Abb. 7.**190** Papillomvirusinfektion der Portio bei 28-jähriger Patientin. Nach Essigsäurebehandlung sieht man auf der vorderen Muttermundlippe ein Mosaik und auf der hinteren sowie der Vagina ein flaches Kondylom, das sich in einzelne fleckförmige Areale auflöst.

sammenhang zwischen einer HPV-Infektion und dem Zervixkarzinom aufgedeckt wurde und heute ein Impfstoff zur Verfügung steht. Bereits in den 70er Jahren hatte er HPV als Ursache des Zervixkarzinoms postuliert. 1983 konnte erstmals HPV 16 aus einem Zervixkarzinom isoliert und geklont werden. Danach fand eine stürmische Entwicklung auf diesem Gebiet statt. Die frühen Proteine E6 und E7 von HPV 16 bzw. HPV 18 wurden als Tumorpromotoren erkannt, die eine für das Tumorwachstum notwendige fortlaufende Zellteilung aufrechterhalten. Ähnliche Proteine mit onkogenen Eigenschaften werden auch von anderen DNA-Viren gebildet, z. B. SV 40 oder Adenoviren. Sie sind notwendig, um die Zellteilung anzuregen, weil nur dann, zusammen mit der Zell-DNA, auch die Virus-DNA vermehrt wird. Auch in normalen HPV-infizierten Zellen werden zunächst die E6/E7-Proteine synthetisiert, aber im Verlaufe der Viruspartikelsynthese durch virale Kontrollgene wieder herunterreguliert.

In allen bisher untersuchten HPV-positiven Zervixkarzinom-Linien, auch in Laborzell-Linien wie z. B. der He-La-Linie, findet man in das Zellgenom integrierte DNA-Bruchstücke, die vorwiegend von HPV 16 oder 18, aber auch von anderen Genotypen stammen. Diese enthalten immer das E6- und E7-Gen, nicht aber deren oben erwähnte

7.3 Infektionen der Zervix (Zervizitis)

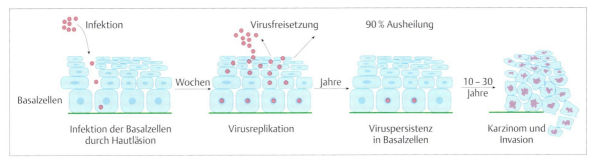

Abb. 7.**191** Entwicklungswege einer High-Risk-HPV-Infektion.

virale Kontrollgene. Der Ort der Integration auf dem zellulären Genom ist zufällig.

Onkogenese durch High-Risk-Typen (Abb. 7.**191**). HPV infiziert die Basalzellen des Plattenepithels (Mukosa) der Portio auf dem Wege über kleine Läsionen. Es kommt innerhalb von Wochen zur Virusreplikation mit Bildung von Strukturproteinen (L1), die in großer Zahl auch ohne sichtbare Kondylome mit histochemischen Methoden im Gewebe nachgewiesen werden können. Bei der Mehrzahl der Infizierten (ca. 90%) wird die Infektion durch das Immunsystem nach 1–2 Jahren wieder eleminiert.

Heilt die High-Risk-HPV-Infektion nicht spontan aus, sondern persistiert (CIN I und II), ist dies der erste Schritt zum Karzinom. Es kommt dann weiter zur vermehrten Expression der viralen Onkogene E6 und E7. Die Zelle tritt in die S-Phase ein und nachfolgend kommt es zu unkontrollierter Zellteilung bei gleichzeitiger Akkumulierung von DNA-Schäden, da das p53-abhängige DNA-Reparatur- und Apoptosesystem durch E6 und E7 außer Kraft gesetzt wird. Zusätzlich kann durch Störung des Spindelapparates die Mitose irregulär verlaufen (CIN III). Bei einer Minderheit kommt es zur Integration von viralen Bruchstücken ins Zellgenom. Das wiederum führt zum Ausfall des viralen Replikationsmodulators E2, was eine Steigerung der Expression von E6 und E7 zur Folge hat (CIN III). Dieser Ablauf benötigt Zeit und Zusatzfaktoren (andere Infektionen, Rauchen etc.), die diesen doch recht komplexen Verlauf begünstigen. Es ist leicht nachzuvollziehen, dass die Entstehung eines Malignoms zwischen 8 Jahren und mehreren Jahrzehnten dauert und auch nur in wenigen Fällen eintritt.

Risiken.
- Dysplasie und Karzinom bei High-Risk-HPV-Typen
- Übertragung bei der Geburt auf das Neugeborene mit seltenem Auftreten von Larynxpapillomen (HPV-Typ 11); Zahlen sind nicht bekannt.
- Infektionsrisiko für den Sexualpartner.

Diagnostik.
- Kolposkopie nach Behandlung mit 3%iger Essigsäure
- Virus-DNA-Nachweis mittels Hybridisierung an einem Zellabstrich oder an einer Gewebeprobe Hybrid-Capture-II(hc2). Es stehen inzwischen mehrere kommerzielle Tests zur Verfügung, die 14 oder sogar 24 der High-Risk-HPV-Typen erfassen und auch 5 Low-Risk-HPV-Typen.
- PCR
- Histologie (Koilozytose)
- Zytologie: In einer Studie waren 1,8% Patientinnen mit Pap IIw und 11% mit CIN II High-Risk-HPV-positiv. Mit Pap III waren es 30% und mit Pap IIId 50% (Petry 2003).

Therapie (s. auch Tab. 7.**3**).
- mechanische Entfernung durch Laser, Elektroschlinge oder Messer
- Denaturierung (Kryosation, Trichloressigsäure, Albothyl)
- Immunmodulatoren
  - Imiquimod
  - Vitamin C (Vagi-C) täglich über mehrere Wochen (12–20).
- Interferon

Prophylaxe.
- Impfung
- Kondom (nur bedingt).

Betreuung von Patienten mit Dysplasien und High-Risk-HPV-Nachweis. Eine engmaschige Kontrolle ist nur bei Frauen mit einem erhöhten Risiko notwendig. Hierzu zählen der zytologische und histologische Nachweis einer Dysplasie mit Nachweis von High-Risk-HPV-Typen. Werden bei Dysplasie wiederholt keine High-Risk-Typen nachgewiesen, so ist das Risiko eines späteren Zervixkarzinoms sehr niedrig.

Nur bei etwa 5% der über 30-jährigen Frauen ist mit dem Nachweis von High-Risk-Typen zu rechnen. Das Risiko, an einem Zervixkarzinom zu erkranken, ist bei Nachweis von High-Risk-

Typen mehr als 70-fach erhöht. Aber auch dann bekommen die wenigsten dieser Frauen ein Zervixkarzinom. Trotzdem ist die Kenntnis der Anwesenheit von High-Risk-HPV im Genitale hilfreich. Diese Frauen müssen engmaschiger kolposkopisch, zytologisch und histologisch kontrolliert werden, um das Vor- oder Frühstadium eines Zervixkarzinoms rechtzeitig zu erkennen und behandeln zu können. Durch neuere Tests wird es möglich sein, das tatsächliche Risiko auch bei High-Risk-HPV-positiven Frauen noch weiter einzugrenzen. Welche Rolle hierbei die Serologie spielt, ist noch nicht geklärt.

Es besteht aber kein Grund, diese Frauen unnötig zu beunruhigen oder in diesem Stadium bereits von Prämalignität zu sprechen.

Differenzialdiagnosen der chronischen Zervizitis

- Zervixkarzinom (Abb. 7.**183**)
- Immunerkrankungen (Abb. 7.**156**)
- Herpes genitalis (Abb. 7.**182**)
- Atrophie (Abb. 7.**192**).

■ Zervixkarzinom

Bei einer chronischen Zervizitis, die unter Antibiotikatherapie nicht abheilt, ist ebenso wie bei jedem unklaren Zervixbefund immer auch ein zytologischer Abstrich indiziert. Am besten lässt er sich mit einer Bürste aus dem Zervixkanal entnehmen. Nicht bewertbare Zytologien müssen so oft mit anderer Technik und Fixation wiederholt werden, bis ein Karzinom ausgeschlossen ist.

Abb. 7.**183** demonstriert die Portio einer 46-jährigen Patientin, die innerhalb von 6 Monate mehrfach untersucht und erfolglos behandelt wurde. Erst nach Arztwechsel wurde ein Zervixkarzinom im Stadium IIb diagnostiziert.

Besonders schwierig ist das frühzeitige Erkennen von Adenokarzinomen der Zervix/Portio. Im Gegensatz zu den üblichen infektiösen Kolpitisformen, die immer größere Bereiche, wenn nicht die ganze Vagina oder Portio befallen, sind frühe Karzinome zunächst lokal sehr begrenzt und breiten sich per continuitatem aus. Mit der histologischen Klärung aller unklaren Prozesse im Bereich der Zervix durch eine Biopsie darf nicht zu lange gezögert werden.

Weitere Zervixauffälligkeiten siehe bei Schwangerschaft s. S. 269.

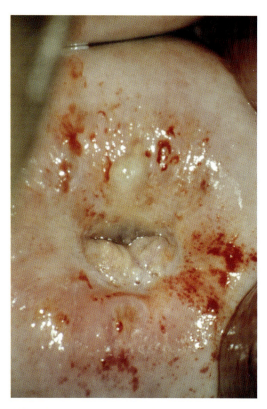

Abb. 7.**192** Atrophie, die an den petechialen Blutungen nach Behandlung mit Essigsäure leicht erkannt werden kann (61-jährige Patientin).

7.4 Aszendierende Infektionen des inneren Genitales

Die Zervix stellt normalerweise eine gute Barriere gegen das Eindringen von Keimen in den Uterus, die Tuben und das kleine Becken dar.

Ätiologie. Zu einer aszendierenden Infektion kommt es nur unter bestimmten Umständen:
- bei Infektionen mit virulenten Keimen nach Sexualkontakten, z. B. Neisseria gonorrhoeae und Chlamydia trachomatis, oder mit hochvirulenten Erregern wie Streptokokken der Gruppe A
- während und nach der Geburt, wenn das Uteruskavum offen ist
- nach operativen Eingriffen im Uterusbereich (z. B. Abrasio, IUP-Einlagen, Manipulationen bei Abruptio)
- bei nekrotischen Tumoren (Zervixkarzinom, Endometriumkarzinom)

Als weitere begünstigende Faktoren sind bekannt: Aminvaginose (Proteasen der Anaerobier degradieren den schützenden Mukus) Immunsuppression (Grundkrankheit, Karzinom, medikamentös, HIV-Infektion), Diabetes mellitus, die Periode oder andere Blutungen (Polyp, submuköses Myom), IUP.

Entscheidend sind jedoch die Keimart und die Keimmenge, welche entweder bereits in der Vagina vorliegen oder bei der Manipulation eingebracht werden.

Verlauf. Je nach Erreger kann die Infektion langsam und schleichend mit Abszedierung ablaufen, wie bei Infektionen durch Anaerobier, oder sie kann – heute seltener – außerordentlich foudroyant verlaufen mit Exitus letalis innerhalb von Stunden oder wenigen Tagen. Solche Verläufe treten bei uns beispielsweise nur bei Infektionen durch Streptokokken der Gruppe A auf.

Prognose. Infektionen sind umso besser zu heilen, je früher sie erkannt werden und die Therapie daher rechtzeitig begonnen wird. Voraussetzung ist, bei allen Störungen immer auch an die Möglichkeit einer Infektion zu denken und die entsprechende Diagnostik einzuleiten.

Infektionszeichen wie Fieber, Leukozytose und vor allem Schmerzen sind wichtige Hinweise; bleiben sie aus, so wird der Organismus von den Erregern überrannt, Mediatoren werden aktiviert und die Prognose ist eher schlecht – zumal bei fehlenden Infektionszeichen die Diagnose oft nicht rechtzeitig gestellt wird. Das sind z. T. diejenigen Fälle, die auch heute noch letal ausgehen oder nur mit erheblichen Folgeschäden überlebt werden.

Endometritis

Als Endometritis wird die Entzündung des Endometriums bezeichnet. Die Endometritis ist so gut wie immer nur Teil einer lokalen oder systemischen Infektion. Meist ist die Endometritis nur eine Zwischenstation einer aszendierenden Entzündung. Eine Endomyometritis mit Beteiligung des Myometriums ist heute eine Seltenheit und wird nur nach Operationen oder Manipulationen gesehen.

Bei den sexuell übertragenen Erregern beschränkt sich die Entzündung meist auf das Endometrium. Das Hauptsymptom dieser häufigen Endometritis ist die Blutung (Abb. 7.**193**). Ein granulozytenreiches Sekret aus dem Cavum (Abb. 7.**194**) ist eher die Ausnahme.

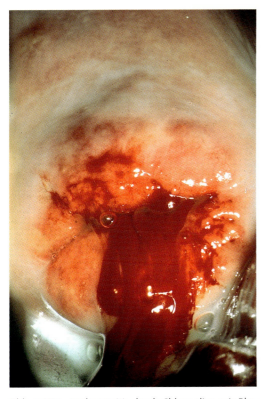

Abb. 7.**193** Endometritis durch Chlamydien mit Blutung bei 23-jähriger Patientin.

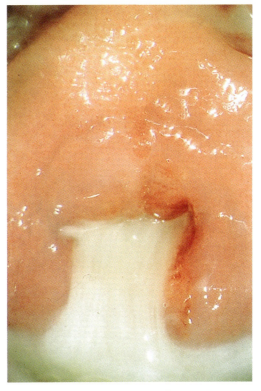

Abb. 7.**194** Leukozytenreiches Sekret aus dem CK bei 27-jähriger Patientin mit Endometritis.

Gynäkologische Infektionen

■ Endometritis bei der ambulanten Patientin

Gelegentlich kann eine Endometritis nach IUP-Einlage auftreten, wenn subklinische Infektionen der Vagina oder Zervix nicht erkannt und beachtet wurden oder – häufiger – spontan durch aszendierende Erreger, besonders Chlamydien, seltener Gonokokken und noch seltener durch A-Streptokokken. Bei Chlamydien und Gonokokken ist die Endometritis nur ein Durchgangsstadium, da sich diese Infektionen im Wesentlichen im Adnexbereich manifestieren (Abb. 7.**195**). Das heißt aber nicht, dass nicht auch im Endometrium Entzündungsreaktionen ablaufen. Eine stärkere Symptomatik bei der solitären Endometritis ist aber eher unwahrscheinlich.

Klinik. Hauptsymptom ist die Blutungsstörung (Hypermenorrhö, Zwischenblutungen), meist liegt gleichzeitig eine Zervizitis vor (s. S. 164) mit Rötung, eitrigem Ausfluss und leukozytärem Fluor (Mikroskopie). Dysmenorrhö, Unterbauchbeschwerden und subfebrile Temperaturen können Ausdruck einer Endometritis sein. Das Symptom Druckschmerz des Uterus bei der bimanuellen Untersuchung ist nur bei starker Entzündung und Dolenz diagnoseweisend, da ein Druck auf den Uterus von der Mehrzahl der Frauen als unangenehm empfunden wird.

Diagnostik.
- Zervixbeurteilung: klares Zervixsekret spricht gegen Endometritis.
- Nativmikroskopie mit 5- bis 10-mal mehr Granulozyten als Epithelzellen (Abb. 7.**196**). Eine Blutung ohne Granulozyten spricht gegen eine Endometritis (Abb. 7.**197**).
- Abstrich aus der Zervix und, falls möglich, aus dem Cavum uteri zur allgemeinen Bakteriologie (Gonokokken, Streptokokken A), zusätzlich Spezialabstrich für Chlamydiennachweis.
- Entzündungsparameter im Blut (Blutbild, BSG, CRP), um das Ausmaß der Entzündung zu bestimmen.
- Ultraschall.
- Palpation mit Schmerzerhöhung, obwohl das ein unsicheres Zeichen ist, da der Uterus immer druckempfindlich ist.

Erreger. Chlamydien, Gonokokken, A-Streptokokken, Staphylococcus aureus, Darmbakterien mit Anaerobiern.

Therapie.
- Die Antibiotika richten sich nach dem (vermeintlichen) Erreger, z. B. Amoxicillin mit β-Lactamase-Hemmer, Doxicyclin, Fluorchinolon, um die wichtigsten Erreger zu erfassen, evtl. auch Metronidazol.
- Östrogene beschleunigen den Aufbau des Endometriums.
- Die Entfernung des IUP ist nur bei schweren Verläufen erforderlich, aber nicht bei leichten Formen, z. B. Chlamydien und ausreichender Antibiotikatherapie.

Prognose und Verlauf. In der Regel gut. Mit Entzündungsparametern (z. B. CRP) lässt sich der Verlauf gut beurteilen.

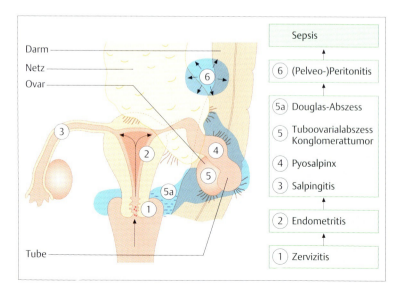

Abb. 7.**195** Aszendierende Infektionen des weiblichen Genitales. Die möglichen Stadien der Ausbreitung und die Folgen sind schematisch dargestellt.

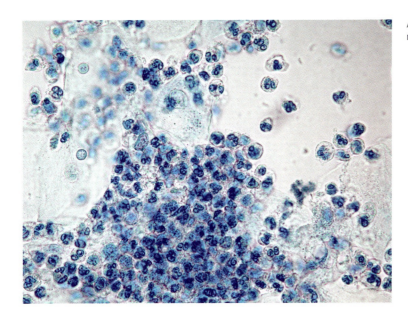

Abb. 7.**196** Nativmikroskopie bei Endometritis.

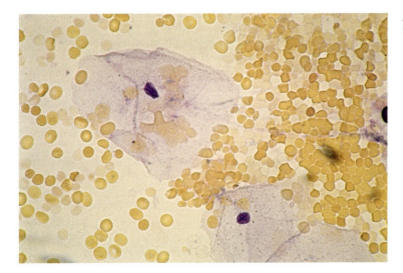

Abb. 7.**197** Mikroskopisches Bild bei Blutung ohne Entzündung.

■ Sonderformen

Pyometra

Es handelt sich um eine seltene Sonderform der Endometritis, die bei Verschluss des Zervixkanals entsteht. Voraussetzung sind Keime im Cavum uteri und günstige Bedingungen für die Keimvermehrung oder bestehende Abwehrschwäche. Das kann der Fall sein nach operativen Eingriffen wie Konisation, Abrasio bei Korpuskarzinom oder primär bei einem okkludierenden, nekrotischen Malignom. Gelegentlich ist es ein Zufallsbefund, wenn es plötzlich zur Entleerung von Pus aus dem Zervixkanal kommt. Bei der Beurteilung des Risikos sind Ultraschall, Laborwerte, Zytologie und Bakteriologie hilfreich. Kommt es zur Entleerung, kann zunächst der Verlauf unter Antibiotika abgewartet werden, wenn es der Zustand der Patientin erlaubt.

Als Keime werden vor allem Staphylococcus aureus und Anaerobier (z. B. Bacteroides-Arten) gefunden. Je nach Grundkrankheit und Zusatzrisiko kann es, wenn auch sehr selten, von hier aus zur Sepsis (s. S. 196) und zum septischen Schock (s. S. 199) kommen.

Klinik. Kaum Beschwerden, allenfalls gelber Ausfluss bei Entleerung, selten Fieber.

Diagnostik.
▶ klinisches Bild mit Entleerung von Pus aus der Zervix (Abb. 7.**198**)

Gynäkologische Infektionen

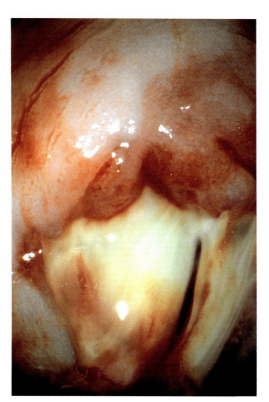

Abb. 7.**198** Sich entleerende Pyometra bei einer 60-jährigen Patientin.

- Mikroskopie (massenhaft Granulozyten, Zelltrümmer)
- Ultraschall (Flüssigkeit/Pus im Cavum, Endometriumpolyp)
- Bakteriologie
- Entzündungsparameter, um das Ausmaß der Entzündung abzuschätzen
- Ausschluss eines Malignoms (Zytologie, Abrasio und Histologie)
- Ausschluss einer Peritonitis.

Therapie. Bei fehlender Spontanentleerung sollte man versuchen, den Zervixkanal zu dilatieren (Cave: Perforation!). Drainage des Uteruskavums unter Ultraschallkontrolle und systemische Gabe von Antibiotika, die auf jeden Fall die beiden oben genannten Keimarten erfassen (Staphylococcus aureus, Anaerobier). Danach sind weitere Kontrollen zum Ausschluss eines Malignoms notwendig. Im Zweifelsfall wird man eine operative Sanierung durchführen.

Besondere Risiken.
- Malignom
- Perforation ins Abdomen und Peritonitis/Sepsis.

Endometritis durch Tuberkelbazillen

Eine Endometritis durch **Tuberkelbakterien** ist heute eine große Seltenheit. Sie wird fast nur noch bei älteren Frauen gesehen. Meist handelt es sich bei der Diagnose um einen Zufallsbefund vom Histologen. Bei jüngeren Frauen kann sie gelegentlich auch einmal im Rahmen der Sterilitätsdiagnostik gefunden werden. Dies betrifft häufiger Frauen aus Entwicklungsländern, meist sind dann auch die Tuben befallen.

Salpingitis

Die Entzündung der Tuben nennt man Salpingitis. Sie sind der Hauptmanifestationsort aller aszendierenden Erreger (Abb. 7.**195**).

Ausmaß und Erreger. Bei den aszendierenden Infektionen handelt es sich um fortschreitende Entzündungen, die nicht nur verschiedene Organe und Bereiche betreffen können, sondern sich je nach Erreger und Umständen auch klinisch unterschiedlich intensiv manifestieren. Ausgehend vom Tubeninneren können die Infektionen alle Schichten der Tubenwand erfassen und auf die Umgebung übergreifen. Entsprechend vielfältig ist auch das klinische Bild.

Etwas verwirrend ist die Nomenklatur dieser Infektion. Ganz allgemein sollte man eher von einer Infektion des oberen Genitaltraktes sprechen. Der im deutschsprachigen Raum gebräuchliche Begriff „Adnexitis" entspricht in etwa dem im angloamerikanischen Sprachgebrauch verwendeten Begriff „PID" (pelvic inflammatory disease). Trotzdem kann man heute dank Ultraschall und Entzündungsparametern das Infektionsausmaß genauer eingrenzen in:
- Endometritis
- Salpingitis
- Pyosalpinx
- Hydrosalpinx
- Tuboovarialabszess.

Bei der Salpingitis handelt es sich um eine Entzündung der Tuben durch aszendierte Keime, wobei gelegentlich eine Vielzahl von verschiedenen Bakterien nachzuweisen ist. Die Meinungen über die Bedeutung und über die Häufigkeit der verschiedenen Keime als Ursache einer akuten Adnexitis gehen daher etwas auseinander.

Im Wesentlichen kommen 2 Erreger vor, von denen bewiesen ist, dass sie eine Salpingitis verursachen, nämlich Gonokokken und Chlamydia trachomatis. Das klinische Bild mit Ablauf und Ausmaß der Schädigung durch diese beiden Erreger ist aufgrund ihrer biologischen Eigenschaften unterschiedlich. Seltene Erreger sind Herpes-simplex-Viren und die gefürchteten Streptokokken der Gruppe A.

Zusätzlich lassen sich bei der Adnexitis aus den Tuben oft weitere Bakterien isolieren, z. B. Anaerobier (Bacteroides-Arten, Peptokokken, Peptostreptokokken), Gardnerella vaginalis, Escherichia coli, Streptokokken der Gruppe B u. a. – d. h. Keime, die auch häufig in der Vagina vorkommen.

Je nach Ausmaß der Infektion im Adnexbereich kommt es bei nicht rechtzeitiger Therapie zu mehr oder weniger starker entzündlicher Mitbeteiligung von großem Netz, dem Darm, der Beckenwand oder der Bauchwand. Bei einer späteren diagnostischen Laparoskopie z. B. wegen Sterilität werden dann zarte schleierartige Verwachsungen gesehen.

Folgeschäden einer Salpingitis.
- bakteriämische Streuung der Erreger in die Gelenke (Arthritis)
- Konglomerattumor (Abb. 7.**199**)
- Tuboovarialabszess
- Pyosalpinx (Abb. 7.**200**)
- Hydrosalpinx (Abb. 7.**201**)
- Sterilität
- erhöhtes Risiko für Tubargravidität (Abb. 7.**202**)
- chronische Unterbauchbeschwerden.

Akute Salpingitis

Plötzliche starke Unterbauchschmerzen, meist beidseits, Temperatur > 38 °C und Krankheitsgefühl sind typisch für diese akute Form der Adnexitis. Betroffen sind fast immer junge, sexuell aktive Frauen. Bei den Laborwerten sind hohe Leukozytenwerte im Blut (bis 20 000/μl) bei kaum erhöhter BSG typisch für das akute Geschehen. So schnell, wie die Beschwerden gekommen sind, klingen sie nach wenigen Antibiotikagaben wieder ab.

Erreger. Neisseria gonorrhoeae ist in 50 – 70 % der Fälle bei guter Diagnostik nachweisbar. Die Nachweisrate hängt von verschiedenen Faktoren ab. Sie ist umso höher, je früher die bakteriologische Diagnostik versucht wird. Gonokokken können auf den Epithelzellen haften und auch in diese eindringen, so dass der Keimnachweis weniger im Eiter und viel besser in Gewebeabstrichen gelingt. Dies gilt auch für die Tuben.

Gonokokken sind sehr empfindlich gegenüber Antibiotika, so dass sie bereits nach der ersten Antibiotikagabe in der Regel nicht mehr anzüchtbar sind.

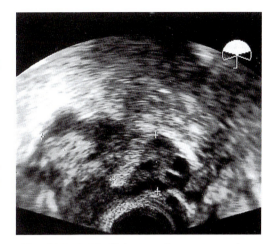

Abb. 7.**199** Entzündlicher Konglomerattumor der rechten Adnexe im Ultraschallbild bei 32-jähriger Patientin mit chronischer Adnexitis seit 10 Wochen. Zwischen den Kreuzen das Ovar.

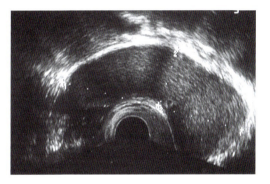

Abb. 7.**200** Pyosalpinx im Ultraschall.

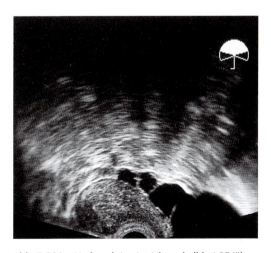

Abb. 7.**201** Hydrosalpinx im Ultraschall bei 35-jähriger Patientin mit primärer Sterilität und chronisch rezidivierender Adnexitis.

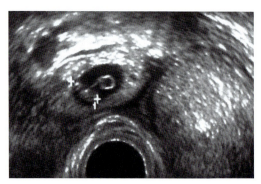

Abb. 7.**202** Intakte Eileiterschwangerschaft in der 7. SSW (31-jährige Patientin).

Pathogenese. Die Aszension der Gonokokken erfolgt meist während oder unmittelbar nach der Periode, wenn die Zervix sich öffnet und das schützende Östrogen-/Gestagensekret fehlt. Die Adhärenz der Gonokokken an Epithelzellen scheint ein wichtiger Faktor bei der Entstehung der Entzündung des Tubenepithels zu sein. Die Pili und das Protein 2 der Gonokokken spielen hierbei eine große Rolle. Gonokokken haben eine große Variationsfähigkeit, so dass sie das Abwehrsystem des Organismus überwinden können.

Durch die rasche Vermehrung der Gonokokken und ihre intrakavitäre Ausbreitung kommt es zu einem nahezu plötzlichen Befall des ganzen inneren Genitales. Die durch die Gonokokken im gesamten inneren Genitale ausgelöste Entzündungsreaktion ist die Ursache der starken Schmerzen und des meist hohen Fiebers.

Klinik.
- plötzlicher Beginn
- starke Unterbauchschmerzen
- Fieber > 38 °C
- Portioschiebeschmerz
- teigige, dolente Resistenz im Adnexbereich
- Unterbauch ebenfalls druckdolent
- je nach Ausmaß Abwehrspannung.

Durch frühzeitige Therapie kann der Folgeschaden begrenzt werden.

In der Regel bleibt die gonorrhoische Infektion auf den Adnexbereich beschränkt. In Einzelfällen kann es jedoch zur systemischen Streuung mit Gelenkbeteiligungen kommen. Manche Gonorrhö ist erst über eine Arthritis erkannt worden. Selten ist ein feinfleckiger Hautausschlag bei systemischer Streuung der Gonokokken.

In manchen Fällen aszendieren mit den Gonokokken auch andere Keime des Vaginalbereiches, verschiedene Anaerobier, verschiedene Streptokokken, Staphylococcus aureus, Escherichia coli u. a., so dass nach Abklingen der akuten Symptome in Einzelfällen chronische abszedierende Prozesse im Adnexbereich auftreten.

Um dies zu verhindern, ist bei fortgeschrittener oder besonders schwerer Infektion dann eine Antibiotikatherapie zu wählen, die auch diese Keime erfasst, wobei die Therapie mindestens 8–10 Tage dauern sollte.

Durch wiederholte Untersuchung der Laborparameter und Ultraschallkontrollen des kleinen Beckens müsste es möglich sein, derartige Entwicklungen so frühzeitig zu erkennen, dass sie noch mit Antibiotika zu behandeln sind. In einzelnen schweren, abszedierenden Verläufen wird jedoch erst eine operative Sanierung des Infektionsgebiets Heilung bringen.

Diagnostik.
- Anamnese und klinisches Bild
- Schwangerschaftstest (sollte negativ sein)
- Spekulumuntersuchung, bei der eine deutliche Zervizitis zu sehen ist
- Nativmikroskopie: reichlich Granulozyten im Fluor, häufig auch gestörte Vaginalflora (Aminvaginose/BV)
- kultureller Bakteriennachweis, wenn zuvor noch keine Antibiotika verabreicht worden sind (Transportmedium, Spezialnährböden): Zervix, Fimbrientrichter bei Laparoskopie
- PCR für Chlamydien- und Gonokokkennachweis
- Laborparameter: Leukozytose im Blut; CRP (immer erhöht), BSG (zunächst normal, nach wenigen Tagen stark erhöht)
- Ultraschall: verdickte Tuben, Konglomerattumor (Abb. 7.**199**, Abb. 7.**203**, Abb. 7.**204**), Flüssigkeit im Douglas-Raum)
- Palpation mit Druck- und Schiebeschmerz, insbesondere beider Adenexen
- Laparoskopie bei fehlendem Erregernachweis (gerötete, verdickte Tuben, Adhäsionen)
- klinischer Verlauf (rasches Ansprechen auf Antibiotika)
- (Serologie).

Bei jedem Adnexitisverdacht müssen eine ektope Schwangerschaft und eine Appendizitis ausgeschlossen werden. Gegen eine akute Adnexitis spricht u. a. das Fehlen des Sexualkontaktes in den letzten Wochen, Einseitigkeit der Symptomatik, normale Zervix ohne Entzündungszeichen, mikroskopisch normale Vaginalflora ohne vermehrte Leukozyten.

Schwierig wird die Erkennung einer akuten Adnexitis, wenn die Beschwerden schon einige Tage andauern und Antibiotika bereits gegeben wurden. Die akute Leukozytose kann schon vorüber sein, und lediglich die erhöhte BSG besteht noch. In diesen Fällen kann eine Laparoskopie zur Sicherung oder zum Ausschluss der Diagnose indiziert sein. Bei der akuten Adnexitis ist dies nicht erforderlich.

Therapie. Die Therapie hängt vom Ausmaß der Infektion und von den beteiligten Erregern ab.

Bei der unkomplizierten, frühzeitig behandelten **Gonokokkeninfektion** ist eine kurzfristige Penicillintherapie bei empfindlichem Erreger völlig ausreichend. Ansonsten sind Cephalosporine, z. B. Cefixim oder Ceftriaxon, meist gut wirksam. *Cephalosporine sind bei Chlamydien unwirksam.*

Gonokokken sind von Hause sehr empfindlich, weshalb meist viele verschiedene Antibiotika gegeben werden können (Ausnahme: Clindamycin).

Das rasche Ansprechen auf eine Penicillin- oder Cephalosporintherapie ist ein guter Beweis für eine Gonokokkeninfektion mit einem empfindlichen Stamm.

Als Problem ist zu beachten, dass bei der Salpingitis meist auch noch andere Keime involviert sind, insbesondere dann, wenn die Infektion schon etwas länger besteht. Auch ist nicht auszuschließen, dass gleichzeitig noch Chlamydien beteiligt sind. Besonders schwierig wird es, wenn sich keine typischen Keime in der Zervix nachweisen lassen und eine Laparoskopie mit Abstrich- oder Probeexzisionsentnahme nicht erfolgte.

In diesen Fällen muss man sich nach dem klinischen Bild richten und die Therapie breit anlegen.

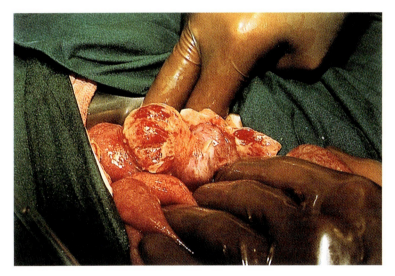

Abb. 7.**203** Konglomerattumor bei Adnexitis bei 32-jähriger Patientin mit Chlamydiennachweis in der Zervix.

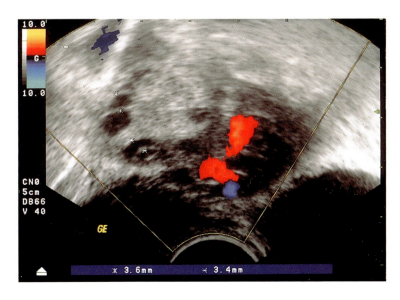

Abb. 7.**204** Ultraschallbild eines entzündlichen Konglomerattumors durch Chlamydien der rechten Adnexe.

Zusätzlich sollten Antiphlogistika verabreicht werden, Diclofenac (z. B. Voltaren) oder Paracetamol.

Therapiedauer: 5 – 7 Tage.

Nach Normalisierung der BSG sind keine weiteren Maßnahmen erforderlich. Die früher durchgeführte Resorptivserie zur Verbesserung der Ausheilung ist verlassen worden, da es für deren Wirksamkeit keine überzeugenden Daten gibt und es allein auf die frühzeitige und ausreichende Antibiotikatherapie ankommt.

Die Persistenz der BSG-Erhöhung spricht für ungenügendes Ansprechen oder es liegt ein zusätzliches Problem vor. Hier kann zunächst ein Versuch mit einem wirksameren Antibiotikum in höherer Dosis unternommen werden. Ansonsten ist nach anderen Gründen für die BSG-Erhöhung zu suchen, z. B. anomale Erythrozyten, Immunerkrankungen oder andere chronische Erkrankungen; auch an ein Malignom ist zu denken.

Therapie ohne Keimnachweis:
- Cephalosporin (Gruppe 2 – 3) + Metronidazol 2 × 500 mg + Doxicyclin, 200 mg/Tag
- Cephalosporin (Gruppe 2 – 3) + Doxicyclin, 200 mg/Tag
- (Unacid oder Augmentan)
- (Fluorchinolon, z. B. Moxifloxacin [Avalox]).

Nach Entfieberung kann die Therapie oral fortgeführt werden für insgesamt 10 – 14 Tage.

■ Subakute Salpingitis (Adnexitis)

Bei der subakuten Adnexitis sind die Beschwerden meist mäßig, wechselnd und teilweise so uncharakteristisch, dass zunächst nicht an eine Infektion der Eileiter gedacht wird. Fieber ist selten und wenn vorhanden, dann nur leicht erhöht. Die Beschwerden reichen von wechselnden Unterbauchschmerzen, Ausfluss, Dyspareunie und Rückenschmerzen bis hin zu Schmerzen beim Atmen oder im rechten Oberbauch und der rechten Schulter (Phrenikusreizung durch Perihepatitis). Die Laborwerte zeigen nur eine mäßige Leukozytose (bis ca. 12 000/µl) und mäßige CRP-Erhöhung (maximal 10-fach). Chlamydia trachomatis ist hier der häufigste und typische Erreger. Bei Chlamydien ist die Klinik niemals so ausgeprägt wie bei der akuten gonorrhoischen Adnexitis.

Erreger. Chlamydia trachomatis in ca. 90 % der Fälle. Seltener findet man Gonokokken, A-Streptokokken, Staphylococcus aureus, Aktinomyzeten oder Herpes-simplex-Viren und fraglich Mykoplasma genitalium.

Fragliche Erreger und eher Begleitkeime sind Anaerobier und aerobe Darmkeime wie E. coli und andere Enterobacteriaceen, Streptokokken der Gruppen B, D, F, G oder vergrünende Streptokokken.

Häufigkeit. Die subakute Salpingitis dürfte inzwischen 20-mal häufiger sein als die akute.

Pathogenese. Die Inkubationszeit ist lang und kann bis zu den ersten Symptomen bis zu 12 Wochen und länger dauern. Anatomisch kommt es zu lokalen Entzündungsreaktionen, die in Kontrast zu der geringen klinischen Symptomatik stehen. Besonders das Endothel der Tube ist betroffen, aber auch die gesamte Tubenwand kann entzündlich durchsetzt sein. Erst die Beteiligung des Peritoneums führt zu verstärkten Bauchschmerzen. Im kleinen Becken können multiple Verwachsungen zwischen Tube, Ovar, Omentum majus und Darm entstehen. Eine Entzündung des Peritoneums im Bereich der Leber (Perihepatitis, Abb. 7.**205**) ist bei der subakuten Adnexitis durch Chlamydien eine geradezu klassische Komplikation im Bauchraum, die bei bis zu 10 % der Patienten vorkommt. Bereits klinisch zeigt sich diese durch den Schulterschmerz rechts infolge der Reizung des N. phrenicus. Reinfektionen sind möglich, da Chlamydien das Zylinderepithel direkt befallen und sich von Zelle zu Zelle unbemerkt von Immunsystem ausbreiten können. Auch die systemische Streuung erfolgt trotz Antikörpern im Blut über Monozyten.

Beschwerden.
- leichte, wechselnde Unterbauchbeschwerden über Tage bis Wochen
- Kontaktblutungen (Zervizitis), Blutungsstörungen (Endometritis)
- Ausfluss, leicht gelblich-klebriges Sekret (Zervizitis)
- Schmerzen beim Koitus
- Müdigkeit und Schwäche
- Schmerzen im rechten Oberbauch und/oder in der rechten Schulter (Perihepatitis)
- vereinzelt Rückenschmerzen
- Gelenkschmerzen.

Wegen der uncharakteristischen, wechselnden Symptomatik besteht bei manchen Patientinnen bereits eine wochen- oder monatelange Anamnese mit vielen Arztbesuchen und Voruntersuchungen.

Klinik.
- mäßige Beeinträchtigung des Allgemeinzustandes

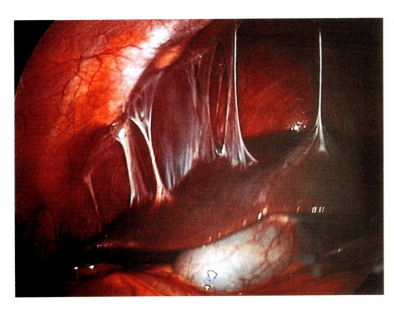

Abb. 7.**205** Zustand nach Perihepatitis (Briden) durch Chlamydien bei 37-jähriger Patientin vor 5 Jahren.

- Schmerzen beim Atmen (nicht immer, Zeichen für Perihepatitis)
- Vorliegen einer Zervizitis mit Rötung und gelbem Zervixsekret
- Portioschiebschmerz, dolenter Adnexbereich
- tastbare, dolente Adnexresistenz (Konglomerattumor; nicht immer)
- bei Laparoskopie mit Nachweis eines entzündlichen Verwachsungstumors (Abb. 7.**203**) oder von Verwachsungssträngen.

Diagnostik.
- Anamnese, Beschwerdebild und klinischer Untersuchungsbefund
- leukozytenreicher Fluor in der Nativmikroskopie
- Zervixkanalabstrich für Chlamydiennachweis (PCR)
- Erststrahlurin für zusätzlichen Chlamydiennachweis mittels PCR (erhöht die Chance des Nachweises)
- Zervixabstrich für allgemeine Bakteriologie (z. B. Gonokokken etc.)
- Laborwerte (Blutbild, CRP, BSG)
- Ultraschall (z. B. Flüssigkeit im Douglas-Raum, Konglomerattumor, Abb. 7.**204**), Pyo-/Hydrosalpinx
- Chlamydienserologie (fehlende Antikörper sprechen gegen eine Chlamydiensalpingitis)
- Laparoskopie nur in unklaren Fällen ohne Erregernachweis.

Differenzialdiagnostisch muss an Darmerkrankungen wie Appendizitis, Morbus Crohn oder Divertikulitis gedacht werden.

Laparoskopie. Eine Laparoskopie ist nur bei unklarer Diagnose und fehlendem Erregernachweis gerechtfertigt. Ist ein Erreger (Gonokokken oder Chlamydien) bekannt, so sollte erst einmal eine konservative Therapie vorgenommen werden. Durch den verbesserten Chlamydiennachweis mittels PCR aus Zervix und Erststrahlurin ist dann eine laparoskopische Klärung meist nicht mehr notwendig.

! Die Rötung der Tuben kann so diskret sein, dass selbst bei der Laparoskopie eine auf den Innenbereich der Tube beschränkte Entzündung nicht erkannt wird.

Der Erregernachweis (C. trachomatis) gelingt auch bei der Salpingitis am häufigsten aus der Zervix und dem Erststrahlurin. Ein Tubabstrich ist daher eher wissenschaftlichen Fragestellungen vorbehalten.

Fehlender Erregernachweis. Der Erregernachweis in der Zervix bei Chlamydienadnexitis gelingt auch nicht immer, besonders dann nicht, wenn die Chlamydieninfektion der Zervix schon länger zurückliegt oder die Patientin bereits Antibiotika wie Amoxicillin, Doxicyclin oder Cotrimoxazol erhalten hat, da auch sie gegen Chlamydien wirken.

In diesen Fällen ist die Serologie hilfreich. Bei Frauen mit Chlamydiennachweis sind bei etwa 10 % keine Antikörper gegen C. trachomatis nachweisbar. Hierbei handelt es sich wahrscheinlich um oberflächliche Zervixinfektionen. Bei Chlamydieninfektionen im oberen Genitale werden so gut wie immer Antikörper nachweisbar. Das Fehlen von Antikörpern gegen C. trachomatis bei subakuter Adnexitis spricht daher mit hoher Wahrscheinlichkeit gegen Chlamydien als Verursacher.

Folgeschäden.
- Sterilität, wobei das Ausmaß u. a. auch von der Zahl der Chlamydieninfektionen abhängig ist (so beträgt die Sterilität nach Weström (1987) nach der 1. Infektion 12%, nach der 2. 24% und nach der 3. 54% und mehr)
- Tubargravidität (Abb. 7.**202**)
- Perihepatitis (Fitz-Hugh-Curtis-Syndrom) mit Verwachsungen zwischen Leber und Thoraxwand (Abb. 7.**205**)
- Arthritis (große Gelenke)
- Pyosalpinx (Abb. 7.**200**)
- Hydrosalpinx (Abb. 7.**201**)
- chronische, persistierende Unterbauchbeschwerden.

Therapie. Standardtherapie: Doxicyclin, 200 mg/Tag über 10 (besser 20) Tage.
Weitere Präparate s. Tab. 7.**9**.

Nachsorge/weitere Betreuung: Nach völligem Abklingen aller Entzündungszeichen, Erregerelimination und Normalisierung der Vaginalflora kann eine Hysterosalpingografie, Pertubation unter Ultraschallkontrolle oder Laparoskopie mit Blaupertubation der Tuben durchgeführt werden. Bei rechtzeitiger und ausreichender Therapie wird man zarte, offene Tuben finden. Sollten bereits leichte intratubare Verengungen/Verschlüsse aufgetreten sein, so können sie vielleicht durch die Pertubation noch rechtzeitig wieder geöffnet werden.

Bei hohen Antikörpertitern kann man den Therapieerfolg überprüfen, wobei eine Kontrolle frühestens nach 3 Monaten, besser nur alle 6 Monate sinnvoll ist.

■ Entzündlicher Konglomerattumor/ Tuboovarialabszess

Bei zu später oder ungenügender Antibiotikatherapie und entsprechenden Erregern kann aus einer Adnexitis und anfänglich entzündlichem Konglomerattumor eine chronische Entzündung mit Abszessbildung entstehen. Grund für diese Entwicklung kann eine relativ geringe Schmerzsymptomatik sein, als deren Folge die Patientin erst sehr spät zur Untersuchung kommt. Neben den primär vom Genitale ausgehenden Entzündungen können diese auch vom Darm, z. B. von Divertikeln, Morbus Crohn oder der Appendix ausgehen oder sogar Folge einer hämatogenen Streuung von Staphylococcus aureus aus einer infizierten Infusionstelle (Vene) sein.

Pathogenese. Eine lokale Entzündungsreaktion mit geringer Schmerzsymptomatik ist wahrscheinlich die Ursache für einen Abszess im kleinen Becken. Die Patientinnen kommen erst nach Wochen zur Untersuchung. Dies ist typisch für Staphylococcus aureus, der sich mit seiner Koagulase selbst begrenzt oder für langsame und chronische Erreger wie Chlamydien oder die sehr seltenen Aktinomyzeten. Der Organismus versucht, den Prozess durch Abdeckung mit dem großen Netz und anderen beweglichen Organen wie Darm oder Ovar einzugrenzen.

Bei entsprechenden zusätzlichen Bakterien kann es zu weiteren Veränderungen mit starker Leukozyteneinwanderung und Abszedierung kommen.

Erreger.
- sexuell übertragbare Erreger wie Gonokokken und Chlamydia trachomatis
- Staphyloccocus aureus (eher nach operativen Eingriffen)
- A-Streptokokken (sehr selten spontan, eher nach operativen Eingriffen oder Geburt)
- Enterobakterien und andere Darmbakterien wie Anaerobier (nach operativen Eingriffen, Geburt, auch von Darmprozessen ausgehend)
- Aktinomyzeten (selten, stammen aus dem Darm)
- Tuberkelbakterien (selten).

Diagnostik.
- klinisches Bild mit Unterbauchschmerzen, oft nur leichte oder keine Temperaturerhöhung
- Ultraschall mit Nachweis von Tumoren mit flüssigen und soliden Anteilen (Cave: Ovarialkarzinom)
- Laborparameter: Bei Abszessen ist die Leukozytenzahl im Blut meist deutlich, CRP dagegen nur leicht und BSG stark erhöht.
- Erregernachweis: oft unbefriedigend, Versuch der Isolierung über Zervixabstrich und bei Laparoskopie oder Laparotomie aus Konglomerattumor. Bei Pus-Entnahme diesen in Spritze aufziehen und möglichst viel in die Bakteriologie schicken, da hierdurch ein besseres Gram-Präparat möglich wird und höhere Anzüchtungschancen bestehen.
- Histologie zum Aktinomykose- oder Malignom-Ausschluss.

Therapie. Diese richtet sich nach dem klinischen Zustand und den nachgewiesenen bzw. möglichen Erregern. Bei ambulanten Patienten immer auch an Chlamydien denken. Postoperativ oder im Wochenbett eher Staphylococcus aureus, A-Streptokokken und Darmbakterien beachten.

Konglomerattumor:
- Antibiotika, z. B. Sulbactam + Ampicillin (Unacid), Amoxicillin + Clavulansäure (Augmentan), Doxicyclin + Metronidazol, Moxifloxacin (Avalox). Bei kritischem Zustand der Patientin hochdosiert Cephalosporin der Gruppe 2 – 3 + Metronidazol oder ein Carbapenem
- Laparoskopie erst nach Heilungsversuch mit Antibiotika. Bei richtiger und frühzeitiger Antibiotikatherapie kann sich der Konglomerattumor vollständig zurückbilden.

Tuboovarialabszess:
- Antibiotika; eher Cephalosporin der Gruppe 2 + Metronidazol oder Fluorchinolon + Metronidazol
- chirurgische Sanierung (Laparoskopie oder Laparotomie). Erst diese wird in fortgeschrittenen chronischen Fällen Heilung bringen.

7.5 Wundinfektion nach operativen Eingriffen

Haupterreger ist Staphylococcus aureus, ein häufiger Keim auf der Haut, der zur Auslösung einer Entzündung eine Eintrittspforte benötigt. So wird er bevorzugt bei Eingriffen an der Mamma oder nach Bauchschnitt gefunden.

Aber auch viele andere Mikroorganismen des Körpers sind, wenn auch seltener, in der Lage, eine Entzündung zu verursachen, wenn sie nur in genügender Menge in Bereiche eingebracht werden, die normalerweise steril sind, z. B. von der Vagina in die Bauchhöhle oder ins Gewebe.

Ein besonderer Keim ist Streptococcus pyogenes (A-Streptokokken), der zu den lebensbedrohlichsten postoperativen Infektionen fähig ist, der zum Glück aber nicht so häufig in der Vagina vorkommt.

Wichtigste Maßnahme zur Verhinderung von postoperativen Infektionskomplikationen ist der vorherige mikrobiologische Ausschluss hochpathogener Keime und die Reduktion fakultativ pathogener Keime auf der Haut und in der Vagina durch wirksame Desinfektion sowie eine Antibiotikaprophylaxe.

Der Ausschluss hochpathogener Keime auch vor kleinen und oberflächlichen Eingriffen, wie z. B. der Konisation (Todesfall durch A-Streptokokken bekannt), wird dann dringend empfohlen, wenn vermehrt Leukozyten im Fluor gefunden werden. Pathogene Erreger lösen auch in der Vagina bereits eine Entzündungsreaktion aus, die aber hier wegen der geringen sensiblen Versorgung kaum zu Schmerzen führt.

Risikofaktoren für eine Infektion.
- pathogene Keime, z. B. A-Streptokokken, Staphyloccocus aureus (Abb. 7.**206**)
- hohe Keimzahlen fakultativ pathogener Bakterien, z. B. Aminvaginose, Darmbakterien
- Gewebstraumatisierung, Nekrosen
- Hämatom
- Hypoxie
- lange Operationsdauer
- Fremdmaterial

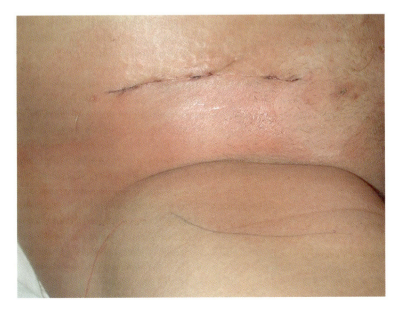

Abb. 7.**206** Wundinfektion nach Leistenlymphknotenentfernung bei Vulvakarzinom durch Staphylococcus aureus.

- Diabetes mellitus (wenn schlecht eingestellt)
- Immunsuppression
- Anämie.

Mit Antibiotikaprophylaxe sind postoperative Infektionen seltener. Risikofaktoren sind die Art des Eingriffs, Besiedlung des Operationsgebiets, Art der Bakterien, Allgemeinzustand des Patienten und vieles andere (s. Antibiotikaprophylaxe, S. 333).

Scheidenstumpfinfektion nach vaginaler Hysterektomie

Wegen des relativ großen Wundgebiets bei oft gleichzeitiger Scheidenplastik und der häufigen Besiedlung der Scheide mit vielen fakultativ pathogenen Bakterien, insbesondere Anaerobiern, sind Infektionen des Scheidenstumpfes häufiger als nach abdominaler Hysterektomie. In der überwiegenden Zahl der Fälle bleibt die Infektion lokal begrenzt, ist also weniger heftig als nach Laparotomie. Entscheidend für die Prognose sind auch hier der Erreger und der Immunzustand der Patientin.

Durch präoperative Keimreduktion in der Vagina mittels Vorbehandlung mit Antiinfektiva und mit Antibiotikaprophylaxe (Einmaldosis) lässt sich das Infektionsrisiko weitgehend vermeiden.

Fötider Ausfluss, leichte subfebrile Temperaturen und eine etwas verlangsamte Erholung der Patientin können die einzigen Zeichen sein. Die Leukozytenzahl im Blut ist meist nicht signifikant erhöht.

Zur Therapie genügen in der Regel eine gute Drainage und Scheidenspülungen. Je nach Erreger und Zustand der Patientin verkürzt eine systemische Antibiotikatherapie die Infektion.

Risikosituationen werden durch frühzeitige Bestimmung der Entzündungsparameter (CRP und Leukozyten im Blut) und Abstrich aus dem Wundgebiet vermieden. Dem klinischen Zustand der Patientin sollte dabei mehr Aufmerksamkeit geschenkt werden als auf das Symptom Fieber zu warten, welches unzuverlässig sein kann.

Infektionen nach abdominaler Hysterektomie

Pathogenese und Häufigkeit. Infektionen im kleinen Becken sind nach abdominaler Hysterektomie nicht selten. Der Grund ist auch hier, dass bei der Operation bakteriell besiedeltes Gebiet (Vagina) berührt wird. Der völlige Verschluss des Vaginalstumpfes bei der abdominalen Hysterektomie erhöht das Risiko für eine Infektion mit hohem Fieber. Das Belassen der Portio und damit die Nichteröffnung der Vagina mindern das Infektionsrisiko. Wundinfektionen nach vaginaler Hysterektomie sind häufiger als nach abdominaler, dafür aber eher lokal begrenzt und mit geringerer Symptomatik. Lange Zeit wurde daher nur bei der vaginalen Hysterektomie eine Antibiotikaprophylaxe empfohlen.

Klinik. Die Patientin erholt sich langsam, klagt über Schmerzen und Schwäche. Fieber tritt meist erst 2 Tage oder später nach der Operation auf und ist meist nur mäßig erhöht, kann aber auch septisch sein.

Diagnostik und Therapie.
- Spreizung des Scheidenstumpfes
- Abstriche zur bakteriellen Diagnostik aus Scheidenstumpf oder auch Querschnitt
- Blutkulturen aerob und anaerob von beiden Armen bei > 38 °C oder schwerem Krankheitsbild
- Laborparameter (Leukozyten und CRP mit täglicher Wiederholung, bis CRP rückläufig ist, weitere Laborwerte wie Nierenwerte und Thrombozyten bei schwerem Verlauf)
- frühzeitige Gabe eines Antibiotikums, das wirksam ist gegen den gefährlichsten Keim (s. o.), aber auch gegen die zu erwartenden Keime der Haut und Vagina.

Ein Ausbleiben der Entfieberung bei ausreichendem Allgemeinzustand kann ein Hinweis auf eine Abszedierung oder einer Thrombophlebitis im kleinen Becken sein.

Pyoderma gangraenosum

Sie ist eine sehr seltene und anfangs mit einer Wundinfektion verwechselbare Entzündung der Haut. Durch frühzeitige Diagnose und richtige Therapie lässt sich der Schaden in Grenzen halten.

Die Diagnose wird klinisch gestellt, aber auch nur dann, wenn dieses Krankheitsbild bekannt ist. Es handelt sich um eine seltene, sehr schmerzhafte Erkrankung, die mit Nekrosen, Abszedierung und Destruktion einhergeht. Sie wird meist durch Operationen (Abb. 7.**207**) oder Traumen (Abb. 7.**208**) ausgelöst. Typisch ist dabei die sich rasch ausbreitende leukozytäre Destruktion. Die allein wirksame systemische Kortikosteroidtherapie (hochdosiert Prednison [Decortin]

7.5 Wundinfektion nach operativen Eingriffen

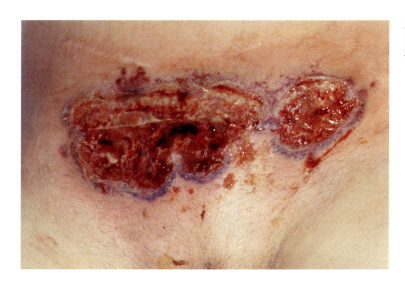

Abb. 7.**207** Pyoderma gangraenosum nach Sektio, das nicht erkannt wurde (36-jährige Patientin).

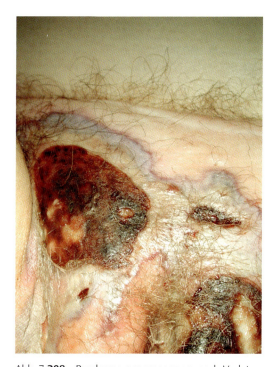

Abb. 7.**208** Pyoderma gangraenosum nach Verletzung (38-jährige Patientin).

i. v.) wird meist viel zu spät begonnen, da zunächst an eine Infektion gedacht wird.

Die genaue Ursache der Erkrankung ist unbekannt. Es handelt sich nicht um eine Arteriitis wie beim Behçet-Syndrom, sondern um eine generalisierte Aktivierung der Granulozyten, die vom Körper nicht mehr gestoppt werden. Daher ist auch Cyclosporin A wirksam, das einen direkten Einfluss auf die Aktivität der Granulozyten hat.

Es ist zwar ein sehr seltenes Krankheitsbild in der Gynäkologie – ich habe in unserer Klinik bisher erst 2 Fälle gesehen. Doch wegen seines schweren Verlaufs sollte es nicht unbekannt bleiben, denn nur die richtige Diagnose und die hochdosierte Kortikosteroidtherapie bringen den großflächigen Zerstörungsprozess rasch zum Stillstand.

Peritonitis

Das Bild einer Peritonitis kann von einer lokal begrenzten Mitreaktion bei mäßig pathogenen Erregern wie Chlamydien über eine kleine gedeckte Perforation eines Divertikels bis hin zur schwersten Peritonitis des gesamten Bauchraums bei Sepsis oder Darmverletzung reichen. Entsprechend unterschiedlich sind auch die Symptome und die nachgewiesenen Erreger.

Schwerste Formen werden durch A-Streptokokken ausgelöst. Der Nachweis von Escherichia coli und anderen Darmbakterien im Bauchraum spricht eher für eine Darmperforation oder Verletzung, da hier am ehesten so viele Bakterien eingebracht werden, dass der Organismus nicht damit fertig wird.

Die postoperative Peritonitis durch Vaginalkeime ist selten geworden, seitdem Anaerobier (Aminvaginose/BV) in der Vagina beachtet werden und wirksamere Antibiotika eingesetzt werden.

Erreger ohne operativen Eingriff. Im Wesentlichen sind es die zur Aszension fähigen sexuell übertragbaren Erreger der Chlamydien (häufig) und Gonokken (inzwischen selten). Sie führen, wie auch die noch selteneren Aktinomyzeten, zu lokal begrenzten Entzündungen im kleinen Becken.

Die gefürchteten A-Streptokokken (selten) dagegen können bevorzugt perimenstruell aszendieren, wobei sie nicht auf das kleine Becken beschränkt bleiben.

Erreger nach operativen Eingriffen und nach Entbindung.
▶ Staphylococcus aureus
▶ A-Streptokokken
▶ andere Streptokokken (D, F, G u. a.)
▶ Enterobacteriaceen (Escherichia coli, Klebsiellen u. a.)
▶ Anaerobier
▶ Pilze, z. B. Candida albicans (selten).

Meist lassen sich mehrere Keime nachweisen, wobei nicht leicht zu entscheiden ist, wer der eigentliche Erreger und wer nur Kolonisationskeim oder Synergist ist.

Pathogenese. Die schweren Formen werden am häufigsten durch Keime des Darmes nach Perforationen oder nach operativen Eingriffen ausgelöst: Appendixperforation, Divertikulitis, Ulkusperforation, gangränöse Cholezystitis, nach gynäkologischen Laparotomien oder Sectio caesarea.

Selten wird sie durch hämatogene Streuung verursacht. Streuung aus dem Genitalbereich bei aszendierenden Infektionen kommt aber vor.

In der Mehrzahl der gynäkologischen Fälle bleibt die Peritonitis lokal begrenzt als Pelveoperitonitis. In diesen Fällen wird durch Adhäsionen von Netz oder Darm der Infektionsherd nach oben abgedeckt.

Durch bakterielle Toxine kommt es zur Paralyse des Darms (Subileus, Ileus).

Klinik. Abdominalschmerz, Übelkeit, Erbrechen, Obstipation, Meteorismus, Fieber, Hypotension, Tachykardie, Oligurie, krankes Aussehen, abdominale Abwehrspannung mit aufgehobener Peristaltik (Ileus), Diarrhö.

Bei der lokal begrenzten Pelveoperitonitis ist die Symptomatik geringer.

Diagnostik.
▶ klinische Untersuchung mit Auskultation und Palpation
▶ Laborwerte:
  – Leukozytose über 20 000/µl ist eher ein gutes Zeichen
  – Leukopenie < 4000/µl ist ein schlechtes Zeichen
  – CRP immer stark erhöht (> 20-fach)
  – Elektrolytbestimmung, Kaliumwert ist häufig erniedrigt

! Da sich die Laborwerte im Verlauf der Infektion ändern, sind Mehrfachbestimmungen unbedingt notwendig!

▶ Abstrich für Bakteriologie aus dem Operationsgebiet!
▶ Stuhluntersuchungen auf pathogene Keime oder Toxine bei Diarrhö nur als Ergänzung
▶ Röntgen: Abdomenübersicht im Stehen, Spiegelbildung im Dünn- und/oder Dickdarm.

Therapie. Chirurgisches Vorgehen mit Spülungen und anschließender Drainage. Bei der Pelveoperitonitis (gut abgegrenzter Prozess mit Abszess im Douglas-Raum) kann gelegentlich die Douglas-Drainage (großkalibrig) bereits ausreichen.

Antibiotika: Cephalosporin (z. B. Cefotiam, Cefuroxim, Cefotaxim, Ceftriaxon) + 5-Nitroimidazol (Metronidazol), Fluorchinolon bei V. a. Darmverletzung (gut bei Darmkeimen, aber unwirksam bei A-Streptokokken). Bei kritischem Zustand Carbapeneme (Zienam, Meronem), die das breiteste Spektrum besitzen.

! Die Wahl des Antibiotikums richtet sich nach der Wahrscheinlichkeit des Erregers und nicht allein nach mikrobiologischen Nachweisen, da diese je nach Abstrichort den eigentlichen Erreger, insbesondere nach den ersten Antibiotikagaben, gelegentlich nicht mehr repräsentieren.

Mit engmaschigen klinischen und Laborkontrollen einschließlich der Entzündungsparameter (tägliche CRP-Bestimmung) kann das Ansprechen auf die Therapie innerhalb von 2 Tagen erkannt werden.

Thrombophlebitis im kleinen Becken

Sie kann nach operativen Eingriffen oder auch nach unauffälligen Spontangeburten auftreten. Wahrscheinlich ist sie gar nicht so selten; sie wird jedoch meist nur bei der Laparotomie entdeckt oder wenn es zum Anschwellen eines Beines kommt. Die Behandlung erfolgt in der Regel konservativ mit Antibiotika.

Sepsis

Sepsis und noch mehr der septische Schock sind die schwersten Infektionen, die auch heute noch eine hohe Letalität aufweisen. Werden sie überlebt, können lebenslange Folgeschäden bei der

Patientin zurückbleiben. Die Vermeidung einer derartigen Situation, zumindest aber die frühzeitige Erkennung dieser Gefahr, muss daher oberstes Ziel der Betreuung sein. Sepsis und septischer Schock treten am häufigsten nach operativen Eingriffen und nach Geburten auf. Weitere Ursachen können schwere onkologische Erkrankung, Chemotherapie mit Leukopenie, infizierte Infusionszugänge, auch Ports, oder hochpathogene Erreger wie A-Streptokokken sein. Das Hauptsymptom ist der kranke Zustand des Patienten. Fieber kann fehlen. CRP oder Procalcitonin sind die zuverlässigsten Entzündungsparameter zur Erkennung der Gefahrensituation.

Definition und Ablauf einer Sepsis

Sepsis ist eine überschießende Reaktion auf eine Infektion oder auf ein Trauma in Form einer systemischen Entzündung, mikrovaskulären Koagulation und veränderten Fibrinolyse. Sie ist die schwerste Verlaufsform einer bakteriellen Infektion. Es ist eine Invasion und je früher sie gestoppt wird, desto größer ist die Überlebenschance des Patienten. Weltweit sterben täglich ca. 1400 Menschen an einer Sepsis. 30% sterben innerhalb von 2 Monaten, 50% innerhalb von 6 Monaten. Bei Todesfällen nach schweren Verletzungen ist in 80% der Fälle eine Sepsis die Ursache.

Viele Bakterien können eine Sepsis auslösen. Bei gesunden, immunkompetenten Menschen, wozu die meisten gynäkologischen Patientinnen und Schwangeren normalerweise gehören, werden aber fast nur hochpathogene Erreger wie A-Streptokokken zur Gefahr. Bei ordentlicher mikrobiologischer Diagnostik findet man daher z. B. als Erreger der Puerperalsepsis in nahezu 90% der Fälle A-Streptokokken. Es sind die Superantigene, die die A-Streptokokken so gefährlich machen, wobei es sehr unterschiedlich virulente Stämme gibt. Aber auch weniger virulente Stämme vermögen unter bestimmten Umständen ihre Virulenz zu steigern und Superantigene zu bilden, deshalb sollte jeder A-Streptokokken-Nachweis im Genitale ernst genommen und behandelt werden.

Symptome wie Fieber und erhöhte Pulsfrequenz sind nicht besonders typisch, da diese auch bei vielen anderen Infektionen vorhanden sind. Typischer sind: Atemprobleme, Schmerzen, Unterkühlung, Leukopenie, fehlende Ursache für schlechten Allgemeinzustand.

Ausgangsort für eine Sepsis auf Intensivstation sind Lunge, Abdomen, Niere, Wunde, Katheter.

Phase 1. Infektion und Entzündung im Rahmen einer Wunde (Operation, Plazentahaftstelle). Immunmodulatoren werden freigesetzt, darunter auch proinflammatorische und thrombogene Faktoren einschließlich zahlreicher Zytokine. Diese Zytokine provozieren Entzündungen im Verlauf der Blutgefäße. Es kommt zu einer Erhöhung des Plasminogen-Aktivator-Inhibitors vom Typ 1 (PAI-1), der die Fibrinolyse herabsetzt.

Phase 2. Die Bildung von Blutgerinnseln ist einer der komplexesten Abschnitte in der Kaskade von Ereignissen im Körper des Patienten. Die Entzündung verursacht die Auschüttung des sogenannten Tissue-Factors, der wiederum Thrombin generiert. Thrombin fördert die Koagulation durch die Bildung von Fibrin, ein Vorgang, der bei der Sepsis abnorm abläuft, da PAI-1 aktiviert wird.

Phase 3. Da die Fibrinolyse unterdrückt ist, kommt es zu Thrombenbildung in lebenswichtigen Organen und damit zum Verlust von Gewebe:
- schneller Verbrauch von Protein C
- Defizit an aktiviertem Protein C
- abnorme Koagulation
- Bildung von mikrovaskulären Thromben
- Untergang von Gewebe
- Organdysfunktion, septischer Schock
- Tod des Patienten.

Therapieansatz in der Phase 3 ist ein rekombinantes aktiviertes Protein C (Xigris, Lilly). Versuche, die Immunreaktion auf bakterielle Endotoxie zu verhindern oder das eigene Immunsystem zu stärken, waren bisher erfolglos. Auch antiinflammatorische Agenzien und TNF-Gegenspieler haben bisher keinen Erfolg gezeigt.

Pathogenese. Häufige Eintrittspforten der Bakterien in die Blutbahn sind:
- Wundinfektionen
- Thrombophlebitis (Infusionsstelle)
- Harnwegsinfekt
- Lunge
- Dauerkatheter
- Port.

Bereits in der Frühphase der Sepsis kommt es zu Störungen der Mikrozirkulation durch Leukozytenaggregation, Endothelschädigungen mit Verschluss von Kapillaren. Nachfolgende Durchblutungsstörungen begünstigen das Angehen der eingeschwemmten Bakterien und damit das Fortschreiten der Sepsis. Das Endstadium ist gekennzeichnet durch ein nicht mehr beherrschbares Multiorganversagen. Endotoxine spielen bei den verschiedenen Reaktionen eine entscheidende Rolle. Sie führen zu einer Stimulierung des Komplementsystems über Aktivierung von Makrophagen und verschiedenen Mediatoren, unter denen das Interleukin 1 und der Tumornekrosefaktor eine wichtige Rolle spielen.

Erreger.
- A-Streptokokken
- Staphylococcus aureus
- Escherichia coli
- Klebsiella pneumoniae
- Pneumokokken
- Enterokokken (kann auch Kontamination sein)
- Pseudomonas (eher bei multimorbiden immunsuppremierten Patienten)
- Candida albicans (eher bei Imunsuprimierten oder nach Antibiotika wie Carbapenem)
- Staphylococcus epidermidis (selten, meist Kontaminationskeim, daher nur bei Nachweis in mehreren Blutkulturen zu beachten).

Klinik. Eines der Hauptsymptome ist Fieber, welches häufig remittierenden Charakter hat. Gelegentlich kann Fieber fehlen, dann sind der diffuse Schmerz und der kranke Zustand der Patientin diagnoseweisend. Durch die Streuung der Bakterien können viele Organe betroffen sein. Besonders die Milz vergrößert sich und wird weich (Pathohistologie: septische Milz), aber auch Leber, Nieren und sogar das Hirn können mit Abszessen übersät werden.

Hämorrhagische oder pustulöse Herde in der Haut kommen bei Gonokokken, Staphylococcus aureus und Streptokokken der Gruppe A vor, auch bei Meningokokken, jedoch nicht bei Enterobacteriaceae wie Escherichia coli u. a. Letztere, d. h. gramnegative Stäbchen, waren früher häufiger bei septischem Schock nachgewiesen worden. Ob diese Erfahrung Folge eines Erregerwechsels ist oder nur Folge unzureichender Diagnostik, kann nicht beantwortet werden.

Diagnostik.
- **Blutkulturen:** mehrfach aerob und anaerob. Der Keimnachweis im Blut (Bakteriämie) ist noch kein Beweis für eine Sepsis, da Keime recht häufig in die Blutbahn eingeschwemmt werden, z. B. bereits beim Zähneputzen.
- **klinisches Bild:** schlechter Allgemeinzustand, Fieber mit Schüttelfrost (kann auch fehlen!), Unruhe, Atemnot, Verwirrtheit und Bewusstseinsstörungen und episodische Hypotension sind typisch.
- **Laborparameter:** Leukozytose mit Linksverschiebung, aber auch je nach Zeitpunkt eine Leukozytopenie oder sogar normale Leukozytenwerte. CRP 20- bis 100-fach erhöht. Auch Thrombozytenabfall und Erniedrigungen des anorganischen Phosphats können vorliegen.

Therapie. Neben intensivmedizinischen Maßnahmen ist die frühzeitige und wirksame Antibiotikatherapie für die erfolgreiche Beherrschung der Sepsis entscheidend. Immer muss ein gegen A-Streptokokken wirksames Antibiotikum gegeben werden, da sie die gefährlichsten Erreger sind.

Die Therapie entspricht der bei Peritonitis, da das Erregerspektrum meist ähnlich ist.
Weitere Maßnahmen:
- Sauerstoffzufuhr
- Volumensubstitution
- chirurgische Herdsanierung
- frühzeitige Beatmung
- Digitalisierung bei Herzinsuffizienz
- vasoaktive Substanzen (Dopamin, Doputamin)
- Wadenwickel.

Der Einsatz von Steroiden hat bisher zu keinem besseren Ergebnis geführt. Auch Heparin gehört zu den umstrittenen Maßnahmen. Ebenso ist der Einsatz von polyvalenten Immunglobulinen bisher klinisch nicht eindeutig bewiesen, wenngleich hohe Dosierungen in Einzelfällen doch den Krankheitsverlauf günstiger gestaltet haben. Über den Einsatz von speziellen, gegen bestimmte Escherichia-coli-Stämme gerichteten IgM-Antikörperpräparaten, die sehr teuer sind, liegen noch zu wenige Erfahrungen vor.

Die antibiotische Anfangstherapie kann aus β-Lactam-Antibiotika (Penicilline, möglichst mit β-Lactamase-Inhibitor), Cephalosporin + Aminoglykosid, evtl. zusammen mit einem 5-Nitroimidazol bestehen. Im fortgeschrittenen Stadium sind heute Imipeneme und Carbapeneme indiziert.

Wegen ihrer guten Wirksamkeit gegenüber gramnegativen Bakterien und ihrer hohen β-Lactamase-Festigkeit sind die Cephalosporine der Gruppe 3 besonders geeignet. Bei Staphylokokken sind Antibiotia der Gruppe 2 wirksamer.

Der Vorteil der Penicilline ist, dass sie auch Enterokokken erfassen, ihr Nachteil besteht darin, dass sie keine β-Lactamase-Festigkeit besitzen. In mittelschweren Fällen müssen sie daher mit einem β-Lactamase-Hemmer kombiniert werden.

Wegen ihrer guten Wirksamkeit gegen Anaerobier wird man immer Metronidazol bei gynäkologischen Infektionen hinzugeben.

Besonders wirksame Präparate sind Imipenem-Cilastatin (Zienam) und Carbapeneme (Meronem), welche sowohl im aeroben wie anaeroben Bereich einen hohen Wirkungsgrad haben und das breiteste Spektrum besitzen.

Folgeschäden. Bei der Bakteriämie, entweder im Gefolge einer Sepsis oder nur einer Thrombophlebitis, die von einem infizierten Zugang ausgeht, werden Bakterien im Organismus gestreut. Dabei neigt besonders Staphylococcus aureus dazu, sich in Organen oder Orten mit geringer Abwehr anzusiedeln und dort Abszesse auszubilden. Besonders gefürchtet ist die Abszedierung ins Gehirn, weshalb bei jeder Bakteriämie mit Staphylococcus aureus eine mindestens 10-tägige Antibiotikatherapie empfohlen wird. Aber auch andere Orte wie Gelenke, Knochenmark, der retroperitoneale Raum oder die Symphyse können betroffen sein. Eines der typischsten Symptome ist der Schmerz, der umso größer ist, je mehr Druck vom Abszess ausgeht, wenn er sich nicht ausdehnen oder entleeren kann.

! Ein mit Schmerzmitteln nicht beherrschbarer Schmerz ist immer hochverdächtig auf einen entzündlichen Prozess.

■ Septischer Schock

Es ist die schwerste Form einer Infektion, zu der es dann kommt, wenn Antibiotika zu spät bzw. unwirksame Substanzen verabreicht werden. Er ist auch heute noch mit einer hohen Letalität (30%) verbunden.

Erreger. Streptokokken der Gruppe A, Staphylococcus aureus, Enterobacteriaceae (Escherichia coli, Klebsiellen u. a.), seltener auch Anaerobier wie Bacteroides fragilis.

Pathogenese. Es ist eine Intoxikation durch Bakterientoxine nach exzessiver Vermehrung der Bakterien im Rahmen einer Infektion, meist einer zu spät behandelten oder extrem foudroyant verlaufenden Sepsis. Bestimmte Bakterien, die Superantigene bilden, wie A-Streptokokken, bestimmte Staphylococcus-aureus-Stämme und seltener andere Bakterien wie Eschericia coli, sind die Auslöser. Die von den Toxinen ausgelöste massive Zytokinausschüttung führt zum Absinken des Gefäßtonus und zu einer Endothelschädigung und damit zu schwersten Organschädigungen.

Klinik. Für einen septischen Schock sprechen:
- Blutdruckabfall, z. B. systolisch auf < 80 mmHg
- Tachykardie > 120/min
- schwere Atmung/Schnappatmung
- CRP 30- bis 100-fach erhöht
- Abfall der Thrombozyten im Blut < 100 000/μl
- Abfall der Leukozyten im Blut auf < 4000/μl (z. T. < 500/μl)
- Anstieg der Nierenwerte und später auch Leberwerte
- Anurie
- Akren-Zyanose.

Therapie und Prognose. Volumensubstitution, Antibiotikatherapie, Substitution der Gerinnungsfaktoren und intensive Überwachung der Patientin (ZVD, Dauerkatheter der Blase) sind entscheidend für die Prognose des septischen Schocks. Auch der Allgemeinzustand der Patientin und die Art der Erreger sind hierbei von Bedeutung.

Während beim septischen Schock durch Streptokokken der Gruppe A, z. T. auch durch Enterobacteriaceae (Escherichia coli etc.), die Chancen schlecht sind, besteht im Falle des Schocks durch Anaerobier oder durch Staphylococcus aureus bei sonst gutem Zustand der Patientin eine ganz gute Überlebenschance.

Toxisches Schocksyndrom (TSS)

Hierbei handelt es sich um eine akute fieberhafte Erkrankung durch toxinbildende Bakterien, meist besondere Staphylococcus-aureus-Stämme, bei der die Intoxikation im Vordergrund steht. Typisch sind neben dem hohen Fieber ein Exanthem, die Hypotonie und das Schälen der Haut 1–2 Wochen später. Grundsätzlich kann die Erkrankung von allen Infektionsorten ausgehen, sogar von einer Besiedelung der Vagina. Besonders spektakulär waren Erkrankungen bei menstruierenden Frauen, die hochsaugfähige Tampons (inzwischen vom Markt genommen) benutzt hatten.

Häufigkeit. Seltene Erkrankung, die oft nicht als solche diagnostiziert wird. Die Inzidenz eines menstruationsbedingten TSS in Deutschland wird mit 1–3 Fällen pro Jahr bei menstruierenden Frauen angegeben. Inzwischen werden mit Glyzerol-Monolaureat beschichtete Tampons angeboten. Auch eine Vemeidung von Verletzungen durch das Einfetten des Tampons vor der Einlage und rechtzeitiger Wechsel dürfte das Risiko verringern. Der Erreger selbst ist nicht so selten und wird auch bei Gesunden gefunden. Bis zu 90% der Erwachsenen besitzen Antikörper gegen das TSST-1-Antigen.

Erreger. Das Enterotoxin F (TSST 1) wird von Staphylococcus aureus gebildet, und zwar von ganz bestimmten Stämmen, die meist der Phagengruppe 1 angehören.

Pathogenese. Ausgangsort kann jede Lokalinfektion mit bestimmten Staphylococcus-aureus-

Stämmen sein, z. B. im Zervix- und Vaginalbereich, im Querschnitt, auch nach sehr kleinen Schnitten wie bei der Laparoskopie. Es kommt im ungünstigen Fall zu einer sehr starken Vermehrung der Erreger mit gleichzeitiger Freisetzung von Toxinen. Entscheidend sind die von diesen Stämmen gebildeten pyrogenen Toxine (TSST 1, Enterotoxin A, B, C, D und G). Sie fungieren als Superantigene und lösen eine massive Ausschüttung von Zytokinen aus, die zu Fieber, Hypotonie, Endothelschäden führen. Auch stimulieren sie viele verschiedene Lymphozyten. Daneben werden noch eine ganze Reihe anderer Toxine gebildet, z. B. Hämolysine und epidermolytische Toxine (Exfoliativtoxine).

Das toxische Schocksyndrom kommt auch, wenn auch seltener, bei Männern und Kindern vor, wobei dann die Staphylococcus-aureus-Infektion lokal, z. B. im Pharynx, ablaufen kann. In der Schwangerschaft sind Fälle von toxischem Schocksyndrom bisher nicht bekannt geworden.

Ob eine Erkrankung erfolgt, hängt auch davon ab, ob Antikörper gegen TSST 1 im Blut vorhanden sind. Bis zu 90 % der Erwachsenen besitzen diese Antikörper, die einen gewissen Schutz bedeuten, ohne jemals krank gewesen zu sein.

Klinik. Hoch fieberhafte akute Erkrankung mit Exanthem und multisystemischen Störungen.
- Fieber > 39 °C
- Hypotension mit Schocksymptomatik (Superantigen-Toxine)
- Erythem oder diffuses makulopapulöses Exanthem, welches später zur Hautdesquamation führen kann (Exfoliativtoxin)
- Hyperämie des Oropharynx, der Vagina oder der Konjunktiven.

Außerdem können auftreten:
- Erbrechen und Diarrhö
- Verwirrtheit oder Somnolenz
- Einschränkung der Nierenfunktion (Nierenversagen)
- Atemnotsyndrom
- Leberfunktionsstörungen
- Myalgien mit Erhöhung der Kreatinkinase
- Thrombozytopenie
- Hypokalzämie
- Hypophosphatämie.

Diagnostik.
- klinisches Bild, wenn andere Infektionskrankheiten ausgeschlossen sind
- Nachweis von Staphylococcus aureus, welcher Enterotoxin TSST 1 bildet (gelingt nur, wenn ein Abstrich vor Antibiotikatherapie entnommen wurde)
- Anstieg von Antikörpern gegen TSST 1 (Spätnachweis, da die Antikörperbildung 2 Wochen benötigt).

Differenzialdiagnosen.
- Sepsis durch andere Erreger
- akutes rheumatisches Fieber
- Leptospirose
- Scharlach
- Rocky Mountain Spotted Fever
- Gastroenteritis
- hämolytisches Syndrom
- urämisches Syndrom
- systemischer Lupus erythematodes
- Kawasaki-Krankheit im Kindesalter.

Therapie.
- staphylokokkenwirksames, β-Lactamase-festes Antibiotikum, z. B. Cephalosporin der Gruppe 2 (z. B. Cefotiam, Zinacef)
- Schockbehandlung
- Antitoxinbehandlung durch hochdosierte i. v. Immunglobulingabe
- evtl. Kortison.

Verlauf und Komplikationen. Bei rechtzeitiger Therapie ist die Prognose recht gut. Sie hängt von Grundkrankheit und Zeitpunkt der Antibiotikagabe ab. Die Letalität wird zwischen 2 und 4 % angegeben. Komplikationen sind Lungenödem, Kardiomyopathie, Niereninsuffizienz, Enzephalopathie u. a. Rezidive sind möglich. Generell gehört Staphylococcus aureus nicht in die Vagina und sollte, wenn möglich, beseitigt werden.

Gasbrandinfektion

Eine seltene Erkrankung nach operativen Eingriffen oder Verletzung. Während Lebensmittelintoxikationen nicht so selten sind, treten Weichteilinfektionen nur dann auf, wenn ausreichende Mengen des Erregers in Verletzungen eingebracht werden (unsauberes Arbeiten, Unfälle), günstige Vermehrungsbedingungen für Anaerobier bestehen und keine Antibiotika gegeben werden.

Erreger. Clostridium perfringens, Clostridium novyi, Clostridium septicum. Es handelt sich um sporenbildene Anaerobier, die weit verbreitet vorkommen, besonders im Darm von Tieren.

Übertragung. Die Erreger stammen meist aus dem eigenen Darmbereich bzw. von perianal/vaginal; selten können sie auch von außen durch

Schmierinfektion (Unfälle, Verletzungen) eingebracht werden.

Bei Vaginalabstrichen, die distal (Vulvabereich), z. B. nach Geburt, abgenommen werden, ist der Nachweis von Clostridium perfringens gar nicht so selten (0,1 – 1 %). Die Bewertung der Keime erfolgt in diesen Fällen klinisch!

Inkubationszeit: 1 – 4 Tage.

Pathogenese und Klinik. Plötzlich starke Schmerzen im Bereich des Operationsgebietes. Es entwickelt sich ein ausgeprägtes lokales Ödem mit einem wässrigen, braunen, süßlich riechenden Wundsekret. Das Krepitationsphänomen tritt erst im späteren Krankheitsverlauf auf.

Die Krankheit wird durch Toxine – Proteinasen, Kollagenasen und Lecithinasen – verursacht, die zu nekrotischen Einschmelzungen und Gasbildung führen. Diese Toxine haben auch eine Allgemeinintoxikation mit sehr schwerem Krankheitsbild zur Folge. Die Körpertemperatur ist nur mäßig hoch, ca. 38 °C. Die Herzfrequenz ist deutlich beschleunigt (> 120/min).

Diagnostik.
- **Mikroskopie:** im Wundausstrich große, grampositive Stäbchen (Abb. 1.**2**), die den Laktobazillen zum Verwechseln ähnlich sind
- **Kultur:** Nachweis der Clostridien
- **Röntgen:** aufgefiederte, streifige Muskelzeichnung
- **Klinik:** Knisterphänomen (Krepitation) bei Palpation des betroffenen Gewebebereiches (findet sich aber auch ohne Gasbrand nicht selten nach operativen Eingriffen)
- **Labor:** meist Leukozytose, häufig Thrombozytopenie.

Therapie. Wichtigste Maßnahme ist die chirurgische Revision und Eröffnung des Infektionsbereiches mit ausgedehnter Drainage. Die Belüftung des Gewebes hemmt die weitere Vermehrung der anaeroben Clostridien. In sehr schweren Fällen wird man eine Sauerstoffüberdrucktherapie durchführen, die nur in chirurgischen Zentren (besonders Bundeswehr) möglich ist. Eine wirksame Antitoxinbehandlung ist nicht möglich. Die antibiotische Therapie erfolgt mit Penicillin G (20 Mio IE/Tag) oder alternativ mit Cephalosporinen oder Metronidazol.

7.6 Harnwegsinfekte (HWI)

Durch neuere Techniken des Erregernachweises hat sich auch bei der Bewertung von Keimnachweisen aus dem Urin in den letzten Jahren einiges geändert. Neben den üblichen, leicht anzüchtbaren Enterobacteriaceaen, die als Haupterreger angesehen werden, werden jetzt vermehrt auch schwieriger nachzuweisende Bakterien bei HWI im Urin gefunden. Sie gehören auch zur Darmflora, wie z. B. Anaerobier.

Definitionsgemäß liegt bei einem Harnwegsinfekt eine bakterielle Besiedlung der Harnwege zusammen mit einer Entzündungsreaktion vor. Im Unterschied dazu werden reine Bakteriurien nicht mehr als HWI bezeichnet.

Harnwegsinfekte (HWI) gelten immer noch als die häufigsten Infektionen bei Frauen und treten bei ihnen bis zu 8-mal häufiger auf als beim Mann.

Bei der Mehrzahl der Infektionen handelt es sich um unkomplizierte, leichte Zystitiden, oft auch nur um asymptomatische Bakteriurien, die definitionsgemäß kein Harnwegsinfekt sind, da die Entzündungsreaktion fehlt. Dies trifft besonders auf Patienten nach operativen Eingriffen zu, da es hier oft nur wegen des Dauerkatheters bzw. der Manipulationen zu einer Bakterurie kommt. Generell zählen HWI im Krankenhaus zu den häufigsten nosokomialen Infektionen.

Komplizierte HWI können bis zu einer Urosepsis führen, wenn die komplizierenden Faktoren und die Infektion nicht ausreichend behandelt werden.

Erreger und Pathogenese. Haupterreger von HWI sind – insbesondere wegen der anatomischen Nähe – Keime aus dem Darm und der Vulva bzw. Vagina. Dabei spielen neben den genetischen Faktoren auch die persönlichen Reinigungs- und Pflegegewohnheiten in Verbindung mit den speziellen Aktivitäten in diesem Bereich eine entscheidende Rolle. Während der Schwangerschaft werden HWI häufiger gesehen. Dies beruht auf der dann leichten Bremsung des Immunsystems sowie hormonellen und mechanischen Veränderungen. Dabei steigt die Zahl der Harnwegsinfektionen mit dem Alter und der Zahl der Geburten an.

Das Ausmaß eines HWI hängt von den Virulenzmechanismen der Bakterien und der Abwehrfähigkeit der Patientin ab. Zu den Virulenzmechanismen zählen:
- Adhärenz- und Penetrationsmechanismen (z. B. P-Fimbrien)
- die Toxinproduktion (z. B. Haemolysin)

- die antihumorale Aktivität (z. B. Fähigkeit von Proteus mirabilis, IgA-Antikörper zu inaktivieren)
- die Fähigkeit, Nährstoffe (z. B. Eisen) entgegen eines Konzentrationsgradienten zu akkumulieren.

Defekte in Abwehrmechanismen, die genetisch verankert sein können, erhöhen das Infektionsrisiko bei diesen Menschen. So führen Dysfunktionen der neutrophilen Granulozyten zum vermehrten Auftreten von Nierennarben nach einer Pyelonephritis. Eine solche Dysfunktion kann z. B. über eine verminderte Expression von Interleukin-8-Rezeptoren vermittelt sein, welche die Wanderung von neutrophilen Granulozyten an den Infektionsort beeinträchtigt.

Risikofaktoren für HWI sind:
- Deszensus
- anatomische Veränderungen an der Urethra
- Hormonmangel
- Koitus, z. B. bei kurzer Vagina, nach Hysterektomie oder bei gestörter Vaginalflora
- Kontrazeption mit Nonoxinol 9. Es begünstigt das Wachstum von Escherichia coli in der Vagina, ist toxisch für Epithelzellen und fördert die Adhäsion von Escherichia coli, Enterokokken und Streptokokken der Gruppe B an diese Zellen. Nonoxinol 9 ist letal für manche Laktobazillenstämme, besonders für solche, die Wasserstoffperoxid bilden, während gramnegative Bakterien nicht gehemmt werden.
- Aminvaginose/BV mit hoher Darmkeimkonzentration in der Vagina.

■ Bakteriurie

Jeder spontan gelassene Urin enthält in niedriger Keimzahl Bakterien des äußeren Urethra- und Vulvabereiches. So lassen sich gelegentlich im Urin von Frauen die großen Laktobazillen mikroskopisch erkennen. Um erhöhte Keimzahlen im Urin unabhängig von der Gewinnungsart beurteilen zu können, hat man folgende Grenzwerte eingeführt:
Signifikante Bakteriurie:
- Mittelstrahlurin: $\geq 10^5$ Keime/ml
- Katheterurin: $\geq 10^4$ Keime/ml.

Das Erreichen dieser Grenzwerte ist aber nicht gleichbedeutend mit einem HWI, was leider häufig übersehen wird.

Geschätzte Häufigkeit einer Bakteriurie (nach Riss, 2010):
- bis zu 1 % bei Mädchen vor der Pubertät
- 2–3 % im Alter von 15–25 Jahren
- 10 % bei schwangeren Frauen
- 10 % im Alter von 60 Jahren
- 20 % im Alter von 80 Jahren
- 10–15 % bei gynäkologischen Patientinnen
- 20–35 % bei Frauen mit Deszensus oder Harninkontinenz.

Zur Bestimmung der Keimzahl sind Eintauchverfahren entwickelt worden (z. B. Uricult, Urotube), die Nährböden für die am häufigsten vorkommenden Bakterien sind. Die nach 24 Stunden gewachsenen Kolonien kann man entweder selbst ablesen oder sie durch ein bakteriologisches Laboratorium beurteilen und weiterbearbeiten lassen.

Ein Nachteil der vorgefertigten Nährböden ist jedoch, dass nicht alle Erreger auf ihnen wachsen. Bei Verdacht auf Harnwegsinfekt und fehlendem Keimnachweis ist unbedingt frisch gelassener Urin auf dem schnellsten Wege ins bakteriologische Labor zu bringen.

Wird der Urin verschickt und ist er längere Zeit unterwegs, so kommt es zu starker Keimvermehrung, da der Urin ein gutes Kulturmedium darstellt.

■ Unkomplizierter unterer Harnwegsinfekt

Beim unkomplizierten HWI sind nur selten Komplikationen bzw. Folgeschäden zu beobachten. Der gesunde Mensch weist eine Reihe physiologischer Abwehrmechanismen im Harntrakt auf. Bei der Frau zählen hierzu das Aufrechterhalten eines niedrigen pH-Werts in der Vagina, der Urinfluss über Harnleiter und Harnröhre, die Produktion von Antikörpern und Proteinen (z. B. Tamm-Horsfall-Protein) und eine geregelte zelluläre Abwehr (z. B. gerichtete Leukozytenmigration).

Klinik. In der Mehrzahl der Fälle handelt es sich um eine Zystitis mit Urethritis. Eine alleinige Urethritis wird eher durch besondere Erreger wie Chlamydien verursacht. Die Patienten mit Zystitis klagen über Harndrang, Dysurie, Pollakisurie und Schmerzen über der Symphyse. Der Blasenbereich ist bei der bimanuellen Untersuchung druckempfindlich.

Beim Symptom Brennen beim Wasserlassen ohne Pollakisurie und ohne Harndrang liegt kein HWI vor. Ursache der Beschwerden kann eine Dermatitis sein, meist durch Hautbeschädigung infolge übertriebener Reinigungsmaßnahmen (Abb. 7.**209**). Selten kann auch eine hochgefährliche A-Streptokokken-Dermatitis/-Vulvitis vorliegen (Abb. 7.**210**) oder ein rezidivierender Herpes urethralis (Abb. 7.**211**).

7.6 Harnwegsinfekte (HWI)

Diagnostik.
- **chemische Tests** (Poly-Stix) des Urins bieten eine rasche und gute Orientierung darüber, ob ein pathologischer Urin vorliegt. Bei Escherichia coli, die man bei über 70 % aller Harnwegsinfekte findet, ist Nitrit meist positiv (Sensitivität 53 %). Bei erhöhten Leukozytenzahlen wird auch ein erhöhter Eiweißwert angezeigt. Neuere Streifen mit Leukozytenangaben zeigen auch erhöhte Leukozytenzahlen mit dem Leukozytenesterase-Test ganz gut an (Sensitivität 83 %). Auch ein positiver Blutnachweis außerhalb von Periode und Wochenbett weist auf eine Zystitis hin.
- **Nativmikroskopie** des frisch gelassenen Urins (kein Sediment!): Bakterien, Erythrozyten und vor allem > 3 Leukozyten pro Gesichtsfeld bei einer 400-fachen Vergrößerung zeigen eine Zystitis sicher an (Abb. 7.212).
- **bakteriologische Urinkultur** mittels Eintauchverfahren dient zu Keimzahlbestimmung, Isolierung und Antibiogramm. Ein bevorzugter Nachweis von schnell wachsenden Bakterien lässt eine gewisse Selektion nicht ausschließen. Der Nachweis von Hefen oder B-Streptokokken im Urin ist fast immer eine Kontamination aus dem Vulvovaginalbereich. Der Nachweis verschiedener Keime ist kontaminationsverdächtig.

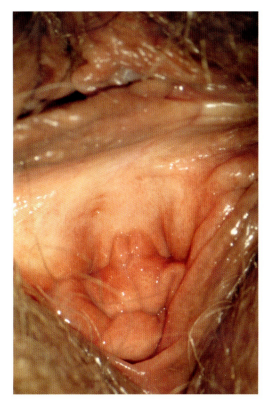

Abb. 7.**209** Dermatitis periurethral mit starkem Brennen infolge Hautbeschädigung durch sehr häufig wiederholte Reinigungsmaßnahmen (62-jährige Patientin).

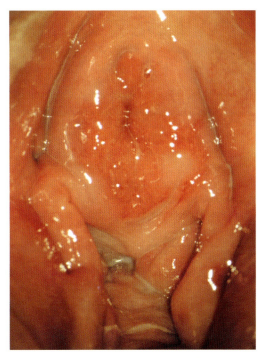

Abb. 7.**210** Dermatitis periurethral durch A-Streptokokken-Infektion (36-jährige Patientin).

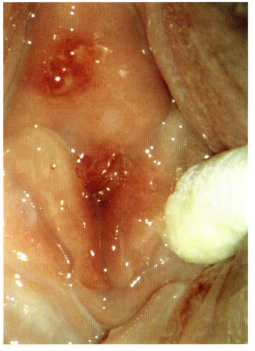

Abb. 7.**211** Rezidivierender Urethralherpes (46-jährige Patientin).

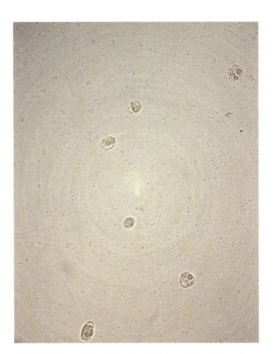

Abb. 7.**212** Nativmikroskopie Urin bei Zystitis mit 6 Granulozyten und einzelnen Bakterien (400-fache Vergrößerung).

▸ **molekularbiologische Tests** (z. B. 16S-rDNA [PCR], DHPLC analysis etc.) sind wissenschaftlichen Fragestellungen und besonderen Fällen vorbehalten.

Weitere Diagnostik ist nur bei chronischen Infektionen indiziert: Ultraschall, Zystoskopie und intravenöse Pyelografie. Laborwerte sind beim einfachen Harnwegsinfekt normal.

Erreger. Escherichia coli wird in über 70 % der Fälle einer akuten unkomplizierten Zystitis isoliert, Staphylococcus saprophyticus in zwischen 5 und 15 % der Fälle. In Einzelfällen (< 5 %) werden andere Enterobakterien wie Proteus mirabilis und Klebsiella spec. oder Enterokokken isoliert. Eine in etwa gleiche Verteilung ergibt sich auch bei der akuten unkomplizierten Pyelonephritis. Keimgemische werden meist als Kontamination gewertet. Mit neueren Techniken (PCR) werden auch vermehrt Anaerobier und Keime der Aminvaginose/BV nachgewiesen, aber auch Laktobazillen.

Therapie. Sie stellt normalerweise kein Problem dar, da es sich um eine oberflächliche Infektion handelt und da fast alle Antibiotika über die Niere ausgeschieden werden und daher in hoher Konzentration im Urin vorliegen:

▸ Amoxicillin 3 × 750 mg
▸ orale Cephalosporine, z. B. Cefixim
▸ Cotrimoxazol 2 × 1 g (nicht in der Schwangerschaft)
▸ Fosfomycin-Trometamol
▸ Fluorchinolone (Gyrasehemmer) bei Problemkeimen (nicht in der Schwangerschaft, nicht für Kinder).

Therapiedauer: 1 – 3 Tage.

Bei der unkomplizierten Zystitis ist die Einmaltherapie bei Gabe eines potenten Antibiotikums mit langer Halbwertszeit, z. B. ein modernes Fluorchinolon, völlig ausreichend (Heilungsrate > 90 %). Bei einem Antibiotikum mit kurzer Halbwertszeit (1 Stunde) liegt die Heilungsrate darunter, so dass man hier eher 3 Tage behandeln sollte.

Eine Kontrolle nach 8 Tagen ist ratsam. Ist die Zystitis nach der Kurzbehandlung bei sensiblen Erregern nicht ausgeheilt, so handelt es sich um einen komplizierten Harnwegsinfekt, der bei 5 – 10 % der Patientinnen vorliegt.

Prophylaxe. Bei der rezidivierenden Zystitis der reifen Frau sind nach Ausschluss von Stoffwechsel- und anderen Grundkrankheiten Östrogensubstitution, Fettpflege von Vulva, Urethralöffnung und vor allem des Anus vor dem Stuhlgang sowie krankengymnastische Übungen zusätzlich sinnvoll.

Die Senkung des Beckenbodens durch Geburt, Gewichtszunahme, Bindegewebsschwäche ist eine häufige Ursache der Belastungsinkontinenz. Hier ist ein Beckenbodentraining unerlässlich. Neue Dimensionen eröffnet hier das Trainingsgerät Galileo, eine bewegliche Plattform, das wie eine Wippe mit einer variablen Frequenz um eine sagittale Achse schwingt. Das Vibrationstraining steigert die Muskelleistung und die Durchblutung des Beckenbodens (Viereck, 2009). Nach 6 – 8 Wochen sind bis zu 80 % der Patienen geheilt.

Bei jungen Frauen ist vor allem auf die Normalisierung der Vaginalflora, auf Änderung der Sexualpraktiken und auf die richtige Pflege von Analbereich und Vulva, z. B. mit Deumavan, zu achten.

Bei einer rezidivierenden Zystitis nach Koitus, die gelegentlich bei verkürzter Vagina nach Hysterektomie auftreten kann, ist mit $^{1}/_{2}$ – 1 Tabl. Cotrimoxazol, Amoxicillin oder einem Chinolon, einmalig in den ersten Stunden nach dem Koitus genommen, das gefürchtete Rezidiv zu vermeiden. Aber auch hier ist das Keimangebot entscheidend, welches sich auch durch die Hautpflege in diesem Bereich beeinflussen lässt.

Für rezidivierende HWI sind auch Impfstoffe auf dem Markt. Dabei handelt es sich zum Einen um eine orale Vakzine (z. B. Urovaxom®; lysierte Fraktionen ausgewählter E-coli-Stämme), zum Anderen um einen parenteralen Impfstoff (z. B. Strovac; inaktivierte Keime wie E. coli, Morganelli morganii, Proteus mirabilis, Klebsiella pneumoniae, Enterokokken).

Als Hausmittel wird seit Jahrhunderten auch Cranberry-Saft erfolgreich eingesetzt. Die Wirkung beruht wohl in erster Linie auf einer Adhärenzhemmung uropathogener E. coli am Uroepithel (Lowe, 2001).

Differenzialdiagnosen.
- Chlamydienurethritis (erste 10 ml des Morgenurins zum Chlamydiennachweis mit PCR)
- Herpes genitalis im Urethralbereich (s. Abb. 7.**211**)
- Kolpitis
- Dermatitis/Vulvitis (s. Abb. 7.**209**, Abb. 7.**210**)
- Skenitis (Abb. 7.**213**)
- Urethralkarbunkel (Abb. 7.**214**)
- Malignom (Abb. 7.**215**)
- interstitielle Zystitis.

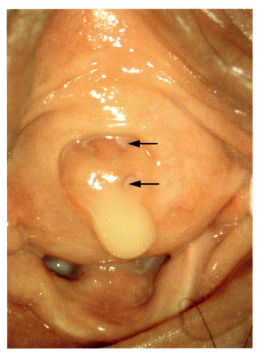

Abb. 7.**213** Skenitis mit Harndrang (41-jährige Patientin), (Pfeil Skenegangöffnung).

■ Unkomplizierter oberer Harnwegsinfekt (akute unkomplizierte Pyelonephritis)

Die akute Pyelonephritis tritt bei der Frau häufiger auf als beim Mann. Insbesondere in der Schwangerschaft und nach operativen Eingriffen kann es zur Keimaszension mit Beteiligung der Niere kommen.

Bei der akuten unkomplizierten Pyelonephritis klagt die Patientin über Fieber, Schüttelfrost, Flankenschmerz, Klopfschmerz und Krankheitsgefühl. Die Diagnose wird durch den Flankenschmerzen, Pyurie und Bakteriurie gesichert. In fast allen Fällen verläuft sie einseitig. Symptome einer unteren Harnwegsinfektion wie bei einer akuten Zystitis können durchaus gleichzeitig vorhanden sein, da die akute Pyelonephritis in der Regel eine aufsteigende Infektion ist. Die akute unkomplizierte Pyelonephritis tritt ebenfalls meistens bei Frauen auf, wobei Schwangere mit asymptomatischer Bakteriurie und Patientinnen mit vesikoureteralem Reflux besonders gefährdet sind.

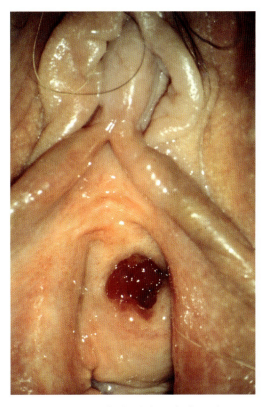

Abb. 7.**214** Urethralkarbunkel mit leichter Blutung (59-jährige Patientin).

Gynäkologische Infektionen

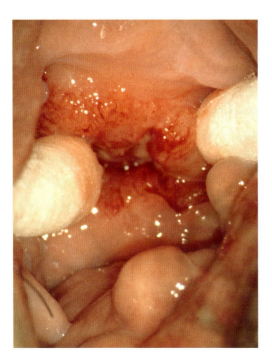

Abb. 7.**215** Ein in die Urethralöffnung eingewachsenes Harnblasenkarzinom (53-jährige Patientin).

Diagnose.
- **klinisches Bild mit** Fieber, Schüttelfrost, Flankenschmerz und Klopfschmerz
- Teststreifen
- Mikroskopie mit vielen Leukozyten und Zylindern im Urin (hier ist Sediment sinnvoll)
- Urinkultur
- Zystoskopie.

Erreger. Wie beim unkomplizierten unteren HWI.

Therapie. Bei der akuten unkomplizierten Pyelonephritis wird in schweren Fällen eine 14-tägige antibiotische Therapie nach Antibiogramm empfohlen. Bei mittelschweren und leichten Fällen ist eine 7-tägige Therapiedauer ausreichend. Leichte Fälle können ambulant und mit oralen Antibiotika behandelt werden. Bei mittelschwerer und schwerer Pyelonephritis mit schweren Allgemeinsymptomen wie Übelkeit und Erbrechen erfolgt die initiale Behandlung stationär und mit parenteralen Antibiotika, bis die Patienten afebril sind. Das Antibiotikum sollte anhand des Antibiogramms, der Kinetik und der Verträglichkeit ausgesucht werden. Nach Besserung der Symptome sollte die parenterale Therapie sobald wie möglich in eine orale Form umgewandelt werden. Hierbei können jederzeit auch nicht verwandte (andere) Antibiotika eingesetzt werden.

! Bei der chronischen Pyelonephritis ist die klinische Symptomatik oft nur gering.

Bei rezidivierenden Harnwegsinfekten mit resistenten Keimen ist immer auch an eine Nierenbeteiligung, d.h. an einen oberen HWI zu denken.

■ Komplizierte Harnwegsinfekte

Hier kann man zwischen unterem (Zystitis) und oberem (Pyelonephritis) Harnwegsinfekt (HWI) unterscheiden. Bei gezielter Befragung weist die Anamnese auf den Verdacht eines komplizierten HWI hin. Die klinischen Befunde beim komplizierten HWI können oft diskret sein. Auch sind die Erreger komplizierter HWI gelegentlich wenig virulent. Bei behinderten oder geriatrischen Patienten in Pflegeheimen können selbst bei schweren HWI typische Symptome fehlen. Begleiterscheinungen wie z.B. ein paralytischer Ileus oder respiratorische Insuffizienz können dann führend sein.

Von komplizierten Harnwegsinfektionen spricht man dann, wenn anatomische Veränderungen das Angehen und die Unterhaltung eines Harnwegsinfektes begünstigen. Dies können sein:
- Harninkontinenz
- Obstruktionen
- Urolithiasis
- Nieren- und Herzinsuffizienz
- Diabetes mellitus
- Schwangerschaft.

Durch die wiederholte Antibiotikatherapie bei rezidivierenden Harnwegsinfektionen kommt es zur Keimverschiebung und Selektion mit Besiedlung des Harntraktes mit Problemkeimen.

Diagnostik. Durch spezifische urologisch-diagnostische Verfahren sind die komplizierenden Faktoren im Bereich des Harntraktes nachzuweisen oder auszuschließen. Dazu ist neben der Urinanalyse auch eine Bakteriologie mit Resistenzbestimmung erforderlich.

In der Schwangerschaft werden Harnwegsinfekte der Mutter als Risiko angesehen, da sie mit Amnionitis, Präklampsie, maternaler Anämie und einer erhöhten Rate an Frühgeburten (< 37 Wochen Gestationsdauer) und Totgeburten vergesellschaftet sein können. Insgesamt wird das vom HWI ausgehende Risiko aber überschätzt, da es sich bei meisten Fällen nur um eine Bakteriurie handelt, wie wir heute wissen, sind es meist die erhöhten Darmkeimzahlen im äußeren Genitale und vor allem in der Vagina, welche die Ursache sowohl eines HWI als auch einer Frühgeburtlichkeit bzw. Amnionitis sind.

Nur etwa 7 % der Frauen mit einer Bakteriurie haben ante und post partum typische Symptome eines HWI.

Erreger. Das Erregerspektrum ist deutlich breiter. Neben Escherichia coli und anderen Enterobakterien (z. B. Proteus, Klebsiellen, Enterobacter, Citrobacter spec.) spielen Pseudomonaden, Enterokokken und koagulasenegative Staphylokokken eine Rolle.

Ein therapeutisches Problem bilden Erreger (z. B. Pseudomonas aeruginosa, Staphylokokken etc.), die im Zusammenhang mit Fremdmaterial (z. B. Dauerkatheter, Steine) einen Biofilm bilden können, der zu einer veränderten Stoffwechselsituation führt und der sie vor der körpereigenen Abwehr schützt.

Therapie. Eine Antibiotikatherapie ist nur dann kurativ, wenn die komplizierenden Faktoren wirksam mitbehandelt werden können. Bei schweren HWI muss initial eine möglichst wirksame empirische antibiotische Therapie erfolgen. Gleichzeitig muss die interdisziplinäre Diagnostik und Therapie der komplizierenden Faktoren angestrebt werden. Hierzu gehören die Wiederherstellung des Harnflusses bei Harntransportstörungen, eine möglichst komplette Sanierung von Biofilmflächen (z. B. Harnsteine, nekrotisches Gewebe, Katheter, Schienen) und die Therapie internistischer Begleiterkrankungen und Faktoren (z. B. Diabetes mellitus). Kann dies nicht erfolgen, so hat die Therapie meist nur einen vorübergehenden Erfolg und Rezidive sind wahrscheinlich.

Die Antibiotika-Therapie beim komplizierten Harnwegsinfekt sollte länger sein (ca. 10 – 14 Tage), da es sich um Infektionen handelt, die in tiefere Bereiche des Gewebes gehen. Keimisolierung und Resistenzbestimmung sind immer notwendig. In einigen Fällen wird man auch zu einer Dauerprophylaxe über Wochen und Monate mit niedrig dosierten Antibiotika (z. B. 250 mg Cotrimoxazol) raten.

Antibody-coated-Bakterien

Sie werden besonders bei renaler Bakteriurie gefunden und können daher zur Lokalisation der Infektion beitragen.

Es handelt sich um Bakterien, die von Antikörpern umgeben sind, was fluoreszenzserologisch nachweisbar ist und nur bei Infektionen im Gewebe (z. B. Niere, Prostata) erfolgt. In diesen Fällen muss eine intensivere Antibiotikatherapie durchgeführt werden.

■ Überaktive Blase

Als „überaktive Blase" wird ein Komplex von Beschwerden bezeichnet, die gemeinsam auftreten können, aber nicht müssen. Besonders typische Anzeichen für eine überaktive Blase sind z. B. ein plötzlich auftretender, zwingender Harndrang oder nächtliches Erwachen wegen Harndrang. Die Störung ist häufig und betrifft vor allem reifere Menschen.

Zur Behandlung werden neben Medikamente (Antimuskarinika) eingesetzt, die verhindern, dass sich der Blasenmuskel unwillkürlich zusammenzieht. Parallel dazu werden Beckenbodengymnastik und Toilettentraining empfohlen.

■ Chronische interstitielle Zystitis

Sie ist ein Schmerzsyndrom, das mit Pollakisurie und Harndrang einher geht und besonders Frauen betrifft. Im Urin lassen sich keine Bakterien nachweisen. Ob sich das mit den neuen Nachweistechniken (PCR) ändert, kann noch nicht beantwortet werden. Die Ursache ist unbekannt. Ätiologisch werden Infektionen, alteriertes Blasenepithel, exogene Noxen sowie neurologische, hormonelle, vaskuläre, allergische und autoimmune Störungen vermutet. Die Diagnose beruht auf dem Beschwerdebild und ist eine Ausschlussdiagnose. Zystoskopisch finden sich Schleimhautblutungen und histologisch eine Mastzellinfiltration.

Die Therapie ist vielseitig und symptomabhängig und muss individuell vorgenommen werden. Folgende Optionen gibt es: orale Arzneimittel, Blaseninstillation, gegebenenfalls mit elektromotiver Medikamenten-Applikation, Psychotherapie, Homöopathie, Stressabbau, Diät und vieles mehr.

7.7 Weitere seltenere Infektionen und Erkrankungen

■ Tuberkulose

Noch im 19. Jahrhundert war die Tuberkulose in Europa sehr verbreitet und raffte bis zu 30 % der Bevölkerung dahin. Dank verbesserter Lebensbedingungen, wirksamer Chemotherapeutika und Impfungen war die Tuberkulose bei uns fast verschwunden. Mit dem Auftauchen der Immunschwäche AIDS und der höheren Mobilität der Menschen kommt nicht nur die Tuberkulose wieder verstärkt zurück, sondern auch das Erreger-

Tabelle 7.**10** Mykobakterien und von ihnen hervorgerufene Erkrankungen

Erreger	Erkrankung
obligat pathogene, „typische" Mykobakterien	
M. tuberculosis	Tuberkulose
M. bovis	Tuberkulose
fakultativ pathogene, „atypische" Mykobakterien (> 20 Arten)	
M. kansasii	vorwiegend Lungeninfektionen
M. avium-Komplex	Lungeninfektionen, Lymphadenitis, Sepsis (bei AIDS)
M. intracellulare	AIDS-Patienten
M. marinum	Hautinfektionen u. a.
M. simiae	Lungeninfektionen
M. szulgai	Lungeninfektionen
M. xenopi	Lungeninfektionen
M. scrofulaceum	Lymphadenitis bei Kindern, selten Lungeninfektionen
M. fortuitum	Abszesse, Osteomyelitis u. a.
M. ulcerans	Hautinfektionen
M. leprae	Lepra

spektrum wandelt sich. Neben den bisher vorherrschenden typischen Mykobakterien (Mycobacterium tuberculosis und das inzwischen seltene Mycobacterium bovis) werden bei AIDS-Patienten zunehmend atypische Mykobakterien (Mycobacterium-avium-Komplex, Mycobacterium intracellulare) isoliert, die im Gegensatz zu den typischen Erregern nur fakultativ pathogen sind (Tab. 7.**10**).

Tuberkulose ist heute eine Erkrankung der Armen und der Immungeschwächten und kommt vermehrt aus Entwicklungsländern wieder zu uns. Dort spielt die Genitaltuberkulose immer noch eine große Rolle als Sterilitätsursache. Ansonsten wird sie gelegentlich bei operativen Eingriffen als Zufallsbefund entdeckt oder vom Histologen als Verdachtsdiagnose gestellt.

Genitaltuberkulose

Erreger. Mycobacterium tuberculosis (> 90 %) und bovis (fakultativ intrazelluläre Bakterien).

Häufigkeit. Selten. Deutschland zählt zu den Niedriginzidenzländern mit nur noch 5020 Tuberkulose-Fälle im Jahr 2007. Darin enthalten sind viele Einschleppungen aus Ländern mit höherer Inzidenz. Zahlen über die Häufigkeit einer Genitaltuberkulose liegen nicht vor. Die wenigen Fälle sind meist ein Zufallsbefund bei Laparoskopie oder Laparotomie.

Übertragung und Pathogenese. Hämatogene Aussaat der Erreger aus Lungentuberkulose, die zu über 95 % die primäre Eintrittspforte in Deutschland darstellt, in die Tuben. Von dort breitet sich der Keim in die benachbarten Organe wie Ovar (33 %) und Uterus (80 %) bis zur Zervix (10 %) aus. Der anfängliche Herd in der Tube wächst nur sehr langsam, so dass trotz erheblicher Destruktion des Gewebes keine Beschwerden bestehen. Tubare Sterilität ist die Folge.

Klinik. Wenn überhaupt Symptome auftreten, sind sie uncharakteristisch. Es kann zu Schmerzen oder Blutungsstörungen kommen. Eher selten ist das Bild einer akuten Salpingitis. Knoten oder Konglomerattumoren sind typisch, werden aber eher als Zufallsbefund entdeckt (Abb. 7.**216**).

Diagnostik.
- **Erregernachweis:** Mikroskopie nach Ziel-Neelsen oder Auramin-Färbung (geringe Sensitivität). Der Direktnachweis im Gewebe ist wegen der geringen Zahl und der schwierigen Materialgewinnung selten positiv. Auch ist eine Typisierung nicht möglich.
- **Kultur und PCR (Goldstandard):** Wegen der sehr langsamen Vermehrung des Erregers – Verdopplungszeit 24 Stunden (normale Bakterien 20 – 30 min) – wachsen Mykobakterien auch in der Kultur nur sehr langsam, so dass diese erst nach Wochen zu Ergebnissen führt. Durch PCR lässt sich das Kulturverfahren abkürzen, da hierzu schon sehr wenige angezüchtete Mykobakterien genügen.
- **Immunologische Nachweise:** Sie werden vor allem zum Screening eingesetzt. Da nur eine zelluläre Immunantwort aufgebaut wird, sind bei der Tuberkulose zelluläre Tests notwendig. Der weltweit am meisten eingesetzte Test ist der intrakutane Tuberkulintest.
    - Tuberkulintest (z. B. Tine-Test): positiv, wenn nach 24 – 48 Stunden Induration und Rötung der Haut auftreten. Kann falsch negativ (im Alter oder unter Immunsuppression) oder auch schwierig abzulesen sein.
- **In-vitro-Testverfahren (IGRA):** neuer In-vitro-Bestätigungtest an Lymphozyten des Patienten nach dem Prinzip eines ELISA. Bei positiver Immunreaktion folgt die Suche nach dem Ort der Infektion und der Erregernachweis, der für die Therapieentscheidung notwendig ist.
- **Röntgen-Thorax**
- **Erregernachweis:** in Auswurf und Sputum; bei Verdacht auf Genitaltuberkulose in Endometriumbiopsien, Abrasio-Material und Menstruationsblut. Wegen der geringen Erregerdichte sollten mehrere Proben untersucht werden:

7.7 Weitere seltenere Infektionen und Erkrankungen

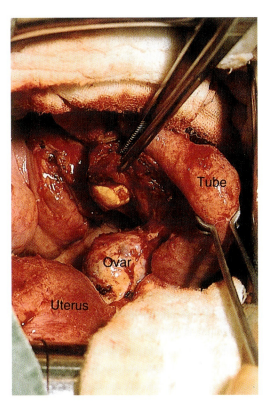

Abb. 7.**216** Genitaltuberkulose mit körnigem, gelbem Material in den aufgetriebenen Tuben bei 29-jähriger Patientin mit primärer Sterilität.

– Fluoreszenztest (Auswurf, Sputum)
– Ziehl-Neelsen-Präparat (Auswurf, Sputum)
– PCR
– Kultur auf Spezialnährböden (positiv frühestens nach 2–3 Wochen, negativ erst nach 6–8 Wochen zu entscheiden)
– Typisierung und Antibiogramm für weitere 6 Wochen
– (Tierversuch)

▶ **Histologie:** Nicht selten wird die Verdachtsdiagnose vom Histologen wegen des Vorkommens von Langerhans-Riesenzellen etc. gestellt.

Therapie. Zur Verhinderung von Resistenzentwicklungen werden Kombinationstherapien eingesetzt. Die derzeit empfohlene Standardtherapie bei nicht resistenten Tuberkulosen setzt sich aus der initialen zweimonatigen Gabe von 4 Erstrang-Medikamenten (Isoniazid, Rifampicin, Pyrazinamid und Ethmabutol oder Streptomycin), gefolgt von einer viermonatigen Stabilisierungsphase mit Isoniazid und Rifampicin zusammen. Bei Verdacht auf eine Resistenz ist eine rasche Sensibilisierungstestung anzustreben.

Prophylaxe. BCG-Impfung mit abgeschwächten, vermehrungsfähigen Tuberkelbakterien zur Meningitis- und Miliartuberkuloseprophylaxe, aber nur für Tuberkulinnegative, z. B. Neugeborene (nur für Risikofälle) oder nach Testung. Impfschutz ca. 80% (s. auch S. 338).

Meldepflicht. Erkrankung und Tod.

Tuberkulose und Schwangerschaft

Die Tuberkulose (i. d. R. Lungentuberkulose) hat kaum einen Einfluss auf den Schwangerschaftsverlauf. Bei rechtzeitiger Therapie ist die Prognose für Mutter und Kind gut. Eine konnatale Tuberkulose ist heute äußerst selten. Zur Infektion des Kindes in utero kommt es am ehesten, wenn die Schwangere an einer Primärtuberkulose erkrankt oder im schlimmsten Fall bei einer Miliartuberkulose. Eine diaplazentare Übertragung ist möglich, aber selten. Kinder können auch durch Fruchtwasseraspiration während der Geburt oder später zu Hause infiziert werden. Die Symptome der konnatalen Tuberkulose sind uncharakteristisch, z. B. Abdominalsymptome, Anämie, Lethargie etc. Der Direktnachweis beim Neugeborenen ist eher positiv als der Hauttest, der frühestens nach 6 Wochen positiv wird.

Konzeption unter Tuberkulostatika ist weder ein Grund zum vorzeitigen Beenden der Therapie noch zur Abruptio. Auch eine notwendige Therapie ist kein Grund für Besorgnis oder gar Abbruch der Schwangerschaft.

Therapie in der Schwangerschaft. Floride Infektionen müssen und können ohne besonderes Risiko während der ganzen Schwangerschaft mit Isoniazid (INH), Rifamicin (RMP) und Ethambutal (EMB) behandelt werden. Bei fraglich aktiver Infektion (nur Konversion des Tuberkulintests) wird man etwas zurückhaltender sein und sich auf eine Monotherapie mit INH beschränken. INH kann allerdings in der Schwangerschaft zur Leberschädigung führen, weshalb Laborkontrollen und eine engmaschige Überwachung ratsam sind.

Haushaltsmitglieder müssen untersucht und gegebenenfalls auch behandelt werden. Bei Risiko sollte das Neugeborene vor der Entlassung nach Hause mit BCG geimpft werden.

Morbus Crohn und Colitis ulcerosa

Differenzialdiagnostisch wird auch der Gynäkologe bei unklaren Bauchschmerzen oder Vulvaerkrankungen mit diesen beiden Krankheitsbildern konfrontiert, weshalb auf sie kurz eingegangen wird. Beides sind chronische entzündliche Erkrankungen, die bei genetischer Disposition Folge einer inadäquaten Immunantwort auf Mikroroganismen der Körperflora sind.

Betroffen ist der Darm. Während sich die in Schüben verlaufende Entzündung der Darmwand bei der Colitis ulcerosa auf das Kolon beschränkt, ist beim Morbus Crohn der gesamte Gastrointestinaltrakt betroffen. Es kommt zu Strikturen, Abszessen und Fisteln.

Klinisches Bild. Es ist am Anfang uncharakteristisch mit Müdigkeit, Unterbauchschmerzen, Durchfällen, unklarem Fieber, Gewichtsverlust. Später kann es zu einem Subileus oder Ileus und Abgang von Blut und Schleim (eher bei Colitis ulcerosa) kommen. Extraintestinale Manifestationen an der Haut und den Gelenken (Arthritis) sind möglich. Die chronisch entzündlichen Darmerkrankungen können mit einer Chlamydieninfektion verwechselt werden.

Diagnose. Die Frühdiagnose ist schwierig und wird deshalb oft nicht gestellt. Selbst bei den leicht erkennbaren Fisteln im Perineum wird der Morbus Crohn meist erst spät diagnostiziert (Abb. 7.**217**).

Die Entzündungsparameter (CRP und BSG) sind erhöht. Entscheidend ist das klinische Bild mit der Darmwandentzündung, das durch Sonografie, radiologische und endoskopische Untersuchungen gestützt und durch die Histologie gesichert wird.

Therapie. Sie hängt vor der Schwere der Erkrankung ab. Es gilt, die Immunreaktion zu bremsen, wobei Glukokortikoide am wirksamsten sind. Weitere Möglichkeiten sind Azathioprin, Methotrexat, Metronidazol, TNF-α-Blocker, Psychotherapie und Ernährungsumstellung etc. Ganz wichtig ist der zusätzliche konsequente Hautschutz im Perianalbereich mit Fett, z. B. Deumavan.

7.8 Infektionen bei immunsupprimierten und neutropenen Patienten

Neue Infektionen wie AIDS (HIV), zunehmende und radikalere Chemotherapie bei onkologischen Patienten mit z. T. extremer Leukopenie, aber auch andere medizinische Entwicklungen wie radikalere Operationen und Organtransplantationen mit iatrogener Immunsuppression bringen vermehrt infektiologische Probleme. Harmlose Mikroorganismen werden durch die Ausschaltung bzw. Suppression des Immunsystems plötzlich zu gefährlichen Erregern.

Das trifft sowohl auf Pilze zu, angefangen bei Candida albicans über Candida glabrata bis hin zu Aspergillus niger, als auch auf Bakterien und Protozoen.

2 Aspekte sind hierbei problematisch:
▶ Diese Mikroorganismen sind weit verbreitet und lassen sich somit häufig nachweisen.
▶ Viele dieser Mikroorganismen sind gegen die üblichen Antiinfektiva resistenter als die üblichen pathogenen Keime.

■ Aspergillose

Die Aspergillose tritt bei immunsupprimierten Tumorpatienten nach Chemotherapie und Leukopenie mit Fieber auf.

Erregervorkommen. Ubiquitär in der Luft, z. B. verschimmeltes Brot.

Invasive Aspergillose

Multiple Rundherde in der Lunge (Abb. 7.**218**).

Klinik. Fieber, CRP-Anstieg, eingeschränkte Lungenfunktion.

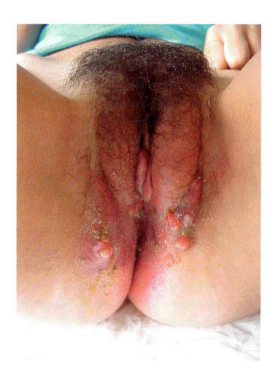

Abb. 7.**217** Morbus Crohn mit ausgeprägten Perianalfisteln (18-jährige Patientin). (Aufnahme Frau Dr. Navratil, Zürich.)

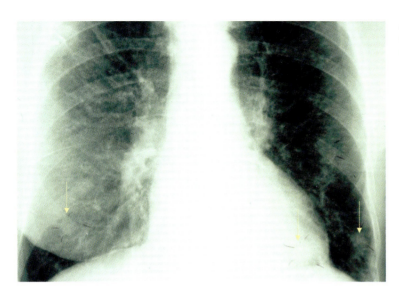

Abb. 7.**218** Aspergillose-Rundherde in der Lunge bei Patientin mit fortgeschrittenem Ovarialkarzinom und Fieber.

Diagnostik.
▶ Röntgen-Thorax
▶ Bronchiallavage für Kultur.

Therapie. Itraconazol (Sempera/Siros 2 × 200 mg/Tag für 3 Wochen, Amphotericin B oder neue Substanzen wie Voriconazol oder Posaconazol.

Aspergillom

Abgekapselter Tumor in der Lunge.

Diagnostik. Röntgen-Thorax, CT. Kultur ist ohne Wert.

Therapie. Chirurgische Entfernung. Da keine Streuung erfolgt, sind Antimykotika wirkungslos.

8 Infektionen in der Schwangerschaft

8.1 Allgemeine Einführung

Infektionen während der Schwangerschaft sind besonders gefürchtet. Viele gehören inzwischen zu den vermeidbaren bzw. therapierbaren Risiken – aber nur dann, wenn sie auch erkannt werden. Denn die meisten der in der Schwangerschaft gefürchteten Infektionen werden von der Mutter kaum oder gar nicht bemerkt, während sie für das Kind ein Risiko bedeuten. Es gibt nur ganz wenige Erreger, welche die Mutter gefährden; doch viele bedrohen das Kind. Dabei reichen die potenziellen Schäden von der leichten Infektion über geringe und schwere Fehlbildungen, zerebrale Retardierung, chronische Infektionen bis hin zur Totgeburt oder späterem Exitus letalis.

Eine weitere Besonderheit in der Schwangerschaft ist die **Reaktivierung persistierender Erreger** als Folge des anfangs gebremsten Immunsystems. Dass sich der Erreger wieder vermehrt, ist erkennbar an erneut nachweisbaren IgM-Antikörpern. Dies kann bei der Einschätzung des Risikos für das Kind Probleme bereiten. Eine Infektion des Kindes ist in diesen Fällen nur noch auf direktem Weg möglich.

Insgesamt sind die Risiken heute aber doch sehr viel geringer, da viele der sogenannten Kinderkrankheiten durch konsequentes Impfen immer seltener werden. Auch die ärztliche Gesundheitsbetreuung und Überwachung während der Schwangerschaft trägt viel dazu bei.

> **Infektionsgefahr und Mutterschutzgesetz**
> Wie hoch die Furcht vor Infektionen und die Erwartungen an die Medizin und die Gesellschaft in dieser sensiblen Phase sind, zeigt das „Mumps-Urteil", das im April 2005 vom Bundesverwaltungsgericht Leipzig bestätigt wurde (BVerw. 5C 11.04 OVG 12 A 10 856/03). Die Gerichte bestätigten das Beschäftigungsverbot für eine schwangere Kindergärtnerin ohne Mumpsimmunität. Grundlage ist § 4 des „Gesetzes zum Schutze der erwerbstätigen Mutter" (MuSchG; Übersicht 1). Dieser Prozess führte zum Umdenken im Mutterschutz: Infektionskrankheiten werden nun auch außerhalb der klassischen Labor- und Krankenhausbereiche als Bedrohung für Schwangere wahrgenommen (Gärtner 2007). Ein belegter Schadensfall durch das Mumpsvirus ist bis heute nicht bekannt.
>
> Das Mutterschutzgesetz schreibt ein Beschäftigungsverbot vor, wenn Gefahren für das Leben der Schwangeren oder des Feten durch eine berufliche Tätigkeit drohen. Hier stellt sich jedoch die Frage, welches Risiko tragbar und bezahlbar ist. Reicht schon ein theoretisches Risiko? Wie sind die Übertragungswege und welchen Nutzen bringt ein Beschäftigungsverbot, wenn die Schwangere sich ansonsten unter Menschen frei bewegen darf?
>
> Umso wichtiger ist es für den Arzt, die tatsächlichen Infektionsrisiken und Erregerwege in der Schwangerschaft zu kennen, denn nur so kann er richtig beraten und Schaden mit einem vertretbaren Aufwand von Mutter und Kind fernhalten. Zu seinem eigenen Schutz darf neben der Beratung auch eine gute Dokumentation nicht fehlen.

Infektionswege

Das Spektrum der potenziellen Erreger ist breit und die Infektionswege sind unterschiedlich (Abb. 8.1, Tab. 8.1): über das Blut (hämatogene Infektion, nur bei Primärinfektion), dabei geht der Erreger mit Ausnahme des Rötelnvirus zu Beginn der Schwangerschaft nur in ca. 20%, gegen Ende in bis zu 80% auf das Kind über (Abb. 8.2)
- aufsteigend aus der Vagina durch die Eihäute (eher Bakterien)
- diaplazentar gegen Ende der Schwangerschaft (besonders bei Wehen)
- beim Durchtritt durch den Geburtskanal.

Komplikationen einer Infektion

Während der Schwangerschaft besteht auch bei der Mutter eine erhöhte Anfälligkeit für Infektionen (Malaria, Sepsis, Katheterinfektion, HWI) und andere Erkrankungen.

Im Einzelnen können folgende **Infektionskomplikationen** und -folgen auftreten:
- direkte Schädigung des Kindes durch eine Infektion in utero (Embryopathie, Fetopathie, Infans mortuus)

Abb. 8.1 Schematische Darstellung der häufigsten hämatogenen und aszendierenden Infektionen während der Schwangerschaft und bei Geburt.

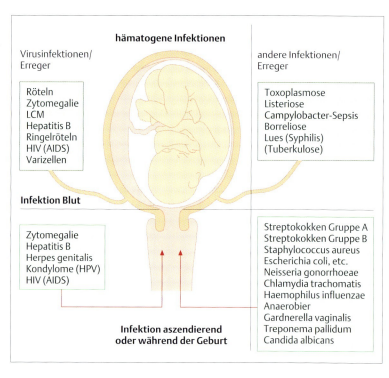

Tabelle 8.1 Erregerübertragung auf das Kind

Infektionsweg	Erreger	Bemerkung
hämatogen	▶ Viren: Rötelnvirus, Parvovirus B19 (Ringelröteln), VZV, CMV, HIV ▶ Bakterien: Listerien, Treponemen ▶ Protozoen: Toxoplasma gondii	nur bei Primärinfektion der Mutter in der Schwangerschaft
diaplazentar/transchorional	▶ Viren: HIV, Hepatitis B ▶ Bakterien: E. coli, B-Streptokokken	bei chronischen Infektionen gegen Ende der Schwangerschaft potenzielle Ursache für Frühgeburt
Direktkontakt während der Geburt		
▶ Zervix	▶ Viren: Hepatitis B, HIV, HSV, CMV ▶ Bakterien: Chlamydien, Gonokokken	
▶ Vagina, Vulva	▶ Viren: HPV, HSV, CMV (Urin) ▶ Vaginalflora: Candida albicans, Darmbakterien, Staph. aureus (Konjunktivitis)	

CMV: Zytomegalievirus; HIV: humanes Immundefizienzvirus; HPV: humanes Papillomvirus; HSV: Herpes-simplex-Virus; VZV: Varizella-Zoster-Virus

- indirekte Schädigung des Kindes durch Frühgeburt
- Infektion des Kindes bei Geburt
- Exazerbation einer Infektion bei der Mutter
- Reaktivierung von latenten Infektionen bei der Mutter
- aszendierende Infektionen bei der Mutter (Endometritis, Sepsis)
- Tod des Kindes
- Tod der Mutter.

Virusinfektionen bedeuten in der Schwangerschaft, insbesondere im ersten Trimenon bzw. bis zur 20. SSW, die größere **Gefahr für das**

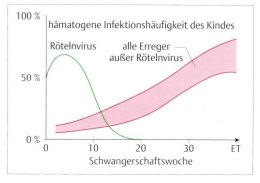

Abb. 8.2 Hämatogene Übertragungshäufigkeit von Erregern im Verlaufe der Schwangerschaft.

Kind, da hier mit den größten Schäden zu rechnen ist. Während der Geburt sind besonders die bakteriellen Infektionen bedrohlich, aber auch einige Virusinfektionen wie Varizellen, Zytomegalie, Hepatitis B, Herpes simplex und HIV.

Viren schädigen normalerweise durch Zerstörung derjenigen Zellen, in denen sie sich vermehrt haben. Deshalb sind sie in der Embryonalphase besonders gefürchtet, da irreparable Embryopathien auftreten können. Von den bekannten Virusinfektionen ist es vornehmlich das Rötelnvirus, welches im ersten Trimenon in einem hohen Prozentsatz Schäden verursacht. Bei den anderen Virusinfektionen (VZV, CMV, Parvovirus B19) sind die größten Schäden bei Infektionen der Mutter bis zur 20. SSW zu erwarten.

Bakterielle Infektionen führen meist erst in der Fetalperiode zu einer Gefährdung des Kindes durch Auslösung stärkerer Entzündungsreaktionen.

Therapiemöglichkeiten

Ziel der Betreuung einer Schwangeren ist es, sie und ihr Kind vor den Schäden einer Infektion zu bewahren. Dies erreicht man aber nur dann, wenn die Infektion erkannt wird und entsprechende Therapeutika zur Verfügung stehen. Das trifft nicht für alle Infektionen zu. So gibt es eine Anzahl von Infektionen, die asymptomatisch verlaufen können, und es gibt Erreger (Viren), gegen die wir keine wirksamen Substanzen besitzen.

Ein anderes Problem der Schwangerschaft ist die **Reaktivierung** latenter Infektionen, welches ganz besonders für Herpesviren (HSV, CMV, EBV, VZV) und Papillomviren gilt. Hier besteht keine Gefahr einer hämatogenen Infektion, da der Erreger durch die Antikörper im Blut inaktiviert wird. Infektionen sind nur möglich durch direkten Kontakt mit den im Geburtskanal ausgeschiedenen Erregern oder durch Aszension aus der Zervix.

Die Unterscheidung zwischen Primärinfektion und Reaktivierung bereitet gelegentlich einige Probleme, denn die serologische Diagnostik kann sich nur selten auf einen signifikanten Titeranstieg (> 2 Titerstufen) bei Erstinfektionen stützen, sondern erfolgt häufig nur über den IgM-Antikörper-Nachweis. Problematisch ist dies bei chronisch-persistierenden Infektionen wie Toxoplasmose, Zytomegalie und anderen Herpesvirusinfektionen, denn hier können über Jahre hinweg IgM-Antikörper gebildet werden.

Über die Bestimmung der Festigkeit einer Antigen-Antikörper-Bindung (Avidität) kann der Infektionsbeginn näher eingegrenzt werden. Außerdem wird im Western Blot die Zahl der sichtbaren Banden umso höher, je länger eine Infektion andauert, weil mit der Zeit gegen immer mehr Strukturen des Erregers Antikörper gebildet werden.

8.2 Virusinfektionen

■ Allgemeines

Formen, Häufigkeit und Risiko für das Kind. Virusinfektionen sind häufig, auch in der Schwangerschaft. Wenngleich alle Virusinfektionen theoretisch ein Risiko darstellen, führen doch nur wenige Erreger zu einem Risiko für das Kind, welches die 1%-Schwelle überschreitet.

Eine Übersicht über die verschiedenen Virusinfektionen in der Schwangerschaft, ihre Häufigkeit, die Schädigungsrate und den Zeitpunkt des höchsten Risikos versucht Abb. 8.3 darzustellen. Zum Teil müssen Schätzwerte eingesetzt werden, da es keine zuverlässigen Daten gibt.

Wegen der begrenzten therapeutischen Möglichkeiten bei Virusinfektionen gibt es bis heute nur folgende **Konsequenzen:**

- Abbruch der Schwangerschaft (Abruptio): Dies sollte nur bei deutlich erhöhtem Schädigungsrisiko des Kindes mit Indikation und auf Wunsch der Eltern erfolgen. Bei Gefährdung der Mutter ist ein Abbruch jederzeit möglich.
- Prophylaktische Gabe von Immunglobulinen i.v. für die Mutter, um zu vermeiden, dass das Virus hämatogen streut. Diese Maßnahme ist nur bei frühzeitiger Gabe des Immunglobulins (1–4 Tage nach Erstkontakt mit dem Virus) sinnvoll und wird praktisch nur noch nach Varizellenkontakt bei fehlender Immunität bis zur 20. SSW vorgenommen.
- Therapeutische Gabe von Immunglobulinen (i.v. Schwangere), die den Feten über die Mutter erreichen oder direkt in die Nabelschnur zur Unterstützung der fetalen Abwehr (CMV).
- Verabreichung von Virustatika. Dies ist bei HIV-Infektion der Mutter heute Standard. Auch bei Herpesrisiko wird heute zunehmend die Gabe von Aciclovir empfohlen.
- Häufig ist der serologische Ausschluss bestimmter Infektionen, die mit einem erhöhten Risiko behaftet sind, bereits beruhigend.
- Aufklärung der Patientin über das tatsächliche, meist geringe Risiko der ablaufenden Virusinfektion.

■ Röteln

Die Rötelnvirusinfektion ist die gefürchtetste Komplikation in der Frühschwangerschaft, da dieses Virus wie kein anderes in einem hohen

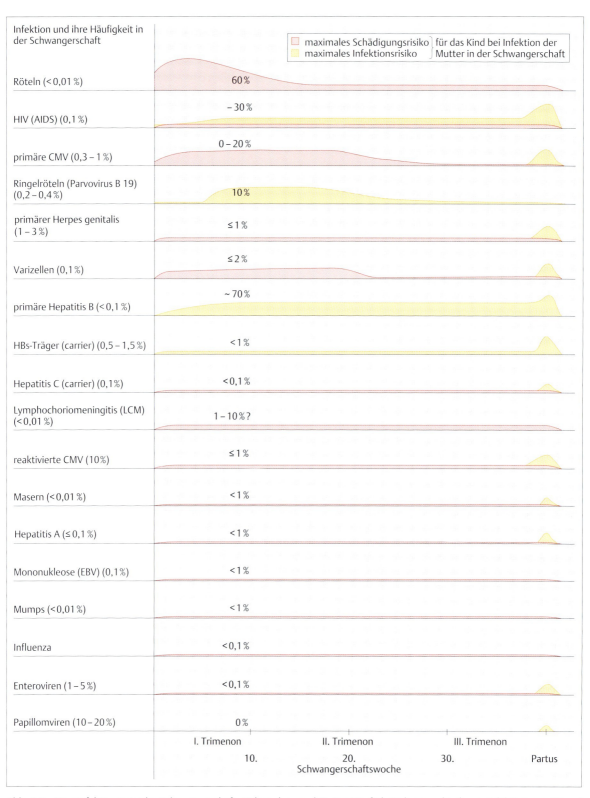

Abb. 8.3 Virusinfektionen in der Schwangerschaft. Neben der geschätzten Häufigkeit der verschiedenen Infektionen während der Schwangerschaft wurde das Schädigungs- und Infektionsrisiko für das Kind durch eine Infektion während der Schwangerschaft dargestellt. Obwohl Infektionshäufigkeit und Schädigungshäufigkeit nicht immer zu trennen sind, wurde durch farbliche Gestaltung versucht, das unterschiedliche Risiko der einzelnen Infektionen im zeitlichen Verlauf der Schwangerschaft darzustellen.

Tabelle 8.2 Röteln – ein historischer Rückblick

Jahr	Geschichtlich Wichtiges
1941	Norman Gregg, ein australischer Augenarzt, entdeckt die Linsentrübung nach Rötelnepidemie
	Gregg beschreibt die Trias: Linsentrübung, Hörschaden, Herzfehler
1962	Isolierung des Rötelnvirus
1964	Rötelnepidemie in den USA mit: 250 000 betroffenen Schwangerschaften 13 410 Fällen von Fruchttod oder Tod des Neugeborenen 20 000 geschädigten Kindern
1966	Entwicklung eines Rötelnimpfstoffs
1975	Impfung auf breiter Ebene

Prozentsatz zu einer irreversiblen Schädigung des Kindes führt. Durch die Impfung und konsequente Immunüberwachung der Schwangeren werden heute so gut wie keine Röteln-Embryopathien mehr in Deutschland gesehen. Trotzdem ist das Wissen hierüber sehr wichtig.

Historisches dazu zeigt Tab. 8.2.

Erreger. Das Rötelnvirus gehört zur Gruppe der Togaviren, von denen nur ein Serotyp bekannt ist. Die Nukleinsäure ist einzelsträngige RNA; das Virus hat eine empfindliche Hülle, welche Hämagglutinin besitzt. Geringe Stabilität außerhalb der Zelle, es erzeugt in der Zellkultur bei der Vermehrung keinen eindeutigen zytopathischen Effekt.

Häufigkeit. Rötelnerkrankungen sind durch die Impfung selten geworden. Weit über 90% der Erwachsenen besitzen Antikörper gegen das Rötelnvirus. In den letzten Jahren werden in Deutschland immer seltener Rötelnembryopathien gemeldet (zwischen 0 und 3 pro Jahr).

Übertragung. Tröpfcheninfektion, in der Gravidität bei Virämie transplazentar.

Inkubationszeit. 2(–3) Wochen.

Klinik. Milde Kinderkrankheit, 50% der Infektionen verlaufen inapparent, d. h. ohne Exanthem, allenfalls mit leichten respiratorischen Symptomen.

Typische Symptome: Exanthem (flüchtig, kleinfleckig), Lymphknotenschwellung hinter den Ohren und am Hals, Arthralgien (häufiger bei Erwachsenen; Abb. 8.4).

Risiken für das Kind. Die Rötelninfektion in den ersten Wochen einer Schwangerschaft führt in einem hohen Prozentsatz zu Embryopathien. Betroffen sind je nach Zeitpunkt der Infektion die Augen (Katarakt), das Herz (Missbildungen), das Innenohr (Schwerhörigkeit) und möglicherweise das ZNS mit mentaler Retardierung, die jedoch oft erst später zu erkennen ist (Abb. 8.5).

Bei sicherem Nachweis einer Rötelninfektion des Kindes in den ersten 14 Wochen (der heute durch die Pränataldiagnostik mit PCR möglich ist) wird heute allgemein eine Abruptio durchgeführt, da das Schädigungsrisiko sehr hoch ist.

Diagnostik (Tab. 8.3). Serologie:
▶ Hämagglutinationshemmungstest (HAH-Test.): Dies ist der Standardtest, mit ihm wird die Dauerimmunität bestimmt. Zum Nachweis

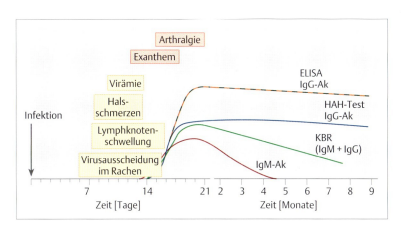

Abb. 8.4 Rötelninfektion. Darstellung der Infektiosität (Virusausscheidung im Rachen für Kontaktpersonen, Virämie für die Schwangerschaft), verschiedener klinischer Symptome und des zeitlichen Verlaufs der verschiedenen Antikörperklassen mit ihrer methodischen Nachweisbarkeit (Labortests).

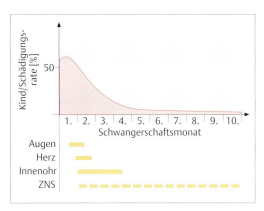

Abb. 8.5 Rötelninfektion in der Schwangerschaft. Schädigungshöhe und Art der Schädigung im Verlauf der Schwangerschaft.

einer frischen Infektion sind 2 Blutproben erforderlich, die erste so früh wie möglich und die zweite 8–10 Tage nach Auftreten des Exanthems. Beweisend für eine frische Rötelninfektion ist das erstmalige Auftreten von Antikörpern in der 2. Blutprobe oder ein mindestens 4-facher Titeranstieg zwischen der 1. und der 2. Blutprobe.

- ELISA: hohe Titer, eher für IgM-Antikörpernachweis geeignet (kann falsch positiv sein).
- Hämolyse-in-Gel-Test: Dieser Test wird als Bestätigungstest durchgeführt, wenn der Titer im HAH-Test 1 : < 32 ist, da der HAH-Test im unteren Bereich nicht ganz zuverlässig ist.
- Komplementbindungsreaktion (KBR): Sie spielt nur eine Rolle bei der Diagnostik der frischen Rötelninfektion. Hohe Titer (1 : > 80) sind verdächtig, aber nicht beweisend.
- Röteln-IgM-Antikörpernachweis (z. B. mit anti-μ-spezifischen monoklonalen Antikörpern): Dieser Test ist immer dann notwendig, wenn die Serologie erst nach dem Exanthem abgenommen wurde und der Antikörpertiter bereits hoch ist. In diesem Fall kann nur noch der Nachweis von spezifischen IgM-Antikörpern beweisen, dass dieses Exanthem durch eine Rötelninfektion verursacht wurde.

! Beim IgM-Antikörpernachweis sind falsch positive Ergebnisse nicht selten. Deshalb grundsätzlich Bestätigungsteste durchführen und erst Rücksprache mit dem Labor nehmen (!), ehe mit der Patientin über ein mögliches Röteln-Risiko gesprochen wird.

Erregernachweis: PCR (insbesondere aus Fruchtwasser) zum Virusnachweis bzw. -ausschluss.

Diagnostik einer kongenitalen Rötelninfektion:
- Röteln-Antikörper-Titerpersistenz, nach 6–8 Wochen kein Titerabfall (Abb. 8.6)
- Röteln-IgM-Antikörper-Nachweis im Nabelschnurblut oder später
- Rötelnvirusnachweis aus Rachenabstrich. Das Rötelnvirus kann über viele Monate, z. T. 1–2 Jahre, ausgeschieden werden.

Prophylaxe vor einer Schwangerschaft. Immunstatusbestimmung (Rötelntiter) mittels HAH-Test (> 90 % der Frauen im gebärfähigen Alter haben

Tabelle 8.3 Probleme der Röteln-Diagnostik in der Schwangerschaft

Diagnostik/Probleme	Befund/Vorgehen
Ak-Titer vor der Schwangerschaft	= kein/kaum Risiko
Titer-Erstbestimmung in der Gravität	= Risiko möglich
▶ HAH-Titer 1 : 32–256	Immunität anzunehmen
▶ HAH-Titer 1 : < 16	Kontrollen notwendig
▶ HAH-Titer 1 : > 256	IgM-Bestimmung zum Ausschluss einer frischen inapparenten Infektion
Titerkontrollen bzw. weitere Tests notwendig, wenn	▶ HAH-Titer < 16: Kontrolle 16.–20. SSW zum Ausschluss inapparenter Infektion im 1. Trimenon ▶ IgM-Ak-Test positiv: Bestätigungsteste, ob tatsächlich Röteln-IgM-Ak vorliegen, da falsch positive Ergebnisse bei IgM-Ak-Nachweis nicht selten sind
Anamnese-Erhebung	▶ Frage nach Symptomen, Impfung, Kontakt mit exanthematischen Personen
Probleme	▶ Reinfektion möglich: sehr niedriges bzw. kaum ein Risiko (keine Schädigungsfälle bekannt) ▶ falsch positive ELISA-IgM-Bestimmung, z. B. falscher Test oder Mitreaktion bei EBV-Infektion ▶ IgM-Ak-Persistenz (sehr selten)

Pränataldiagnostik bei unklaren Fällen und Einschaltung eines Speziallabors empfohlen

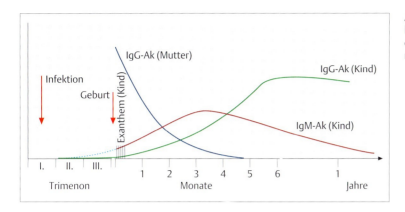

Abb. 8.**6** Konnatale Rötelninfektion. Zeitlicher Verlauf der kindlichen Antikörperbildung und der Nachweisbarkeit der konnatalen Infektion.

Antikörper): Ein Titer von 1 : > 16 ist zuverlässig und bedeutet ausreichend Schutz; ein Titer von 1 : 8 ist unzuverlässig (methodisch bedingt). Konnten im Hämolyse-in-Gel-Test oder ELISA rötelnspezifische Antikörper nachgewiesen werden, so bedeutet dies Schutz. Sicherheitshalber wird eine Rötelnimpfung empfohlen. Zeigt die Kontrolle nach 8–12 Wochen keinen Titeranstieg, so sind keine weiteren Maßnahmen notwendig, da ausreichende Immunität angenommen werden kann.

Ist der Rötelntiter negativ (1 : < 8) und auch der Hämolyse-in-Gel-Test negativ, so muss geimpft werden. Titerkontrolle nach 8–12 Wochen! Ist dann immer noch kein Titer messbar, sollte die Impfung wiederholt werden. Bleibt er daraufhin erneut negativ, folgen keine weiteren Maßnahmen, da man davon ausgehen kann, dass doch niedrige Antikörpermengen vorhanden sind, die das Angehen der Lebendimpfung verhindern oder die Infektionsschwelle so hoch liegt, dass auf diesem Weg keine Immunität zu erreichen ist. Eine Kontrolle zu Beginn der Schwangerschaft und in der 16. SSW wird dringend empfohlen, um zu wissen, dass in den ersten für das Kind gefährlichen Wochen keine Infektion der Mutter erfolgte.

Die Rötelnimpfung dient ausschließlich zur Bildung von Immunität, um eine Rötelninfektion während der Schwangerschaft zu verhindern. Sie wird mit einem Lebendimpfstoff durch subkutane Injektion am Oberarm durchgeführt.

In einem sehr geringen Prozentsatz kommt es zu leichten Nebenerscheinungen, die den Symptomen einer Rötelninfektion ähneln (leichte grippale Beschwerden, Exanthem, Arthralgie).

Die Antikörperbildung nach der Impfung verläuft etwas langsamer als nach natürlichen Röteln, so dass der Impferfolg frühestens nach 8, besser erst nach 12 Wochen kontrolliert werden sollte. Zur Dokumentation eines Rötelntiters sollte nach jeder Impfung unbedingt der Impferfolg kontrolliert werden.

Ein messbarer Röteln-Antikörpertiter bleibt nur bei wenigen Patienten aus. Ursächlich kann bereits Immunität bestehen, die aber so niedrig ist, dass sie mit dem HAH-Test nicht sicher nachgewiesen werden kann. Zum anderen kann der Impfstoff – ein Lebendimpfstoff, der wärmelabil ist – so weit inaktiviert sein, dass die verbliebene Menge vermehrungsfähiger Impfviren nicht ausreicht, die Infektion in Gang zu setzen.

Es gibt auch einzelne Menschen, die eine erhöhte Infektionsschwelle besitzen. In besonders hartnäckigen Fällen könnte man, wenn man ganz sicher gehen will, die Impfung mit der doppelten Impfdosis wiederholen.

Die Impfung sollte nicht in der Schwangerschaft vorgenommen werden, und eine Schwangerschaft sollte auch in den folgenden 8 Wochen nicht eintreten.

! Wurde aus Versehen in eine Schwangerschaft hinein geimpft oder ist die Schwangerschaft innerhalb dieser 8-Wochen-Frist doch eingetreten, so hat das *keine* Konsequenzen. Schon gar nicht stellt es einen Grund für eine Abruptio dar, da das Risiko durch das abgeschwächte Impfvirus extrem niedrig ist.

In über 1000 gut dokumentierten Fällen, bei denen in der Frühschwangerschaft geimpft wurde, ist bisher kein einziger gesicherter Schadensfall durch das Impfvirus beschrieben worden. Die Warnung vor der Schwangerschaft ist somit nur als Vorsichtsmaßnahme zu verstehen.

Prophylaxe während einer Schwangerschaft.
▶ Immunstatusbestimmung, falls nicht früher geschehen.
▶ Bei seronegativen Frauen ohne Rötelnkontakt Titerkontrolle in der 16. SSW, um sicher zu sein, dass in der Zwischenzeit keine Rötelninfektion erfolgte.
▶ Die früher empfohlene Hyperimmunglobulingabe bei seronegativen Frauen mit kürzlichem

Rötelnkontakt (vor 1–3 Tagen) dürfte weitgehend der Vergangenheit angehören, da es kein Hyperimmunglobulin für Röteln mehr gibt, > 95 % der Schwangeren geschützt sind und Röteln bei uns kaum noch vorkommen. Restrisiken können heute durch Pränataldiagnostik geklärt werden.

■ Ringelröteln (Erythema infectiosum)

Ringelröteln sind nach Röteln, Masern, Varizellen und Scharlach die 5. exanthematische Kinderkrankheit. Der Erreger, das Parvovirus B19, wurde erst 1983 als Ursache des Erythema infectiosum entdeckt. Lange wurde diese Erkrankung als harmlose Infektion gewertet, die es von echten Röteln serologisch abzugrenzen galt. Die Infektion ist in der Schwangerschaft gefürchtet, da es bis zur 16. SSW zum Spontanabort und danach zur Anämie mit Hydrops fetalis kommen kann, der unbehandelt zum Absterben des Kindes führen kann.

Erreger. Parvovirus B19 aus der Gruppe der Parvoviridae. Ein sehr stabiles Virus ohne Lipidhülle mit einer linearen einzelsträngigen DNA. Es sind 3 Genotypen, aber nur 1 Serotyp bekannt.

Häufigkeit. Ringelröteln findet man bevorzugt im Kindesalter. Die Durchseuchung bei Schwangeren beträgt ca. 70 %. In der Schwangerschaft wird die Häufigkeit einer Infektion auf 1 : 400 geschätzt (Erkrankungsgipfel Frühjahr und Sommer).

Übertragung. Tröpfcheninfektion, sehr selten auch durch Blutkonserven und Plasmaprodukte möglich.

Pathogenese. Übertragung erfolgt per Tröpfcheninfektion. Die Virämie beginnt nach 5 Tagen. Etwa 8 Tage nach Kontakt sind 10^{11}–10^{13} Viruspartikel pro ml Blut vorhanden, d. h. extrem hohe Virusmengen. Das Virus befindet sich danach in fast allen Körperflüssigkeiten, so auch im Urin und im Speichel. Neben der meist harmlosen, vorübergehenden Anämie mit Exanthem können selten auch schwere Erkrankungen unterschiedlicher Organe wie Arthritis, Hepatitis, Enzephalitis, Meningitis und Myokarditis vorkommen. Akut infizierte Personen sind hoch virämisch und zeigen häufig seronegative Testergebnisse, weil die initial niedrigen Antikörpermengen von den großen Viruspartikelmengen gebunden werden. Auch bei Immunkompetenten wird das Virus nicht immer eliminiert und kann in niedriger Virämie lange persistieren.

In der **Schwangerschaft** wird das Parvovirus hämatogen via Plazenta auf den Feten übertragen. Infizierbare embryonale Erythrozytenvorläuferzellen bilden sich ab der 10.–12. SSW. Vor diesem Zeitpunkt vermehrt sich das Virus im Embryo nicht. Danach befällt das Virus Pronormoblasten der fetalen Leber und vermehrt sich darin. Die Zerstörung der Erythrozytenvorläufer verursacht die Anämie mit Ödembildung und Wassereinlagerung (Hydrops).

Die Symptome beim Feten treten mit mehrwöchiger Verzögerung nach der Infektion der Mutter auf.

Klinik. Knapp ein Drittel der Infektionen verlaufen symptomlos. Im Prodromalstadium treten grippale Symptome auf mit Fieber, Kopfweh, Unwohlsein, Übelkeit, gefolgt von einem makulopapulösen, zum Konfluieren neigenden ringelförmigen Erythem, welches Arme, Beine und Stamm symmetrisch befällt, aber Handflächen und Fußsohlen meist ausspart. Der schmetterlingsartige Ausschlag im Gesicht (Abb. 8.7) ist nicht regelmäßig vorhanden und kann das alleinige Exanthem sein. Leichte Gelenkschmerzen, insbesondere der kleinen Gelenke, Myalgien und Lymphadenopathie können auftreten. Diese können (bei ca. 20 %) über Wochen und Monate persistieren. Saisonale Häufung der Arthritiden besteht im Winter und im Frühjahr.

Risikogruppen für eine schwere Erkrankung sind Schwangere, Patienten mit angeborener oder erworbener Anämie und Immunsupprimierte.

Fetale Todesfälle treten nur bei einer Infektion in den ersten 20 SSW auf. Ein Hydrops fetalis kann sich während der gesamten Schwangerschaft entwickeln.

Diagnostik.
- Indikation: Eine Serodiagnostik sollte durchgeführt werden bei Exanthem der Schwangeren, insbesondere bei Auftreten von Ringelröteln in der Umgebung der Schwangeren und bei Hydrops fetalis.
- Serologie: Antikörper werden durch ELISA oder Immunoblot-Tests bestimmt. IgM-Antikörperbestimmung überwiegend gegen VP2-Kapsidproteine.
- Erregernachweis mittels PCR; eine Anzüchtung ist bis heute nicht möglich.
- Auffällige Laborparameter: Retikulozytopenie, Hämoglobinerniedrigung, nicht selten eine Neutropenie mit Lymphozytopenie und Thrombozytopenie, gelegentlich Eosinophilie.

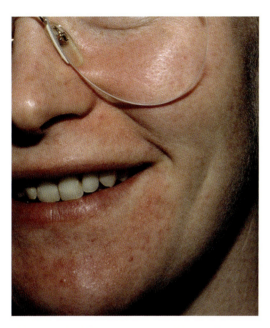

Abb. 8.7 Ringelröteln in der 32. SSW (Serokonversion) mit Gesichtsexanthem (35 Jahre).

Therapie. Nur symptomatisch, bei starker Anämie Erythrozytentransfusion. Die Hemmung der Virusreplikation ist nicht möglich.

Risiken für das Kind. Akute Infektionen der Mutter, insbesondere zwischen 8. und 20. SSW, können durch die Anämie einen Hydrops fetalis verursachen. Bei früher Infektion kann eine so starke Schädigung des Kindes eintreten, dass es zum Abort kommt. Später steht die Anämie durch Zerstörung der fetalen erythroiden Vorläuferzellen in der Leber im Vordergrund. Es kommt zum Hydrops, der sich zeitverzögert entwickelt und zwischen 14. und 30. SSW im Ultraschall erkennbar wird. Er tritt bei etwa 4% der Feten akut infizierter Schwangerer auf und führt im schlimmsten Fall (bei etwa jedem dritten betroffenen Feten) zum Tode, d. h. bei ca. 1% aller Kinder infizierter Mütter. Der Abstand zwischen Infektion der Mutter und dem Auftreten von Symptomen beim Feten beträgt 4–8 Wochen (max. 20 Wochen). Das heißt, so lange muss der Fet per Ultraschall überwacht werden.

Vorgehen bei Kontakt mit Ringelröteln. Erkrankungen treten meist epidemieartig in Kindergärten oder Schulen auf.
- Bestimmung des Immunstatus der Schwangeren. Bei fehlenden Antikörpern Fernbleiben von der Infektionsquelle und Wiederholung der Serologie nach 3 und 6 Wochen, da asymptomatische Infektionen vorkommen.
- Alleiniger IgG-Antikörpertiter ohne IgM-Antikörpernachweis ist leider bei Parvovirus B19 keine Garantie dafür, dass keine akute Infektion vorliegt. Der Grund liegt in der anfänglich hohen Virusmenge im Blut. In diesem Fall ist es ratsam, eine frühere Serumprobe, z. B. von der allgemeinen serologischen Erstuntersuchung (müssen vom Labor bis zum Ende der Schwangerschaft aufbewahrt werden), noch einmal auf B19-IgG-Ak untersuchen zu lassen. Nur wenn diese Probe schon IgG-Ak gegen Parvovirus B19 enthält, kann Entwarnung gegeben werden.
- Auch ein IgM-Antikörpernachweis bei einer asymptomatischen Schwangeren ist kein Beleg für eine frische Infektion, da Parvoviren B19 in ca. 70% persistieren und dann auch reaktiviert werden können. In diesen Fällen besteht jedoch kein Risiko für das Kind.

Vorgehen bei Infektion der Schwangeren. Bei Erkrankung oder nur IgM-Antikörpernachweis oder positiver PCR im Blut:
- Engmaschige Ultraschallkontrolle des Kindes (einwöchig) für 8 – 10 (20) Wochen.
- Bei Auftreten von ersten Hydropszeichen kann eine Fruchtwassergewinnung und eventuell Nabelschnurpunktion zur Infektionsdiagnostik beim Kind und danach gegebenenfalls eine intrauterine Erythrozytentransfusion vorgenommen werden.

Dieses Vorgehen wird wegen theoretischer immunologischer Risiken trotz erhöhter Überlebensrate der behandelten Kinder kontrovers diskutiert.

Eine Abruptio ist nicht gerechtfertigt, da bisher keine gesicherten Schäden bei überlebenden Kindern beobachtet worden sind. Entweder kommt es zum Absterben des Kindes oder zur Geburt eines gesunden Kindes.

Bei Geburt eines Kindes mit Hydrops fetalis: Bestimmung der Antikörper gegen das Parvovirus B19 bei der Mutter und, wenn diese nachweisbar sind, Untersuchung des Fruchtwassers (kann eingefroren werden) auf B19-DNA. Kontaktaufnahme mit Speziallaboratorium!

Prophylaxe. Die Herstellung eines Impfstoffes dürfte eigentlich kein Problem darstellen. Doch das Interesse scheint aus kommerziellen Gründen nicht besonders hoch zu sein.

Beschäftigungsverbot während der Schwangerschaft. Für das Thema „Parvovirus B19 und Mutterschutz in der Kinderbetreuung" liegt eine Analyse und Publikation (Gärtner et al. 2007) vor, die versucht, das Infektions- und Komplikationsrisiko sowie die ökonomischen Folgen eines Beschäftigungsverbotes für seronegative Kinderbetreuerinnen zu berechnen.

Fetale Todesfälle treten bei 5,6% aller Infektionen in der 1.–20. SSW auf (nach Enders). Zum Hydrops fetalis kommt es bei 3,9% der infizierten Schwangeren bezogen auf die gesamte Schwangerschaft. Die Sensitivitätsanalysen zeigten, dass bei gleichbleibenden Kosten, aber unterschiedlichen Konsequenzen (durch Variationen in der Parvovirus-Inzidenz, im erhöhten Risiko in der Kinderbetreuung und in der Rate an fetalen Todesfällen) zwischen 0,2 und 3,1 fetale Todesfälle pro Jahr durch ein Beschäftigungsverbot verhindert werden könnten. Dies würde Kosten verursachen in Höhe von 10 bis 150 Mio. € pro verhindertem fetalen Todesfall.

Zur kritischen Einschätzung können vergleichend Kosten für andere medizinische Interventionen, die die Lebendgeburt zum Ziel haben, herangezogen werden. So liegen die Kosten für Lebendgeborene nach assistierter Reproduktion (einschließlich IFV, ICSI, GIFT) in verschiedenen Studien mit unterschiedlichen Methoden weltweit in Bereichen zwischen 4000 € und 100 000 € je Kind. Da das Beschäftigungsverbot eine prophylaktische Maßnahme ist, sei hier zum Vergleich noch ein Beispiel aus der Blutsicherheit erwähnt: Die Einführung einer Nukleinsäureamplifikation (NAT) im Minipool für Hepatitis B führt zu Kosten von ca. 2 Mio. € pro verhinderter Infektion.

Dies Zahlen zeigen, dass mit einem allgemeinen Beschäftigungsverbot das Problem aus Kostengründen nicht zu lösen ist.

■ HIV-Infektion (AIDS)

Kaum jemals ist so schnell und so viel über eine Infektion erarbeitet worden wie über diese erst seit 27 Jahren diagnostizierbare Erkrankung. Dank der Erfolge der medikamentösen antiretroviralen Behandlung sind die Prognose, die Lebenserwartung und die Lebensqualität für die Betroffenen in entwickelten Ländern inzwischen ganz ordentlich geworden, wenngleich es eine stigmatisierende und chronische Infektion bleibt. Leider ist auch heute weder eine Impfung verfügbar noch eine Heilung möglich. Für den Frauenarzt spielt HIV fast nur noch bei der Betreuung von infizierten Schwangeren eine Rolle. Die Behandlung von HIV-positiven Patienten ist inzwischen so gut, dass schwere Genitalinfektionen oder Malignome als Folge der HIV-Infektion bei uns kaum mehr vorkommen.

Historisches und Häufigkeit. Bei dieser Infektion handelt es sich um ein neues Problem der Medizin, welches Anfang der 80er Jahre des vergangenen Jahrhunderts auftauchte und auch den Frauenarzt und Geburtshelfer in erheblichem Maße betraf.

Die Infektion ist vor 50, 70 oder mehr Jahren wahrscheinlich von Tieren auf den Menschen übergegangen. Erst durch die starke Verbreitung der Infektion durch besondere Risikogruppen (Homosexuelle, Drogensüchtige) hat sich die Infektion so weit verbreitet, dass sie als Epidemie sichtbar wurde. In Afrika und anderen Ländern der Dritten Welt wird die Infektion überwiegend heterosexuell übertragen, so dass hier Frauen ähnlich häufig infiziert sind wie Männer. Hauptursachen für die erschreckend hohe Prävalenz in diesen Ländern (z. T. bis zu 20% der Bevölkerung) sind Armut, fehlende Aufklärung und Einsicht sowie das Vorkommen anderer, die Transmission begünstigender Genitalinfektionen.

Erreger. Das humane Immundefizienzvirus (HIV) gehört in die Gruppe der Lentiviren, welche schon länger bekannt sind und bei Tieren (Schafen) zu einer schleichenden Erkrankung des ZNS führen. Es ist ein Retrovirus (Retroviridae), d. h. ein Virus, welches als genetisches Material RNA besitzt, die in der Zelle erst in DNA umgeschrieben werden muss. Hierfür bringt sich das Virus das entsprechende Enzym, die reverse Transkriptase, mit.

Das Virus ist komplex aufgebaut (s. Abb. 1.1, S. 4) und von einer lipidhaltigen Hülle umgeben, die es gegenüber Alkohol und Umwelteinflüssen sehr empfindlich macht.

Das Virus ist sehr wandelbar und ändert dauernd seine Hülle. Kein Isolat, auch nicht vom gleichen Patienten, ist identisch. Bis heute unterscheidet man 2 Typen, HIV 1 und das bislang noch seltene HIV 2, welches bisher vorwiegend in Westafrika gefunden wird. Auch scheint die Pathogenität von HIV 2 geringer zu sein.

Die Variabilität des Virus ist die Ursache dafür, dass bisher alle Versuche, einen wirksamen Impfstoff zu entwickeln, frustran geblieben sind. Auch ist die Resistenzentwicklung hoch, so dass immer neue Substanzen entwickelt werden müssen und Kombinationen wirksamer sind als die Monotherapie.

Übertragung. Das Transmissionsrisiko wird bestimmt durch die Virusmenge im Blut und im Gewebe, wobei lokale Entzündungen mit hoher Präsenz von Leukozyten das Risiko erhöhen. Mit Fortschreiten der Symptomatik nimmt auch das Übertragungsrisiko zu. Folgende Übertragungswege sind bekannt:

- Analverkehr, u. a. wegen der größeren Verletzbarkeit des einschichtigen Darmepithels, Präsenz von HIV-Zielzellen in der Mukosa, größeren Virusmenge im Samen als in der Zervix.
- Sexualkontakte, wobei Entzündungen (Infektionen) im Genitalbereich das Risiko durch vermehrte Leukozyten und damit höhere Viruspräsenz erhöhen.
- Transplazentare Übertragung (abhängig von Virusmenge, Membrandurchlässigkeit und Wehen).
- Intrapartale Übertragung (70–80% der kindlichen Infektionen).
- Blutkontakte (Verletzungen, Nadelstiche bei kontaminierten Spritzen, offene Wunden; Risiko 1 : 100–1000).
- Blutkonserven (Risiko ca. 1 : 10^6).
- Muttermilch (in Deutschland unter 1% positive Milchproben), wobei das Risiko mit der Virusmenge in der Milch (die wiederum von der Viruslast im Blut abhängt) und der Stilldauer steigt. Die Transmissionsraten durch Stillen werden nach Daten in der Literatur zwischen 20% (Afrika) bis unter 1% geschätzt.

Kein Übertragungsrisiko besteht bei Immunglobulinpräparaten.

Bis heute gibt es keine Übertragungsbeobachtungen bei Sozialkontakten: Es besteht höchstens ein extrem niedriges Übertragungsrisiko, wobei hier wegen der geringen Infektiosität und der langen Latenz (Jahre) Kausalzusammenhänge allerdings schwer erkennbar sind.

Das Infektionsrisiko beim Geschlechtsverkehr ist erhöht bei Kontakt mit intravenös Drogenabhängigen, Bisexuellen, Partnern aus Endemiegebieten, Partnern, die häufiger sexuell übertragbare Infektionen haben, Partnern mit mehrfacher Applikation von Blutprodukten, Promiskuität mit unbekannten Partnern.

Durch die medikamentöse antiretrovirale Behandlung konnte die per se geringe Viruslast von 10^4–10^5 pro ml so weit gesenkt werden, dass in Einzelfällen fast keine Infektiosität mehr besteht. So scheint bei heterosexuellen Paaren vom HIV-positiven Partner mit gut kontrollierter Viruslast (< 400 Kopien/ml Blut) kaum eine Transmission zu erfolgen.

Inkubationszeit.
- akutes Stadium: 2–4 Wochen
- Antikörperbildung (Abb. 8.8): 3–12 Wochen, im Extremfall bis zu 2 Jahre (messbare Antikörper)
- Vollbild AIDS: 8 Monate bis 20 Jahre.

Pathogenese. Es handelt sich um einen sehr komplexen Vorgang, an dem viele Zellen des Immunsystems beteiligt sind und an dessen Ende der Zusammenbruch der zellulären Abwehr steht. Diese Krankheit entwickelt sich schleichend über Jahre hinweg. Das Virus befällt Zellen, die den CD 4-Rezeptor tragen, besonders die T 4-Lymphozyten und die Zellen des ZNS. Das Virus wird in die Zelle aufgenommen und zerlegt. Anschließend wird mit Hilfe der viruseigenen Transkriptase die DNA-Kopie hergestellt, welche dann in den Zellkern gelangt, wo sie kovalent in das Zellgenom eingebaut wird.

Hieran werden nun die RNA-Kopien hergestellt, die darauf ins Zytoplasma wandern und dort wieder zu Viruspartikeln zusammengesetzt werden. Diese knospen schließlich aus der Zellwand und umgeben sich dabei mit einer zellulären Hülle, in die virusspezifische Proteine eingelagert sind.

Aufgrund der virusspezifischen Antigene auf ihrer Oberfläche werden die T 4-Lymphozyten von der eigenen Abwehr beseitigt, so dass es nach und nach zu einer Reduktion der T 4-Zellen kommt. Auch im Gehirn kommt es zum Schwund durch Zerstörung infizierter Zellen. Neben einer vermehrten Anfälligkeit gegenüber opportunistischen Erregern treten z. T. schon relativ früh bei etwa 40% der Betroffenen zerebrale Ausfälle mit

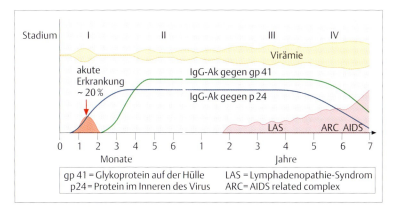

Abb. 8.8 HIV-Infektion. Schematische Darstellung der Infektiosität (Virämie) und der Antikörperbildung mit deren Nachweisbarkeit während des klinischen Verlaufs einer HIV-Infektion ohne Therapie.

Wesensveränderung auf. Schließlich kommt es zu starker Abmagerung und zum Exitus.

Das Virus selbst ist sehr variationsfähig, bedingt durch fehlerhaftes Arbeiten der reversen Transkriptase, so dass bisher kein Isolat dem anderen gleicht. Nur so ist es auch zu verstehen, dass das HIV die Abwehr immer wieder unterläuft und es zu einer Progression der Erkrankung kommt.

Klinik. Hier muss klar unterschieden werden zwischen der **asymptomatischen Virusinfektion** und der **Erkrankung**. Dank der immer wirksameren Medikamente sind Erkrankungen, insbesondere schwere, bei uns kaum noch zu sehen.

Der Infektionsverlauf, als noch keine Behandlung möglich war, wurde in 4 Stadien eingeteilt, wobei nicht bekannt ist, ob nur 40–60 % der Infizierten das Stadium IV erreichen, oder ob nach entsprechend langer Zeit (> 10–20 Jahre) doch alle erkranken. Die neuen Medikamente haben die Prognose erheblich verbessert, so dass viele sehr lange im Stadium II bleiben.

- **Stadium I:** akute Erkrankung, bei etwa 20 % der Betroffenen mit grippalen Symptomen, ähnlich der Mononukleose, meist 2–3 Wochen nach Ansteckung
- **Stadium II:** asymptomatische latente Infektion
- **Stadium III:** Lymphadenopathie
- **Stadium IV:** Vollbild AIDS mit opportunistischen Infektionen (Pneumocystis carinii, Toxoplasma gondii, Kryptokokken, Mykobakterien), Virusinfektionen (CMV, HPV, Herpesviren [Abb. 8.9]), ZNS-Veränderungen mit Enzephalitis, Atrophie und Malignome. Der Gastrointestinaltrakt, die Lunge und das ZNS sind besonders stark betroffen.

Infektiosität besteht in allen 4 Stadien, nimmt aber im Verlauf der Erkrankung zu.

Es gab sehr unterschiedliche Verläufe, entweder sehr rasch verlaufende oder seltener sehr blande, die ohne jegliche subjektive Beeinträchtigung blieben. Unter der heutigen Therapie werden die schweren Verläufe bei uns nicht mehr gesehen.

Risiken bei gynäkologischen Patientinnen. Das von diesen Patienten ausgehende Risiko hat sich durch immer wirksamere Therapeutika und Reduktion der Virusmenge erheblich verringert. Auch die anfänglich gesehenen schweren Genitalinfektionen und erhöhten Malignomraten sind bei uns verschwunden.

Ansonsten können Infektionen den Krankheitsverlauf beschleunigen; Genitalinfektionen bedeuten ein erhöhtes Infektionsrisiko für den Sexualpartner. HIV-positive Frauen können heute normal gynäkologisch betreut werden, wenn sie sich regelmäßig von einem auf HIV spezialisierten Kollegen untersuchen und betreuen lassen.

Die konsequente Benutzung von Kondomen sowohl bei HIV-negativen wie bei HIV-positiven Partnern wird empfohlen. Die Aufnahme von weiteren HIV-Mutanten von einem positiven Partner beschleunigt möglicherweise den Krankheitsverlauf.

Diagnostik.
Serologie:
- Enzymtest (ELISA) als Suchtest (spezifisch für HIV 1 und HIV 2), indirekt oder kompetitiv
- Western Immunoblot (s. S. 40) als Bestätigungstest: Anhand des Auftauchens der verschiedenen Antikörper gegen die einzelnen Virusbestandteile kann in etwa eine Aussage über die Dauer der bestehenden Infektion gemacht werden.

Erregernachweis:
- PCR (Bestimmung der Viruslast)
- Kultur: aus Blut (heparinisiert), Sperma, Zervixsekret für Resistenzbestimmung. Dies ist ein sehr aufwendiges und kostspieliges Verfahren, da nur wenige Viruspartikel pro ml Blut

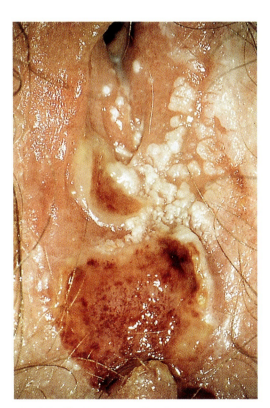

Abb. 8.**9** AIDS-Endstadium bei 21-jähriger Patientin mit schwerem, rezidivierendem Herpes genitalis und Kondylomen.

vorhanden sind. Im Gegensatz zur Hepatitis-B-Infektion, bei der bis zu 10^{12} Viruspartikel pro ml vorkommen können, findet man bei der HIV-Infektion vielleicht nur 10^{4-5} pro ml Blut.
▶ DNA-Hybridisierung als Southern-Blot-Technik.

Immunstatus:
▶ CD 4 Zahl-Bestimmung

Die Diagnose der HIV-Infektion erfolgt serologisch. Als Suchtest wird ein sehr empfindlicher, aber nicht ganz spezifischer ELISA eingesetzt. Dieser ergibt daher mehr positive Ergebnisse, als tatsächlich HIV-Infektionen vorliegen. Deshalb muss jeder positive ELISA-Test durch den Western Blot bestätigt werden.

Wegen der Tragweite der Diagnose sollte, um jedes menschliche Versagen auszuschließen, die Diagnostik an einem 2. Serum wiederholt werden. Ist auch dieses Serum in allen Tests positiv, steht die Diagnose fest.

Bestimmung der Viruslast: Sie erfolgt im Blut und wird mittels PCR vorgenommen. Sie gilt heute als Maß der Infektiosität und ist entscheidend für die Prognose. Die Nachweisgrenze liegt bei 50 Kopien/ml Blut. Bei > 10 000 Kopien/ml Blut spricht man von hoher Viruslast; hier ist eine Therapie empfohlen.

Resistenzbestimmung: Die rasche Resistenzentwicklung von HIV macht eine Kombinationsbehandlung notwendig. Trotzdem kann in besonderen Fällen, vor allem bei Nichtansprechen der antiretroviralen Therapie, eine Resistenzbestimmung für die beim Patienten benutzten Medikamente erforderlich werden. Aus Kostengründen wird man sie auf besondere Fälle beschränken.

HIV und Schwangerschaft

In Deutschland wurden in den letzten Jahren 200 – 250 HIV-positive Frauen pro Jahr entbunden (Buchholz 2006). Wegen des hohen Risikos für das Kind und der guten Therapierbarkeit sollte der empfohlene HIV-Test bei jeder Schwangeren zu Beginn der Schwangerschaft durchgeführt werden –auch wenn er keine Pflicht ist. Bei bis zu 30 % der HIV-positiven Frauen in Deutschland wurde die Infektion durch dieses Screening entdeckt.

Die Schwangerschaft mit dem vertikalen Übertragungsrisiko von der Mutter auf das Kind ist inzwischen nahezu das einzige Problem des Frauenarztes mit HIV. Die Schwangerschaft selbst hat keinen negativen Einfluss auf den Verlauf der HIV-Infektion. Auch die Frühgeburtlichkeit ist nicht höher. Als Hauptrisiko in der Gravidität wird die Infektion des Kindes angesehen. Sie war anfänglich auch bei uns mit 50 % hoch, liegt heute mit Prophylaxe jedoch unter 1 %. Gründe für die anfänglich hohen Übertragungsraten waren ein fortgeschrittenes Infektionsstadium mit hoher Viruslast, unzureichende Prophylaxemaßnahmen und das Fehlen wirksamer Medikamente.

Die Betreuung einer HIV-positiven Schwangeren erfolgt heute in der Regel in der gynäkologischen Praxis. Die Beurteilung des Stadiums (Diagnostik) und die Empfehlungen zu Therapie oder Prophylaxe sollten bei spezialisierten Kollegen oder in Zentren erfolgen, zumindest aber in Absprache mit ihnen.

Frühere Studienergebnisse sprechen dafür, dass etwa 35 % der kindlichen Infektionen in den späten Schwangerschaftswochen (nach der 32. SSW) und etwa 65 % unter der Geburt erfolgen. Zunehmende Durchlässigkeit zwischen Mutter und Kind und Kontraktion/Wehen begünstigen die Virustransmission. Daher wurde lange Zeit die frühe primäre Sektio am wehenlosen Uterus empfohlen. Inzwischen ist bei einer Viruslast unter 50 Kopien/ml Blut eine vaginale Entbindung wieder möglich.

Das Risiko für das Kind hängt vom Stadium der Erkrankung der Mutter ab. Verminderte p24-Antikörpertiter korrelieren mit der Zunahme der Virusmenge im Blut und im Zervixsekret und damit der Viruslast, die heute mittels PCR im Blut bestimmt werden kann. Entzündungen, Frühgeburt und Wehen erhöhen das Übertragungsrisiko weiter.

Therapie in der Schwangerschaft. Bei der Therapie müssen sowohl die gesundheitlichen Interessen der Mutter als auch die des ungeborenen Kindes berücksichtigt werden. Mit der Etablierung von immer mehr hochaktiven antiviralen Substanzen (s. S. 55) entsteht das Problem, dass die unerwünschten Wirkungen dieser Substanzen auf das Kind weitgehend unbekannt sind. Zugelassen für die Schwangerschaft ist nur Zidovudin (AZT).

Ein erhöhtes Missbildungsrisiko scheint aber nicht zu bestehen, wie das weltweite Register (www.apregistry.com) zeigt. Die antiretrovirale Standardkombinationstherapie wird allen Schwangeren weiter empfohlen, die behandlungsbedürftig sind. Auch wird hierdurch die Viruslast entscheidend gesenkt. Durch eine Kombinationstherapie (Tab. 8.4) wird die Resistenzentwicklung gebremst.

Vorgehen bei Schwangeren, die schon unter antiretroviraler Therapie stehen:
▶ Wird die Schwangerschaft nach dem 1. Trimenon festgestellt, sollte die Therapie fortgesetzt werden.

Tabelle 8.4 Beispiele zur Prophylaxe und Therapie bei HIV in der Schwangerschaft

Prophylaxe	Therapie
bei asymptomatischer Mutter	bei symptomatischer Mutter
CD 4 > 350/µl und RNA-Kopien < 10 000	CD 4 < 350/µl und RNA-Kopien > 50 000
ab 32. SSW	ab 13. SSW
bevorzugt: Zidovudin (AZT) + Lamivudin (3TC) als Combivir	Nelfinavir 250 mg/Tag
oder Zidovudin + Didanosin (DDI)	Nevirapin 200 – 400 mg/Tag

Ausführliche Empfehlungen und eine Übersicht über die Substanzen finden sich in den Leitlinien der Gesellschaften, die an den aktuellen Wissensstand angepasst werden.

▶ Bei Feststellung der Schwangerschaft im 1. Trimenon ist evtl. die Therapie abzusetzen und nach Ende des 1. Trimenons wieder fortzusetzen; zumindest sollten Substanzen mit erhöhtem Risiko für das Kind abgesetzt werden (z. B. Efavirenz oder Delavirdine).

Wird mit der antiretroviralen Therapie erst bei der Entbindung begonnen, so erhält das Neugeborene für bis zu 4 Wochen eine Postexpositionsprophylaxe.

Prophylaxe in der Schwangerschaft. Bei nicht behandlungsbedürftigen Schwangeren und einer **Viruslast < 10 000 Kopien/ml Blut** wird eine orale AZT-Prophylaxe (5 × 250 mg) ab der 32. SSW empfohlen oder auch eine Standardkombinationstherapie aus mehreren antiretroviralen Medikamenten.
Bei einer **Viruslast > 10 000 Kopien/ml Blut** muss eine Standardkombinationstherapie aus mehreren antiretroviralen Medikamenten spätestens ab 32. SSW durchgeführt werden.

Geburtsmodus.
▶ Bei unbekannter Viruslast oder messbarer Viruslast > 50 Kopien/ml ist der Entschluss zur frühzeitigen, primären Sektio (ca. 38. SSW) großzügig zu fassen.
▶ Bei hoher Viruslast (> 10 000 Kopien/ml) ist auf jeden Fall eine Sektio indiziert. Intravenöse AZT-Gabe (1. Stunde 2 mg/kg KG, dann 1 mg/kg KG 3 Stunden vor Sektio bzw. Geburtsbeginn bis zur Geburt. Vorsichtsmaßnahmen sind bei der Geburt notwendig.
▶ Eine vaginale Entbindung ist möglich unter Kombinationstherapie bei einer Viruslast < 50 Viren/ml Blut (Nachweisgrenze).

Stillen. Bei einer sehr geringen Viruslast (< 50 Viren/ml Blut) ist das Stillen erlaubt. Allgemein wird der Vorteil des Stillens höher bewertet als das theoretische Restrisiko einer Übertragung, so dass auch bei einer mittleren Viruslast nicht unbedingt vom Stillen abgeraten werden muss. Bei hoher Viruslast (> 10 000 Kopien/ml Blut) sollte, wenn möglich, nicht gestillt werden.

Neugeborenes. Bei deutlichem Infektionsrisiko für das Neugeborene erhält dieses für 2 – 4 Wochen eine Postexpositionsprophylaxe mit 4 × 2 mg/kg KG AZT als Sirup.
Nach 2 negativen PCR-Tests 1 und 3 Monate nach der Geburt ist eine Infektion des Neugeborenen ausgeschlossen. Die Serologie ist wegen der mütterlichen Leihantikörper nicht geeignet, da diese über 12 Monate nachweisbar sind.

Weitere Besonderheiten bei HIV-infizierten Schwangeren.
▶ Bei der Pränataldiagnostik sind Nutzen und Risiko gegeneinander abzuwägen. Bei nicht messbarer Viruslast (< 50 Kopien/ml Blut) ist sie weitgehend risikolos möglich.
▶ Die Methadonwirkung wird durch Proteasehemmer (z. B. Nevirapine) abgeschwächt (nicht durch Indinavir).

■ Zytomegalie

Die Zytomegalie ist für den Immunkompetenten eine harmlose Infektion. In der Schwangerschaft und bei der Geburt zählt das Zytomegalievirus (CMV) zu den häufigsten auf das Kind übertragenen Erregern. Besonders gefürchtet ist die Primärinfektion der Mutter bis zur 20. SSW, da hier in über 10% mit schwer geschädigten Kindern zu rechnen ist. Folgende Infektionen beim Kind werden unterschieden:
▶ konnatale Infektion (hämatogen) bei Primärinfektion der Mutter mit > 10% Schäden beim Kind
▶ konnatale Infektion (hämatogen) bei reaktivierter Infektion oder anderem Stamm mit < 1% Sofortschäden und 5% Spätschäden beim Kind

- peripartale Infektion (Direktkontakt mit Urin und Zervixsekret)
- postpartale Infektion (durch Muttermilch, häufig), problematisch nur bei sehr unreifen Kindern)

Häufigkeit. Die Zytomegalievirusinfektion ist häufig und wird sexuell oder durch engen Körperkontakt übertragen, z. B. zwischen Kleinkindern und Müttern. Zwischen 30 und 60 % der Erwachsenen besitzen Antikörper gegen CMV und haben somit mit dem Virus Bekanntschaft gemacht. In den meisten Fällen wurde dies nicht bemerkt. Das Virus verbleibt im Organismus und kann wieder aktiviert werden. Durch die Bremsung des Immunsystems in der Schwangerschaft kommt es bei 20 % der CMV-Trägerinnen zu einer Reaktivierung des Virus, so dass zwischen 5 und 10 % der Schwangeren eine floride CMV-Infektion aufweisen und bis zu 10 % ihre Kinder bei der Geburt infizieren.

Als gefährdet werden Kinder seronegativer Mütter (40 – 70 %) angesehen, da diese Schwangere die Infektion während der Schwangerschaft durchmachen können, ohne es zu bemerken. Die geschätzten Zahlen einer Serokonversion, d. h. einer primären CMV-Infektion in der Schwangerschaft, werden allgemein auf zwischen 0,3 und 1 % geschätzt. Danach müssten in Deutschland bei einer Virustransmissionsrate von 40 % auf das Kind 300 – 1200 konnatale CMV-Infektionen beobachtet werden bzw. 30 – 120 Kinder schwer geschädigt oder tot zur Welt kommen. Entsprechend der bestehenden Meldepflicht werden pro Jahr aber weniger als 20 konnatale CMV-Fälle an das Robert Koch-Institut (RKI) gemeldet.

Erreger. Das Zytomegalievirus gehört in die Gruppe der Herpesviren. Es sind relativ große DNA-Viren mit einer Lipidhülle und daher labil. Inzwischen sind verschiedene Subtypen beschrieben worden.

Klinik. Bei der Schwangeren sind die Symptome einer Zytomegalie, wenn überhaupt, uncharakteristisch mit Müdigkeit, Schwäche, Lymphknotenschwellung und gelegentlich leichtem Fieber. Beim Immunkompetenten verläuft die Erkrankung meist milde. Beim Immungeschwächten (und das ist auch noch der Fetus) kann es zu schweren Schäden kommen (Hepatitis, Myokarditis, Enzephalitis, Erblindung). Neben dem ungeborenen Kind sind vor allem Immunsupprimierte (z. B. nach Nierentransplantation) oder AIDS-Kranke gefährdet. Bei letzteren wird auch eine reaktivierte Zytomegalie zur Gefahr.

! Wegen der leichten Schwächung des Immunsystems vor allem zu Beginn der Schwangerschaft kommt es häufig zu einer Reaktivierung des CMV.

Ähnlich wie bei der Primärinfektion sind bei Reaktivierung auch Titer von spezifischen IgM-Antikörpern nachweisbar. Zusätzlich wird CMV im Urin und häufig auch im Zervixsekret ausgeschieden.

Bei einer Erstinfektion in der Schwangerschaft kommt es ansteigend im Mittel bei ca. 40 % zur diaplazentaren Übertragung des Virus auf das Kind. Schwere Schäden sind vor der 20. SSW bei > 10 % der Kinder zu erwarten, danach kaum noch.

Wie viele andere Erreger geht auch das Zytomegalievirus zu Beginn der Schwangerschaft seltener auf das Kind über als im späteren Verlauf. Ist das Kind nachweislich infiziert, beträgt das Schädigungsrisiko ca. 20 %. In der Frühschwangerschaft kann dies zur Diskussion über eine Abruptio führen.

Das Risiko für eine direkte Schädigung des Kindes liegt bei einer reaktivierten CMV-Infektion in der Schwangerschaft weit unter 1 %. Es ist ein großes Problem, anhand des serologischen Befunds zu unterscheiden, ob bei der Erstuntersuchung bei Nachweis von IgM-Antikörpern eine Primärinfektion oder eine Reaktivierung vorliegt. Daher sind auch hier Untersuchungen oder zumindest Serumproben vor der Schwangerschaft hilfreich.

Diagnose einer Primärinfektion.
- Serokonversion von negativ zu positiv
- CMV-IgM-Antikörpernachweis (Titer); Aviditätsbestimmung bei IgM-Antikörpernachweis (niedrige Avidität bedeutet kurz zurückliegender Infektionsbeginn)
- Immunoblot oder Neutralisationstest
- Ausscheidung von hohen Konzentrationen von CMV im Urin.

! Sicher beweisend für eine primäre Infektion ist nur die Serokonversion von negativ zu positiv: Sie zeigt das Erstauftreten von CMV-Antikörpern.

Häufigkeit in der Schwangerschaft. < 1 %, vielleicht bei 0,1 – 0,9 %.

Konnatale Zytomegalie

Es ist eine seltene, aber schwere Erkrankung des Kindes durch hämatogene Virusübertragung.

Bei einer kongenitalen Erkrankung kommt es zur Wachstumsretardierung. Außerdem ist in 35 – 70 % das zentrale Nervensystem betroffen mit Mikrozephalie, periventrikulären Verkalkungen, Ventrikelerweiterung. In der weiteren Entwicklung kann es zu Hörverlust, mentaler Behinderung, Chorioretinitis, Optikusatrophie, fokaler Epilepsie und spastischen Paresen kommen. Hepatospenomegalie wird in knapp 60 % und eine Thrombozytopenie mit petechialen Blutungen in etwa 50 % gefunden. Die perinatale Mortalität liegt bei 20 %.

Von den bei Geburt unauffälligen kongenital infizierten Kindern erleiden 10–15 % Spätmanifestationen, v. a. Hörverlust, der noch bis zum 7. Lebensjahr auftreten kann, und mentale Retardierung.

Die sonografischen Hinweise für eine fetale Infektion sind unspezifisch: verdickte Plazenta, Verkalkungen, Mikrozephalie, Aszites, Hepatomegalie oder generalisierter Hydrops.

Aus unserer Klinik sind mir 2 schwere Fälle von konnataler Zytomegalie aus früheren Jahren bekannt. Die Kinder kamen in der 33. und 35. SSW zur Welt. Sie wiesen eine Hepatosplenomegalie auf und entwickelten unmittelbar nach der Geburt petechiale Blutungen infolge einer Thrombozytopenie. Die Transaminasen waren erhöht, außerdem fanden sich eine massive CMV-Ausscheidung im Urin und ausgeprägte Entzündungsreaktionen in der Plazenta mit typischen Riesenzellen. Die Plazenten wogen jeweils mehr als 1000 g. Bei einem weiteren Fall kam es zum Infans mortuus in der 30. SSW. Die Diagnose wurde damals histologisch mittels typischer Eulenaugen (Abb. 8.10) in verschiedenen Organen bestätigt.

Häufigkeit einer konnatalen CMV-Infektion. Bei einer Meldung von 25, in den letzten Jahren weniger als 20 konnatalen Infektionen pro Jahr in Deutschland erscheinen mir die Hochrechnungen (s. o.) von bis zu über 2000 konnatalen Infektionen und bis zu 500 schwer geschädigten Kindern etwas hoch, auch wenn mit einer hohen Dunkelziffer gerechnet werden muss. Eine Zahl von 100 durch CMV geschädigter Kinder pro Jahr und eine höhere Zahl leicht geschädigter Kinder erscheint mir realistischer.

Prophylaxe. Schwangere, die keine Antikörper gegen CMV besitzen, sollten Risikobereiche für eine CMV-Infektion meiden. Dies sind Dialysestationen, Transplantbereiche, Kinderstationen. Bei Umgang mit kleinen Kindern (Erzieherinnen) sind der direkte Kontakt mit Urin zu vermeiden und die Regeln der Hygiene zu beachten (Händewaschen, evtl. Handschuhe).

Ein inzwischen als häufig erkannter Übertragungsweg verläuft über das eigene Kindergartenkind auf die seronegative Mutter. Nachgeborene Kinder von seronegativen Mehrgebärenden sind daher besonders gefährdet. Das eigene Kind wird im Kindergarten, wo häufig subklinische Zytomegalie-Infektionen ablaufen, angesteckt und das Virus dann durch den engen Kontakt zu Hause auf die Mutter übertragen.

Ein wirksamer Impfstoff steht bisher nicht zur Verfügung.

Vorgehen bei Verdacht oder gesicherter CMV-Primärinfektion bis zur 20. SSW. Zunächst wird man zu einer PCR im Fruchtwasser mit Bestimmung der Virusmenge raten, um zu prüfen, ob das Kind infiziert ist. Ist dies tatsächlich der Fall, folgt die Besprechung mit den Eltern über das weitere Vorgehen mit folgenden Optionen:
▶ Therapie des Kindes (s. u.)
▶ Abbruch der Gravidität
▶ kein aktives Vorgehen.

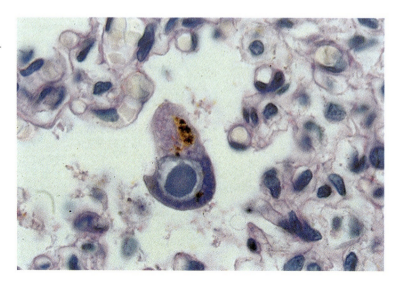

Abb. 8.**10** Zytomegalievirusinfektion. Infans mortuus in der 30. Woche. In der Lunge finden sich typische Eulenaugenzellen, welche die Diagnose unterstützen (Aufnahme Prof. Dr. N. Böhm, Pathologisches Institut der Universität Freiburg).

Therapie des Feten. Zielgruppe für eine Therapie sind nur Schwangere mit einer CMV-Primärinfektion bis zur 20. SSW. Derzeit ist nur eine Off-label-Therapie mit Hyperimmunserum (z. B. Cytotect) möglich, die auf Ergebnissen der einzigen Studie hierzu (Nigro, 2005) beruht. Wird durch Pränataldiagnostik mittels PCR im Fruchtwasser die Infektion des Feten nachgewiesen, so kann zurzeit an einer Studie in Deutschland mit Hyperimmunserum (z. B. Cytotect) an die Mutter oder auch direkt in die Nabelschnur teilgenommen werden.

Ganciclovir ist wegen möglicher teratogener Risiken und Nebenwirkungen in der Schwangerschaft nicht erlaubt. Welchen Benefit Valaciclovir bei der Zytomegalieinfektion hat, wird ebenfalls durch eine Studie geprüft und ist noch nicht abschließend zu beurteilen. Es scheint die Viruslast zu senken.

Ist die PCR im FW negativ und sind evtl. auch keine CMV-IgM-Antikörper im NS-Blut nachweisbar (dies ist erst zwischen 20. und 22. SSW möglich), kann der Mutter zum Austragen der Schwangerschaft geraten werden, da das Restrisiko nur noch sehr gering ist.

Reaktivierte CMV-Infektion der Mutter

Risiko für das Kind. Bei bis zu 20 % der Schwangeren mit einer vor der Schwangerschaft akquirierten CMV-Infektion kommt es während der Schwangerschaft zur Reaktivierung der latenten CMV-Infektion bzw. ist die asymptomatische Infektion latent immer noch floride. Da inzwischen die CMV-Durchseuchung unter den Schwangeren auf unter 40 % zurückgegangen ist, dürfte auch die Zahl der bei der Geburt infizierten Kinder unter 1 % liegen. Allgemein geht man davon aus, dass etwa 10 % der Virusausscheider ihr Kind bei der Geburt anstecken. Wegen des allgemein gutartigen Verlaufs sind in der Regel keine Maßnahmen zu ergreifen.

Für eine reaktivierte CMV-Infektion in der Schwangerschaft spricht:
▶ Nachweis von CMV-IgM-Antikörpern im Serum der Mutter mit hoher Avidität
▶ nur geringer oder kein Titeranstieg der bereits hohen IgG-Antikörper
▶ keine oder nur geringe CMV-Ausscheidung im Urin
▶ fehlende klinische Symptomatik
▶ Nachweis von CMV-IgM-Antikörpern mit bekanntem IgG-Titer vor der Schwangerschaft.

CMV-Infektionsrisiko und Stillen

Das Virus wird auch bei der reaktivierten CMV-Infektion in die Muttermilch ausgeschieden und kann so auf das Kind übertragen werden. Dies scheint aber nur für zu früh geborene, sehr unreife Kinder ein Risiko zu bedeuten. Bei reif geborenen Kindern verläuft die Infektion asymptomatisch und ohne Langzeitfolgen, weshalb sie gestillt werden können.

Persistierende CMV-IgM-Antikörper und Kinderwunsch

Sind Antikörper gegen CMV bereits vor der Schwangerschaft nachweisbar, bedeutet dies einen hohen Schutz gegen eine konnatale Infektion auf hämotogenem Weg. Es bleibt ein minimales Restrisiko für das Kind, da eine Reinfektion bei der Mutter mit einem anderen CMV-Stamm nicht auszuschließen ist.

Gegen eine Schwangerschaft ist aber nichts einzuwenden. Weitere serologische Kontrollen sollen *nicht* vorgenommen werden, da sie keine neue Information bringen und auch keine Konsequenzen haben. Ausnahme ist die Erkrankung der Mutter oder ein im Ultraschall auffälliges Kind.

■ Varizellen (Windpocken)

Varizellen scheinen keine ganz harmlose Erkrankung zu sein, da bei 16 % der Patienten der Verlauf schwer ist und in 6 % der Fälle Komplikationen auftreten. Wegen der hohen Kontagiosität finden die meisten Erkrankungen im Vorschulalter statt. Varizellen in der Schwangerschaft (Abb. 8.11) dagegen sind eher selten, da 95 % der Schwangeren Antikörper gegen das Varizellenvirus besitzen. Wie jede Virusinfektion in der Schwangerschaft sind auch die Varizellen gefürchtet.

Zu Beginn der Schwangerschaft geht das Virus in etwa 20 % der Fälle auf das Kind über, gegen Ende der Schwangerschaft in 80 %. Das Schädigungsrisiko für das Kind ist jedoch niedrig und besteht nur in der ersten Hälfte der Schwangerschaft. Bis zur 20. SSW beträgt das Risiko ca. 2 %.

Häufigkeit. Die Inzidenz einer Varizelleninfektion in der Schwangerschaft wurde früher mit 0,1 – 0,5 % angegeben. Sie dürfte inzwischen durch die Impfung deutlich niedriger liegen, da viel weniger Varizellenviren über Kinder verbreitet werden.

Erreger. Das Varizella-Zoster-Virus gehört in die Gruppe der Herpesviren, die alle zur Persistenz neigen.

Infektionen in der Schwangerschaft

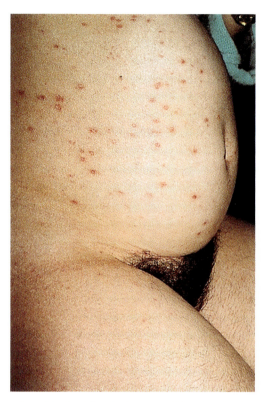

Abb. 8.**11** Varizellen in der 32. SSW bei 34-jähriger Patientin; das Kind ist gesund.

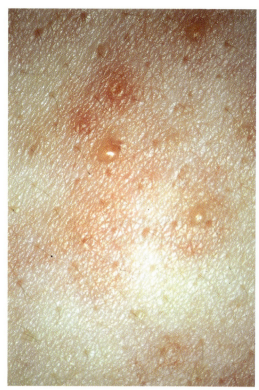

Abb. 8.**12** Varizellen in der Schwangerschaft bei einer 26-jährigen Patientin in der 24. SSW. Nur kolposkopisch erkennbare diskrete Bläschen.

Klinik. Exanthematische Erkrankung, deren Symptomatik aber nicht immer so typisch ist, dass man sich auf die Anamnese und das klinische Bild verlassen könnte. Typisch ist das Nebeneinander von feinen Bläschen, Knötchen und Krusten (Sternenhimmel) mit Juckreiz. Die Bläschen können je nach Stadium so diskret sein, dass sie nur mit dem Kolposkop erkennbar sind (Abb. 8.12) und das Exanthem als solches falsch beurteilt wird. Die negative Serologie mit anschließendem Titernachweis bzw. IgM-Antikörpernachweis bringt hier Klarheit. Gelegentlich kann auch der Vulvabereich mitbetroffen sein (Abb. 8.13)

Konnatales Varizellensyndrom

Eine Schädigung des Kindes ist selten und liegt bei ca. 2% bis zur 20. SSW. Inzwischen liegen Erfahrungen mit 1739 Erkrankungsfällen vor (Enders).

Wegen der geringen Schädigungsrate bei florider Varizelleninfektion in der Schwangerschaft (auch im 1. Trimenon) ist eine Abruptio generell nicht gerechtfertigt. Nur bei nachgewiesener Infektion des Kindes mittels Virusnachweis im Fruchtwasser (PCR) ist eine Abruptio mit den Eltern zu besprechen (Tab. 8.**5**).

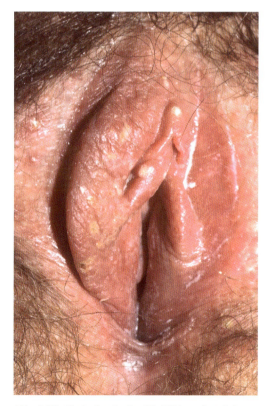

Abb. 8.**13** Varizellen in der 25. SSW, auch auf der Vulva mit Bläschen (34-jährige Patientin).

Tabelle 8.5 Stigmata bei konnatalem Varizellensyndrom*

Symptome	Häufigkeit (%)
Hauterscheinungen (Narben, Skarifikation, Ulzera)	100
Skelettanomalie/Extremitätenhypoplasie	86
Augendefekt (Katarakt, Hornersyndrom)	64
neurologische Defekte (Krämpfe, Retardierung)	42
Chorioretinitis	41
Hirnatrophie	29
Letalität	47 %

* nach Enders 1988

Perinatale Varizellen der Mutter

Varizellen, die zum Zeitpunkt der Geburt auftreten, wurden in früheren Lehrbüchern als besonders gefährlich für das Kind dargestellt. Es sind schwere neonatale Erkrankungen mit einer früher hohen Letalität des Kindes beschrieben. Inzwischen ist das Risiko für eine Erkrankung oder Schädigung des Kindes zu diesem Zeitpunkt sehr gering, da eine prophylaktische Gabe von Hyperimmunserum und Aciclovir oder Valaciclovir als Therapeutikum zur Verfügung stehen. Das Hinauszögern einer Spontangeburt ist daher bei den heutigen Möglichkeiten nicht mehr gerechtfertigt.

Risiko für das Kind. Tritt das mütterliche Varizellenexanthem 4 Tage vor bis 3 Tage nach der Entbindung auf, kann es beim Kind zu einer sehr schweren Varizellenerkrankung kommen (Risiko ca. 8%). Während die Infektion noch in utero auf das Kind übergegangen ist, hat die Mutter in diesem Fall noch keine schützenden Antikörper gebildet, die sie vor der Geburt an das Kind hätte weitergeben können.

Therapie. Da es bei diesen Kindern erst nach 9–10 Tagen zur Manifestation der Erkrankung kommt, wird man den Kindern zum Zeitpunkt der Geburt zum Ausgleich der fehlenden mütterlichen Antikörper Varizella-Zoster-Immunglobulin (1 ml) verabreichen. Im Erkrankungsfall erhält das Neugeborene Aciclovir.

Vorgehen bei Varizellen in der Schwangerschaft und nach der Geburt.
- Varizellen nach der 20. SSW keine Maßnahmen; Beruhigung der Schwangeren
- Varizellen 3–5 Tage vor bis 5 Tage nach Geburt: VZV-Hyperimmunglobulin (VZIG) nach der Entbindung an das Kind, evtl. Aciclovir oral 5 × 800 mg bis zur Geburt (s. u.), Stillen erlaubt, engmaschige Überwachung des Neugeborenen, bei ersten Erkrankungszeichen Aciclovir i. v.

Die Gabe von Hyperimmunglobulin an die Schwangere bei sichtbarem Exanthem ist ohne Sinn, da zu diesem Zeitpunkt die Virämie schon Tage zuvor abgelaufen ist und somit auch die mögliche Infektion des Kindes.

Wie auf Abb. 8.14 zu sehen, kommt es auch bei floriden Varizellen der Mutter und leichtfertigem Umgang mit dem Neugeborenen nicht immer zur Infektion des Kindes (es hatte VZV-Immunglobulin erhalten).

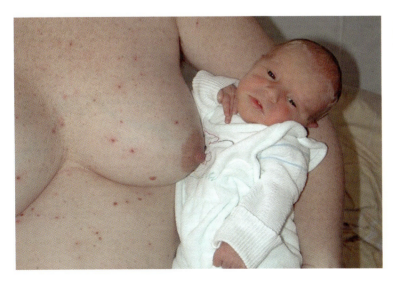

Abb. 8.14 Wöchnerin mit Varizellen, Exanthembeginn 3 Tage vor Geburt und ihr 2 Tage altes Neugeborenes.

Vorgehen bei Varizellenkontakt in der Schwangerschaft.
- Bestimmung des Immunstatus der Schwangeren zur Beruhigung, wenn positiv, oder für Maßnahmen, wenn negativ.
- Bei negativem Immunstatus und Varizellenkontakt < 4 Tage bis zur 20. SSW VZV-Immunglobulin (0,3 ml/kg KG), dadurch lässt sich der Ausbruch der Varizellen in 50 % verhindern.
- Bei negativem Immunstatus und Varizellenkontakt vor maximal 3 Tagen ist auch eine aktive Impfung der Schwangeren theoretisch möglich, aber wegen fehlender Daten kaum realisierbar.
- Bei negativem Immunstatus und Varizellenkontakt vor maximal 9 Tagen kann in besonderen Risikofällen eine Aciclovirtherapie mit 5 × 800 mg diskutiert werden (Aciclovir ist in dieser Dosierung in der Schwangerschaft nicht zugelassen). Auch hier bleibt es eher bei der Theorie, da keine Daten vorliegen.

Prophylaxe bei negativem Serostatus. Die STIKO empfiehlt die aktive Impfung mit dem Lebendimpfstoff Varilrix vor der Schwangerschaft. Auch die Impfung der Kinder zwischen 9 und 14 Monaten wird heute empfohlen und dürfte in Zukunft das Risiko einer Varizelleninfektion weiter minimieren.

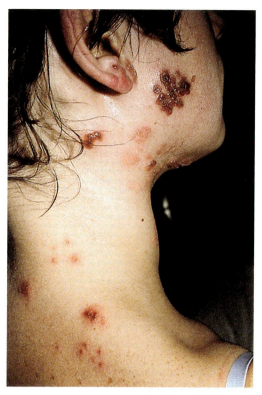

Abb. 8.**15** Generalisierter Herpes zoster bei 22-jähriger Patientin in der 29. SSW.

■ Zoster (Gürtelrose)

Pathogenese und Risiko für das Kind. Da es sich beim Zoster üblicherweise um eine lokale Reaktivierung einer Varizella-Zoster-Infektion im Bereich des betroffenen Nervensegmentes handelt und hohe Antikörpertiter im Blut in der Regel vorhanden sind, besteht, nachdem die Varizellen selbst nur ein geringes Risiko bedeuten, in diesen Fällen kein messbares Risiko. Es sind daher auch keinerlei Maßnahmen und keine Einschränkungen erforderlich – weder in der Schwangerschaft noch post partum.

In Einzelfällen kann es selten einmal zur Generalisierung des Herpes zoster in der Schwangerschaft kommen (Abb. 8.15). Wegen der starken Schmerzhaftigkeit wird man hier mit 5 × 800 mg Aciclovir behandeln, wodurch es zum raschen Sistieren der Schmerzen und zum Rückgang der Erkrankung kommt.

■ Herpes genitalis

Ein Herpes genitalis in der Schwangerschaft bedeutet kaum ein Risiko für den Feten, auch wenn einzelne Fälle von Chorioretinitis und Mikrozephalie nach primärem Herpes genitalis im 1. Trimenon berichtet wurden. Gefährlich für das Kind ist ein florider Herpes zum Zeitpunkt der Entbindung. Hier kann es zum gefürchteten **Herpes neonatorum** mit Todesfolge oder schweren Schäden kommen.

Das höchste Risiko haben Kinder seronegativer Schwangerer. Sie sind zum einen durch das hohe Transmissionsrisiko bei einem primären Herpes genitalis bei der Mutter während der Entbindung gefährdet und zum anderen durch Besucher und Personal, die einen floriden Herpes oralis haben, da sie keinerlei Nestschutz gegen Herpes von der Mutter bekommen haben.

> Persönlich kenne ich mehr an Herpes neonatorum verstorbene Neugeborene, die von Besuchern angesteckt wurden, als Kinder, die von ihrer Mutter während der Entbindung infiziert wurden. Der Grund liegt an der oft zu späten Diagnosestellung des nicht bekannten Infektionsrisikos. Während bei bekanntem Herpes der Mutter eine Aciclovirtherapie frühzeitig erfolgt, kommt sie bei zunächst unbekanntem Risiko gelegentlich zu spät, da Bläschen beim Herpes neonatorum erst spät, z. B. 1 Woche nach Krankheitsbeginn, auftreten.

Dass neben dem genitalen Herpes auch ein oraler primärer Herpes (Abb. 8.16) im Wochenbett ein Risiko für das Kind darstellen kann, ist wenigen bekannt. Der fehlende Nestschutz ist auch hierbei das größte Risiko für das Kind. Neugeborene von seronegativen Mütter (10–20 %) sind es auch, die durch Besucher mit einem rezidivierenden Herpes oralis gefährdet sind. Dagegen besteht beim rezidivierenden Herpes der Mutter kaum ein Risiko, da das Neugeborene durch die mütterlichen Antikörper weitgehend geschützt ist und auch weniger Viren ausgeschieden werden.

Die Furcht vor Herpes ist in den USA besonders hoch. Auch scheint dort das Risiko höher zu sein als bei uns, wie die epidemiologischen Daten zeigen. Daneben spielen die ärztliche Versorgung während der Schwangerschaft und die Nachbetreuung der Kinder eine wichtige Rolle. Empfehlungen und Daten können daher nicht immer vollständig übernommen werden.

Häufigkeit. Neonatale Herpesinfektionen sind weder in den USA noch in Deutschland meldepflichtig, daher existieren nur Schätzwerte. Geht man von US-amerikanischen Schätzungen aus mit 1200–1500 Fällen pro Jahr, müssten es bei uns ca. 200–250 Fälle pro Jahr sein – eine Zahl, die mir viel zu hoch erscheint. Früher wurde in den USA der neonatale Herpes von Nahmias mit ca. 1 pro 7500 Geburten angegeben, später von Brown (2003) mit 1 pro 3200 Geburten. Legt man die Daten aus Mitteleuropa (GB, NL) zugrunde, die sich auf etwa 1 Infektion pro ca. 25 000 Geburten belaufen, dann käme er in Deutschland deutlich seltener vor (knapp 30 Fälle/Jahr).

Interessanterweise scheint sich in den USA die Typenverteilung beim primären Herpes genitalis mit immer häufigerem HSV 1 (> 50 %) dem schon länger bekannten Trend in Europa anzupassen.

Geschätztes HSV-Transmissionsrisiko für den Feten (ACOG Practice bulletin 2007):
▶ > 50 % bei Primärinfektion der Mutter bei Entbindung
▶ 3 % bei floridem rezidivierendem Herpes bei Entbindung
▶ 0,02 % bei nur anamnestischem Herpes
▶ minimales Risiko bei Herpes (primär und rezidivierend) während der Schwangerschaft.

Gefährdet sind daher besonders Kinder seronegativer Mütter. Diese Kinder können durch eine mögliche Primärinfektion der Mutter während der Entbindung, oder – da sie über keinen Nestschutz durch die Mutter verfügen – nach der Geburt durch Personal oder Besucher angesteckt werden (Lippenherpes).

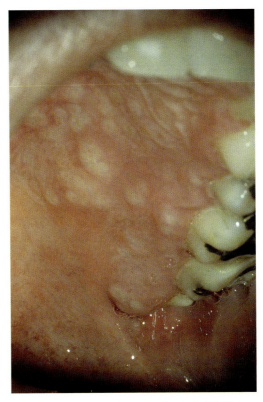

Abb. 8.**16** Herpes oralis im Wochenbett (30-jährige Patientin).

Primärer Herpes genitalis in der Schwangerschaft

Ein primärer Herpes genitalis ist in der Schwangerschaft kein so häufiges Ereignis, kommt aber gelegentlich vor. So schätzt man, dass es bei 2 % der Empfänglichen während der Schwangerschaft zur Serokonversion kommt. Das wären in Deutschland über 2000 primäre Herpes-genitalis-Infektionen in der Schwangerschaft pro Jahr. Sind auch keine Antikörper gegen den anderen HSV-Typ vorhanden (Kreuzimmunität), dann geht die Infektion fast immer mit typischen klinischen Symptomen (brennende Schmerzen, Knötchen, Bläschen, Läsionen über große Flächen und Leistenlymphknotenschwellung) einher (Abb. 8.**17**). Leider werden die Läsionen nicht immer richtig gedeutet.

Eine früher beschriebene höhere Abortrate durch einen primären Herpes genitalis im 1. Trimenon wurde in neueren Studien nicht bestätigt. Ein konnatales Herpes-simplex-Syndrom ist nicht bekannt.

! Wegen anfänglich häufiger Rezidive und verzögerter Antikörperbildung bedeutet ein primärer Herpes genitalis in der Schwangerschaft auch ein erhöhtes Risiko bei der Entbindung.

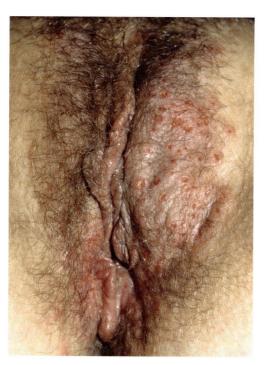

Abb. 8.17 Primärer Herpes genitalis in der 26. SSW bei 33-jähriger Patientin.

Empfehlung bei primärem Herpes genitalis während der Schwangerschaft.
- Aciclovir oral 5 × 200 mg oder 3 × 400 mg pro Tag für 5 bis max. 10 Tage. Eine Behandlung im 2. und 3. Trimenon ist erlaubt.
- Eintragung des Herpes genitalis in den Mutterpass
- HSV-Antikörperbestimmung vor der Geburt
- bei fehlenden Antikörpern bei Geburt evtl. Aciclovirprophylaxe
- sorgfältige Nachkontrolle des Kindes, bei ersten Symptomen Aciclovirtherapie.

Empfehlung bei primärem Herpes genitalis zum Zeitpunkt der Entbindung.

! Hier besteht mit > 50 % das höchste Transmissionsrisiko für das Kind, daher ist sofortiges Handeln gefordert.

- Aciclovir an die Mutter
- primäre Sectio caesarea bei stehender Fruchtblase
- > 4 Stunden nach dem Blasensprung bringt die Sektio keinen Benefit mehr
- Abstrich aus Nasopharynx für HSV-PCR beim Neugeborenen
- Acivlovir i. v. an das Neugeborene
- engmaschige Nachkontrolle des Neugeborenen.

Da heute eine wirksame Therapie beim Herpes mit Aciclovir möglich ist, dürfte auch das seltene Ereignis eines primären Herpes genitalis nicht mehr ganz so gefährlich sein. Entscheidend dabei ist, wie bei allen Infektionen, dass die Therapie bzw. Prophylaxe rechtzeitig einsetzt.

Rezidivierender Herpes genitalis in der Schwangerschaft

Sehr viel häufiger als ein primärer ist ein rezidivierender Herpes genitalis. Dieser kann nur bei Läsionen an der Vulva gelegentlich erkannt werden (Abb. 8.18). Die gefährlicheren Läsionen auf der Zervix oder nur die Virusausscheidung werden nicht entdeckt. Dafür müsste wiederholt ein Abstrich für die HSV-PCR entnommen werden.

Die Höhe des Risikos durch einen anamnestisch bekannten rezidivierenden Herpes genitalis ist schwer einzuschätzen. So konnte bei über 10 % der Schwangeren, bei denen ein rezidivierender Herpes genitalis bekannt war, eine Virusausscheidung während der Schwangerschaft festgestellt werden.

Bei einer genitalen Durchseuchung mit Herpes-simplex-Viren (HSV 2 und HSV 1) bei uns von 20 – 30 % muss also damit gerechnet werden, dass es bei 2 – 3 % aller Schwangeren zur Ausscheidung von HSV irgendwann während der Schwangerschaft kommt. Zum Zeitpunkt der Geburt wird nach dieser Schätzung und nach Untersuchungen von Yeager bei 0,3 % der Schwangeren das Virus in den Geburtskanal ausgeschieden.

Ob es dann tatsächlich zu einer Infektion kommt, hängt u. a. auch von der ausgeschiedenen Virusmenge und der Höhe des mütterlichen Antikörpertiters ab.

So konnte Yeager (1984) zeigen, dass es nur in denjenigen Fällen zu einer Infektion des Kindes kam, in denen die Mutter einen sehr niedrigen Antikörpertiter im Serum aufwies. Nach Adler kommt es bei 5 – 10 % der Frauen mit einem floriden rezidivierenden Herpes genitalis zum Zeitpunkt der Entbindung zur Erkrankung des Kindes.

Geschätztes HSV-Transmissionsrisiko für den Feten:
- 3 % bei floridem rezidivierendem Herpes bei Entbindung
- 0,02 % bei nur anamnestisch bekanntem Herpes.

Empfohlene Maßnahmen:
- bei anamnestischem Herpes genitalis: nur Eintrag in Mutterpass
- Rezidiv während der Schwangerschaft: Aciclovir oral für 2 Tage möglich

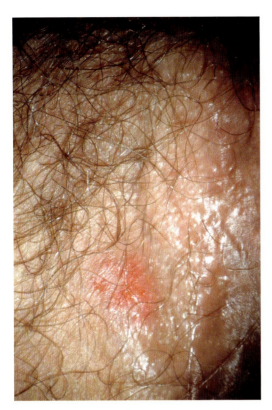

Abb. 8.**18** Rezidivierender Herpes genitalis in der 24. SSW (31-jährige Patientin).

▶ Rezidiv und/oder HSV-Nachweis bei Geburt: Aciclovir an die Mutter, Sektio nur in Ausnahmefällen
▶ Abstrich aus Nasopharynx beim Neugeborenen für HSV-PCR und sorgfältige Kontrollen des Neugeborenen, evtl. Aciclovir.

Ein Screening auf HSV in der Schwangerschaft ist wenig sinnvoll und wird allgemein abgelehnt. Allenfalls ist der Serostatus bei Risikokonstellation sinnvoll.

Therapie mit antiviralen Substanzen für HSV in der Schwangerschaft

In normaler Dosierung war Aciclovir in der normalen Dosierung nicht teratogen. Erfahrungen mit der Aciclovirtherapie von Herpesinfektionen bei schwangeren Frauen sind im internationalen Aciclovir-Schwangerschaftsregister dokumentiert. Weltweit sind nach Original-Herstellerangaben bisher 1060 Schwangere mit einer Herpesinfektion mit Aciclovir behandelt und ausgewertet worden (Stand: 30.6.97). Demnach besteht kein erhöhtes Risiko für Fehlbildungen nach Aciclovir-Gabe in der Schwangerschaft. Bei 700 Kindern, deren Mütter im ersten Trimenon Aciclovir erhalten hatten, fanden sich keine vermehrten Schäden.

Dennoch besteht für die Therapie einer Herpesinfektion mit Aciclovir in der Schwangerschaft eine relative Kontraindikation, d. h. eine Nutzen/Risiko-Abwägung bzw. strenge Indikationsstellung ist notwendig. Eine Behandlung sollte nur durchgeführt werden bei:
▶ primärem Herpes genitalis in der Schwangerschaft
▶ Vermeidung einer Sectio caesarea durch prophylaktische Gabe von Aciclovir während der Entbindung
▶ schwerem Herpes zoster in der Schwangerschaft.

In der Frühschwangerschaft (1.– 14. SSW) sollte man aus Gründen der Vorsicht Aciclovir nur nach Rücksprache mit der Patientin und nur bei schweren Verläufen verordnen. Trotz der bisherigen unauffälligen Beobachtungsfälle kann nicht jedes Risiko völlig ausgeschlossen werden.

Vorgehen bei Verdacht auf Herpes genitalis während der Schwangerschaft **bis 2 Wochen vor der Geburt:**
▶ Sicherung der Diagnose durch Virusnachweis (PCR, Viruskultur)
▶ Blutentnahme für Bestimmung der Herpes-genitalis-Antikörper zur Unterscheidung zwischen primärem und rezidivierendem Herpes genitalis und zur gleichzeitigen Bestimmung der Antikörpertiter-Höhe
▶ bei negativer Serologie Wiederholung nach 4 Wochen, spätestens vor der Geburt, um zu wissen, ob das Kind einen Nestschutz mitbekommt.

Vorgehen bei Verdacht auf Herpes genitalis **zum Zeitpunkt der Entbindung:**
▶ Bei klinisch eindeutigen, ausgedehnten Herpesläsionen (V. a. Primärinfektion) und unbekanntem Immunstatus: Schnittentbindung. Sie ist nur dann sinnvoll, wenn der Blasensprung weniger als 4 Stunden zurückliegt. Aciclovirtherapie der Mutter, prophylaktische Aciclovirbehandlung des Neugeborenen.
▶ Bei bekanntem rezidivierendem Herpes genitalis und hohem Antikörpertiter: Vaginalentbindung ist möglich unter Aciclovirtherapie der Mutter. Auf jeden Fall engmaschige Nachkontrolle des Kindes. Bei geringsten Symptomen frühzeitige Gabe von Aciclovir an das Neugeborene.

Infektionen in der Schwangerschaft

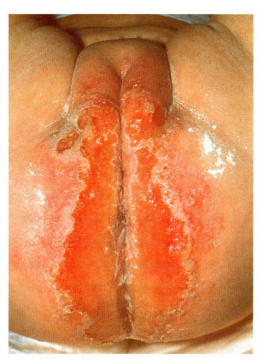

Abb. 8.**19** Herpes genitalis der Vulva bei 7 Monate altem Säugling.

ein 7 Monate altes Kind mit ausgedehntem Herpes genitalis dargestellt. Die Mutter hat es immer wieder auf die Vulva geküsst. Nachlassender Nestschutz und die hohe Virusmenge haben dann diese schwere Vulvitis verursacht. Siehe auch Wochenbett.

■ Infektion mit humanem Herpesvirus Typ 6 (HHV 6)

Erreger, Pathogenese und Klinik. Dieses Virus wurde 1986 in Zellen von HIV-Infizierten entdeckt. Es befällt wie HIV vorwiegend die CD 4- und B-Lymphozyten und Gliazellen. Es ist der Erreger des Exanthema subitum (3-Tage-Fieber) und wird als Ursache des chronischen postinfektiösen Fatigue-Syndroms (PFS) vermutet. Die Durchseuchung beim Erwachsenen liegt zwischen 50 und 80 %.

Risiko für das Kind. Bisher nichts bekannt.

Diagnostik. Immunfluoreszenztest, ELISA oder PCR.

Rezidivierender Herpes oralis der Mutter im Wochenbett

Eine Übertragung auf das Kind findet nur statt, wenn große Virusmengen auf das Neugeborene übertragen werden, da es durch die mütterlichen Antikörper in den ersten Monaten ganz gut geschützt ist. Solange die Mutter das Kind nicht direkt mit der Herpesläsion berührt und die Hände vor dem Kontakt mit dem Kind mit einem alkoholischen Händedesinfektivum behandelt, wird nichts passieren. In Abb. 8.**19** ist

Erkrankungen mit Blasenbildung (Differenzialdiagnose zu Herpes)

Herpes gestationis/Pemphigoid gestationis

Der Herpes gestationis wird heute richtigerweise Pemphigoid gestationis genannt. Das klinische Bild der Hautblasen (Abb. 8.**20**, Abb. 8.**21**), die an verschiedenen Körperbereichen auftreten, ist von Herpes-simplex-Viruseffloreszenzen so verschieden, dass es eigentlich nicht verwechselt werden kann. Es handelt sich wahrscheinlich

Abb. 8.**20** Pemphigoid gestationis der Beine (Aufnahme Dr. Kullmann).

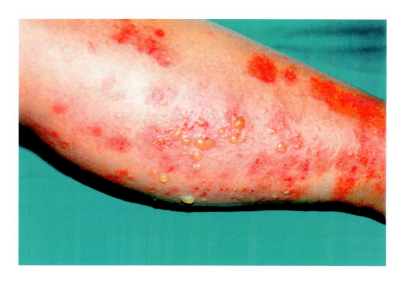

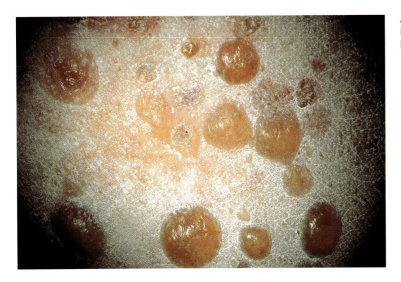

Abb. 8.**21** Pemphigoid gestationis-Blasen in starker Vergrößerung bei 30-jähriger Patientin in der 34. SSW.

um eine Autoimmunerkrankung mit vesikobullösen Hautveränderungen, die gelegentlich auch fehlen können. Die bisherige Diagnostik mit Nachweis von C 3-Ablagerungen entlang der Basalmembran in einer Hautbiopsie wird zunehmend ersetzt durch den Nachweis von Antikörpern gegen das BP 180-Autoantigen im Serum. Die Therapie besteht in 0,3 – 0,5 mg Prednisolon/kg KG.

Pemphigoid

Seltene, weniger schwere Immunerkrankung mit Bläschen, die nicht leicht erkannt wird. Kann auch an der Vulva beginnen (Abb. 8.**22**). Die Diagnose wird gesichert mittels Biopsie und durch den Nachweis von Immunkomplexen im Biopsat oder Serum. Zur Therapie wird Decortin oder Imurek etc. verabreicht.

Differenzialdiagnosen: Herpes genitalis, Candidose, Follikulitis.

■ Epstein-Barr-Virusinfektion

Synonyme. Pfeiffer-Drüsenfieber, Mononukleose.

Pathogenese und Klinik. Akute Erkrankung mit hohem Fieber, Halsschmerzen und generalisierter Lymphadenopathie.

Etwa 60 – 90 % der Erwachsenen besitzen Antikörper gegen das Epstein-Barr-Virus. Wie bei anderen Herpesviren führt die EBV-Infektion in der Mehrzahl der Fälle zu einer Persistenz des Virus in den B-Lymphozyten. Eine Reaktivierung in der Schwangerschaft ist daher möglich.

Bis heute ist wenig über EBV-Infektionen während der Schwangerschaft bekannt. Nur wenige,

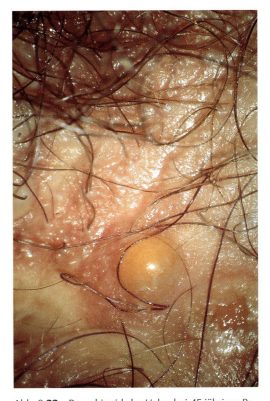

Abb. 8.**22** Pemphigoid der Vulva bei 45-jähriger Patientin.

schlecht dokumentierte Fälle von geschädigten Kindern sind in der Literatur beschrieben.

Einschränkend ist jedoch zu bemerken, dass nur selten nach EBV-Infektionen während der Schwangerschaft gesucht wird.

Risiko für das Kind. Somit kann man auch bis heute nur sagen, dass eine EBV-Infektion während der Schwangerschaft ein sehr geringes Risiko für das ungeborene Kind bedeutet. Da weder Prophylaxe noch therapeutische Möglichkeiten bestehen und eine Abruptio nicht gerechtfertigt ist, ergeben sich aus dieser Infektion keine Konsequenzen.

Diagnostik. Serologischer Nachweis von IgG-, IgM- oder IgA-Antikörpern gegen frühe und späte Antigene.

Therapie. Keine.

Maßnahmen. In der Schwangerschaft: Beobachtungsfälle an Infektionszentren weitergeben.

■ Masern

Erreger und Häufigkeit. Erreger ist das Masernvirus (Myxovirus). Da etwa 98% der Erwachsenen Antikörper gegen Masern besitzen, sind Maserninfektionen in der Schwangerschaft sehr selten.

Klinik. Hochinfektiöse akute Erkrankung mit Fieber, Husten, Konjunktivitis und makulopapulösem Exanthem, Koplik-Flecken. Die Maserninfektion verläuft in der Schwangerschaft nicht schwerer als im Kindesalter.

Risiko für das Kind. Ein kongenitales Masernsyndrom ist nicht bekannt. Auch die im Zusammenhang mit Masern gesehenen Beobachtungsfälle sind nicht gesicherte Einzelfälle. Ob auch Aborte, Totgeburten oder Frühgeburten mit Masern in Zusammenhang stehen können, ist nicht bewiesen.
Lediglich eine Maserninfektion der Mutter zum Zeitpunkt der Entbindung könnte eine schwere neonatale Maserninfektion auslösen. In diesem Fall wird man dem Neugeborenen unmittelbar nach der Geburt Immunglobulin verabreichen.

Diagnostik.
▶ Serologie (ELISA): Nur IgG-Antikörper sind gleichbedeutend mit dem Status nach durchgemachten Masern oder der Masernimpfung. IgG-Serokonversion von negativ nach positiv oder IgM-Antikörper sprechen für eine frische Maserninfektion.
▶ Erregernachweis: mit PCR möglich, aber keine Routine.

Bei Masernkontakt in der Schwangerschaft sollte der Immunstatus der Schwangeren bestimmt werden, damit die Patientin im positiven Fall darüber beruhigt ist, dass sie an Masern nicht mehr erkranken kann.

■ Mumps

Erreger. Mumpsvirus (Myxovirus).

Klinik. Akute Erkrankung mit mäßig hohem Fieber und schmerzhafter Vergrößerung der Speicheldrüsen, besonders der Parotis. Die Erkrankung wird kaum noch gesehen, da die meisten Kinder gegen Mumps geimpft werden. 2003 wurden in Deutschland 0,8 Mumpserkrankungen auf 100 000 Einwohner gemeldet.

Risiko für das Kind. Die meisten Erwachsenen besitzen Antikörper gegen das Mumpsvirus (über 90%). Mumpsinfektionen in der Schwangerschaft sind sehr selten. Auch da das Virus nicht so kontagiös ist wie z. B. das Varizellavirus oder das Masernvirus.
Es ist bis heute weder ein konnatales Mumpssyndrom noch eine erhöhte Schädigungsrate durch eine Mumpsinfektion in der Schwangerschaft bekannt. Somit ergeben sich aus einer Mumpsinfektion während der Schwangerschaft keinerlei Konsequenzen. Es ist daher unverständlich, dass bei einer Kindergärtnerin wegen fehlender Mumpsimmunität ein Beschäftigungsverbot vom Bundesverwaltungsgericht bestätigt wurde.
Lediglich bei Mumps zum Zeitpunkt der Entbindung besteht theoretisch für das Neugeborene das Risiko einer schweren neonatalen Mumpsinfektion. Durch Gabe von Hyperimmunserum an das Neugeborene kann das Risiko gesenkt werden. Bei Mumpskontakt einer Schwangeren ist die Feststellung einer Mumpsimmunität eine Beruhigung für die Patientin und ansonsten die einzige Maßnahme. Sonst ist nichts zu unternehmen.

Komplikationen. Nach der Geschlechtsreife kommt es bei 20% der männlichen Patienten zu einer Orchitis, die zur Sterilität führen kann. Wieweit eine Oophoritis bei weiblichen Patienten Sterilität verursachen kann, ist nicht bekannt.

Diagnostik. *Serologie:* Immunstatus (ELISA, auch IgM-Antikörpernachweis möglich).

■ Humane Enterovirusinfektionen (hEV)

Erreger. Enteroviren gehören zur Familie der Picornaviridae. Traditionell unterscheidet man Polioviren, Coxsackie-A- und -B-Viren, ECHO-Viren und andere hEV. Nach neuerer Taxonomie werden sie in Enteroviren A–D unterteilt. Von den ECHO-Viren wurden die humanen Parechoviren abgeteilt, die man heute als eigenständigen Genus unter den Picornaviren führt.

Häufigkeit. Während Infektionen mit Polioviren dank der Impfung bei uns inzwischen extrem selten sind, kommen Infektionen mit den anderen Enteroviren besonders in den heißen Sommermonaten recht häufig vor. Genaue Zahlen sind nicht bekannt.

Klinik. Die Übertragung erfolgt über Tröpfchen- und Schmierinfektion, hauptsächlich über Stuhl, da der Darm ihren Hauptvermehrungsort darstellt. Die meisten Infektionen verlaufen asymptomatisch oder mild. Die Krankheitsbilder reichen je nach Virus von respiratorischen Symptomen über Exanthem, Myalgien, Konjunktivitis, Hepatitis über Myokarditis bis zur Enzephalitis. Schwere Folgeschäden sind möglich, aber selten.

Risiko für das Kind. Enteroviren konnten vereinzelt in Fruchtwasser, Nabelschnurblut, intrapartal und bei infizierten Neugeborenen nachgewiesen werden. Eine vertikale Infektion wird vermutet, allerdings gibt es keine guten Daten dazu. Ob es zu Aborten kommt, ist nicht gesichert. Zur Prophylaxe sind nur Hygienemaßnahmen möglich; bei Erkrankung beschränkt sich die Therapie auf supportive Maßnahmen. Das Vorkommen kleiner Epidemien und sporadischer Infektionen auf Neugeborenenstationen ist dagegen gesichert. Dabei kann die Infektion durch die Mutter, aber auch durch Pflegepersonal erfolgen. Schwere Infektionen mit Meningoenzephalitis und Myokarditis (teilweise sogar mit letalem Ausgang) sind beschrieben. Risikofaktoren dafür sind Frühgeburtlichkeit, maternale Symptome, der Serotyp und das frühe Einsetzen von Symptomen. Die meisten Infektionen verlaufen jedoch gutartig.

Diagnostik. Virusnachweis mittels Kultur oder PCR, bevorzugt aus dem Stuhl. Die Serologie spielt keine Rolle.

Therapie. Antivirale Medikamente stehen nicht zur Verfügung, nur symptomatische Therapie.

■ Rotaviren

Rotaviren spielen als Durchfallerreger bei Neugeborenen eine gewisse Rolle.

Diagnostik. Virusnachweis im Stuhl:
▸ Elektronenmikroskopie
▸ PCR
▸ Erythrozyten-Festphasen-Aggregationstest
▸ Dünnschichtimmunoassay (TIA).

Therapie. Nur symptomatisch, keine Virushemmung möglich.

■ Hepatitis

Inzwischen werden mindestens 6 verschiedene Hepatitisformen unterschieden, von denen für den Geburtshelfer die Hepatitis B besondere Beachtung erfordert. Eine Übersicht gibt Tab. 8.6.

Tabelle 8.6 Hepatitisarten und Schwangerschaft

Hepatitis/ Erreger	Virus- genom	Übertragung	Inkubations- zeit (Tagen)	Schwanger- schaft	Komplikatio- nen	Prophylaxe
A (HAV, Picornavirus)	RNA	fäkal-oral	12 – 90	nichts bekannt	fulminante Hepatitis	Impfung
B (HBV, Hepadnavirus)	DNA	parenteral sexuell perinatal	30 – 180	chronische Erkrankung des Kindes	chronische Erkrankung, Leberzirrhose, Leberkarzinom	Impfung
C (HCV, Flavivirus)	RNA	parenteral (sexuell)	60 – 90 (15 – 160)	nichts bekannt	chronische Erkrankung, Leberzirrhose, Leberkarzinom	keine Immun- prophylaxe
D (HDV)	inkomplet- te RNA	parenteral perinatal	21 – 49	nichts bekannt	chronische Er- krankung	Hepatitis-B- Impfung
E (HEV)	RNA	Trinkwasser (fäkal-oral) Asien, Afrika	20 – 65	hier besonders gefährlich	Letalität bei Schwangeren 10 – 20 %	keine

Hepatitis A

Erreger und Übertragung. Die Hepatitis A wird durch ein stabiles RNA-Virus (s. Abb. 1.1) verursacht und fäkal-oral durch Schmierinfektion übertragen. Weitere Übertragungswege sind kontaminierte Lebensmittel, z. B. Muscheln, Schalentiere und fäkal verunreinigtes Trinkwasser, speziell bei Reisen in Länder mit hohem Durchseuchungsgrad (Afrika, Asien, Mittel- und Südamerika).

Die Inkubationszeit ist mit 14–45 (12–90) Tagen deutlich kürzer als bei Hepatitis B und C.

Häufigkeit. Kleine Kinder (bis 5 Jahre) erkranken nur in 10 %, dagegen 70–80 % der Erwachsenen. In den Industrienationen West- und Nordeuropas und in Nordamerika ist die Durchseuchung mit 10–20 % der Erwachsenen gering, in Entwicklungsländern in Afrika, Asien und Südamerika entsprechend den hygienischen Verhältnissen sehr hoch (bis zu 90 %).

Klinik. Sie unterscheidet sich nicht von den Virushepatitiden anderer Genese. Nach unspezifischem Prodromalstadium von mehreren Tagen treten Ikterus, Dunkelfärbung des Urins und Entfärbung des Stuhls auf, meist begleitet von allgemeinem Krankheitsgefühl, gelegentlich auch Fieber.

Die Krankheitserscheinungen klingen nach 4–6 Wochen wieder ab. Schwere Verläufe sind selten (< 0,1 %), chronische Fälle sind nicht bekannt, nur protrahierte Verläufe (Monate).

Risiko für das Kind. In utero kann eine Hepatitis-A-Infektion des Kindes ablaufen. So wurden bei einer floriden Hepatitis-A-Infektion der Mutter eine vorübergehende Lebervergrößerung und Aszites beim Fetus beobachtet. Das Kind war bei Geburt unauffällig.

Eine Beeinträchtigung der Schwangerschaft durch eine Hepatitis-A-Infektion ist bisher nicht beschrieben worden.

Diagnostik.
- Virusnachweis im Stuhl mittels Immunoassay oder durch PCR
- Antikörper-Nachweis im Serum: 4-facher Anstieg der IgG-Antikörper (ELISA), IgM-Antikörpernachweis (ELISA).

Therapie. Symptomatisch, eine Virushemmung ist bisher nicht möglich.

Prophylaxe.
- Aktive Impfung mit inaktivierten Hepatitis-A-Viren. 3 Injektionen (Wiederholungsinjektion nach 4 und nach 6–12 Monaten) verleihen für 5–10 Jahre Schutz. Auch als Kombinationsimpfung mit Hepatitis B.
- Standardimmunglobulin i.m (5–10 ml); Schutzdauer 3–12 Wochen (Halbwertzeit 3 Wochen).

Hepatitis B

Die Hepatitis B zählt zu den sexuell übertragbaren Erkrankungen. Sie ist durch Impfung vermeidbar und damit viele ihrer Folgeschäden. Wegen des hohen Risikos einer chronischen Erkrankung des Neugeborenen ist ein Screening in Deutschland Teil der Mutterschaftsvorsorge.

Erreger. DNA-Virus mit relativ labiler Hülle. Das Virus besitzt eine DNA-Polymerase. Die wichtigsten Antigene sind: HBsAg, HBcAg und HBeAg.

Häufigkeit. In Deutschland haben etwa 5–10 % der erwachsenen Bevölkerung Antikörper gegen HBc, in Mittelmeerländern sind es 10–30 % und in Afrika und Asien 70–90 %.

Infektiös, d. h. HBs-Carrier, sind in Deutschland etwa 0,5–1 % der Bevölkerung, in Mittelmeerländern 2–10 % und in Afrika und Asien 10–20 %. Dieses Transmissionsrisiko wird durch den Antigennachweis (HBsAg oder HBe-Ag) im Blut erkannt und ist inzwischen auch durch DNA-Nachweis (PCR) möglich.

Inkubationszeit. Sie ist sehr variabel und liegt zwischen 30–180 Tagen, abhängig vom Übertragungsweg, der Virusmenge und genetischen Faktoren.

Klinik. Inapparente Verläufe sind häufig. Die Krankheit beginnt schleichend mit unklaren Abdominalbeschwerden, dann tritt Fieber auf. Es folgen Exantheme, Gelenkbeschwerden und schließlich ein Ikterus. Die Krankheit zieht sich über Wochen hin mit Persistenz der Infektion je nach Lebensalter zwischen 10 und 90 %.

Es sind Infektionsfälle (Ansteckungsquellen) bekannt geworden, bei denen eine extreme Virusreplikation stattfand mit bis zu 10^{12} Kopien/ml Blut. Dabei kam es auch zur Ausscheidung des Virus im Schweiß, ohne dass der Betroffene davon wusste oder sich krank fühlte. Von diesen Menschen geht ein hohes Übertragungsrisiko aus, so dass sie, z. B. im medizinischen Bereich, Berufsverbot erhalten. Durch eine rechtzeitige Impfung ist dies vermeidbar.

Diagnostik. Beim Hepatitis-B-Virus unterscheidet man das Antigen der Virushülle (HBsAg), das Antigen des Innenkörpers (HBcAg) und das HBeAg, dessen Nachweis hohe Infektiosität bedeutet.
- Anti-HBc (= Antikörper): bester Marker einer abgelaufenen Hepatitis-B-Infektion.
- Anti-HBs (= Antikörper): zeigt an, dass die Infektion ausgeheilt ist. Wird auch nach Impfung nachgewiesen bei fehlendem Anti-HBc.
- HBs-Antigen: Wichtigster Marker, der anzeigt, dass Virusreplikation stattfindet, die Infektion also noch floride ist. Kann gelegentlich nicht nachweisbar sein, obwohl vorhanden.
- HBe-Antigen: ist Ausdruck einer schweren Form der floriden Erkrankung und mit einer hohen Virämie verbunden.
- HBV-DNA: beweist, dass das Virus aktiv repliziert wird (Virämie).

Die Diagnose der akuten Hepatitis erfolgt serologisch durch den Nachweis von Anti-HBc-IgM-Antikörpern.

Anti-HBs-Antikörper werden erst 3–6 Wochen nach Erkrankungsbeginn nachweisbar. Sie fehlen bei chronischen HBsAg-Trägern.

Nach Impfung finden sich nur Anti-HBs-Antikörper, da nur mit HBsAg geimpft wird.

Anti-HBc-IgG-Antikörper sind Ausdruck einer früher durchgemachten Hepatitis B. Lässt sich bei diesen Patienten HBsAg nachweisen, während Anti-HBs-Antikörper fehlen, so handelt es sich um einen infektiösen HBs-Carrier (Träger).

Risiko für das Kind. Eine vertikale Übertragung auf das Kind kann in utero am ehesten am Ende der Schwangerschaft oder bei der Entbindung erfolgen.

Eine konnatale Infektion ist sehr selten. Ein konnatales Hepatitis-B-Syndrom ist nicht bekannt. Die meisten Infektionen erfolgen peripartal durch asymptomatische Virusausscheider (Mutter).

Bei über 90% der infizierten Neugeborenen mündet die peripartale Ansteckung in einem chronischen Verlauf, das Kind wird praktisch immer zum chronischen Virusträger. Bei 10–20% kommt es nach 10–30 Jahren zur Leberzirrhose, die bei ca. 5% zum Leberkarzinom führt. In sehr seltenen Einzelfällen kommt es nach 4–5 Monaten zu einer fulminanten Hepatitis B mit Todesfolge. Dies ist weitgehend vermeidbar und daher hat das Hepatitis-B-Screening in der Schwangerschaft eine besondere Bedeutung. Wegen der überwiegend sexuellen Übertragung, die sich nur teilweise auf Risikogruppen beschränkt, ist das Screening aller Schwangeren 1993 eingeführt worden.

Bei Infektion mit dem Hepatitis-B-Virus im Erwachsenenalter kommt es dagegen nur bei ca. 10% der Infizierten zur chronisch-persistierenden Erkrankung, an deren Ende der oben genannte Spätschaden stehen kann.

Vorgehen bei HBs-Ag-Nachweis bei der Schwangeren.
- Zusätzliche Suche nach HBe-Antigen und Bestimmung der Leberwerte, um die Schwere der Infektion zu überprüfen.
- Untersuchung des Partners und je nach Immunstatus und Klinik Impfung oder Therapie (Interferon).
- Impfung des Neugeborenen unmittelbar nach der Geburt simultan gegen Hepatitis B (1 ml Hepatitis-B-Hyperimmunglobulin (innerhalb von 12 Stunden nach der Geburt) und die 1. Dosis der aktiven Hepatitis-B-Impfung. Nach 4 Wochen und nach 1 Jahr erfolgen die 2. und 3. Injektion. Auf diese Weise kann die Inzidenz einer Hepatitis-B-Infektion beim Kind um 80–90% reduziert werden.
- HbsAg-Ergebnis in den Mutterpass eintragen, da bei Fehlen des Eintrags das Kind nur aktiv geimpft wird.
- Keine Einschränkung beim Stillen nach der Hepatitis-B-Impfung.

Screening in der Schwangerschaft und Maßnahmen bei Geburt. 1993 wurde das Pflichtscreening in Deutschland eingeführt. Es sieht vor, dass nach der 32. SSW auf das Vorliegen einer HBs-Antigenämie untersucht wird. Alle Kinder von **HBs-Antigen-positiven** Müttern werden unmittelbar nach der Geburt simultan geimpft. Leider ist bei fast 20% der Entbundenen kein Eintrag im Mutterpass. Die Kinder dieser Mütter werden aktiv innerhalb von 12 Stunden nach Geburt geimpft. Zeigt sich bei der Nachtestung der Mutter, dass sie HBs-Antigen-positiv ist, wird das Kind innerhalb von 7 Tagen passiv nachgeimpft. Besondere Vorsichtsmaßnahmen sind bei Schwangeren, die nur HBs-Ag-positiv sind, nicht erforderlich, da von ihnen nur ein geringes Risiko ausgeht. Diese Frauen stecken auch nur in etwa 10% ihre Kinder an. Ein allgemeines Screening auf Anti-HBc wäre besser als nur auf HBs-Antigen. Es gibt nämlich Menschen mit einer chronischen Hepatitis B, die kein messbares HBs-Ag in ihrem Blut aufweisen und trotzdem infektiös sind. Sie sind Anti-HBc positiv und Anti-HBs negativ. Auch diese Schwangeren können ihr Kind bei der Entbindung anstecken, wenngleich seltener als HBs-Ag Positive.

Schwangere, die auch **HBe-Ag-positiv** sind, bedeuten, speziell bei der Geburt und zu Beginn des Wochenbetts, ein erhöhtes Infektionsrisiko für ihre Umgebung. Sie infizieren ca. 90 % der Neugeborenen. Hier sind die Regeln der Hygiene besonders zu beachten, was am besten mit eigener Nasszelle gelingt.

Hepatitis C

Erreger und Übertragung. Haupterreger der früheren Non-A-non-B-Hepatitis genannten Erkrankung ist das Hepatitis-C-Virus (HCV). Es ist ein mäßig stabiles RNA-Virus, welches zu den Flaviviren gehört und von einer Lipidhülle umgeben ist. Mehrere Subtypen, die regional unterschiedlich häufig vorkommen, sind bekannt. Dabei werden Infektionen mit den Genotypen 2 und 3 günstiger bewertet.

Die Übertragung erfolgt parenteral durch Blut. Die Inkubationszeit liegt meist zwischen 60 und 90 (15–160) Tagen, wie aus Untersuchungen von Posttransfusionsinfektionen bekannt ist. Blutprodukte sind jedoch seit der allgemeinen Testung von Blutproben (1990) so gut wie sicher. Sexuelle und perinatale Übertragung ist eher selten und von der Virusmenge im Blut abhängig.

Die Virusübertragung durch die Muttermilch scheint sehr selten zu sein (< 1 %). In der Muttermilch fanden Enders und Braun in 150 Muttermilchproben von HCV-positiven Müttern trotz z. T. hoher Viruslast nur in einer Probe HCV-RNA.

Häufigkeit. Die Inzidenz der Infektion in Deutschland wird auf 0,6 % geschätzt. Betroffen sind vor allem Drogenabhängige (etwa 90 % HCV-positiv) und Dialysepatienten (etwa 10 % HCV-positiv).

Diagnostik. Serologie; PCR, insbesondere zur Viruslastbestimmung im Blut.

Klinik. Die Erkrankung beginnt schleichend. Der Verlauf ist meist milde, häufig ohne Ikterus. Dagegen kommt es in über 60 % der Fälle zu einer chronischen Leberentzündung, die nach 20 Jahren in ca. 10 % und nach 40 Jahren in ca. 20 % in eine Leberzirrhose oder auch in ein Leberkarzinom übergeht. Die Prozentzahlen schwanken allerdings stark. Von den 2867 Schwangeren, die in den Jahren 1978 und 1979, in der ehemaligen DDR, durch ein Anti-D-Prophylaxe-Serum eine Hepatitis C bekommen hatten, entwickelten nur 2 % nach 25 Jahren eine Leberzirrhose.

Die Mortalitätsrate liegt zwischen 1 und 4 %. Bei Koinfektionen mit HIV und HBV oder massivem Alkoholkonsum verläuft die Progression rascher, d. h. Leberzirrhose und hepatozelluläres Karzinom treten viel früher auf.

Therapie. Die bisherige Behandlung besteht in der Gabe von rekombinantem α-Interferon. Bei ca. 40 % der Behandelten kommt es zur Normalisierung der Leberwerte. Welchen Nutzen die Kombination mit Virustatika, z. B. Ribavirin, bringt, ist noch offen.

Risiko für das Kind bei Geburt und Stillen. Über das Risiko für das Ungeborene bzw. Neugeborene ist immer noch wenig bekannt, auch über den Einfluss der Schwangerschaft auf den Hepatitis-C-Verlauf. In Studien wird ein Übertragungsrisiko auf das Kind bei der Geburt mit zwischen 3 und 7 % beziffert, wobei allerdings zu bedenken ist, dass viele dieser Daten von HIV-positiven Schwangeren stammen, die sowieso ein höheres Risiko besitzen.

Das Risiko für das Kind dürfte insgesamt niedrig sein und die derzeitige Datenlage erlaubt keine allgemeine Empfehlung. Dies gilt auch für das Stillen. Bei Frauen mit hoher Viruslast wird man eher zu einer Sektio tendieren, sofern dies von der Patientin gewünscht wird. Die Entscheidung des Vorgehens liegt nach Kenntnis des Sachverhaltes und des statistischen Risikos bei den Eltern.

HCV-RNA-Nachweis im Nabelschnurblut bedeutet nicht, dass das Neugeborene dauerhaft infiziert ist. HCV-RNA-Nachweis nach 3 Monaten oder HCV-Antikörpernachweis nach 12 Monaten beim Kind bedeutet allerdings eine Infektion.

Prophylaxe. Kein Impfstoff verfügbar. Nach Nadelstichverletzung mit nachweislich HCV kontaminierter Kanüle ist eine postexpositionelle Interferonprophylaxe nicht empfohlen, nur engmaschige Überwachung.

Hepatitis-Delta-Virus (HDV)

Es handelt sich um ein Viroid-ähnliches, defektes Virus (RNA), das für seine Ausbreitung die Hülle des HBV benötigt und daher nur zusammen mit der Hepatitis B auftritt. In der Schwangerschaft hat es keine besondere Bedeutung.

Hepatitis E

Das Hepatitis-E-Virus (HEV) besitzt eine einzelsträngige RNA. Es kommt in tropischen und subtropischen Ländern vor, von wo es gelegentlich zu uns eingeschleppt wird. Eine Diagnostik über RNA-Nachweis mittels PCR oder Antikörper ist erst seit wenigen Jahren in Speziallaboratorien möglich. Klinisch ist die Hepatitis E der Hepatitis A ähnlich und wird durch Schmierinfektion von Tieren oder durch Trinkwasser übertragen.

Im Gegensatz zu allen anderen Hepatitisformen ist sie für Schwangere und deren Kinder besonders gefährlich. Im 3. Trimenon wurden bis zu 20 % mütterliche Todesfälle beschrieben und in der Frühgravidität häufig Aborte.

Chronische Verläufe sind unbekannt. Eine Therapie ist nicht möglich.

Hepatitis G

Erreger ist ein erst kürzlich entdecktes Virus, das zur Gruppe der Flaviviridae gehört und entfernt mit dem Hepatitis-C-Virus verwandt ist. Im Gegensatz zu diesem scheint es jedoch keine klinisch erkennbare Leberentzündung hervorzurufen. Etwa 1 – 2 % der gesunden Blutspender und 10 – 20 % aller Hämophilen, die regelmäßig Fremdblut erhalten, sind Träger dieses Virus.

Das HG-Virus befällt, wie das HI-Virus, die Lymphozyten, vermehrt sich aber sehr langsam. Eine Erklärung für den schützenden Effekt von HGV auf die HIV-Infektion könnte daher sein, dass die beiden Virusarten in den infizierten Lymphozyten interferieren. Andererseits könnte das HGV die Bildung gewisser Zytokine hemmen oder die Zahl ihrer Rezeptoren beeinflussen. Diese Rezeptoren auf der Zelloberfläche sind für den Eintritt von HIV in die Zelle essenziell. Die Diagnostik ist nur von Bedeutung für Humanmaterial zum Ausschluss dieses Virus.

■ Lymphozytäre Choriomeningitis (LCM)

Erreger. LCM-Virus, ein Arenavirus.

Häufigkeit. Eine LCM-Virusinfektion ist in Deutschland selten. Etwa 1 – 9 % der Erwachsenen besitzen Antikörper gegen dieses Virus. Diese Infektion spielt zahlenmäßig keine allzu große Rolle und wäre nur durch breite Screening-Untersuchungen zu erfassen.

Übertragung. Die Infektion erfolgt über Goldhamster oder Mäuse, die in der Mehrzahl mit diesem Virus infiziert sind.

Klinik. Die klinische Symptomatik reicht von der asymptomatischen Infektion (ca. 35 %) über eine leichte bis hin zur schweren Choriomeningitis. Letalität ist selten. Üblicherweise wird in der Schwangerschaft nicht nach dieser Virusinfektion gefahndet. In einzelnen Studien konnte jedoch gezeigt werden, dass eine LCM-Virusinfektion in der Frühschwangerschaft zu Aborten und später zu Meningoenzephalitis, Chorioretinitis, Hydrozephalus oder geistiger Retardierung führen kann. Die neurologischen Schäden sind nicht reversibel. Die Auffälligkeiten können leicht mit Symptomen, wie sie durch Toxoplasma gondii oder das Zytomegalievirus hervorgerufen werden, verwechselt werden.

Diagnostik.
▶ Erregernachweis: Erregerisolierung in der Zellkultur (Speziallaboratorien); Erreger-RNA-Nachweis mittels PCR
▶ Antikörpernachweis: Fluoreszenztest (IFT), Enzymimmuntest (EIA), KBR, Neutralisationstest (NT).

Therapie. Symptomatisch, eine Virushemmung ist nicht möglich.

Prophylaxe. Da diese Infektion praktisch nur von Goldhamstern oder Mäusen übertragen wird, sollte in der Schwangerschaft der Kontakt mit diesen Tieren gemieden werden. Im Falle eines unklaren Hydrozephalus kann die Suche nach Antikörpern gegen das LCM-Virus die Ursache klären helfen.

■ Frühsommer-Meningoenzephalitis (FSME)

Der Erreger gehört in die Gruppe der Flaviviren, wie auch das Virus des Gelbfiebers und Denguefiebers. Es wird durch Zecken übertragen. Die Viren befinden sich im Speichel der Zecken.

Häufigkeit. Die Erkrankungshäufigkeit nach einem Zeckenstich ist geringer als für die Borreliose und beträgt zwischen 1 : 10 000 und 1 : 300, je nach regionaler Durchseuchung der Zeckenpopulation. In Endemiegebieten sind bis zu 1 % der Zecken infiziert.

Klinik. 10 – 30 % der Infizierten zeigen nach einer Inkubationszeit von 1 – 2 Wochen grippeähnliche Symptome mit Kopfschmerzen, Fieber, katarrhalen und gastrointestinalen Beschwerden. Nach einem symptomfreien Intervall kommt es bei ca. 10 % erneut zu Fieber mit neurologischen Symptomen (Meningitis/Meningoenzephalitis). Bis zu 20 % der Erkrankten erleiden irreversible neurologische Schäden.

Therapie. Nur symptomatisch.

Prophylaxe.
▶ Zecke rasch entfernen, da es erst nach vielen Stunden während des Saugaktes zur Übertragung des Virus kommt. Hier gibt es keine genauen Angaben, wo das Virus sich befindet. Bei

den Borrelien dauert es 24 Stunden, also viel länger.
- Aktive Impfung mit einem Totimpfstoff.
- Die postexpositionelle passive Impfung mit Immunglobulin ist für Kinder unter 14 Jahren nicht zugelassen, da bei passiver Impfung nach 96 Stunden ungünstige Verläufe gesehen wurden. Deswegen sollte von einer passiven Impfung in der Schwangerschaft ebenso Abstand genommen werden.

Risiko in der Schwangerschaft. Es sind keine direkten Schäden beim Ungeborenen bekannt. Auch über Erkrankungsverläufe bei Schwangeren gibt es keine Berichte

■ Influenza (Grippe)

Die echte Grippe (Influenza) ist im Gegensatz zum grippalen Infekt, der durch verschiedene Viren und Bakterien hervorgerufen wird, eine schwere, hochfieberhafte Erkrankung. In großen Pandemien, die nach einem Antigenshift auftreten, kann die Mortalität sehr hoch sein. So starben im Jahre 1918 mehr Menschen an der Grippepandemie als Menschen im gesamten Ersten Weltkrieg. Durch den besonderen Aufbau dieser Viren – sie besitzen mehrere Genomstücke –, sind Rekombinationen mit anderen Orthomyxoviren (z. B. Tierreich) möglich, wodurch ein so weit verändertes Virus entstehen kann, dass es die bisherige Immunität in der Bevölkerung unterläuft (1918 H1N1, 1957 H2N2, 1968 H3,N2). Die vor einigen Jahren aufgetretene Vogelgrippe und die gerade abflauende Schweinegrippe (H1N1) sind Beispiel für die Rekombinationsfreudigkeit dieser Viren.

Erreger. Orthomyxovirus, ein komplexes RNA-Virus mit Hülle und 8 Genomstücken. Hämagglutinin und Neuraminidase spielen bei der Pathogenität eine wichtige Rolle. 3 Hauptspezies sind bekannt: Influenza A, B und C.

Klinik. Akute Atemwegserkrankungen mit hohem Fieber, Schnupfen, starkem Krankheitsgefühl. Epidemieartiges Auftreten.

Nachweis. Erregernachweis direkt aus Rachenabstrich mittels PCR, IFT oder ELISA, in der Zellkultur oder serologisch durch Titeranstieg (1. Serum aus der Erkrankungsphase, 2. Serum aus der Rekonvaleszenzphase).

Therapie. Neuraminidase-Hemmer, z. B. Zanamivir, zur Inhalation.

Risiko für das Kind. Eine Schädigung des Kindes ist, wenn überhaupt möglich, ein sehr seltenes Ereignis und eher durch die Erkrankung der Mutter bedingt. Schwere Erkrankungen der Mutter und Todesfälle gerade bei Schwangeren sind in den letzten Jahren berichtet worden. Grundkrankheiten erhöhen die Schwere der Erkrankung. Es gibt Stimmen, die behaupten, dass das Risiko für das Kind durch die Maßnahmen während der Erkrankung größer sei als durch den Erreger selbst.

Prophylaxe. Aktuelle dem Epidemiestamm angepasste Impfstoffe stehen als Totimpfung meist früh zur Verfügung. Die frühere Formulierung, dass das Risiko durch die Erkrankung gegen die geringen Risiken durch die Impfung abgewogen werden sollte, ist inzwischen verlassen worden d. h. Schwangeren wird die Impfung empfohlen.

8.3 Bakterielle Infektionen, Mykosen, Zoonosen u. a. Lokalinfektionen während der Schwangerschaft

Bei bakteriellen Infektionen während der Schwangerschaft gibt es 3 Infektionswege mit unterschiedlichen Erregern:
- hämatogene Infektionen [z. B. Listerien, Treponemen, Toxoplasmen (Zoonose)]
- vaginal-aszendierende Erreger, die das Kind über die Zervix erreichen (s. Abb. 8.1) und eine Erkrankung des Kindes oder eine Frühgeburt auslösen können,
- vaginal-peripartale Infektionen mit Erkrankung des Kindes und seltener auch der Mutter. Die Mehrzahl dieser Erreger stammt aus der eigenen Körperflora, d. h. Darm oder Hautflora.

Hämatogene Infektionen durch Bakterien und Protozoen

■ Lues (Syphilis), siehe auch S. 109.

Die konnatale Lues kommt in Deutschland sehr selten vor. Wegen der erheblichen Folgeschäden gehört das Luesscreening immer noch zur Pflichtuntersuchung in der Schwangerschaft. Leider liegen keine Daten über die dabei erfassten positiven Ergebnisse vor. Durch den Zuzug aus Osteuropa ist die Zahl der Schwangeren mit einer positiven Lues-Serologie deutlich gestiegen. Viele der Frauen mit einem positiven TPHA-Test im Rahmen des Pflichtscreenings wissen weder etwas von einer durchgemachten Lues noch von einer spezifischen Antibiotikatherapie.

Das Pflichtscreening auf Lues mit dem TPHA-Test in der Schwangerschaft erfasst floride und ausgeheilte Infektionen. Die Therapiebedürftigkeit und der Therapieerfolg werden mit dem VDRL-Test und den verschiedenen IgM-Antikörpertests erkannt. Aus der Vor-Antibiotika-Ära weiß man, dass bis zu 50 % der Luesinfektionen auch ohne Antibiotika ausheilen. Antibiotika werden aber auch aus anderen Gründen gegeben und viele Antibiotika wirken auch gegen Treponemen. Im Zweifelsfall wird man immer großzügig mit der Empfehlung einer Therapie sein, besonders in der Schwangerschaft.

Häufigkeit. Die Zahl der gemeldeten Fälle von konnataler Lues in Deutschland war in den letzten Jahren mit ca. 5 Fällen pro Jahr relativ konstant. Für das Jahr 2000 wurden 11 Fälle gemeldet. 1997 haben wir selbst einen Fall mit Infans mortuus in der 28. SSW gesehen (ethnische Risikogruppe), wobei die Infektion der Mutter wahrscheinlich in der 20. SSW erfolgte.

Klinik. Bei der Primärinfektion kommt es üblicherweise nach einer etwa 3-wöchigen Inkubationszeit zum Auftreten eines oder mehrerer Primäraffekte als Ulkus oder Oedema indurativum mit nicht schmerzhaften regionalen Lymphknotenschwellungen, wenn der Primäraffekt im äußeren Genitalbereich sitzt. Leider ist das kein zuverlässiges Zeichen, denn die meisten Frauen mit einer positiven Lues-Serologie wissen nichts von ihrer früheren Infektion.

Risiko für das Kind. Die Infektion des Kindes mit Treponema pallidum kann wahrscheinlich zu jedem Zeitpunkt der Schwangerschaft erfolgen. Dabei ist die Übertragungsrate umso höher, je kürzer die Zeitspanne seit der Infektion der Mutter ist. Das höchste Risiko für das Kind besteht bei Erstinfektion der Mutter während der Schwangerschaft (Primärinfektion). In der Frühschwangerschaft kommt es dabei eher zum Abort oder zum intrauterinen Fruchttod; erst ab dem 4. Schwangerschaftsmonat entwickelt sich eine klinisch manifeste Lues connata.

Bei Infektion der Mutter während der Schwangerschaft liegt die Wahrscheinlichkeit für die Infektion des Kindes zwischen 70 und 100 %. Nur etwa die Hälfte der von einer syphilitischen Mutter lebend geborenen Kinder zeigt eine klinisch manifeste Lues connata. Diese Kinder werden meist in den ersten beiden Lebensjahren auffällig mit Fieber, Hepatosplenomegalie, Lymphknotenschwellung und Hautefloreszenzen. In seltenen Fällen kommt es erst nach Jahren zu ZNS-Symptomen sowie Zahn- und Knochenveränderungen.

Bei einem Primäraffekt im Geburtskanal zum Zeitpunkt der vaginalen Entbindung kann ein Primäraffekt auf dem Kopf oder im Nackenbereich des Kindes auftreten.

Da zum Zeitpunkt des Primär- und Sekundärstadiums Infektiosität besteht, kann es auch dann noch zu einer Infektion während der Schwangerschaft kommen, wenn die Primärinfektion einer unbehandelten oder unzureichend behandelten Lues erst 1 bis maximal 2 Jahre zurückliegt. Allerdings ist die Übertragungsrate geringer.

Durch die Luesserologie sind diese Fälle identifizierbar.

Bei Neugeborenen unterscheidet man:
▶ **Lues connata praecox,** die dem Sekundärstadium der Syphilis entspricht, mit bereits eindeutiger klinischer Manifestation
▶ **Lues connata tarda,** deren klinische Manifestation erst im späten Kindesalter oder im frühen Erwachsenenalter erfolgt.

Beide Formen kommen etwa gleich häufig vor. Das typische Vollbild der sog. **Hutchinson-Trias** (Tonnenzähne, Keratitis parenchymatosa und Innenohrschwerhörigkeit) sind inzwischen Raritäten.

Diagnostik. Sie erfolgt zuverlässig durch den Antikörpernachweis. Der sicherste Nachweis einer abgelaufenen Lues ist der TPHA- oder TPPA-Test (T. pallidum Partikel-Test). Er wird 2–3 Wochen nach der Infektion positiv und bleibt es ein Leben lang. Er sagt aber nur dann etwas über die Aktualität und Floridität aus, wenn ein signifikanter Titeranstieg erfasst werden konnte. Das ist selten der Fall.

Die Floridität und damit die Behandlungsbedürftigkeit wird mit dem VDRL-Test und den verschiedenen IgM-Antikörper-Tests erkannt.

Eine PCR zum Erregernachweis, z. B. im Fruchtwasser oder Liquor, ist inzwischen auch möglich.

Therapie. Bei der Therapie ist zu unterscheiden zwischen einer frischen Lues, die sofort und ausreichend behandelt werden muss, und einer länger zurückliegenden Lues, bei der die Therapie eher aus Sicherheitsgründen durchgeführt wird.

Floride ist die Infektion in den ersten beiden Jahren und wenn IgM-Antikörper nachweisbar sind. Bis zu 50 % der Luesinfektionen heilen auch ohne Antibiotika aus. Im Zweifelsfall und in der Schwangerschaft wird man mit der Therapie immer großzügig sein.

Mittel der Wahl ist **Penicillin G (Benzylpenicillin)**, die Treponemen sind sehr empfindlich auf Penicillin.

! Da das Kind mitbehandelt werden muss und der Plasmaspiegel bei ihm nur etwa 20–30% desjenigen der Mutter beträgt, muss entsprechend hoch dosiert werden. Bedingt durch die langsame Teilungsrate der Treponemen (24 Stunden) muss auch lange behandelt werden.

Clemizol-Penicillin, 1–2 Mio I.E./Tag über 21 Tage ist die beste Therapie, ist aber wegen der geringen Patientencompliance weitgehend verlassen worden, insbesondere bei den Patienten, bei denen die Behandlung eher eine Sicherheitsmaßnahme darstellt bei nicht eindeutiger Serologie.

Benzylpenicillin-Benzathin (Tardocillin®, Pendysin®), 2,4 Mio I.E. i. m. auf 2 Gesäßbacken verteilt, 3× im Abstand von einer Woche (heute Mittel der Wahl). Ob diese Form der Therapie in der Schwangerschaft ausreichend ist, wird von manchen angezweifelt, da die erreichbaren Spiegel beim Kind nur 20–30% derjenigen der Mutter betragen. Bei hohem Risiko einer kindlichen Infektion sollte dieser Aspekt bedacht werden.

Da Penicillin am wirkungsvollsten ist, sollte bei Verdacht auf **Penicillinallergie** zunächst geprüft werden, ob tatsächlich eine Penicillinallergie besteht, z. B. durch Intrakutantest. Da Makrolide speziell in der Schwangerschaft nicht ausreichend sind, wird als Alternative nur die Therapie mit 2 g Rocephin tgl. i. m. oder i. v. über 15 Tage empfohlen.

Bei der Therapie in der Schwangerschaft wird vor einer **Jarisch-Herxheimer-Reaktion** gewarnt. Durch den raschen Zerfall der Treponemen kommt es zu Nebenwirkungen mit Fieber, Kopfweh und Myalgien 2–6 Sunden nach Gabe des Penicillins, die bis 24 Stunden anhalten. Eine sorgfältige Beobachtung nach der 1. Gabe ist daher ratsam.

Eine wiederholte Kontrolle nach Therapie für mindestens 1 Jahr ist notwendig. Bei der Spätlues beträgt die serologische Nachkontrollzeit 2 Jahre, da hier der Titer langsamer abfällt. Ein Abfall des Titers nach 3 Monaten um 4 Titerstufen zeigt den Erfolg der Behandlung an. Ein Titeranstieg spricht für unzureichende Therapie.

Screening in der Schwangerschaft. Während in Deutschland eine serologische Suchreaktion noch Pflicht ist, wird sie in vielen anderen Ländern als allgemeine Untersuchung lediglich empfohlen.

Inzwischen ist die Inzidenz der gemeldeten Luesfälle in Deutschland auf ca. 3000/Jahr gefallen (s. Kapitel 16). Dabei kommen positive Ergebnisse in Ballungszentren oder in ethnischen Risikogruppen 10-mal häufiger vor verglichen mit der Gesamtbevölkerung bzw. der in mehr ländlichen Gegenden. Eine Beschränkung des Screenings auf Risikoschwangere erscheint daher durchaus zeitgemäß.

Nachbetreuung des Neugeborenen. Die Mehrzahl der Neugeborenen einer Mutter mit positiver Lues-Serologie in der Schwangerschaft, die meist als bloße Seronarbe eingestuft wurde, werden nach meiner Kenntnis nicht behandelt.

Eine Therapie des Neugeborenen ist immer vorzunehmen bei einer floriden, auch behandelten, Infektion der Mutter in der Schwangerschaft, da das Kind mit großer Wahrscheinlichkeit infiziert wurde und eine ausreichende Behandlung in utero nicht sicher ist. Weitere Gründe für die Therapie des Kindes sind: IgM-Antikörpernachweis beim Kind, 4-fach höherer IgG-Antikörpertiter beim Kind gegenüber der Mutter, Zeichen einer Infektion/Erkrankung des Kindes und sonstiger Verdacht bzw. Nichtausräumung des Verdachts einer Infektion des Kindes. Bei Verdacht auf konnatale Infektion wird eine Untersuchung des Liquor cerebrospinalis empfohlen, da auch bei asymptomatischer Infektion (aber positiver Serologie) eine ZNS-Beteiligung vorliegen kann.

Als **Seronarbe** gilt folgende Befundkonstellation:
- keine klinischen Zeichen
- TPHA-Test positiv
- VDRL-Test negativ
- keine IgM-Antikörper

Auf eine Therapie beim Kind kann dann verzichtet werden, Dies dürfte auf die Mehrzahl der Lues-positiven Schwangeren zutreffen. Trotzdem muss auch beim Neugeborenen eine Diagnostik unmittelbar nach Geburt und je nach Risiko nach 4 und 12 Wochen noch einmal durchgeführt werden. Ein Abfall des TPHA- oder TPPA-Titers lässt die mütterlichen Leihantikörper erkennen. Zusammen mit der engmaschigen pädiatrischen Kontrolle der Kinder werden bei uns kindliche Infektionen so kaum übersehen. Bei Infans mortuus durch Lues führt das Röntgenbild des Skeletts sehr schnell zur Diagnose.

■ Listeriose

Listerien gehören zu den wenigen Bakterien, die bei einer Infektion der Mutter transplazentar auf das Kind übergehen können und schwere Infektionen, Aborte und Infans mortuus verursachen können.

Erreger. Listerien sind kleine, bewegliche (Geißeln), grampositive Stäbchenbakterien, von denen nur Listeria monocytogenes eine pathogene Bedeutung für den Menschen hat. Morphologisch können sie gelegentlich mit kleinen Laktobazillen, Gardnerella vaginalis oder Korynebakterien verwechselt werden. Mehrere Serotypen (7) sind bekannt (O- und H-Antigene). Listerien sind relativ widerstandsfähig und weit verbreitet. Sie kommen normalerweise im Erdreich vor.

Epidemiologie. In Deutschland werden 400–500 Erkrankungen pro Jahr gemeldet. Die Dunkelziffer ist allerdings hoch. Die gemeldeten und damit erkannten fetalen Infektionen betragen 30–50 pro Jahr.

Eine Übertragung der Listerien ist wohl schon im 3. Monat möglich, denn mir sind inzwischen mehrere fieberhafter Aborte vor der 13. Woche durch Listerien bekannt. Mit ca. 1–2 Infektionen pro 1000 Schwangerschaften ist zu rechnen.

Übertragung. Listerien sind typische Umweltkeime. Ihr eigentlicher Standort ist das Erdreich. Von dort gelangen sie in Nahrungsmittel, in denen sie sich noch vermehren können und dann in hoher Konzentration zum Verzehr kommen. Neben Salaten und rohem Gemüse findet man sie besonders in Milch und Milchprodukten (Weichkäse). Durch Pasteurisierung der Milch vor der Käseherstellung werden die Erreger abgetötet, jedoch kann der Käseherstellungsbereich kontaminiert sein. Es kommt immer wieder zu kleinen Epidemien, die meist von kontaminierten Lebensmitteln ausgehen. Auch durch geräucherten Lachs oder Salami ist eine Infektion möglich. Keimträger ist bei letzterem die Außenhülle über den kontaminierten Herstellungsbereich.

Pathogenese. Nach oraler Aufnahme gelangen die Listerien durch die Darmwand in die Blutzirkulation. Sie vermehren sich in Makrophagen und Endothelzellen und können so praktisch alle Organe, auch die Plazenta und das Kind erreichen. Sie überwinden so auch die Blut-Liquor-Schranke und können eine Meningitis auslösen.

Klinik. Häufig asymptomatisch. Schwangere, Ungeborene oder Neugeborene, Immunsupprimierte und ältere Menschen sind besonders gefährdet und erkranken mit grippeähnlichen Symptomen, Fieber, Bakteriämie und Meningitis. Bei Meningitis in der Schwangerschaft wird man immer als Erstes an eine Listeriose denken. Der Erreger ist im Liquor nachweisbar. Bei rechtzeitiger Therapie der Mutter ist die Prognose für das Kind gut. Nicht immer kommt es zur Übertragung auf den Fetus bzw. es ist mit einer Ausheilung der Infektion auch beim Kind zu rechnen.

Verlauf in der Schwangerschaft. Schwangere haben ein 10-fach höheres Risiko, eine Listeriose zu bekommen. Die Mehrzahl der Infektionen verläuft milde, allenfalls wie ein grippaler Infekt. In einzelnen Fällen persistiert ein niedriges oder mäßig hohes rezidivierendes Fieber, welches nach 8–10 Tagen wieder zunimmt. Amnioninfektionszeichen mit Kontraktionen kündigen dann die Ausstoßung des Kindes an. Danach kommt es zur schlagartigen Besserung bei der Mutter.

Risiken für das Kind.
- leichte subklinische Infektion
- Absterben der Frucht in utero
- Frühgeburt
- Granulomatosis infantiseptica (sehr schwere Erkrankung)
- bei Infektion hohe Mortalität.

Diagnostik. Nur der Erregernachweis mittels Kultur oder PCR ist beweisend. Bei der Mutter kann er geführt werden in:
- Blutkultur (bei Fieber in der Schwangerschaft)
- Fruchtwasser (Abort, Blasensprung, Punktion)
- Liquor (bei Meningitis der Mutter)
- Zervixabstrich (geringer Wert bei stehender Blase, da hämatogene Aussaat, aber sinnvoll nach Blasensprung)
- Stuhl (von begrenztem Wert, da Listerien bei bis zu 5 % der Erwachsenen vorkommen können, ohne dass es zur Erkrankung kommt oder eine Prognose abgeleitet werden kann).

Die Serologie ist wegen der starken Kreuzreaktion mit anderen Bakterien für die Diagnostik der akuten Listeriose völlig ungeeignet. Auch die spätere Klärung eines unklaren Abortes ist hierdurch nicht möglich. Etwa 50–70 % der Erwachsenen haben Antikörper gegen Listerien.

Der Erregernachweis beim Kind ist möglich in:
- Blut
- Liquor
- eventuell im Stuhl
- histologischer Nachweis der Listerien durch Spezialfärbung (z. B. Silberimprägnierung; Abb. 8.23).

! Bei jedem Spätabort, insbesondere bei fieberhaftem Abort, und bei jeder Totgeburt sollte auch nach der Listeriose als Ursache gefahndet werden durch Erregernachweis mittels Kultur oder Spezialfärbungen (Histologie).

Die Erregerisolierung ist die sicherste Diagnose. Sind Entzündungsreaktionen in der Plazenta oder im Fetus vorhanden, so lassen sich auch im histologischen Präparat meist Bakterien, die auch Listerien sein können, nachweisen.

Es gibt aber auch Fälle, wo die kindliche Infektion so foudroyant verläuft, dass es nicht zu einer histologisch nachweisbaren Entzündungsreaktion kommt. In diesen Fällen lässt sich die Diagnose doch noch durch den Erregernachweis in den Organen des Kindes mittels Silberfärbung stellen (Abb. 8.23).

Neben der konnatalen Infektion ist auch eine Infektion unter der Entbindung möglich. Diese Late-Onset-Erkrankung wird erst nach einigen Tagen symptomatisch.

Therapie. Bei einer frühzeitigen Therapie ist die Prognose für das Kind gut, ansonsten beträgt die Letalität bei der Early-Onset-Erkrankung in utero 30–50 %. Eine erfolgreiche Listeriosebehandlung in der Schwangerschaft stellt keine Indikation zum Schwangerschaftsabbruch dar. Die Therapie muss früh einsetzen. Eine Therapie der Mutter nach Ausstoßung des Kindes ist normalerweise nicht mehr notwendig.

Mittel der Wahl ist Amoxicillin mit $3 \times 2 \,(-5)$ g pro Tag für 2 Wochen (Cephalosporine sind unwirksam).

Bei Penicillinallergie: Erythromycin, Cotrimoxazol.

Prophylaxe. Vermeidung von nicht pasteurisierter Milch und Käsesorten aus nicht pasteurisierter Milch. Salate gut abwaschen. Bei Weich- und Schimmelkäse auf den Verzehr der Käserinde verzichten, bei Salami die Haut abziehen, da nur der äußere Bereich kontaminiert ist (kontaminierte Herstellungsbereiche).

! Lagerung des Käses im Kühlschrank verhindert nicht die weitere Vermehrung der Listerien, mindert nur den Geschmak.

■ Borreliose

Durch Zecken (Abb. 8.24) können eine ganze Reihe von Erregern übertragen werden. Die häufigsten sind wohl Borrelien, spiralförmig gewundene gramnegative Bakterien (s. S. 7) aus der Familie der Spirochaetaceae. Dabei unterscheiden sich die in Europa vorkommenden Spezies von denen in Nordamerika und auch etwas die Vektoren (Zeckenarten), die Krankheitbilder und die Verläufe. Nach dem Ort der Erstbeschreibung in den USA, wo im Jahr 1975 gehäuft Gelenkentzündungen aufgetreten sind, wird die Erkrankung auch Lyme-Borreliose genannt, was nicht ganz korrekt ist, da sehr unterschiedliche Krankheitsbilder möglich sind. Burgdorf konnte 1981 den Erreger erstmals nachweisen.

In den letzten Jahren ist die Borreliose zunehmend zu einem Sammelbecken für Spekulationen und Befürchtungen über mögliche Zusammenhänge von durch Zecken übertragenen Infektionserregern mit einer Vielzahl von unspezifischen Beschwerden und Krankheitsbildern geworden.

Erreger. Es sind verschiedene Borrelienspezies bekannt, wobei Borrelia burgdorferi sensu strictu vor allem in den USA, Borrelia afzelli, B. garinii und B. spilemanii eher in Europa vorkommen. Für den Gynäkologen ist diese Infektion insofern von Bedeutung, da sie auch in der Schwangerschaft auftreten kann und ein minimales Risiko für das ungeborene Kind besteht. Borrelien können beim Menschen wie Treponema pallidum chronische Infektionen verursachen.

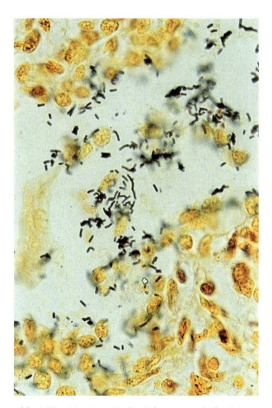

Abb. 8.23 Listeriose in der Schwangerschaft. Bei dem in der 22. Woche abgestorbenen Kind konnten die bei der Mutter kulturell nachgewiesenen Listerien erst nach Silberimprägnierung der histologischen Präparate in allen Organen (Abb. Lunge) nachgewiesen werden (Aufnahme Prof. Dr. N. Böhm, Pathologisches Institut der Universität Freiburg).

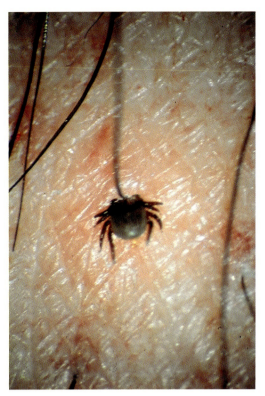

Abb. 8.24 Zecke auf dem Labium majus bei 28-jähriger Patientin.

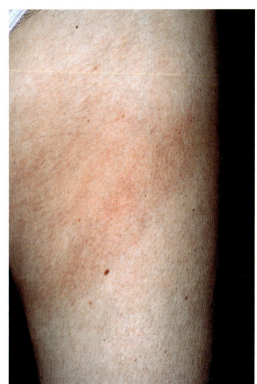

Abb. 8.25 Erythema migrans am linken Oberschenkel bei 29-jähriger Patientin in der 8. SSW.

Häufigkeit. Offizielle Zahlen für Deutschland liegen nicht vor. Die jährliche Inzidenz wird auf 16 – 140 Infektionen pro 100 000 Einwohner geschätzt. In Risikogegenden wurden serologisch 1,5 % klinische und subklinische Infektionen festgestellt.

Bei etwa 15 % der Erwachsenen lassen sich Antikörper gegen Borrelien nachweisen.

Übertragung. Bis zu 10 % der Zecken sind in Deutschland infiziert. Die Borrelien befinden sich im Mitteldarm der Zecke. Die Infektionsgefahr korreliert daher mit der Saugdauer. Das Übertragungsrisiko einer infizierten Zecke beträgt ca. 20 %, allgemein durch Zeckenbiss ca. 2 %.

Inkubationszeit. 7 Tage bis mehrere Monate.

Klinik. Die Borreliose verläuft in verschiedenen Stadien, wobei nicht jeder Infizierte immer alle Stadien durchmacht.
- **Stadium 1** ist das Erythema migrans, eine zentrifugal wandernde Rötung (Abb. 8.25) um die Einstichstelle. Es beginnt nach einigen Tagen und kann mehrere Wochen bestehen bleiben. Weitere unspezifische Symptome im Frühstadium sind Meningismus, Fieber, Myalgien. Typisch ist die Häufung in den Sommermonaten Juni und Juli.
- Das **Stadium 2** beginnt Wochen bis Monate nach dem Zeckenbiss. Es entwickelt sich eine Lymphadenosis cutis benigna oder eine seröse Meningitis, die nicht selten mit einer peripheren Fazialisparese einhergeht.
- Die am häufigsten beschriebene Erkrankung des **Stadiums 3** (Spätstadium) ist die chronisch-rezidivierende Arthritis (Lyme-Arthritis, vor allem in den USA), die typischerweise eines der großen Gelenke betrifft und oft von Gelenk zu Gelenk springend verläuft. Sie tritt erst Monate bis Jahre nach dem Zeckenstich auf. Viele Borreliosen werden erst in diesem Stadium erkannt. Weitere Manifestationen sind Meningopolyneuritis, Myokarditis, Acrodermatitis chronica atrophicans.

Diagnostik. Im Stadium I wird die Diagnose klinisch gestellt. Nur bei atypischen Formen ist die Serologie notwendig. Zum Zeitpunkt des Erythema migrans sind höchstens bei 50 % der Infizierten Antikörper nachweisbar, nach 8 Wochen bei 80 %, im Spätstadium bei 80 – 100 %.

Labordiagnostik: Die Diagnose wird aufgrund der klinischen Symptomatik und ab Stadium II

ergänzend durch den Nachweis erregerspezifischer Antikörper gestellt.
- Serologie: Fluoreszenztest (IFT), ELISA der 2. und 3. Generation. Die Antikörper bilden sich nur langsam, der Nachweis von IgM-Antikörpern gelingt nicht immer. Bestätigungstest ist der Immunoblot. Bei negativem Test sollte er nach einigen Wochen wiederholt werden. Hohe Titer werden auch im Gelenkpunktat gefunden.
- PCR
- sonstige Laborparameter: Diese sind uncharakteristisch, z. B. beschleunigte BSG, Leukozytose und je nach Organbefall Transaminasenerhöhung.

Therapie. Eine Therapie ist immer dann angezeigt, wenn klinische Hinweise vorhanden sind oder serologisch Antikörper der Klasse IgM nachweisbar sind.
- Amoxicillin (3 × 1 g/Tag)
- Doxycyclin (200 mg/Tag; nicht in der Schwangerschaft)
- Erythromycin (1,5 – 2 g/Tag)
- Ceftriaxon (2 g/Tag).

Therapiedauer: 14 Tage und länger.

Risiko für das Kind. Wegen ihrer Verwandtschaft mit dem Lues-Erreger ist nicht auszuschließen, dass die Borrelien während der Schwangerschaft auch auf das Kind übergehen.

Über die Art und Häufigkeit der Schädigung ist bislang noch wenig bekannt, da noch zu wenige gesicherte Beobachtungsfälle vorliegen. Einzelne Fälle von Totgeburt, Mangelentwicklung, Frühgeburt mit Exanthem und Syndaktylie sind publiziert.

Vorsorglich wird bei einem Erythema migrans oder sonstigem Nachweis dieser Infektion in der Schwangerschaft zur frühzeitigen Amoxicillintherapie geraten, da es auch um die Vermeidung von Spätfolgen bei der Mutter geht. Wieweit im chronischen Stadium der Infektion, die sich durch rezidivierende Gelenkergüsse äußert, eine Gefahr für das Kind besteht, ist nicht bekannt.

Prophylaxe. Die frühzeitige Entfernung der Zecken ist das Beste, da erst nach 24 Stunden Saugaktivität eine effektive Übertragung stattfindet. Exposition meiden. Eventuell eine hochdosierte Singleshot-Antibiotikaprophylaxe innerhalb von 72 Stunden nach Entfernung der Zecke (Empfehlung in den USA). Eine Impfung gibt es nicht. Ein in den USA zugelassener Impfstoff gegen Borrelia burgdorferi wurde inzwischen wegen Nebenwirkungen und fehlender Wirtschaftlichkeit vom Markt genommen.

■ Ehrlichien

Neben FSME-Viren, Borrelien und Rickettsien werden auch Ehrlichien von Zecken übertragen. Dabei können Zecken auch mit verschiedenen Erregern gleichzeitig infiziert sein. Ehrlichien sind seit 1945 bekannt und wurden zunächst nur bei Tieren, speziell Wiederkäuern, gefunden als Auslöser von fieberhafter Erkrankungen und Aborten. Seit 1994 sind sie auch als Erreger beim Menschen bestätigt. Es sind gramnegative, obligat intrazelluläre Bakterien, die im Gegensatz zu den Chlamydien ATP synthetisieren können. Sie vermehren sich in Monozyten/Makrophagen oder Granulozyten und können zu schweren, akuten oder chronischen Krankheitszuständen mit Fieber, Schüttelfrost, Kopfschmerzen, Myalgien, Arthralgien, Leber- und Nierenfunktionsstörungen führen. Die meisten Infektionen verlaufen asymptomatisch.

Aufgrund ihrer Nichtanzüchtbarkeit mit klassischen mikrobiologischen Verfahren wurden sie bisher selten diagnostiziert. In Süddeutschland sind etwa 1,6 – 4 % der Zecken mit granulozytären Ehrlichien infiziert. Bei Fieber unklarer Ursache mit Leukozytopenie, Thrombozytopenie oder Erhöhung der Transaminasen sollte während der Zeckensaison eine Ehrlichien-Diagnostik erfolgen.

Der Nachweis ist schwierig und aufwendig mit Direktnachweis in Giemsa-gefärbten Blutausstrichen; PCR oder Serologie als Spätnachweis. Sehr selten werden Ehrlichien transplazentar oder intrapartal übertragen.

Über das Risiko für das Kind ist bisher kaum etwas bekannt.

Therapie: In vitro wirksam sind Doxycyclin, Fluorchinolone (beides nicht in der Schwangerschaft) und Rifampicin.

Daher: prophylaktisch möglichst frühzeitige Entfernung der Zecke, da erst nach 24 Stunden Saugaktivität eine effektive Übertragung stattfindet.

■ Toxoplasmose

Sie ist nahezu die einzige Protozoeninfektion, die in der Schwangerschaft hierzulande beachtet werden muss, da sie in seltenen Fällen zu einer schweren Schädigung des Feten führen kann. Zwar besteht keine Pflicht zur Toxoplasmoseuntersuchung, jedoch muss die Schwangere über das Risiko und die serologischen Erkennungsmöglichkeiten aufgeklärt werden, wenn auch die therapeutischen Erfolge bescheiden sind.

Erreger. Toxoplasma gondii, ein kommaförmig gebogenes Protozoon (s. S. 7), das weltweit vorkommt. Es hat ein breites Wirtsspektrum, d. h., es kann viele Tierarten befallen.

Häufigkeit. Zur Prävalenz der Toxoplamose gibt es keine Daten, da die meisten Infektionen so leicht verlaufen, dass sie nicht bemerkt werden. Eine Erkrankung mit stationärer Behandlung ist selten (ca. 1 : 100 000 Einwohner). 26 – 50 % der Erwachsenen besitzen Antikörper gegen Toxoplasma gondii. Es wird eine jährliche Zunahme der Seroprävalenz um 1 % angenommen. Die Zahl der gemeldeten Fälle von konnataler Toxoplasmose sind von 109 im Jahr 2001 auf 10 im Jahr 2006 zurückgegangen. Rein rechnerisch müssten über 200 Kinder mit konnataler Toxoplasmose zur Welt kommen, wenn man Zahlen aus Skandinavien mit 1 konnatalen Infektion auf 3000 Schwangerschaften zugrunde legt.

Übertragung. Die Infektion erfolgt über die von Katzen millionenfach ausgeschiedenen Oozysten, wobei diese erst nach 2 bis 4 Tagen, z. B. bei 20 °C, sporulieren, d. h. reifen (unter 4 °C sporulieren sie nicht), d. h. in der Umwelt infektiös werden. Sowie über den Verzehr von ungenügend gebratenem Fleisch oder Fleischprodukten, die Oozysten enthalten. Zuverlässige Daten über die Häufigkeit der einzelnen Übertragungswege liegen nicht vor. Als Hauptwirt wird die Katze angesehen. Viele andere Tiere (Schafe, Ziegen, Geflügel, seltener Rinder) können auch Überträger sein. Katzen scheiden nach der Infektion mehrere Wochen lang Oozysten im Kot aus. Diese sind sehr widerstandsfähig und werden auch mit Straßenstaub verbreitet und über kontaminierte Pflanzen (Gemüse, Salate) oral von Mensch und Tier aufgenommen. Dabei ist es meist nicht die eigene Katze.

Klinik. Die postnatale Toxoplasmose ist eine relativ häufige, aber gutartige Infektion, die meist weitgehend asymptomatisch, höchstens mit leichten grippalen Symptomen abläuft.

Bei einem Teil der Infizierten (30 – 40 %) kommt es zu persistierenden Lymphknotenschwellungen über Wochen und Monate. Nicht selten stellt erst der Pathologe im histologischen Bild eines vergrößerten Lymphknotens die Verdachtsdiagnose.

In Einzelfällen kommt es zu einer wochen- bis monatelangen Erkrankung mit subfebrilen Temperaturen, Schwäche und Müdigkeit.

Serologische Verlaufskontrollen haben gezeigt, dass IgM-Antikörper häufig bis zu 1 – 2 Jahre persistieren, was für eine chronische Infektion spricht. Trotz Antibiotikatherapie kommt es nicht immer zum baldigen Ausheilen.

Die Infektion läuft primär im lymphatischen Gewebe ab, kann aber auch zu einer gutartigen Myokarditis, einer Chorioretinitis und auch zur Enzephalitis führen.

Zu den Erkrankungsformen des Feten zählen:
- generalisierte Infektionen: Hepatitis, Myokarditis, Enzephalitis
- postenzephalitische Schäden: Verkalkungen, Hydrozephalus, Chorioretinitis.

Bei einzelnen Menschen kann es nach Jahren und Jahrzehnten durch Platzen der Zysten zur Reaktivierung der latenten Infektion kommen, was besonders in der Retina bemerkt wird, da es zu einer Sehverschlechterung führt. Aber auch das Gehirn oder das Herz können betroffen sein.

Wieweit es sich bei diesen reaktivierten Infektionen um eine prä- oder postnatale Infektion handelt, ist unbekannt.

Toxoplasmose und Schwangerschaft (Tab. 8.7)

Nur eine Infektion in der Schwangerschaft ist gefürchtet, da es zur Infektion des Kindes in utero kommen kann. Konnatale Infektionen führen im Gegensatz zu postnatalen Infektionen noch nach Jahren zu Folgeschäden, z.B Chorioretinitis. Das Risiko der Infektion des Kindes besteht nur bei der Erstinfektion der Mutter während der Schwangerschaft. Da die Infektion aber klinisch mild und wenig typisch abläuft, kann sie nur durch Screeninguntersuchungen erkannt werden. Wegen des begrenzten Risikos und aus anderen Gründen ist das Screening in der Schwangerschaft in Deutschland eine freiwillige Leistung. Sie ist Kassenleistung bei klinischer Symptomatik.

Eine serologische Untersuchung bei der Mutter ist medizinisch indiziert, z. B. bei:
- Lymphknotenschwellung und unklarem grippalem Infekt, insbesondere wenn keine Antikörper gegen Toxoplasma gondii vorhanden sind.

Risiko für das Kind. Die Erstinfektion während der Schwangerschaft, bei der es zu einer Parasitämie kommt, kann zu einer Infektion der Schwangerschaft und damit des Fetus führen. Zunächst bilden sich Herde in den Eihäuten oder in der Plazenta, von wo aus es erst nach einiger Zeit zum Einbruch der Erreger in den fetalen Kreislauf und damit zu einer Infektion kommt.

Nur so ist zu verstehen, dass einige Zeit nach Infektion der Mutter mit einem nichtplazentagängigem Präparat die Häufigkeit und Schwere

Tabelle 8.7 Toxoplasmose in graviditate im Überblick

Parameter	
Erreger	Toxoplasma gondii
Risiko für Kind	bei Erstinfektion der Mutter während der Schwangerschaft: ▶ Hydrozephalus ▶ Augentoxoplasmose (häufigster Schaden beim Kind, der meist erst nach Jahren zu Gesichtsfeldausfällen führt)
Routinediagnostik	Serologie IgM-Antikörpernachweis (= floride Infektion) IgA-Antikörpernachweis (Bedeutung fraglich)
Spezialdiagnostik	Erreger-DNA-Nachweis mittels PCR, z. B. im Fruchtwasser
Problem	1 – 3 % der Schwangeren mit Antikörpern besitzen auch Toxoplasmose-IgM-Antikörper, davon ca. 90 % infolge chronisch-persistierender Infektion (d. h. kein Risiko für das Kind, da die Infektion über das Blut nicht möglich ist)
Diagnostik	spätestens bei Graviditätsbeginn einfacher IgG-Antikörpertest: ▶ IgG negativ (ca. 60 %): Kontrolle 20. und 30. SSW ▶ IgG positiv (ca. 40 %): IgM-Antikörperbestimmung ▶ IgM negativ (ca. 37 %) = kein Risiko, Befundeintrag in den Mutterpass ▶ IgM positiv (bis zu 3 %) = floride Infektion, jetzt weitere Diagnostik, ob die Infektion vor oder während der Gravidität begonnen hat: 　1. quantitative Titerkontrolle in 2 – 4 Wochen 　2. Zusatztests (Avidität, Western Blot) durch Speziallabor 　3. PCR im Fruchtwasser (ca. 20. SSW), ob Kind infiziert. Wenn PCR positiv, Therapiedauer mindestens um 4 Wochen verlängern bzw. bis zur Geburt
Therapie	▶ vor der 14. SSW: Spiramycin (2 g/Tag) für 4 Wochen ▶ ab der 14. SSW: Sulfadiazin (3 – 4 g/Tag) für 4 Wochen + Pyrimethamin (Daraprim) (25 mg/Tag) + Folinsäure **Beachte:** ▶ Jeder Therapie mit Spiramycin muss eine plazentagängige Sulfadiazintherapie folgen. ▶ Mindestens 14-tägige Blutbildkontrollen während Therapie mit Folsäurehemmern.

Tabelle 8.8 Toxoplasmose: Geschätztes Infektions- und Schädigungsrisiko für das Kind (bei 750 000 Geburten/Jahr)

Zahl der Fälle	**Toxoplasmose-Risiko in der Schwangerschaft**
412 000	seronegative Schwangere (55 %)
7000	floride Infektionen (d. h. Toxoplasmose-IgM-Antikörper positiv)
700	Serokonversion (Primärinfektion der Mutter) in der Schwangerschaft (0,1 % aller Schwangerschaften)
250	konnatale Infektion des Kindes (35 %)
35	schwere Schäden beim Neugeborenen (14 %)*
20 – 30	gemeldete konnatale Toxoplasmosefälle in den letzten Jahren

Nicht in dieser Zahl enthalten sind Schäden, die erst nach Jahren oder Jahrzehnten manifest werden.

einer fetalen Infektion, wenn auch begrenzt, gesenkt werden kann.

Genaue Zahlen über die Inzidenz einer primären Toxoplasmose-Infektion in der Schwangerschaft gibt es nicht. Nach Schätzungen rechnet man bei 0,1 % aller Schwangeren mit einer primären Toxoplasmose-Infektion (Tab. 8.8). Im Durchschnitt kommt es bei 35 % der Betroffenen zu einer Infektion des Fetus. Dabei nimmt die Übertragungshäufigkeit im Laufe der Schwangerschaft zu, die Schädigungsrate dagegen ab (Abb. 8.26). Über die Höhe der Schädigungsrate mit schweren, irreparablen Schäden gibt es leider keine zuverlässigen Zahlen.

Toxoplasmose in der Schwangerschaft
Eine **europäische Multizenterstudie** (Foulon et al., 1999) zur Toxoplasmose hat bei 144 Schwangeren mit frischer Toxoplasmose 64 infizierte Kinder gefunden (44 %). 19 dieser Kinder (14 %) wiesen schwere Schäden auf:
▶ 3 Totgeburten
▶ 3 Kinder mit Hydrozephalus

- 2 Kinder mit neurologischen Schäden
- 1 Kind mit schweren Sehschäden.

Die Therapie (meist mit Spiramycin) verminderte Folgen, nicht aber die Transmissionsrate; infizierte Kinder wurden bis zu 1 Jahr mit Antibiotika behandelt.

Eine norwegische Screeningstudie (Jenum et al., 1998), die 39 940 Schwangere erfasst, fand bei 47 Schwangeren (0,12 %) eine Primärinfektion mit Toxoplasmose.

11 der Kinder (23 % der Kinder der Mütter mit primärer Toxoplasmose) waren infiziert (gesicherte Toxoplasmose-Infektion). In der Mehrzahl der Fälle waren diese Kinder bei der Geburt unauffällig; erst nach Jahren oder Jahrzehnten wurde die konnatale Toxoplasmose-Infektion, z. B. durch die Reaktivierung eines Herdes in der Retina, erkannt.

In Einzelfällen kam es aber bereits in utero zu einer schweren Infektion des ZNS, was zu einem Hydrozephalus und Augenschäden führen kann. Verkalkungen im Gehirn zeigen eine alte, abgelaufene Toxoplasmose-Enzephalitis an.

Diagnostik. Die Serologie (Abb. 8.27) stand vor der PCR-Ära ganz im Vordergrund:
- Direkter Agglutinationstest (DA) ist ein preiswerter Suchtest.
- KBR: Titer über 1 : 20 sprechen für eine floride Infektion (kaum noch verwendet).
- Immunfluoreszenztest (IFT): Mit diesem Test lässt sich eine früher durchgemachte Toxoplasmose nachweisen. Er hat den Sabin-Feldman-Test (SFT) ersetzt.
- Indirekter Hämagglutinationstest (IHA): Zu Beginn finden sich nur niedrige Titer, die dann im Verlauf von Wochen von 1 : 10 auf 1 : 4000 ansteigen können.
- IgM-IFT erfolgt nach Abtrennung der IgM-Antikörper.

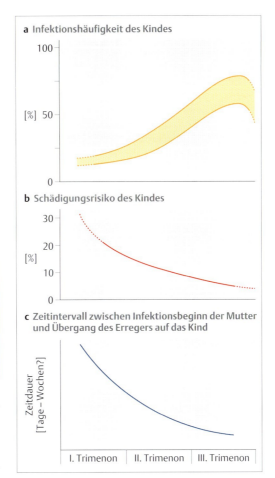

Abb. 8.**26** Toxoplasmose in der Schwangerschaft. Das Risiko für das Kind, infiziert zu werden, nimmt im Verlauf der Schwangerschaft zu (a). Das Schädigungsrisiko dagegen nimmt im Verlauf der Schwangerschaft ab (b). Auch wenn die Infektion bei der Mutter schon längere Zeit läuft (Antikörper sind bereits nachweisbar), kann die Infektions- und Schädigungsrate beim Kindes durch eine Antibiotikatherapie gesenkt werden, da der Erreger erst nach Tagen oder Wochen auf den Feten übergeht (c).

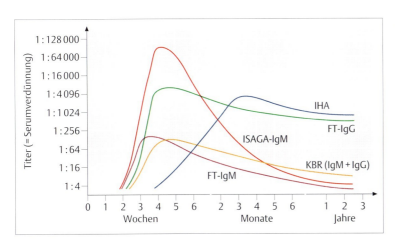

Abb. 8.**27** Diagnostik der Toxoplasmose-Infektion bei der Mutter. Die Titerhöhe bzw. die Nachweisbarkeit von IgM-Antikörpern hängt von der Art des verwendeten Tests ab. Hämagglutinierende Antikörper (IHA) werden aber nur langsam gebildet, so dass ein hoher Titer hier für eine länger zurückliegende Infektion spricht. Wenn kein Serum von vor der Infektion zur Verfügung steht, kann die Aktualität der Infektion noch aus dem Verlauf und dem Verhältnis der verschiedenen Testergebnisse zueinander abgelesen werden und der Avidität.

▶ IgM-ISAGA (= Immunosorbent Agglutination Assay) ist ein sehr empfindlicher Test, der hohe Titer liefert.

Erregernachweis: PCR zum direkten Erregernachweis, insbesondere im Fruchtwasser bei der Pränataldiagnostik.

Praktisches Vorgehen: Die erste serologische Untersuchung sollte so früh wie möglich, am besten noch vor der Schwangerschaft, durchgeführt werden. Diese Untersuchung kann mit einem kostengünstigen Test wie dem direkten Agglutinationstest vorgenommen werden.

Bei Nachweis von Antikörpern ist ein weiterer Test zum Nachweis oder zum Ausschluss von IgM-spezifischen Antikörpern durchzuführen. Dieser wird bei ca. 1–3% aller Schwangeren positiv sein. Durch weitere Zusatztests (Avidität, Western Blot) muss in diesen Fällen geklärt werden, wie lange die hiermit erkannte floride Toxoplasmose-Infektion schon besteht. Hohe Avidität spricht für länger zurückliegenden Infektionsbeginn. Dabei ist vom Labor eine Befundinterpretation zu geben.

Ist die Untersuchung sehr früh in der Schwangerschaft (6.–8. Woche) durchgeführt worden, so ist davon auszugehen, dass die Antikörper schon vor der Schwangerschaft bestanden haben. Der Weg einer 2. serologischen Untersuchung im Abstand von 4 Wochen zu Erfassung einer möglichen Titererhöhung wird kaum noch empfohlen. Sind keine Antikörper gegen Toxoplasmen zu Beginn der Schwangerschaft vorhanden, so ist die Schwangere empfänglich und es kann während der Schwangerschaft zu einer Toxoplasmose-Infektion kommen.

In diesem Fall müssen weitere Screening-Untersuchungen in der Schwangerschaft erfolgen, da die Schwangere jetzt zur Risikogruppe gehört, die empfänglich ist. Aus Kostengründen werden nur 2 weitere Kontrollen empfohlen in der 20. und 30. Woche. Da das Schädigungsrisiko für das Kind gegen Ende der Schwangerschaft deutlich abnimmt, sind frühere Kontrolltermine sinnvoller. Diese großen Zeitintervalle in der Schwangerschaft von 10 Wochen beruhigen zwar, sind aber keine Garantie dafür, dass Infektionen der Mutter so rechtzeitig entdeckt werden, dass mit einer Therapie schwere Schäden beim Feten verhindert werden. Eine Erstuntersuchung auf Toxoplasmose in der fortgeschrittenen Schwangerschaft, z. B. in der 20. Woche, wirft große Interpretationsschwierigkeiten auf, da es im Falle eines IgM-Antikörpernachweises auch mit Aviditätsbestimmung nicht mehr sicher zu entscheiden ist, ob die Infektion bereits vor der Schwangerschaft bestanden hat oder erst in der Schwangerschaft erfolgte. Hier kann nur eine Fruchtwasseruntersuchung (PCR auf Toxoplasmen) weiterhelfen (Pränataldiagnostik).

Jede serologische Untersuchung in der Schwangerschaft muss in den Mutterpass eingetragen werden, damit Wiederholungsuntersuchungen vermieden bzw. bei empfänglichen Schwangeren die empfohlenen Kontrolluntersuchungen durchgeführt werden.

Pränataldiagnostik. In unklaren Fällen wird man versuchen, durch Erregernachweis (PCR im Fruchtwasser) bzw. ergänzend durch IgM-Antikörpernachweis im Nabelschnurblut das Risiko für das Kind einzugrenzen.
▶ Erregernachweis mittels PCR im Fruchtwasser (16.–22. Woche) oder mittels Chorionzottenbiopsie in einer früheren Woche
▶ IgM- und IgA-Antikörpernachweis im fetalen Blut (nach der 22. SSW). In diesem Blut kann ebenfalls ein Erregernachweis mittels PCR versucht werden, wenn zu einem Teil des Blutes EDTA zugegeben wird.

Eine negative PCR im Fruchtwasser ist leider keine Garantie, dass keine fetale Infektion vorliegt, da die Sensitivität nur mit 64% angegeben wird.

Die Entscheidung, ob und wie die Behandlung in der Schwangerschaft aussehen soll, muss mit den Eltern ausgiebig besprochen werden. Da es sich um ein begrenztes Risiko handelt, besonders bei unklarer Serologie, wird es immer Patienten geben, die partout eine Therapie wollen, und solche, die sie ablehnen.

Therapie (Tab. 8.9). Außerhalb der Schwangerschaft ist die Therapie einer Toxoplasmose-Infektion nur bei eindeutiger klinischer Symptomatik erforderlich. Eine Behandlung ist indiziert bei:
▶ jeder primären, d. h. in der Schwangerschaft zum ersten Mal aufgetretenen Infektion (Serokonversion, Serologie von negativ zu positiv)
▶ einer floriden Infektion (IgM-Antikörpernachweis), bei der nicht auszuschließen ist, dass die Infektion in der Schwangerschaft begonnen hat
▶ einer nachgewiesenen fetalen Infektion (Pränataldiagnostik mit positiver PCR im Fruchtwasser)
▶ konnataler Infektion des Neugeborenen. Dabei wird das Kind bis zu einem Jahr mit Antiinfektiva behandelt.

Diagnostik und Therapie beim Neugeborenen. Neugeborene von Müttern mit nachgewiesener primärer Toxoplasmose-Infektion in der Schwangerschaft (Serokonversion, PCR im Fruchtwasser) müssen klinisch und serologisch anfangs eng-

Tabelle 8.9 Therapie der Toxoplasmose in der Schwangerschaft

Therapieschema	Wirkstoffe
Monotherapie* (bis zur 14. SSW) (nicht plazentagängig)	Spiramycin (Rovamycine, Selectomycin) 2 – 3 g (3 × 3 MIU)/Tag für 4 Wochen
Kombinationstherapie (ab 14.– 16. SSW) (plazentagängig)	Sulfadiazin (Sulfadiazin-Heyl) 3 – 4 g/Tag + Pyrimethamin (Daraprim) 25 mg/Tag (am 1. Tag 50 mg) + Folinsäure (Lederfolat) 5 – 10 mg/Tag, für 4 Wochen bei nachweislicher Infektion des Kindes für 8 Wochen bzw. bis zur Geburt
Alternativen	Cotrimoxazol, Clindamycin

* Jeder Monotherapie muss eine plazentagängige Kombinationstherapie folgen.

maschig untersucht werden. Nachweis von IgM- oder IgA-Antikörpern im kindlichen Blut, positive PCR in kindlichem EDTA-Blut oder Liquor, Persistenz oder Erhöhung der IgG-Antikörper und Zunahme der Banden im Western Blot sprechen für eine konnatale Infektion. Bei symptomatischer Infektion ist eine Behandlung von mindestens 6 Monaten bis zu einem Jahr empfohlen, um eine Reaktivierung zu verhindern bzw. zu verringern.

Eine Literaturübersicht zur Toxoplasmose in der Schwangerschaft findet sich bei Groß et al. (2008).

■ A-Streptokokken-Infektion

A-Streptokokken gehören zu den gefährlichsten Bakterien im Genitalbereich, ganz besonders in der Schwangerschaft. Sie lösen eine ganze Reihe von Erkrankungen aus:
- Puerperalsepsis (Abb. 9.1 – 9.3)
- Tonsillitis/Pharyngitis
- Scharlach
- Erysipel (ödematöse Entzündung in den Lymphspalten der Haut; s. S. 107)
- Phlegmone, eine diffuse Eiterung mit Befall auch des subkutanen Gewebes
- Pyodermie/Impetigo contagiosa, eine Infektion nur der Epidermis mit Blasen- und Pustelbildung, besonders bei Kindern aus schlechten sozialen Verhältnissen (s. Abb. 7.36)
- Vulvitis und Kolpitis (s. S. 105 und S. 141)
- Fasziitis.

Das klinische Bild kann sehr unterschiedlich sein und reicht von der lokalen Hautinfektion bis zur tödlichen Sepsis.

Pharyngitis/Tonsillitis

Dies ist die häufigste Erkrankung durch A-Streptokokken (Abb. 8.28). Man rechnet mit etwa

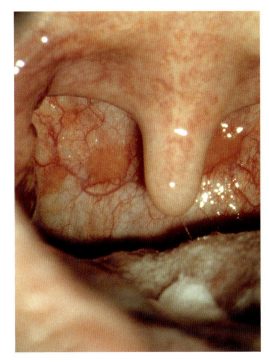

Abb. 8.28 Pharyngitis durch A-Streptokokken (41-jährige Patientin).

einer Million Erkrankungen pro Jahr in Deutschland. Eine Kolonisation des Nasen-Rachen-Raumes ist noch viel häufiger. Bei 5 – 10 % der Kinder und auch der Erwachsenen lassen sich Streptokokken der Gruppe A aus dem Pharynx anzüchten. Von hier kommt es immer wieder zur Verbreitung der Erreger. Eine Elimination der Keime ist je nach Ort nicht immer möglich.

Scharlach

Der Scharlach ist eine Sonderform der sehr viel häufigeren Pharyngitis durch Streptokokken der Gruppe A.

Erreger. Auslöser sind Streptokokken der Gruppe A, die von einem Bakteriophagen befallen sind, welcher die Bildung des erythrogenen Toxins verursacht. Fünf verschiedene erythrogene Toxine sind bekannt, so dass man mehrfach an Scharlach erkranken kann.

Inkubationszeit und Infektiosität. Die Inkubationszeit ist mit 3 – 5 Tagen kurz und die Ausscheidung, d. h. die Infektiosität, beginnt bereits 24 Stunden vor Ausbruch des Exanthems.

Klinik. Das erythrogene Toxin verursacht das zusätzliche diffuse, auf Druck abblassende Hauterythem. Die Hautfarbe ähnelt der eines „gekochten Krebses". Munddreieck, Handflächen und Fußsohlen sind ausgespart. Die Zunge erscheint wegen der stark geröteten Papillen und des weißen Belags erdbeerartig.

Risiko für Mutter und Kind. Das Auftreten von Scharlach in der Umgebung von Schwangeren löst immer wieder Besorgnis aus. Scharlach bei Schwangeren selbst ist jedoch selten. Die Gefahr einer Schädigung des Kindes oder einer schweren Infektion der Mutter während der Schwangerschaft ist niedrig. Es sind nur sehr wenige schwere Infektionen der Mutter während der Schwangerschaft bekannt. Die Gefahr für das Kind, noch mehr aber für die Mutter, beginnt beim Blasensprung oder nach der Entbindung. Eine direkte Schädigung des Kindes durch Scharlachstreptokokken ist nicht bekannt.

Diagnostik.
- klinisches Bild: Exanthem, Erythem, Pyodermie, Fieber
- kultureller Nachweis der β-hämolysierenden Streptokokken der Gruppe A in Rachen und Vagina
- Labor: Leukozytose im Blut, CRP-Erhöhung
- Serologie: bedeutungslos für die akute Infektion, wohl aber für Nachfolgeerkrankungen wie das rheumatische Fieber (Antistreptolysin-O-Titer).

! Bei rascher Penicillintherapie kommt es zu keiner oder nur zu einer geringen Antikörperantwort.

Therapie. A-Streptokokken sind empfindlich auf viele Antibiotika. Penicilline, Cephalosporine, auch Makrolide und Clindamycin sind wirksam. Schlecht wirksam sind Fluorchinolone, die in der Schwangerschaft sowieso kontraindiziert sind.

Die Oraltherapie kann z. B. mit 3 × 1000 mg Amoxicillin oder mit 2 × 500 mg Cefuroxim erfolgen. Als Therapiedauer werden 10 Tage empfohlen.

Allgemeine A-Streptokokken-Prophylaxe in der Schwangerschaft.
- Bei **Scharlach** oder anderen A-Streptokokken-Infektionen in der Nähe der Schwangeren sollten Abstriche aus Rachen und Vagina entnommen werden und bei Kolonisation der Schwangeren eine 10-tägige Antibiotikatherapie durchgeführt werden. Unbedingt vor Geburt den Vaginalabstrich wiederholen, damit es zu keiner Infektion im Wochenbett über den puerperalen Uterus kommt.
- Bei **Kolpitis** oder auch nur granulozytenreichem Fluor in der Schwangerschaft mindestens ein Mal einen Abstrich für die Bakteriologie entnehmen.
- Bei **Hautausschlägen** an die Möglichkeit einer A-Streptokokkeninfektion denken (Erysipel, Phlegmone).
- Bei **Pyodermien** Erregernachweis aus den Pusteln und orale Antibiotikatherapie der Schwangeren veranlassen.
- Bei **Sectio caesarea** oder anderen operativen Eingriffen Antibiotikaprophylaxe.

■ Keuchhusten

Erreger. Das Bakterium Bordetella pertussis ist der Erreger des Keuchhustens. Es bildet unter anderem das Pertussistoxin (PT).

Epidemiologie. Die Inzidenz ist in impfenden Ländern niedrig und liegt laut WHO bei 1-5 Erkrankungen pro Jahr auf 100 000 Einwohner. Da die Immunität zeitlich begrenzt ist, sind Reinfektionen bei Erwachsenen möglich.

Klinik. Die Krankheit beginnt als grippaler Infekt (7.– 14. Tag nach Infektion). Zu diesem Zeitpunkt sind die Infizierten hochinfektiös. In dem danach folgenden Stadium convulsivum, das Wochen dauern kann, ist kaum noch Infektiosität vorhanden.

Die charakteristischen Hustenanfälle mit Atemnot und anschließenden tiefen Atemzügen werden nicht durch den Erreger, sondern durch das Pertussistoxin (PT) verursacht und sind antibiotisch nicht mehr beeinflussbar. Superinfektionen mit Bronchopneumonie sind möglich. Das sezernierte Filamenthämagglutinin (FHA) begünstigt die Adhäsion anderer Bakterien wie z. B. Pneumokokken.

Risiko für den Feten. Eine direkte Schädigung des Kindes ist nicht bekannt. Das Stadium convulsivum kann zur Frühgeburtlichkeit führen.

Diagnostik. - Erregerisolierung aus dem Nasopharynx mittels Spezialnährböden - PCR.

Der Nachweis von Bordetella-Antikörpern, ELISA gegen PT und FHA, ist möglich und kann im Stadium convulsivum noch zur Diagnose führen.

Therapie (Erwachsene). Eine Therapie ist nur in der Frühphase sinnvoll und sollte 10–14 Tage dauern. Empfohlen sind Makrolide (Erythromycin, Roxithromycin, Clarithromyxin und Azithromycin): oral (2 g/Tag); Azithromycin (1,5 g einmalig).

Prävention. Bei Risiko kann man einer Schwangeren eine Antibiotikaprophylaxe geben (siehe Therapie). Bei Kindern wird eine Impfung mit dem Antigen aP (Pac Mérieux) als Kombination DTaP ab dem 3. Lebensmonat empfohlen.

■ Salmonellen in der Schwangerschaft

Klinik. Man unterscheidet die **typhösen Erkrankungen** (Typhus, Paratyphus), die schwere Allgemeinerkrankungen sind, von den **enteritischen Salmonellosen**. Salmonellosen sind meist Lokalinfektionen des Darms mit Brechdurchfall und Diarrhö, die nur selten blutig sind (Gastroenteritiden). Wichtige Erreger sind Salmonella typhimurium und S. enteritidis. Oft werden sie kaum bemerkt. Salmonellosen sind nicht selten und gelegentlich auch in der Schwangerschaft zu sehen.

Übertragung. Sie erfolgt hauptsächlich durch kontaminierte Lebensmittel wie Fleisch (Hühnchen), Eier, Speiseeis etc. und durch Schmierinfektion von klinisch gesunden Ausscheidern (etwa 0,1–0,2% der Bevölkerung).

! Während beim Erwachsenen über 10^5 Keime für eine Infektion notwendig sind, genügen beim Neugeborenen < 100 Keime.

Risiko für das Kind. In der Literatur gibt es zwar einige Berichte über in der Schwangerschaft erworbene Salmonelleninfektionen mit transplazentarer Übertragung und nachfolgendem Abort oder Frühgeburt, aber es liegen keine zuverlässigen Zahlen über die Häufigkeit vor. Bei der Geburt ist Vorsicht auf jeden Fall geboten, damit es nicht zur Infektion des Kindes kommt. Eine Salmonelleninfektion beim Neugeborenen ist ein seltenes Ereignis. Der Verlauf kann aber schwerer sein. Zu einer Bakteriämie kommt es nur bei einem Bruchteil der Infizierten. Besonders gefürchtet ist eine Meningitis. Bei rechtzeitiger Antibiotikatherapie ist die Prognose aber gut.

Diagnostik. Die Diagnose wird durch Erregerisolierung aus dem Stuhl gestellt; es sind fast 2000 serologisch unterscheidbare Salmonellentypen bekannt.

Therapie. Normalerweise werden Salmonellosen (bei Nicht-Schwangeren) nicht mit Antibiotika behandelt, sondern nur symptomatisch mit Flüssigkeitssubstitution, da Antibiotika eher zu einer Verlängerung der Ausscheidung führen. Dies gilt jedoch nicht generell für die Schwangerschaft. Hier wird von einigen Autoren eine Antibiotikatherapie empfohlen, um eine transplazentare Übertragung zu vermeiden. Die Datenlage ist aber dünn.

Prophylaxe. Bei bekannter Salmonellose der Schwangeren bzw. bei Diarrhö in der Schwangerschaft wird eine Stuhluntersuchung auf pathogene Bakterien empfohlen. Ob dann eine Antibiotikatherapie notwendig ist, muss von Fall zu Fall entschieden werden. Auf jeden Fall ist bei der Geburt die Kontamination des Kindes mit Stuhl möglichst zu vermeiden. Auf die Frage nach dem Risiko für das Neugeborene während der Geburt, wenn die Mutter erkrankt oder Ausscheider ist, gibt es keine befriedigende Antwort. In seltenen Fällen kann es zu einer schweren Erkrankung des Neugeborenen kommen, weshalb es sorgfältig überwacht werden muss. Selbst ohne Nachweis von Salmonellen bei der Mutter scheinen Infektionen beim Neugeborenen möglich (Fischer 2010).

Die immer empfohlenen Hygienemaßnahmen sind im Wochenbett sehr viel leichter einzuhalten als bei der vaginalen Entbindung. Eine engmaschige Kontrolle des Neugeborenen und frühzeitige Behandlung des Neugeborenen reichen wahrscheinlich aus. Eine Sektio dürfte nur bei hohem Risiko gerechtfertigt sein. Keine Trennung von Mutter und Kind. Stillen ist die beste Prophylaxe für das Kind, da es die beste probiotische Nahrung ist. Ansonsten gibt es recht gute Erfolge bei der Behandlung der Salmonellenausscheidung mit probiotischen, Laktobazillen-haltigen Bakteriensuspensionen.

■ Campylobacter fetus und jejuni

Erreger. Es handelt sich um eine große Gruppe von Erregern, die nach verschiedenen Kriterien eingeteilt werden und die oft bei Tieren vorkommen. Es sind zarte, spiralig gebogene gramnegative Stäbchen mit bipolarer Begeißelung. Dank verbesserter Nachweisverfahren findet man sie immer häufiger bei Diarrhöen und fieberhaften Infekten, weshalb diese Keime – insbesondere

Campylobacter jejuni und fetus – in der Schwangerschaft eine besondere Bedeutung haben. Bakteriämien sind nicht selten, sodass auf diesem Wege auch die Schwangerschaft erreicht werden kann.

Übertragung. Die Infektion erfolgt über infizierte Tiere oder kontaminierte Nahrungsmittel. Das Kind kann wegen der Bakterämie diaplazentar oder unter der Geburt durch fäkale Kontamination infiziert werden.

Klinik. Die Krankheit beginnt mit hohem Fieber und abdominalen Krämpfen gefolgt von einer Diarrhö. Je nach Immunlage kann sie sich mehr als Ileitis mit massiven, wässrigen Durchfällen, wie bei Cholera, präsentieren oder als Kolitis mit mehr schleimig-blutigen Abgängen, wie bei Ruhr. Gefürchtet sind Spätfolgen wie die Reiter-Krankheit, reaktive Arthritis und das Guillain-Barré-Syndrom.

Diagnose. Erregerisolierung aus Blutkultur, Fruchtwasser, Zervix.

Risiko für das Kind. Folgen der generalisierten Infektion können sein:
▶ septischer Abort
▶ Sepsis mit Frühgeburt
▶ Sepsis mit Absterben des Kindes.

Es sind mehrere Sepsisfälle mit intrauteriner Infektion und Absterben des Fetus auch durch Campylobacter fetus beschrieben worden.

Therapie.
▶ Erythromycin (2 g pro Tag)
▶ Metronidazol oder andere 5-Nitroimidazole
▶ Azithromycin
▶ Clindamycin.

■ Q-Fieber

Der Erreger des Q-Fiebers, Coxiella burnetii, ist charakterisiert durch intrazelluläre Vermehrung und hohe Umweltresistenz. Gelegentlich wird die Zoonose von Schafen oder anderen Tieren oder auch über Weiden auf den Menschen übertragen und führt zu Kopfweh, Fieber, Muskelschmerzen und weiteren Symptomen. Der Nachweis ist schwierig und erfordert Spezialnährböden.

Bedeutung in der Schwangerschaft. Infektionen der Plazenta sind beschrieben, auch Aborte, Tot- und Frühgeburten. Eine direkte Schädigung des Kindes ist nicht bekannt. Aufgrund der Überwachung der Tierbestände ist die Erkrankung in Deutschland selten und spielt daher kaum eine Rolle. Kleine Ausbrüche sind oft spektakuläre Ereignisse. Bei unklaren fieberhaften Erkrankungen und Tierkontakten sollten sie deshalb berücksichtigt werden.

Vaginale Infektionen und Infektionsrisiken in der Schwangerschaft

■ Staphylococcus aureus

Grundsätzlich gehört Staph. aureus nicht in die Vagina und sollte bei Nachweis immer behandelt werden. Bei Kolonisation genügt ein Desinfektivum (z. B. Fluomycin u. a.), bei Entzündungszeichen (Amnionitis) mit Cephalosporin der Klasse 2 oral behandeln. Staph. aureus kann nach der Geburt zu Infektionen der Mutter (Wundinfektion, Sepsis), aber auch des Kindes (z. B. Konjunktivitis, seltener Sepsis) führen.

Während der Schwangerschaft kommt es nur dann zu einer Infektion mit Staph. aureus, wenn Eintrittspforten existieren. Dies ist der Fall bei operativen Eingriffen und vor allem intravenösen Zugängen. Ist der Zugang mit Staph. aureus besiedelt (der sich als Biofilm im Plastikmaterial festsetzen kann), kommt es zur hämatogenen Streuung der Bakterien. Diese können dann im Körper zu Abszessen führen. Besonders gefürchtet sind dabei Gehirnabszesse, die zum Glück aber sehr selten sind. Häufiger entwickeln sich sehr schmerzhafte und schwer zu diagnostizierende Weichteilabszesse bzw. Abszesse in Bereichen mit geringer Immunabwehr. So traten bei einer Schwangeren mit längerer i. v. Tokolyse unerträgliche retrosymphysäre Schmerzen auf, die mit Schmerzmitteln nicht zu unterdrücken waren. Die Ursache war ein Abszess durch Staph. aureus hinter dem Os pubis, der sich aufgrund des festen Bindegewebes dort nicht ausdehnen konnte.

Diagnostik.
▶ klinisches Bild
▶ Erregernachweis mittels Direktabstrich oder Blutkultur bei Schwangeren mit Fieber
▶ Entzündungsparameter (CRP, Blutbild).

Therapie.
▶ Cephalosporin der Gruppe 2
▶ bei MRSA nach Empfindlichkeit (Antibiogramm).

Ein besonderes Problem sind MRSA-Besiedelungen (s. S. 281) bei Schwangeren. Es sollte versucht werden, sie bis zur Geburt mit Desinfektiva zu dekontaminieren. Gelingt dies nicht, so müssen bei der Geburt strikt die Hygieneregeln eingehalten werden, um eine Verbreitung dieser Bakterien im Kreißsaal und auf den geburtshilflichen Stationen zu verhindern. Mit operativen Eingriffen sollte man zurückhaltend sein.

■ Gonorrhö in der Schwangerschaft

Sie ist inzwischen bei uns eine seltene Infektion, und noch seltener in der Schwangerschaft. Erkannt wird sie nur, wenn bei Zervizitis oder granulozytenreichem Fluor eine mikrobiologische Diagnostik erfolgt und bei kulturellem Nachweis die Transportzeiten kurz sind. Mit einer PCR dürfte die Gonorrhö etwas häufiger nachgewiesen werden als es zurzeit der Fall ist.

Die Infektion mit Neisseria gonorrhoeae kann über eine Zervizitis zur Frühgeburt führen. Das Hauptrisiko für das Kind ist die Ophthalmia neonatorum. Heute sollte eine Gonorrhö in der Schwangerschaft erkannt und behandelt werden, wodurch sich die Credé-Prophylaxe erübrigt.

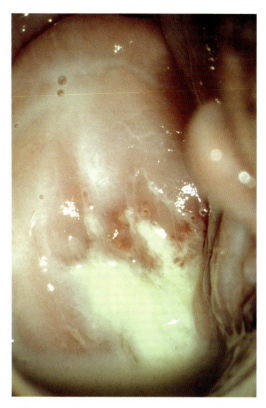

Abb. 8.**29** Chlamydien-Zervitis in der 19. SSW (25-jährige Patientin).

■ Chlamydieninfektion in der Schwangerschaft

Bei 3–5 % der Schwangeren liegt eine Chlamydien-Zervizits vor. In den wenigsten Fällen ist sie bereits klinisch zu vermuten (Abb. 8.**29**). Hauptrisiko ist die Infektion des Kindes bei der Entbindung, weshalb es in Deutschland eine verbindliches Screening gibt (s. S. 168). Eine Untersuchung im 1. Trimenon ist allerdings zu früh. Während es gute Zahlen über die Transmissionsrate bei der Entbindung gibt (20–40 %), liegen zur Häufigkeit eines Abortes (s. Abb. 8.**55**) oder einer Frühgeburt durch Chlamydien keine Zahlen vor. Es ist wahrscheinlich ein seltenes Ereignis. Bei Abortus imminens mit Schmierblutung kann eine Chlamydienendometritis die Ursache sein.

■ Trichomonadeninfektion in der Schwangerschaft

Auch in der Schwangerschaft kommen Trichomonadeninfektionen gelegentlich vor (Abb. 8.**30**). Ein direktes Risiko für das Kind durch die Trichomonaden besteht nicht. Allenfalls ist durch die oft gleichzeitig vorliegende Störung der Vaginal-

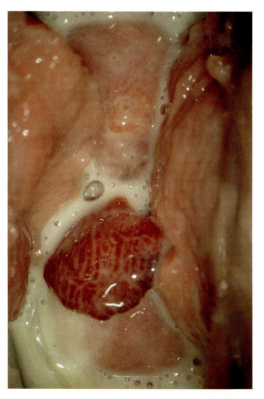

Abb. 8.**30** Trichomoniasis und Zervixpolyp in der 20. SSW (30-jährige Patientin).

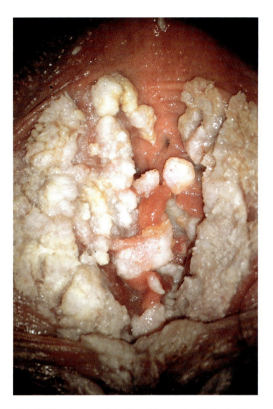

Abb. 8.**31** Ausgeprägte Kondylome der Vulva bei 21-jähriger Patientin in der 29. SSW.

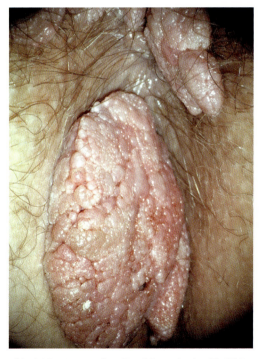

Abb. 8.**32** Ausgeprägte Kondylome in der 20. SSW (29-jährige Patientin).

flora das Risiko für Spätabort oder Frühgeburt leicht erhöht. Es gibt keinen Beleg dafür, dass Trichomonaden selbst zur Frühgeburt führen.

Mittel der Wahl ist Metronidazol und kann nach der 14. SSW gegeben werden. Davor kann eine Reduktion mit Desinfektiva oder nur durch Ansäuerung vorgenommen werden. Aus Vorsichtsgründen ist auch eine lokale Behandlung mit Metronidazol (500 mg) möglich, da hierbei nur etwa 20% des Metronidazols aus der Vagina resorbiert werden. Bei Therapieversagen sollte eine orale Therapie erfolgen.

■ Kondylome in der Schwangerschaft

Infolge der leichten Immunsuppression in den ersten Monaten der Schwangerschaft werden Kondylome in dieser Zeit doppelt so häufig (etwa bei bis zu 2%) gesehen als sonst. Sie können z. T. sehr ausgeprägt sein (Abb. 8.**31**, Abb. 8.**32**). Wenn die Schwangere sich durch die Kondylome gestört fühlt, sollte man sie entfernen, ansonsten kann man auch zuwarten, da die meisten Kondylome sich spontan bis zur 32. SSW zurückbilden.

Zur Behandlung in der Schwangerschaft sind denaturierende oder abtragende Maßnahmen zugelassen wie z. B. Trichloressigsäure (Abb. 8.**33**, Abb. 8.**34**), Laser, Kryosation und chirurgische Entfernung. In besonderen Fällen ist mit kleiner Einschränkung auch Imiquimod (Aldara) möglich.

Das Risiko einer Infektion des Kindes ist gering, zumindest gibt es kaum Daten über die Häufigkeit einer Transmission bei der Entbindung und über Folgeschäden.

Da Kondylome bei kleinen Kindern häufiger perianal als an der Vulva gesehen werden, steht zu vermuten, dass diese Viren erst später von der Mutter in das durch Reinigungsbemühungen beschädigte Epithel des Perineums gelangt sind.

Die Daten zu Larynxpapillomen bei Kleinkindern, die peripartal übertragen wurden, sind spärlich und nicht überzeugend. Inzwischen wissen wir, dass auch im Larynx HPV-Infektionen bei Erwachsenen vorkommen, die bei oral-genitalen Kontakten aufgenommen werden und die nicht so selten sind.

Nur bei ausgedehnten Condylomata acuminata im Geburtskanal ist eine Sectio caesarea gerechtfertigt.

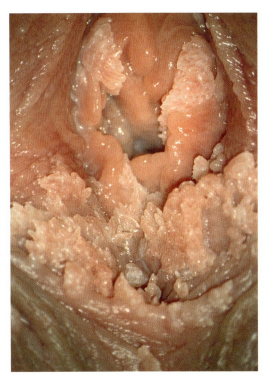

Abb. 8.**33** Kondylome im hinteren Introitus in der 31. SSW (30-jährige Patientin).

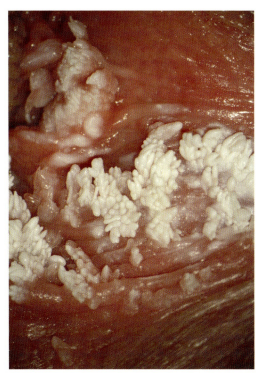

Abb. 8.**34** Gleiche Patientin wie in Abb. 8.**31**3 nach Betupfung der Kondylome mit Trichloressigsäure.

■ Mykosen in der Schwangerschaft

In der Schwangerschaft wird Candida albicans fast doppelt so häufig nachgewiesen wie außerhalb (über 30 % gegenüber bis zu 20 %). Dies liegt an den besseren Vermehrungsbedingungen und der veränderten Immunlage.

Eine Behandelung ist geboten bei:
- Beschwerden
- drohender früher Frühgeburt, wegen des unreifen kindlichen Immunsystems
- vor der Entbindung, um eine Infektion des Kindes zu vermeiden.

Da Nystatin nicht resorbiert wird, ist es im 1. Trimenon das Mittel der Wahl. Danach können alle lokalen Antimykotika bedenkenlos gegeben werden. Auch eine orale Therapie mit Fluconazol nach dem 1. Trimenon kann gelegentlich notwendig werden und ist nach Absprache mit der Patientin auch möglich, obwohl es dafür nicht zugelassen ist. Risiken sind nicht bekannt.

! Ein kultureller Pilzausschluss vor der Entbindung ist erwünscht, aber nicht vorgeschrieben. Bei Risikoschwangerschaften ist es empfohlen.

■ Streptokokken der Gruppe B

Gruppe-B-Streptokokken (GBS) haben fast nur in der Schwangerschaft eine Bedeutung. Als harmlose Kolonisationskeime werden sie auch sonst häufig in der Vagina kulturell nachgewiesen. Sie sind eine der Hauptursachen der neonatalen Morbidität und Mortalität. Es wird zwischen Early-Onset- und Late-Onset-Erkrankungen (ab 10 Tage nach Geburt) des Kindes unterschieden.

Ein großer Fortschritt war die Erkenntnis vor ca. 30 Jahren, dass diese häufigen und als harmlose Saprophyten angesehenen Keime des Darmtraktes zu schweren Infektionen des Neugeborenen führen können. Durch eine frühzeitige Antibiotikatherapie bei auch nur leicht auffälligen Neugeborenen mit GBS-Nachweis konnte die Rate einer invasiven Infektion von 2 – 3 pro 1000 lebend geborenen Neugeborenen zunächst auf 1 – 1,5 und durch das Screening mit Antibiotikaprophylaxe bei GBS-Nachweis in den letzten 10 Jahren auf unter 0,5 gesenkt werden.

Die Inzidenz der mit ca. 0,5 pro 1000 Lebendgeborenen selteneren Late-Onset-Erkrankung wurde durch das Screening und die Antibiotikaprophaxe nicht verringert.

Erreger. Streptokokken der Gruppe B (Lancefield), auch Streptococcus agalactiae genannt, im Englischen Group B Streptococci (GBS), gehören zum Genus Streptococcus der Familie Streptococcaceae, welche grampositive Kokken sind und auf der Blutplatte ß-Hämolyse zeigen. 4 verschiedene Serotypen (Polysaccharidantigene) und Subtypen (Proteinantigene) sind bekannt, wobei ihr Vorkommen in den verschiedenen Ländern Unterschiede aufweist. Auch in Bezug auf die Virulenz gibt es Unterschiede, die allerdings keine klinischen Konsequenzen nach sich ziehen.

Es sind mehrere serologisch unterscheidbare und in ihrer Virulenz unterschiedliche B-Streptokokken-Stämme bekannt. So wurde der Stamm Ia in 15% und der Stamm III in 65% bei Erkrankungen gefunden. Die Daten reichen aber nicht aus, um auf die bisher empfohlene Antibiotikaprophylaxe bei bestimmten Stämmen zu verzichten.

Auch die Rolle der spezifischen Antikörper ist nicht ganz klar, wenn auch Studien gezeigt haben, dass nachweisbare Antikörper bei der Mutter das Risiko einer invasiven Infektion beim Neugeborenen verringern.

Vorkommen und Häufigkeit. GBS sind bei 20–30% der Menschen (Frauen und Männer) Teil der normalen Darmflora. Alle Bakterien, die zur Darmflora gehören, lassen sich nicht aus dem Körper eliminieren. Über den Darmausgang gelangen die Bakterien in die Vagina und auch in die Blase. Bei etwa 10–30% der Schwangeren lassen sich B-Streptokokken in der Vagina nachweisen (Kultur mit Selektivnährböden). Ihre Konzentration in der Vagina wechselt. Sie können in geringer Zahl neben den Laktobazillen vorkommen, ohne dass man sie mikroskopisch vermutet, oder auch in hoher Konzentration alleine (Abb. 8.35). Sie verursachen in der Vagina keine Entzündungsreaktion, sondern stellen, wie nahezu alle Darmbakterien, nur Kolonisationskeime dar. Ein Nachweis von B-Streptokokken im Urin wird als massive B-Streptokokken-Kolonisation mit erhöhtem Übertragungsrisiko auf das Neugeborene gewertet.

Übertragung auf das Kind. Das Kind infiziert sich üblicherweise im Geburtskanal. In Einzelfällen können B-Streptokokken auch die intakten Eihäute durchwandern und das Kind schon in utero infizieren. Eine präpartale Aszension (Amnionitis) erhöht generell das Infektionsrisiko für das Kind, ebenso wie eine hohe Bakteriendichte, Aspiration während der Geburt und Unreife des Kindes.

Etwa 10–30% der Schwangeren sind GBS besiedelt. Als **Risikofaktoren** für die Transmission gelten:
- hohe Keimdichte in der Vagina
- Bakteriurie (Beleg einer hohen Keimdichte)
- vorzeitiger Blasensprung
- Fieber unter der Geburt
- Frühgeburt
- Zustand nach einem früher erkrankten Kind
- Serotyp III
- niedriger Titer opsonierender Antikörper

Die **Transmissionsrate** auf das Kind beträgt ca. 50%; von diesen erkranken etwa 2%. Zurzeit kommen in Deutschland 0,32 GBS-Infektionen auf 1000 Lebendgeburten. Von geschätzten 220 Fällen pro Jahr werden etwa 80 statistisch erfasst.

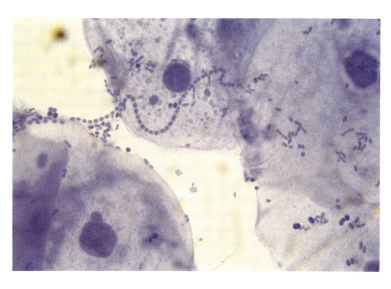

Abb. 8.**35** Streptokokken der Gruppe B in der Vagina. Nasspräparat mit 0,1%iger Methylenblaulösung und 100er Ölimmersionsobjektiv. Nur selten finden sich so lange Ketten der Streptokokken. Meist liegen sie nur zu zweit, zu dritt oder zu viert. Häufig sind auch noch andere Bakterien zu sehen. Die Diagnose kann nur mikrobiologisch gestellt werden.

8.3 Bakterielle Infektionen, Mykosen, Zoonosen u. a. Lokalinfektionen während der Schwangerschaft

Die Beachtung der Risikofaktoren senkt die Zahl der erkrankten Kinder um 40%. Das GBS-Screening mit Antibiotikaprophylaxe während der Entbindung bei kolonisierten Schwangeren senkt das Erkrankungsrisiko des Kindes um 80%.

Erkrankung der Mutter. Für die Mutter selbst scheinen die Streptokokken der Gruppe B kaum oder selten eine pathogene Bedeutung zu haben. Eindeutige Erkrankungen sind sehr selten. Der Nachweis von B-Streptokokken bei Endometritis oder Peritonitis lässt sie gelegentlich als Erreger vermuten. Da sie aber häufig als Kolonisationskeim in der Vagina vorkommen, ist ihr Nachweis im angrenzenden Entzündungsbereich nicht immer gleichbedeutend mit der Infektionsursache. Durch die Verwendung von Selektivnährböden werden sie heute leider auch außerhalb der Schwangerschaft noch allzu oft unnötig nachgewiesen und dem Arzt mitgeteilt, was zu Fehldiagnosen führen kann.

Erkrankung des Kindes. Hohe Keimkonzentration, Aspiration des Kindes während der Austreibungsphase und Unreife bedeuten das höchste Risiko für das Kind.

Es handelt sich um peri- und neonatale Erkrankungen. 2 Formen werden unterschieden:
- **Frühform (Early Onset):** wird bei der Geburt erworben und tritt innerhalb der ersten 24–48 Stunden auf
- **Spätform (Late Onset):** wahrscheinlich nosokomial verursacht; wird erst 8–10 Tage nach Geburt manifest. Ihr Auftreten wird durch die Prophylaxe nicht beeinflusst.

Die gefährlichere Form ist die Frühform, die sehr rasch verläuft und dabei zunächst relativ uncharakteristisch beginnt mit pulmonaler Adaptationsstörung, Stöhnen, schlechtem Tonus, Bradykardie, Zyanosezeichen, Apnoe-Attacken, Trinkschwäche. Es kommt zum raschen Verfall des Kindes und Entwicklung einer Pneumonie und Sepsis.

Infektionsformen beim Kind.
- Respiratory Distress Syndrome (RDS)
- Pneumonie (80–90% der Fälle)
- Meningitis/Sepsis
- intrauteriner Kindstod.

Ein Zusammenhang zwischen vorzeitigem Blasensprung und GBS-Besiedlung der Vagina als Ursache konnte in Studien bis heute nicht belegt werden. Auch gibt es keine Belege dafür, dass GBS vermehrt zu Frühgeburten führt.

Diagnostik. Bei der Mutter: Abstrichentnahme in der 35.–38. SSW bzw. vor Beginn der Geburt aus Vagina und Rektum (bei Verwendung des gleichen Tupfers, was zulässig ist, und Einsatz von Selektivnährböden. Gibt leider keine Information über die Vaginalflora):
- kulturelle Anzüchtung auf Selektivnährböden, Befund in Mutterpass eintragen
- Schnelltests zum serologischen Antigennachweis (weniger sensitiv)
- (Serologie [niedrige Antikörpertiter scheinen das Risiko für das Kind zu erhöhen]).

Beim Kind: Erregernachweis nach der Geburt:
- Mikroskopie des Magensekrets (Schnellmethode)
- Schnelltests zum serologischen Antigennachweis in Magensekret oder Abstrichen
- kulturelle Anzüchtung auf Selektivnährböden.

Vorgehen während der Entbindung bei Schwangeren mit GBS-Nachweis. Eine **Antibiotikabehandlung** ist dringend empfohlen bei:
- Fieber der Mutter
- in der Anamnese an B-Streptokokken erkranktem oder verstorbenem Kind
- Nachweis von B-Streptokokken auch in der Urinkultur (= hohe Keimdichte)
- Blasensprung vor mehr als 24 Stunden.

Ansonsten steht es im Ermessen des Arztes, ob bei niedriger Keimzahl und rascher Entbindung Antibiotika gegeben werden.

Vom CDC wird eine **Antibiotikaprophylaxe** grundsätzlich empfohlen bei allen Gebärenden mit B-Streptokokken-Nachweis (CDC-Empfehlung; s. u.).

Wirksame Antibiotika:
- Penicillin G i. v.: 1. Dosis 5 Mio IE, dann 2,5 Mio alle 4 Stunden bis zur Geburt
- Ampicillin i. v.: 2 g initial, dann alle 4 Stunden 1 g
- Amoxicillin oral
- bei fraglicher Penicillin-Allergie: Cephalosporin der Gruppe 2: initial 2 g, dann alle 8 Stunden 1 g
- bei gesicherter Penicillin-Allergie: Erythromycin: 500 mg alle 6 Stunden; Clindamycin: 800 mg alle 8 Stunden.

Vorgehen während der Schwangerschaft. Bei symptomatischer Schwangeren (z. B. vorzeitige Wehen, Zervix-Verkürzung, innerer-Trichter-Eröffnung oder früher vorzeitiger Blasensprung, Fieber) ist eine Antibiotikatherapie, z. B. Amoxicillin oral oder i. v., empfohlen. Vorher unbedingt Nativmikroskopie durchführen und Abstrich für Bakteriologie abnehmen.

B-Streptokokken-Reduktion während der Schwangerschaft bzw. vor Entbindung:
- Ansäuerung der Vagina (z. B. ½ Tablette Vagi-C) über Wochen
- Fluomycin für 1 Woche.

Prophylaktische Betreuung des Kindes.
- engmaschige klinische Kontrolle
- mikrobiologische Untersuchungen (Ohrabstrich, Magensekretuntersuchung und andere Abstriche)
- frühzeitige Verlegung des Kindes bei geringster Auffälligkeit in die Kinderklinik und Therapie
- Entzündungsparameter bei Kind.

Eine postnatale Chemoprophylaxe ist nicht notwendig bei unauffälligem Kind, wenn die Mutter eine Prophylaxe erhalten hatte.

Bei einem unreifen Kind wird man mit einer Antibiotikatherapie großzügig sein, insbesondere bei vorzeitigem Blasensprung.

Empfehlungen zur Prophylaxe (CDC Recommendations 2002, 2008). Sie basieren auf dem vorgeburtlichen GBS-Screening aller Schwangeren.

Zwischen der 35. und 37. SSW Abnahme eines Vaginal- und Rektumabstrichs für GBS-Nachweis auf Selektivnährboden. Eine **Chemoprophylaxe zur Entbindung** erhalten:
- alle Schwangeren mit GBS-Nachweis in der 35.– 37. SSW
- alle Schwangeren mit GBS im Urin zu irgendeinem Zeitpunkt der Schwangerschaft
- alle Schwangeren mit invasiver Infektion eines Kindes in einer früheren Schwangerschaft
- alle Schwangeren ohne GBS-Diagnostik, bis der GBS-Nachweis negativ ist
- Schwangere bei drohender Frühgeburt < 37. SSW.

> Das Screening aller Schwangeren und die Antibiotikaprophylaxe bei 20 % aller Entbindungen ist eine Möglichkeit, um die Zahl der GBS-Erkrankungen beim Neugeborenen zu senken. Es ist aber nicht die optimale Lösung, da nur ein Bruchteil der Kinder von diesem hohen Aufwand profitiert.
>
> Eine andere Möglichkeit wäre die Verbesserung der Vaginalflora und damit die Reduzierung der Keimdichte. Diese wird wissenschaftlich und praktisch jedoch leider noch zu wenig wahrgenommen.
>
> Eine gute Lösung wäre auch eine Impfung. Leider haben die bisherigen Bemühungen um einen Impfstoff mit Kapselantigen wegen ungenügender Immunitätsbildung und Nebenwirkungen enttäuscht. Vielversprechender scheinen hier neue Entwicklungen mit Pili-Antigenen als Immunogen im Impfstoff zu sein.

Seit längerem gibt es Empfehlungen zum Vorgehen bei GBS-Nachweis in der Schwangerschaft. Ob wirklich alle Schwangeren mit GBS eine Prophylaxe erhalten sollen, wird durchaus noch diskutiert. Bei der mikroskopischen Beurteilung der Vaginalflora kann der Geburtshelfer sehr wohl unterscheiden zwischen niedriger und hoher Kolonisation. Ein mikrobiologischer Befund mit nur vereinzelten oder wenig GBS ist bei unauffälliger Entbindung kaum mit einem erhöhten Infektionsrisiko verbunden. Leider gibt es hierzu keine Studien.

Durch lokale Maßnahmen kann die Konzentration von GBS in der Vagina reduziert oder sogar beseitigt werden. Möglichkeiten sind langfristige Ansäuerung (Vagi-C), evtl. in Kombination mit Desinfektiva, bei gleichzeitiger analer Keimreduktion durch vorbeugende Anal- und Vulvapflege mit Fett, z. B. Deumavan.

Leider ist bei allen bisherigen Studien zu B-Streptokokken keine Quantifizierung der B-Streptokokken in der Vagina vorgenommen worden. Somit kommt die berechtige Vermutung, dass die Keimkonzentration dieser fakultativ pathogenen Bakterien in der Vagina eine wichtige Rolle als Risikofaktor spielt, außer beim Urin, leider nicht in den Empfehlungen vor – obwohl dies durch Verbesserung der Vaginalflora am einfachsten zu ändern wäre.

■ Aminvaginose/bakterielle Vaginose (BV)

Erstaunlicherweise behindert eine stark gestörte Vaginalflora die Konzeption kaum. In der Schwangerschaft hat sie eine besondere Bedeutung, da es durch die hohe Konzentration fakultativ pathogener Bakterien häufiger zu Infektionen und zur Frühgeburt kommt. Auch sind Infektionen im Wochenbett deutlich häufiger. Eine Normalisierung der Vaginalflora sollte daher während der Schwangerschaft angestrebt werden.

Mikrobielle Zusammensetzung und Häufigkeit. Bei dieser stärksten mikrobiellen Störung der Vaginalflora sind regelmäßig Gardnerella vaginalis und bis zu 8 verschiedene Bakterien der Darmflora, besonders Anaerobier (s. S. 156) nachweisbar. Ihre Häufigkeit schwankt je nach Population und Sozialschicht zwischen 5 % und 15 %. Durch die stärkere Beachtung ist sie in den letzten Jahren deutlich rückläufig, besonders bei Schwangeren.

Klinik und Diagnostik. Dünner, cremiger, weißer Fluor mit fischartigem Geruch, ein pH-Wert des Fluors um 5,0 und in der Nativmikroskopie zu erkennende Clue Cells mit massenhaft kleinen Bakterien bei fehlenden Laktobazillen sind typisch und reichen aus für die Diagnose.

Bei einem Teil der Frauen normalisiert sich die Vaginalflora im Laufe der Schwangerschaft unter den steigenden Östrogenkonzentrationen und der nachlassenden Koitusfrequenz.

Bedeutung in der Schwangerschaft. Durch die hohe Konzentration fakultativ pathogener Bakterien sind Spätaborte, Frühgeburten und postpartale aszendierende Infektionen, Infektionen der Episiotomiewunde, Endometritis post partum und Peritonitis post sectionem bei diesen Frauen bis zu 5-mal häufiger als bei Frauen mit Laktobazillenflora.

Auch Frühgeburten sind bei Frauen mit Aminvaginose häufiger als bei Frauen mit Laktobazillenflora. Dies konnten wir in einer eigenen Studie bereits 1985 zeigen. In dieser Studie wurde allen Frauen, die zur Entbindung in die Universitäts-Frauenklinik Freiburg kamen, vor der Entbindung ein Vaginalabstrich entnommen. Dieser wurde nach Gram gefärbt und von einer erfahrenen Mitarbeiterin in 3 Gruppen eingeteilt: Laktobazillen (Abb. 8.36), Mischflora (Abb. 8.37) und Aminvaginose/BV (Abb. 8.38). Das Ergebnis ist in Tab. 8.10 dargestellt.

Therapie und Prophylaxe. Solange es sich nur um ein lokales Geschehen in der Vagina handelt, d. h. die Zervix lang ist, kein Trichter im Ultraschall zu sehen ist und keine vorzeitigen Wehen aufgetreten sind, ist eine lokale Behandlung ausreichend.

Hierzu stehen in ihrer Wirkung und Verträglichkeit sehr verschiedene Therapeutika zur Verfügung. Sie reichen von Metronidazol über Clindamycin, Milchsäure, Vitamin C, Desinfektiva bis zu Laktobazillenpräparaten.

Ein Problem ist die hohe Rezidivrate, weshalb die Behandlung insbesondere bei Risikoschwangerschaften über einen langen Zeitraum erfolgen muss.

Ansäuernde Präparate sind daher für die Langezeitbehandlung zu bevorzugen, da sie die Normalflora schonen und unerwünschte Darmflora hemmen. Von den ansäuernden Präparaten wiederum ist Vagi-C besonders geeignet, wobei für die Langzeitbehandlung eine ½ Tablette täglich genügt, da es zusätzlich antioxidative Eigenschaft besitzt und eine positive Wirkung auf das Fibroblastensystem hat.

Indikationen für eine **ansäuernde** vaginale Langzeitbehandlung:
- anamnestisches Risiko (z. B. Zustand nach Spätabort oder Frühgeburt auch ohne erkennbare Störung der Vaginalflora), Beginn noch im 1. Trimenon, z. B. 8. SSW) bis zur Entbindung
- wiederholter Nachweis hoher Konzentrationen fakultativ pathogener Keime
- vorzeitige Kontraktionen und gestörte Vaginalflora
- Frühgeburtsbestrebungen
- während einer Antibiotikabehandlung (zum Erhalt bzw. zur rascheren Wiederherstellung der Laktobazillenflora).

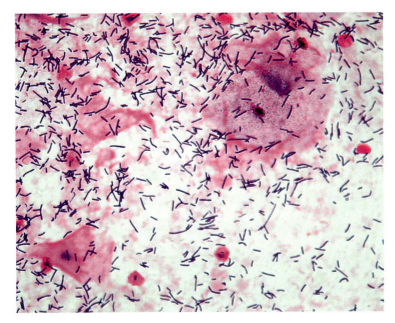

Abb. 8.**36** Gramgefärbter Vaginalabstrich mit Laktobazillen.

Abb. 8.**37** Gramgefärbter Vaginalabstrich mit Mischflora (Laktobazillen und viele kleine Bakterien),

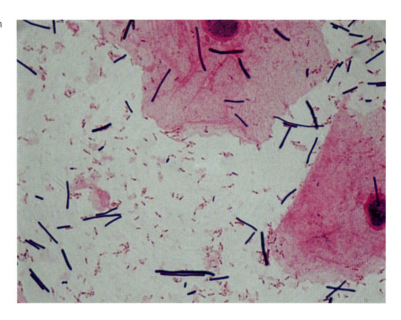

Abb. 8.**38** Gramgefärbter Vaginalabstrich mit Aminvaginose/BV.

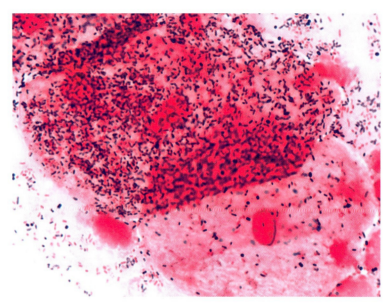

Tabelle 8.**10** Beziehung zwischen Vaginalflora und Frühgeburt ohne Spätaborte (Studie UFK Freiburg 1985, Eingruppierung nach mikroskopisch bewerteten Grampräparaten bei Aufnahme in den Kreißsaal)

	Zahl der Frauen	davon Entbindung vor 37. SSW
Gesamtzahl der Schwangeren	1031 (100%)	45 (4%)
Laktobazillen	731 (72%)	14 (2%)
Mischflora	154 (15%)	20 (13%)
massive Störung/Aminvaginose	138 (13%)	11 (8%)

Indikationen für eine **Antibiotikabehandlung** mit Amoxicillin, Metronidazol, Clindamycin oder einem anderem Antibiotikum:

- drohende Frühgeburt bei unreifem Kind
- Fruchtblasenprolaps
- Zervixverkürzung, insbesondere mit Trichterbildung am inneren Muttermund

- wenn eine rasche Eliminierung der unerwünschten Keime notwendig ist (z. B. unmittelbar vor Entbindung oder einem Eingriff)
- bei erhöhten Entzündungsparametern.

Andere Keimnachweise in der Vagina

Das Bild einer gestörten Vaginalflora reicht von einer leichten Mischflora mit noch überwiegender Laktobazillenflora bis hin zur Aminvaginose mit hohen Konzentrationen fakultativ pathogener Bakterien und fehlenden Laktobazillen. Kulturell werden dabei vorwiegend Darmbakterien gefunden, da für sie sichere Nachweisverfahren existieren. Nur in hoher Konzentration können sie zum Risiko werden, insbesondere wenn noch Zusatzrisiken bestehen.

■ Escherichia coli und weitere Darmkeime

Neben B-Streptokokken gehört E. coli zu den wichtigen Erregern neonataler Infektionen. Eine zusätzliche Bedeutung hat E. coli als Ursache von Spätaborten und früher Frühgeburt. Der kulturelle Nachweis von hohen Konzentrationen von E. coli, aber auch anderen Darmkeimen bei Risikoschwangeren (Zustand nach Spätabort, Frühgeburt, vorzeitigen Wehen, Frühgeburtsbestrebungen und vorzeitigem Blasensprung, insbesondere bei unreifem Kind) sollte daher ernst genommen werden.

Therapie. Bei normaler Zervix und fraglichen Kontraktionenen kann eine lokale Behandlung mit Ansäuerung oder Desinfektiva und anschließender Ansäuerung in Verbindung mit Anal- und Vulvapflege mit Fett (z. B. Deumavan) vorgenommen werden.

Nur in wenigen Fällen ist eine Antibiotikatherapie notwendig mit Amoxicillin oral oder besser einem Cephalosporin, da manche E. coli gegen Amoxicillin resistent sind (Antibiogramm daher wichtig). Bei Antibiotika immer gleichzeitig ansäuern, um das auch von Antibiotika gehemmte Wachstum der Laktobazillen zu fördern.

Bei Blasensprung und unreifem Kind sollte der Nachweis von E. coli genauso ernst genommen werden wie der von B-Streptokokken und ein wirksames Antibiotikum verabreicht werden. Bei einigermaßen ausreichender Reife des Kindes, z. B. 28. SSW und nach Induktion der Lungenreife sowie bei guter neonatologischer Betreuung sollte die Schwangerschaft eher beendet werden.

Auch andere Enterobacteriaceen wie Klebsiella pneumoniae sind in der Schwangerschaft besonders und nach Blasensprung immer ernst zu nehmen (Tab. 8.11).

■ Mykoplasmen

Die Rolle der Mykoplasmen in der Schwangerschaft, z. B. als Ursache einer Frühgeburt, ist noch nicht eindeutig geklärt. Durch die häufige Präsenz von Mykoplasmen in der Vagina, bis 40 %, ist der Nachweis im Fluor kaum zur Erkennung einer drohenden Frühgeburt hilfreich. Auf

Tabelle 8.11 Nachweis von Bakterien und deren Bewertung in der Vagina während der Schwangerschaft

pathogene Keime Therapie immer, auch ohne Symptome	fakultativ pathogene Keime lokale Behandlung bei hoher Konzentration, Antibiotika oral bei klinischer Symptomatik oder vor bzw. bei Entbindung	fakultativ pathogene Keime fragliche Bedeutung bzw. kaum	apathogene Keime → keine Therapie
▶ A-Streptokokken ▶ Gonokokken ▶ Staph. aureus ▶ Chlamydia trachomatis ▶ Trichomonaden ▶ Listerien	▶ E. coli ▶ B-Streptokokken* ▶ Klebsiella pneumoniae ▶ Haemophilus influenzae ▶ Pneumokokken ▶ Mykoplasmen ▶ Gardnerella vaginalis ▶ Anaerobier (Bacteroides, Peptokokken, Porphyromonas, Prevotella, Fusobakterien u. a.) ▶ *Candida albicans***	▶ D-Streptokokken (Enterokokken) ▶ Staph. epidermidis ▶ Proteus mirabilis ▶ Pseudomonas aeruginosa	▶ Laktobazillen ▶ *Candida glabrata* ▶ *Saccharomyces cerevisiae* (Bäckerhefe/Bierhefe) ▶ *Geotrichum candidum* ▶ *Rhodutorula rubra*

Kursiv: Hefen   ** Lokales Antimykotikum vor Entbindung

der anderen Seite werden Mykoplasmen bei Frühgeburt von einigen Untersuchern vermehrt im Fruchtwasser und in den Eihäuten nachgewiesen. Das ist aber nicht verwunderlich, da Mykoplasmen infolge des Fehlens einer starren Zellwand das Gewebe leichter penetrieren können. Mykoplasmen sind in einer gestörten Vaginalflora häufiger nachweisbar. Nach Normalisierung der Flora mit nicht gegen Mykoplasmen wirksamen Mitteln sind diese meist auch nicht mehr nachweisbar. Eine gezielte Behandlung der Mykoplasmen ist daher nur in sehr seltenen Fällen notwendig.

8.4 Infektionen als Ursache von Spätabort und Frühgeburt

Etwa 5–7% der Schwangerschaften enden in Deutschland als Frühgeburt vor der 38. SSW, 1% vor der 32. SSW. In Zentren liegen diese Zahlen deutlich darüber. Über die Häufigkeit der Spätaborte gibt es keine Angaben. Mindestens die Hälfte dieser Komplikationen wird heute auf eine Infektion zurückgeführt. Nur selten lassen sich dabei hämatogene Infektionen mit bekannten Erregern nachweisen (z. B. Listerien, Campylobacter jejuni). Auch Erreger einer Zervizitis wie Gonokokken oder Chlamydien werden hierbei selten gefunden. Die überwiegenden Infektionen sind aus der Vagina aszendierende Infektionen mit scheinbar eher harmlosen Darmbakterien. Das Wiederholungsrisiko wird zwischen 20% bis zu 60% angegeben.

Das Zusammentreffen mehrerer ungünstiger Ereignisse kann zum Verlust der Schwangerschaft führen. In der Frühschwangerschaft sind es meist genetische und immunologische Ursachen. Später sind es:
- Zervixinsuffizienz
- Infektionen
- Amamnese mit vorausgegangen Spätaborten/ frühen Frühgeburten
- Angst- und Stress-Situation
- vorzeitige Wehen.

Oft kommen mehrere Faktoren zusammen.

Kommen Patientinnen nach mehreren Spätaborten oder frühen Frühgeburten zur Untersuchung mit dem Wunsch einer Ursachenklärung, so ist die Vaginalflora häufig normal und die Portio unauffällig (Abb. 8.39). Nur bei wenigen Frauen klafft der Zervixkanal bereits außerhalb der Schwangerschaft (Abb. 8.40). Durch wiederholten

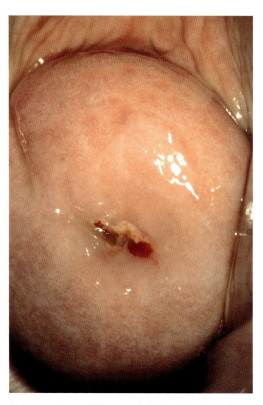

Abb. 8.39 Unauffällige Portio bei Patientin nach 4 Spätaborten (30-jährige Patientin).

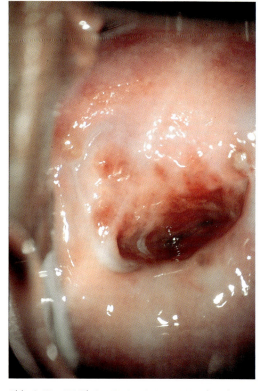

Abb. 8.40 27-jährige Patientin im Zustand nach 4 Spätaborten mit klaffendem Zervixkanal.

8.4 Infektionen als Ursache von Spätabort und Frühgeburt

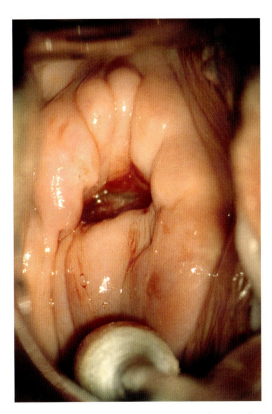

Abb. 8.**41** Portio nach 3 Spätaborten und zweimaligem totalem Muttermundsverschluss bei chronischer Aminvaginose.

totalen Muttermund-Verschluss kann es zu erheblichen Portioveränderungen kommen. Dies zeigt das Fallbeispiel einer Patientin mit chronischer Aminvaginose (Abb. 8.**41**, Abb. 8.**42**), die bereits dreimal einen Spätabort erlitten hat (1. nach Notfall-Sektio in der 27. SSW [BEL], Kind verstorben; 2. ein Jahr später Spätabort in der 19. SSW trotz totalem Muttermund-Verschluss in der 14. SSW unter Cephazolin und Augmentan, danach Traumasept, Metronidazol, Vagiflor, Tokolyse; die 3. Schwangerschaft (Gemini) drei Jahre später endete bereits in der 15. SSW mit Abort bei Chorioamnionitis, obwohl ab 7. SSW Vagihex und Vagiflor gegeben wurden und in der 12. SSW ein totaler Muttermund-Verschluss vorgenommen worden war). Die 4. Schwangerschaft mit täglich ½ Tablette Vagi-C von der 8. SSW bis zur Entbindung und einer Cerclage in der 14. SSW konnte bis zur 38.SSW ausgetragen werden mit gesundem Kind.

Die Zervix im Verlaufe der Schwangerschaft

Die Zervix uteri spielt im Verlaufe der Schwangerschaft eine wichtige Rolle. Sie ist die Eintrittspforte aszendierender Infektionen und zugleich der Verschluss der Gebärmutter nach unten. Für diese Aufgabe verfügt sie über eine kräftige Muskulatur, eine Länge von ca. 50 mm und reichlich Schleimdrüsen im Zervixkanal. Eine Schwächung des mechanischen Verschlusses der Zervix kann Folge einer früheren Konisation, einer Abrasio mit mechanischer Zervixkanaldilatation oder genetisch bedingt sein.

Die Konsistenz der Portio und der Anteil des in die Vagina reichenden Teils der Zervix können sehr unterschiedlich sein, so dass eine palpatorische Beurteilung nur einen begrenzten Wert hat. Die Beurteilung der Zervix im vaginalen Ultraschall ist heute die Methode der Wahl zur Bestimmung der Zervixlänge und um eine mögli-

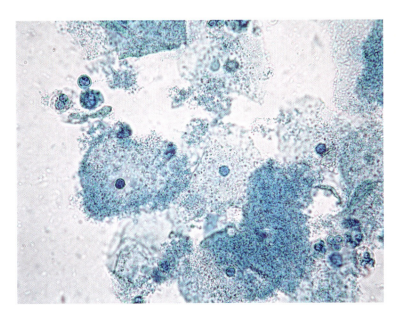

Abb. 8.**42** Nativmikroskopie der Patientin von Abb. 8.41 nach dem 3. Spätabort. Aminvaginose/BV.

che Trichterbildung am inneren Muttermund festzustellen. Eine langsame Verkürzung während der Schwangerschaft ist normal. Eine Trichterbildung ist als Alarmzeichen zu werten.

Während der Schwangerschaft können erhebliche gewebliche Veränderungen ablaufen, die Infektionen vortäuschen können bzw. eine Risiko bedeuten.

- **Zervixpolypen:** Sie treten meist in der Frühschwangerschaft auf. Sie können sich spontan zurückbilden (Abb. 8.43, Abb. 8.44) oder aber auch zum Abort führen (Abb. 8.45). Mit dem Ultraschall sind sie heute besser zu beurteilen und von Plazentapolypen zu unterscheiden. Wird ein Polyp nekrotisch, ist er ein guter Nährboden für Bakterien.
- **Hyperplasien:** Es kann zu erheblichen Gewebewucherungen am äußeren Muttermund kommen (Abb. 8.46), die meist mit einem ausgeprägten leukozytären Fluor (Abb. 8.47, Abb. 8.48) einhergehen. Auch kann der äußere Muttermund sehr weich und offen erscheinen, ohne dass es eine klinische Relevanz für die Schwangerschaft hat (Abb. 8.49, Abb. 8.50, Abb. 8.51).
- **Zysten:** Größere Zysten können einen Fruchtblasenprolaps vertäuschen (Abb. 8.52). Die Gefäße auf der Vorwölbung und der Verlauf (Abb. 8.53, Abb. 8.54) zusammen mit dem Ultraschall sichern die Diagnose.
- **Blutungen:** Bei leichten Blutungen kann eine Endometritis durch Chlamydia trachomatis (Abb. 8.55) die Ursache sein. Sie kann von einem missed abortion kommen (Abb. 8.56), einem frühen Abort (Abb. 8.57) oder einem Arbortus progrediens (Abb. 8.58).
- **Fruchtblasenprolaps:** In seltenen Fällen kann eine Chlamydien-Zervizitis und Endometritis die Ursache sein, wobei zu diesem Zeitpunkt der Abort nicht mehr aufzuhalten ist (Abb. 8.59). Ohne Infektionszeichen kann es unter Schonung zur völligen Rückbildung kommen (Abb. 8.60). Ist die Fruchtblase bereits etwas beschädigt (Abb. 8.61) oder die Fruchthöhle infiziert (Abb. 8.62), dann lässt sich der Abort nicht mehr verhindern.
- **vorzeitiger Blasensprung:** Bei der Spekulumeinstellung kommt es zum Abgang von Fruchtwasser aus dem Zervikalkanal (Abb. 8.63).
- **Entbindung:** Zu diesen Zeitpunkt ist die Portio meist nur noch mit Mühe einstellbar. Sie ist livide und uneben, sodass zu diesem Zeitpunkt eine Diagnostik wie z. B. die Erkennung von Herpesbläschen unmöglich ist (Abb. 8.64, Abb. 8.65, Abb. 8.66).

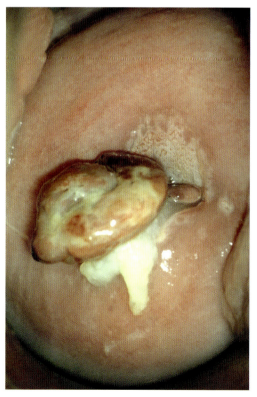

Abb. 8.43 Zervixpolyp in der 15. SSW, der sich spontan zurückbildete (29-jährige Patientin).

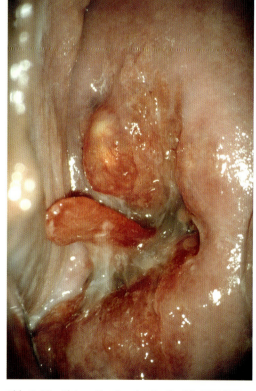

Abb. 8.44 Kleiner Zervixpolyp in der 14. SSW (24-jährige Patientin).

8.4 Infektionen als Ursache von Spätabort und Frühgeburt

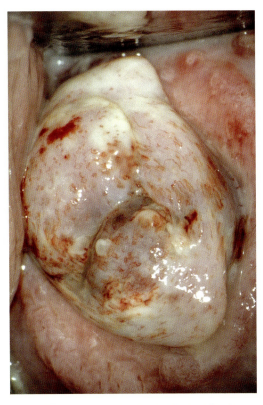

Abb. 8.**45** Großer Zervixpolyp in der 8. SSW, der zum Abort führte (35-jährige Patientin).

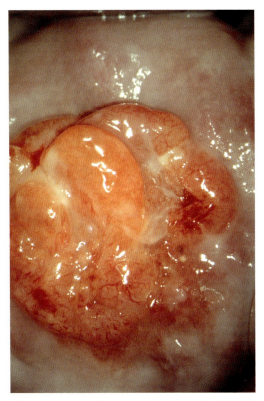

Abb. 8.**46** Hyperplasie der Zervix in der 15. SSW (28-jährige Patientin).

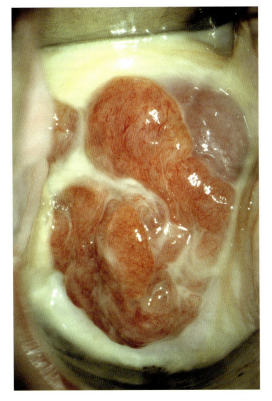

Abb. 8.**47** Gleiche Patientin wie in Abb. 8.**46** in der 26. SSW.

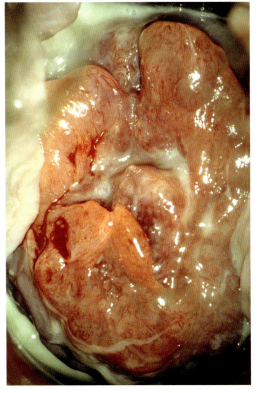

Abb. 8.**48** Gleiche Patientin wie Abb. 8.**46** in der 30. SSW.

Infektionen in der Schwangerschaft

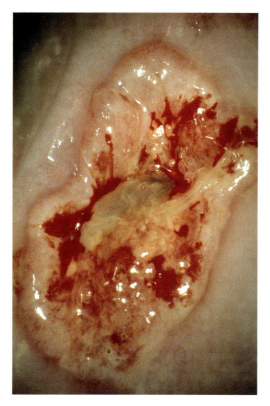

Abb. 8.**49** Auffallend weicher, leicht hyperplastischer äußerer Muttermund in der 10. SSW (26-jährige Patientin).

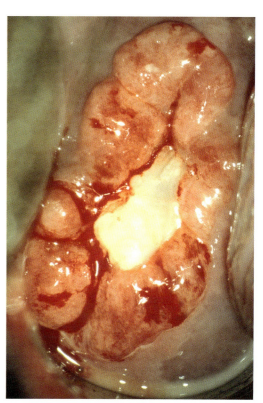

Abb. 8.**50** Gleiche Patientin wie in Abb. 8.**49** in der 20. SSW.

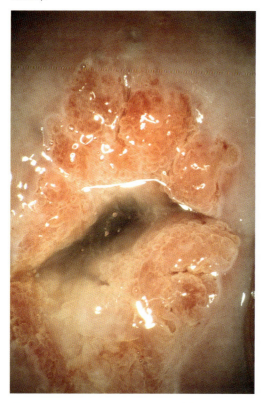

Abb. 8.**51** Gleiche Patientin wie in Abb. 8.**49** post partum (14 Wochen nach Entbindung am ET).

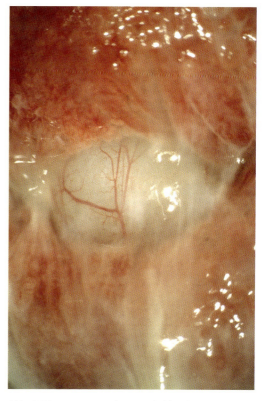

Abb. 8.**52** Eine Zyste (DD Fruchtblase) erscheint in der 28. SSW im äußeren Muttermund (26-jährige Patientin).

8.4 Infektionen als Ursache von Spätabort und Frühgeburt

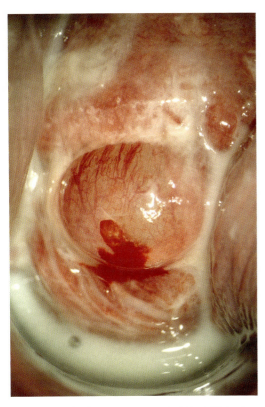

Abb. 8.**53** Gleiche Patientin wie in Abb. 8.**52** in der 29. SSW. Die Zunahme der Gefäße spricht gegen Fruchtblase.

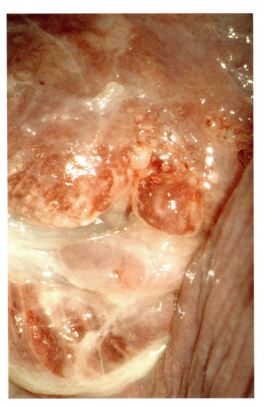

Abb. 8.**54** Gleiche Patientin wie in Abb. 8.**52** in der 31. SSW. Die Zyste bildet sich zurück und wird solider.

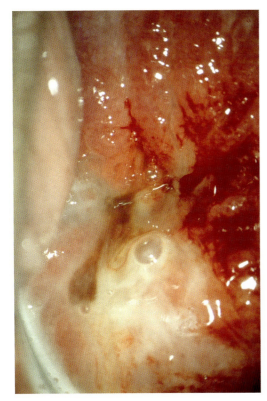

Abb. 8.**55** Leichte Blutung in der 14. SSW. Nachweis von Chlamydia trachomatis und Spätabort in der 15. SSW (20-jährige Patientin).

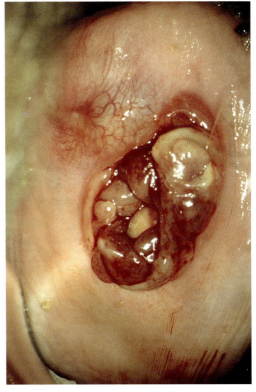

Abb. 8.**56** Leichte Blutung in der 8. SSW; Missed Abortion bei einer 27-jährigen Patientin.

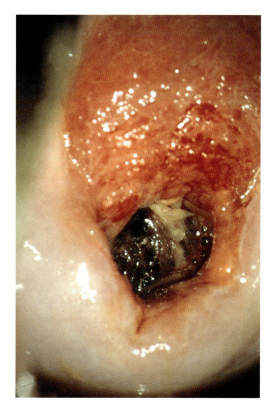

Abb. 8.**57** Blutung bei Abort in der 12. SSW (20-jährige Patientin).

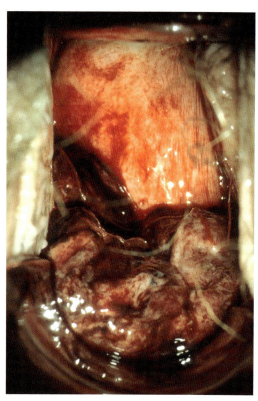

Abb. 8.**58** Abortus progrediens mit Schwangerschaftsgewebe im Zervikalkanal (30-jährige Patientin).

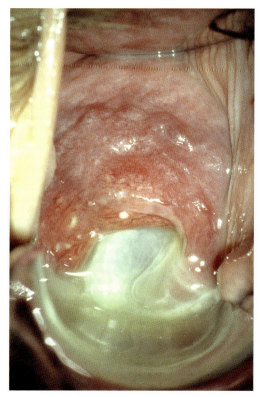

Abb. 8.**59** Sichtbare Fruchtblase bei Zervitis (C. trachomatis) und Abgang von Fruchtwasser in der 24. SSW (24-jährige Patientin).

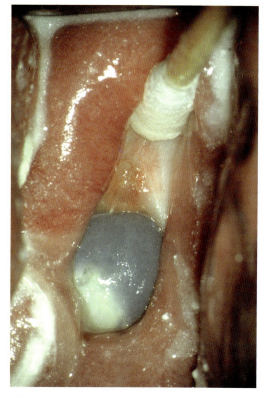

Abb. 8.**60** Kleiner Fruchtblasenprolaps (28. SSW), der sich spontan zurückbildete (25-jährige Patientin).

8.4 Infektionen als Ursache von Spätabort und Frühgeburt

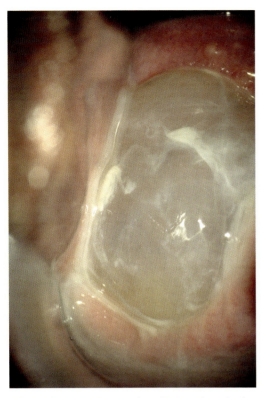

Abb. 8.**61** Fruchtblasenprolaps (22. SSW) mit leichter Beschädigung, der beim Versuch der Reponierung und Cerclage platzte (30-jährige Patientin).

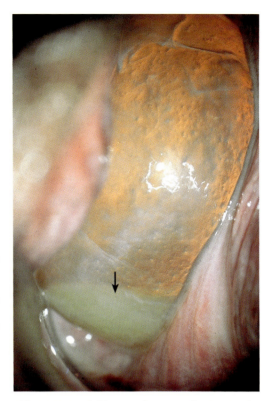

Abb. 8.**62** Fruchtblasenprolaps mit infizierter Fruchthöhle (Leukozytensediment Pfeil) bei 3. Spätabort einer 23-jährigen Patientin.

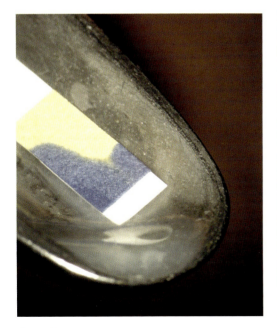

Abb. 8.**63** Vorzeitiger Blasensprung mit Abgang von klarem Fruchtwasser mit Vernix-Flocken, pH-Wert > 6,0.

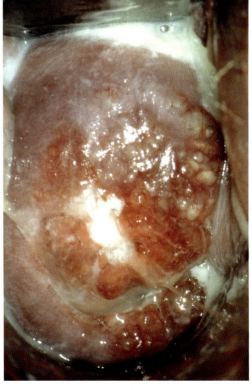

Abb. 8.**64** Portio am ET (25-jährige Patientin).

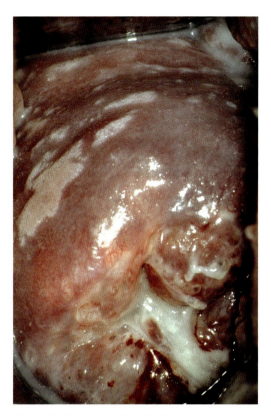

Abb. 8.**65** Muttermund am ET (37-jährige Patientin).

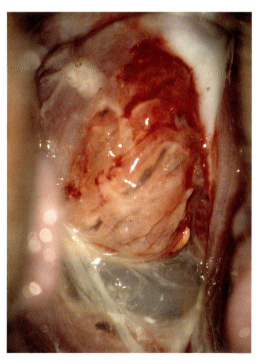

Abb. 8.**66** Portio am ET (22-jährige Patientin).

Mikroorganismen als Ursache von Frühgeburt und Spätabort

In den seltensten Fällen lassen sich bei einem Spätabort oder einer Frühgeburt pathogene Keime wie Gonokokken oder Chlamydien nachweisen. Meist wird nur Körperflora (Darm- und Hautkeime) gefunden.

Es gibt auch hierbei nicht **den** Keim, der als Auslöser eines Spätaborts oder einer früher Frühgeburt angesehen werden kann.

Aus Untersuchungen von Hitti et al. (2001) wissen wir, dass sich bei vorzeitigen Kontraktionen Darmkeime der Vaginalflora im Fruchtwasser bei stehender Fruchtblase anzüchten lassen. Das bedeutet, dass Mikroorganismen unter günstigen Bedingungen in die Fruchthöhle gelangen können. Das Spektrum der Keime ging von E. coli über B-Streptokokken, Candida, Fusobakterien, Prevotella bis hin zu Mykoplasmen. Letztere wurden am häufigsten gefunden, was aber kein Wunder ist, da ihnen eine feste Zellwand fehlt und sie somit leichter Gewebe passieren können.

Die pathogenetische Vorstellung ist in der Abb. 8.**67** angedeutet. Proteasen aus den Bakterien der gestörten Vaginalflora, vor allem der Anaerobier, degradieren den schützenden Zervixmukus und erleichtern auch anderen Darmbakterien das Eindringen in die Zervix und weiter in die Eihäute. Es kommt zur einer leichten lokalen Entzündung der Decidua (Deciduitis). Von dort gehen die Keime auf das Amnion über (Amnionitis) und schließlich in die Amnionhöhle, wo sie auch den Feten infizieren können. Zunächst gibt es auf der mütterlichen Seite kaum erkennbare Symptome noch ist ein Blasensprung für diesen Infektionsweg notwendig. Ist die Fruchthöhle infiziert, möglicherweise auch schon der Fet, kommt es über die bekannte Inflammationskaskade (Zytokine und Chemokine, vermehrte Prostaglandinsynthese, Infiltration von Granulozyten, Erhöhung der Metalloproteasen) zu Kontraktionen, Blasensprung und Ausstoßung des Feten (Romero 2001).

In Experimenten an trächtigen Mäusen konnte Romero zeigen, dass das Einspritzen von Darmkeimen in die Fruchthöhle innerhalb von wenigen Stunden zu Wehen und zur Ausstoßung der Feten führte. Dies geschah mit E. coli am raschesten. Die Inokulation in den Peritonealraum war wirkungslos. Bei Ratten funktionierte es jedoch nicht, was zeigt, dass es auf die Keimart und Tierart ankommt. Es gibt sehr unterschiedliche E. coli Stämme.

Ähnliche Erfahrungen haben auch wir in Bezug auf E. coli. Dieser Keim ließ sich bei den frühen

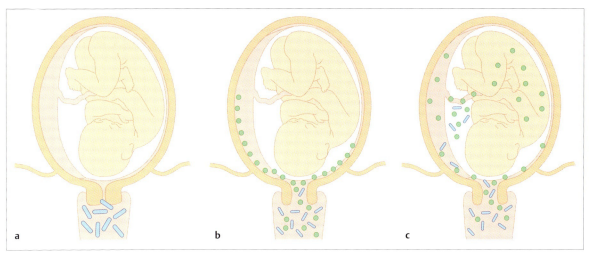

Abb. 8.**67** Pathogenetische Vorstellung der Keimaszension und Infektion der Fruchthöhle.
a Normale Laktobazillenflora
b Aminvaginose/BV mit Aszension der Keim in die Eihäute
c Infektion der Fruchthöhle und nachfolgende Ausstoßung des Feten

Frühgeburten und Spätaborten am häufigsten bei Mutter und Kind nachweisen.

Ist es erst einmal zu einer Infektion der Fruchthöhle gekommen, so kann die Infektion mit einer Antibiotikatherapie der Mutter nicht mehr geheilt werden. Wie in Abb. 8.62 zu sehen, ist die Fruchthöhle dieser Schwangerschaft infiziert, was am durchschimmernden Granulozytensediment erkennbar ist. Trotz einer hochdosierten Antibiotikabehandlung kam es nach 3 Tagen zum Abort mit massiv infiziertem, abgestorbenem Kind. Die Entzündungsparameter bei der Mutter (Leukozyten im Blut und CRP) waren nicht erhöht, die Vaginalflora wies nur eine mäßige Störung auf, bestehend aus Laktobazillen und etwas Darmflora (E. coli). Die Pathohistologie bestätigte eine Chorioamnionitis und eine massive Pneumonie des Kindes.

■ Anamnese mit vorausgegangenen Spätaborten/frühen Frühgeburten

Das Wiederholungsrisiko nach einem Spätabort wird mit 20–30 % und nach 2 Spätaborten mit bis zu 60 % angegeben. Hier scheinen sich Risikofaktoren zu potenzieren, da der nicht unerhebliche Faktor Angst dazukommt. Daher ist es wichtig, der Patientin ein prophylaktisches und therapeutisches Konzept für eine erneute Schwangerschaft an die Hand zu geben und sie dabei positiv zu begleiten.

■ Angst- und Stresssituation

Überforderung, privater und beruflicher Stress haben einen negativen Einfluss auf den Schwangerschaftsverlauf, ebenso wie vorausgegangene Fehl- und Frühgeburten. Auch IvF-Patientinnen stehen unter einem besonderen Druck und waren in unserem Kollektiv überproportional häufig vertreten.

■ Betreuung einer Risikoschwangerschaft

Kommt es vor der Lebensfähigkeit des Kindes zu einer Infektion, dann endet die Schwangerschaft in einem Spätabort. In der Mehrzahl dieser Fälle wird dies ausgelöst durch eine Infektion mit Darmbakterien, d. h. Körperflora. Welche Bakterien die Infektion auslösen, ist schwer vorherzusagen. Sobald die Fruchthöhle und das Kind infiziert sind, setzen Wehen ein, die nicht selten zum Fruchtblasenprolaps führen und dann zur Ausstoßung des Kindes, da für die Natur die Mutter das höhere Gut ist und ansonsten die Mutter gefährdet wäre.

Die Hoffnung, durch eine engmaschige bakteriologische Kontrolle in Verbindung mit der Bestimmung von Entzündungsparametern das Infektionsrisiko und den Infektionsbeginn frühzeitig zu erkennen und damit einen Spätabort oder eine frühe Frühgeburt zu verhindern, hat sich leider bis heute nicht erfüllt. Ursachen hierfür sind die zunächst lokale Begrenzung der Infektion, aber auch die begrenzten Möglichkeiten der

Bakteriologie. Es ist bekannt, dass in der Routinebakteriologie manche Erreger aufgrund ihrer Labilität und ihrer teilweise schwierigen Anzüchtung nicht nachgewiesen werden können.

Es ist daher sinnvoller – speziell bei Risikopatientinnen – für eine langfristige Verbesserung der schützenden vaginalen Normalflora (Laktobazillen) schon im 1. Trimenon zu sorgen, anstatt später nach Keimnachweisen diese mit Antibiotika zu bekämpfen. Da es sich um Körperflora handelt, kann dies per se nur kurzfristig gelingen. Ein erfolgreiches Fallbeispiel hierzu ist in Kap. 8.3 (Abb. 8.41 und Abb. 8.42) beschrieben.

Die Quelle der unerwünschten Keime in der Vagina ist meist der Bereich des eigenen Darmausgangs. Schon aus anatomischen Gründen ist dieser Bereich bezüglich Reinigung und Pflege problematisch. Es ist dies für die durchschnittliche Patientin quasi „unbekanntes Land", der Bereich ist nicht ohne weiteres einsehbar, die Beurteilung seines Zustands wird weitgehend dem Tastgefühl überlassen. Dies ist fatal und die häufige Aussaat von Bakterien ist erklärlich.

Ein Fruchtblasenprolaps (FB) kommt auch ohne Infektion der Fruchthöhle und auch trotz Cerclage vor, wenn auch selten. Zahlen über die Häufigkeit gibt es nicht. Ohne Infektion besteht die Hoffnung, dass der FB sich unter Bettruhe, Wehenhemmung und physikalischer Unterstützung wieder zurückbildet, wie die Beispiele in den Abbildungen 8.68 bis 8.76 zeigen. In der Mehrzahl der Fälle kommt es wahrscheinlich nicht zur Rückbildung, sondern zu einer Größenzunahme des FB. Ist die Fruchthöhle nicht infiziert, kann auch ein großer FB mehrere Wochen halten, wie Abb. 8.77 und Abb. 8.78 erkennen lassen.

Prophylaxe des infektionsbedingten Spätaborts und Frühgeburt

Die Beachtung der Risikofaktoren ist ganz wichtig, wobei die anamnestischen große Bedeutung haben. Diese sind in der Reihenfolge ihrer Gewichtung:
- Anamnese (Zustand nach Spätabort/früher Frühgeburt)
- Infektionen
- Zervixveränderungen
- gestörte Vaginalflora
- Stress, Angst.

Einige dieser Risikofaktoren können abgebaut oder zumindest gemildert werden. Die Intensität der Maßnahmen richtet sich nach der Anamnese und dem aktuellen Zustand. Frauen mit mehreren Spätaborten tragen mit über 60 % ein hohes Wiederholungsrisiko.

Da es sich bei den Bakterien einer gestörten Vaginalflora in den meisten Fällen um Darm- und Hautflora handelt, können diese nicht aus dem Körper eliminiert werden. Eine Therapie mit Antibiotika ist daher übertrieben und nicht notwendig, abgesehen von den Folgen einer Keimselektion zu resistenteren Keimen hin.

Da Darmbakterien sich bei einem pH-Wert von 4.0 nicht/kaum vermehren, stellt die **Ansäuerung** eine einfache, wirkungsvolle und verträgliche Methode dar. Durch zusätzliche Pflege des äußeren Genitalbereichs mit Fett wird die Verträglichkeit erhöht, aber noch wirksamer wird die Zahl der Darmbakterien auf der Haut reduziert. Es ist die am wenigsten ins Ökosystem Vagina eingreifende und dabei doch sehr effektive Maßnahme. Das Spektrum der Ansäuerungsmaßnahmen geht von Yoghurteinlagen, Essigsäure-Tampons über Milchsäure bis zur Ascorbinsäure (Vitamin-C).

Milchsäure ist schon seit vielen Jahren im Gebrauch, da sie auch von den Laktobazillen gebildet wird und den pH-Wert in der Vagina senkt. Vitamin-C hat gegenüber der Milchsäure jedoch einen entscheidenden Vorteil. Es senkt wie die Milchsäure den pH-Wert in der Vagina, hat aber gleichzeitig auch immunmodulatorische und antioxidative Eigenschaften. Der vorzeitige Blasensprung (PROM) wird enzymatisch ausgelöst (Metalloproteinase) und durch den Reduktion-Oxidation Status der Zellen beeinflusst. Schon vor vielen Jahren wurde gezeigt, dass Frauen mit vorzeitigem Blasensprung (PROM) einen niedigeren Plasmaspiegel von Vitamin C haben als Frauen ohne PROM (Romero, 2003). Unterstützt wird dieses durch in vitro Untersuchungen, die eine protektive Wirkung auf eine Zellschädigung der Membranen durch Vitamin C gezeigt haben. Bei anamnestischem Risiko ist eine frühe Verbesserung der Vaginalflora mit Erhöhung des Vitamin-C-Spiegels über die gesamte Schwangerschaft von großem Vorteil, wie unsere Erfahrungen mit Frauen mit mehr als 2 Spätaborten ergeben haben (Straßburg, 2005) und auch immer wieder neu belegen (Abb. 8.41 und Abb. 8.42).

Wichtig bei der Ansäuerung ist, dass diese je nach Risiko schon früh begonnen wird, z.B. in der 8. SSW, und bis zur Entbindung weitergeführt wird. Durch Hautpflege im Vulvabereich wird diese glatter mit weniger Mikroläsionen, was die Verträglichkeit der Säure verbessert. Gleichzeitig sollte das Keimangebot auch aus dem Analbereich reduziert werden, was am besten mit der richtigen Analpflege erreicht wird. Das Fetten des Anus vor dem Stuhlgang verhindert Hautbeschädigungen durch den Reinigungs-

8.4 Infektionen als Ursache von Spätabort und Frühgeburt

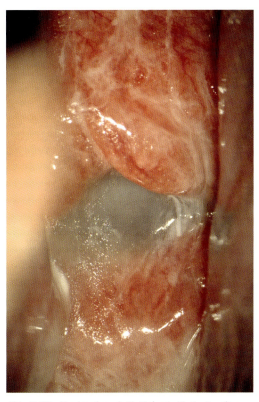

Abb. 8.**68** Zustand nach Spätabort. Trotz Cerclage und ½ Tabl. Vagi-C kommt es in SSW 24 + 2 zum FB.

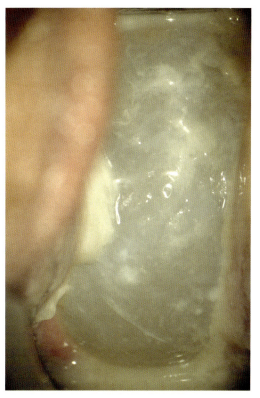

Abb. 8.**69** Gleiche Patientin wie in Abb. 8.**68** jetzt in SSW 27 + 5.

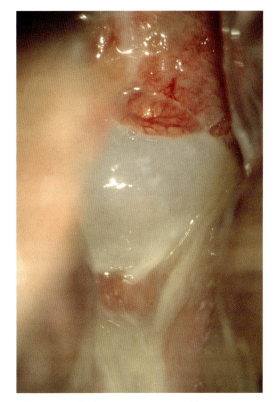

Abb. 8.**70** Gleiche Patientin wie in Abb. 8.**68** in SSW 28 + 4.

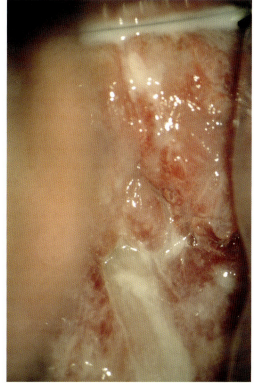

Abb. 8.**71** Gleiche Patientin wie in Abb. 8.**68** in SSW 29 + 4; partus in der 38. SSW.

Infektionen in der Schwangerschaft

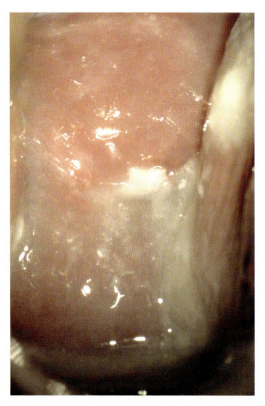

Abb. 8.72 Zustand nach 2 Spätaborten. 21. SSW nach Cerclage in der 14. SSW und ½ Tbl. Vagi-C täglich seit der 8. SSW.

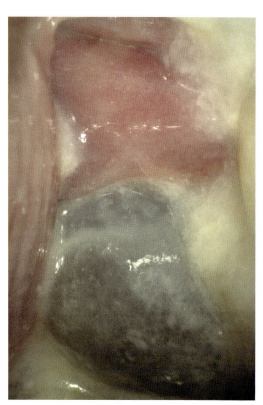

Abb. 8.73 Gleiche Patientin wie in Abb. 8.72 mit großem FB in der 25. SSW.

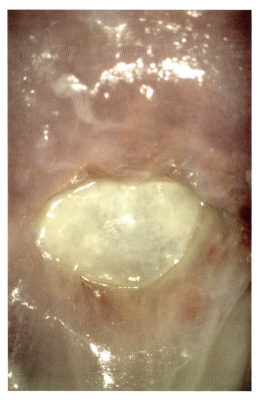

Abb. 8.74 Gleiche Patientin wie in Abb. 8.72 mit sich zurückbildendem FB in der 25. SSW.

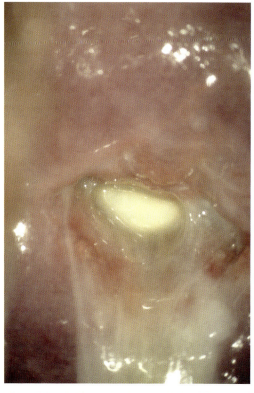

Abb. 8.75 Gleiche Patientin wie in Abb. 8.72 mit sich weiter zurückbildendem FB in der 26. SSW.

8.4 Infektionen als Ursache von Spätabort und Frühgeburt

vorgang und lässt weniger Keime auf der Haut zurück.

Desinfektiva. Bei Störung der Vaginalflora durch verschiedene Mikroorganismen, die mittels Ansäuerung nicht gehemmt werden wie z. B. Hefen, oder bei Kolonisation mit pathogenen Keimen wie Staphylococcus aureus, auch MRSA und ESBL, sind Desinfektiva (Fluomycin, Inimur und Vagihex) indiziert. Sie haben jedoch einen Nachteil. Sie hemmen auch die erwünschten Laktobazillen, allerdings in unterschiedlichem Maß, und sollten nicht über längere Zeit (Wochen-Monate) gegeben werden.

Laktobazillenpräparate. Auch sie haben eine normalisierende Wirkung auf eine gestörte Vaginalflora. Ihr Vorteil ist die gute Verträglichkeit, weshalb sie über lange Zeit gegeben werden können. Ihre Nachteile sind ihre Temperaturempfindlichkeit (Lagerung) und die nicht dauerhafte Ansiedlung in der Vagina.

Antimykotika. Sie besitzen auch auf Bakterien eine Wirkung und führen so ebenfalls zu einer Besserung der gestörten Vaginalflora. Ist ein positiver Nebeneffekt bei der Behandlung einer

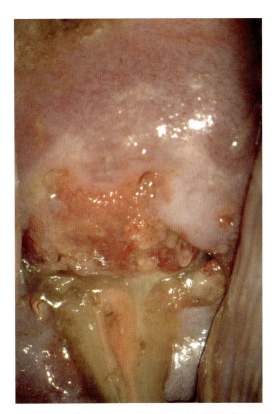

Abb. 8.76 Gleiche Patientin wie in Abb. 8.72 ohne FB in der 27. SSW; partus in der 36. SSW.

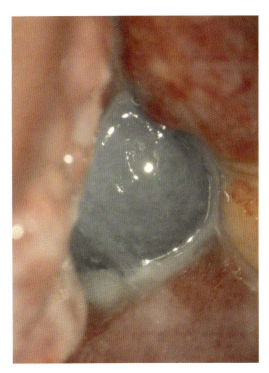

Abb. 8.77 Blasenprolaps in der 24. SSW mit Gemini bei 26-jähriger Patientin.

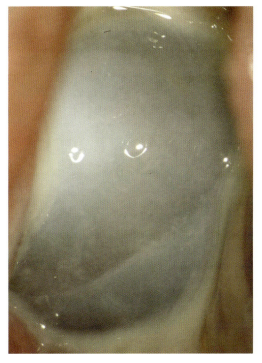

Abb. 8.78 Gleiche Patientin wie in Abb. 8.77 in der 26. SSW; Entbindung in der 27. SSW.

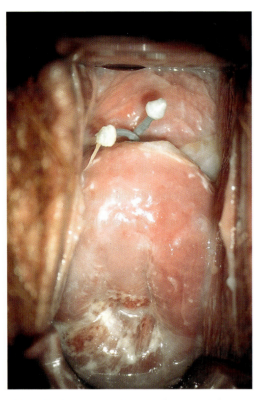

Abb. 8.79 Patientin nach zweimaligem Spätabort. Jetzt 19. SSW mit prophylaktischer Cerclage.

Candidose in der Schwangerschaft, wenn gleichzeitig eine Keimstörung vorliegt.

Antibiotika. Eine orale Gabe ist immer dann indiziert, wenn hoch pathogene Erreger wie A-Streptokokken oder eliminierbare Erreger wie Gonokokken oder Chlamydien nachgewiesen werden oder vorzeitige Kontraktionen aufgetreten sind, da dann davon ausgegangen werden kann, dass es schon zu einer Aszension gekommen ist. Auch nach frühem vorzeitigem Blasensprung sollten Antibiotika großzügig eingesetzt werden.

Die beiden auch lokal verfügbaren Antibiotika Metronidazol und Clindamycin haben eine klare Indikation: Metronidazol zur raschen Beseitigung von Anaerobiern und Gardnerella vaginalis und Clindamycin bei Kolpitis (3-10 x mehr Leukozyten als Epithelzellen) ohne nachweisbaren Erreger, z. B. Kolpitis plasmacellularis. Sie haben aber auch ihre Grenzen.

Eigene Erfahrungen. Mit dem nachfolgenden Vorgehen kam es bei 43 Frauen mit 2 und mehr Spätaborten nur bei 2 Frauen zum erneuten Verlust des Kindes:
- intensive Betreuung mit ganzem Einsatz der ärztlichen Persönlichkeit
- langfristige Optimierung der Vaginalflora (täglich Vagi-C ab der 8. SSW)
- Stabilisierung der Zervix durch Cerclage in der 14. SSW (Abb. 8.79). Gute Erfolge werden auch mit dem totalen Muttermund-Verschluss (wurde von Saling ursprünglich gegen Keimaszension entwickelt) gesehen, während Pessare weniger wirksam sind.
- engmaschige Kontrollen mit Spekulumeinstellung
- Beurteilung der Vaginalflora (pH-Wert, Mikroskopie, Mikrobiologie dann, wenn mehr Granulozyten als Epithelzellen vorhanden sind oder bei Kontraktionen, Zervixverkürzung, Trichterbildung)
- Zervixvermessung durch Ultraschall (Länge, Beurteilung des inneren Muttermunds [Trichter?])
- Antibiotika zur Cerclage, anfangs auch für wenige Tage um den Termin des letzten Spätaborts herum aus psychologischen Gründen,

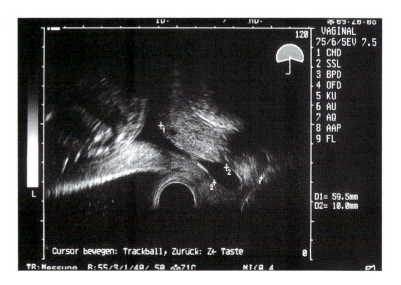

Abb. 8.80 Ultraschallbild mit sanduhrförmigem Fruchtblasenprolaps nach therapeutischer Cerclage in der 24. SSW bei Patientin mit 3 Spätaborten.

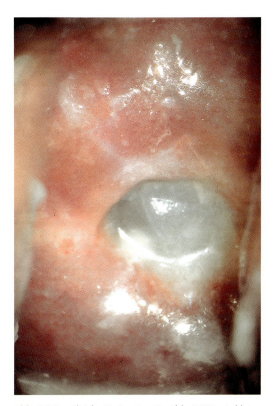

Abb. 8.**81** Gleiche Patientin wie Abb. 8.**80** mit kleiner, sichtbarer Fruchtblase. Schwangerschaftsbeendigung in der 28. SSW durch Sektio.

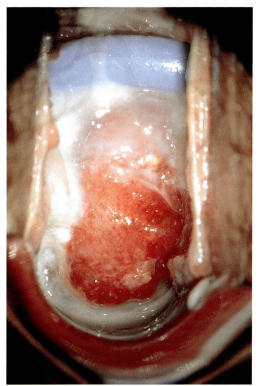

Abb. 8.**82** Cerclage-Pessar (Arabin) in der 29. SSW bei 29-jähriger Patientin bei Z. n. zweimaliger Fehlgeburt.

bei pathogenen Keimen, erhöhten Entzündungsparametern und vorzeitigen Wehen
▶ Beruhigung durch frühzeitige orale Magnesiumgabe, Abbau von Stresssituationen
▶ konsequente tägliche Anal- und Vulvapflege zur Keimreduktion durch Glättung und Beruhigung der Hautzone des Intimbereichs mit Deumavan.

Wird die Cerclage erst therapeutisch gelegt, weil die Fruchtblase schon in der Tiefe des Zervixkanals sichtbar wird, dann ist die Prognose schlechter. Sie kann, wenn sie schon beschädigt ist (s. Abb. 8.**61**), beim Versuch der Cerclage bereits platzen. Ist die Cerclage nicht fest genug, kann die Zervix im proximalen Bereich durch den Cerclagefaden zwar zusammengehalten werden, eine sanduhrartige Verlängerung der Fruchtblase durch die erweiterte distale Zervix jedoch nicht immer verhindert werden (Abb. 8.**80**, Abb. 8.**81**).

Bei Schwangeren mit geringerem Risiko kann z. B. bereits die Verbesserung der Vaginalflora genügen. Manche Frauen fühlen sich nach der Einlage eines stützenden Cerclage-Pessars wohler (Abb. 8.**82**). In leichten Fällen mag das hilfreich sein, nicht jedoch bei hohem Risiko. Im Einzelnen hängen die Maßnahmen vom Risiko, den Möglichkeiten und der Mitarbeit der Patientin ab.

8.5 Vorzeitiger Blasensprung und Infektion

Ursache eines vorzeitigen Blasensprungs ist eine Auflockerung der Eihäute und ein erhöhter Innendruck. Beides kann durch eine Entzündung im Gefolge einer Infektion auftreten. Wie stabil Eihäute sein können, zeigen Beispiele von wochenlangem Blasenprolaps (Abb. 8.**68** – Abb. 8.**78**) Der frühzeitige Nachweis umschriebener, lokaler Infektionen z. B. der Eihäute (Amnionitis) ist schwierig und gelingt kaum, da das mütterliche Gewebe kaum betroffen ist.

Dass es tatsächlich zur Durchwanderung der Eihäute mit Bakterien kommt, weiß man aus Untersuchungen mit Keimanzüchtung aus dem Fruchtwasser nach abdominaler Punktion der Fruchthöhle (Hitti, 2001). Auch durch die Entnahme von Abstrichen zwischen den Eihäuten (Abb. 8.**83**) lassen sich infektionsrelevante Bakterien anzüchten, die als Ursache von Frühgebur-

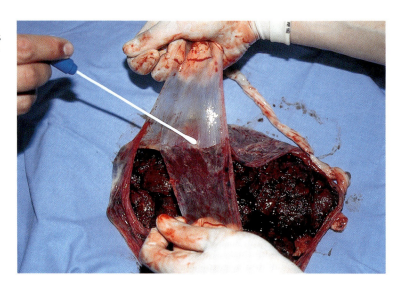

Abb. 8.**83** Intrachorioamnialer Abstrich (ICA-Abstrich) post partum zum Nachweis von, die Eihäute durchwandernden Bakterien.

ten angesehen werden können. Dagegen sind Kulturergebnisse aus Abstrichen von der Plazenta eher als Kontaminationskeime anzusehen.

Es lassen sich jedoch nicht in allen Fällen mit Blasensprung und unreifem Kind Bakterien anzüchten oder histologische Hinweise für eine infektiöse Ursache finden. Dies kann aber ein durchaus methodisches Problem sein, da eine Chorioamnionitis zunächst ein lokales Geschehen ist und nicht immer die betroffene Stelle der Eihäute untersucht wird.

Erreger. Für Erreger, welche eine stärkere Entzündungsreaktionen auslösen können, wie z. B. Gonokokken und Trichomonaden, ist ein Zusammenhang durch prospektive Studien belegt und auch nachzuvollziehen. Chlamydien führen nur zu leichten Entzündungsreaktionen (Zervizitis, Endometritis). Trotzdem können auch sie Spätaborte und Frühgeburtlichkeit verursachen, wie die Beispiele in Abb. 8.55 und Abb. 8.59 belegen. Insgesamt spielen Chlamydien bei der Frühgeburtlichkeit eine sehr untergeordnete Rolle. Das lässt sich auch aus dem Ergebnis des Pflichtscreenings erkennen. Die Therapie bei Nachweis von Chlamydien hat die Frühgeburtlichkeitsrate nicht gesenkt.

Bei den sehr viel häufiger vorkommenden bakteriellen Störungen der Vaginalflora mit Keimen der Darmflora und der Aminvaginose, die in der Vagina und der Zervix keine Entzündungsreaktionen hervorrufen, ist der Zusammenhang zur Frühgeburtlichkeit epidemiologisch zu sehen (Tab. 8.**10**), aber pathogenetisch oft nicht zu belegen. Unter anderem werden Mechanismen der Prostaglandin-Induktion angenommen.

Klinik. Symptome bei der Schwangeren sind vor dem frühen vorzeitigen Blasensprung oft nur spärlich vorhanden. Nur ein Teil der Frauen berichtet über vorzeitige Wehen kurz vor dem Blasensprung. Auch Fieber ist nur selten vorhanden. Gelegentlich wird über vermehrten Ausfluss oder Stressereignisse berichtet.

Diagnostik bei unreifem Kind.
▶ Spekulumeinstellung und Nachweis von Fruchtwasser mit Vernix-Flocken und pH-Wert > 6,0 (Abb. 8.**63**), klinische Beurteilung von Zervix, Fluor, Uterus
▶ Abstrich für Mikrobiologie
▶ Zervixbeurteilung durch Ultraschall
▶ Entzündungsparameter, die jedoch meist unauffällig oder minimal erhöht sind.

Frühzeichen eines drohenden Blasensprungs.
▶ Zervixverkürzung mit innerem Trichter
▶ vorzeitige Wehen
▶ erhöhte Interleukin 6- und 8-Werte in der Zervix und im Fruchtwasser (keine Routine).

Dem eigentlichen frühen vorzeitigen Blasensprung gehen lokale Membranschädigungen voraus, die zum Abgang von fetalem Fibronektin führen. Dies kann durch einen fFN-Membran-Immunoassay in der Vagina nachgewiesen werden, wobei die Zuverlässigkeit ihre Grenzen hat.

Therapie bei unreifem Kind. Es gibt keine generelle Empfehlung für oder gegen Antibiotika beim vorzeitigen Blasensprung, da es keine validen Daten dazu gibt. So muss jeder selbst über das Vorgehen entscheiden. Das Unterlassen einer Antibiotikatherapie kann aber juristische Nachteile nach sich ziehen.

Nach dem Blasensprung kommt es – bei normaler Laktobazillenflora langsamer, bei gestörter Vaginalflora rascher und wenn eine Chorioamnionitis den Blasensprung ausgelöst hat, noch schneller – zur Änderung der Flora und zu einer Amnioninfektion. Ob die Geburt noch einige Tage herausgezögert werden kann, hängt von der SSW und dem Zustand des Kindes ab.

Maßnahmen:
- Sedierung
- Wehenhemmung
- Bei mikrobiologisch normaler Laktobazillenflora kann zunächst auf Antibiotika verzichtet und das Kulturergebnis abgewartet werden.
- Antibiotika bei jeder Störung der Vaginalflora oder bei unklarem Befund für zunächst 5 Tage, z. B. Amoxicillin (Unacid), weitere Antibiotika (Cephalosporin) abhängig von Mikrobiologie und Klinik.
- Ansäuerungsversuch der Vaginalflora, um dort ein Wachstum von Darmbakterien zu bremsen. Dies gelingt aber bei reichlichem Abgang von Fruchtwasser nicht mehr.
- Hautpflege im anovulvären Bereich, um das Angebot von Darmkeimen klein zu halten.
- Lungenreifung zwischen 24. und 34. SSW mit 12 mg Betamethason i. m. und Wiederholung nach 18 Stunden mit 12 mg.

! Eine engmaschige bakteriologische Überwachung mit wiederholter Bestimmung der Entzündungsparameter (Leukozyten und CRP) im Blut lässt speziell bei Risikopatientinnen eine Gefahrensituation für das Kind, aber auch der Mutter, frühzeitiger erkennen.

Kontinuierliche Antibiotikagabe führt zur Selektion von Keimen, die dann selbst mit sehr wirksamen Antibiotika wie z. B. Meropenem nicht mehr zu behandeln sind. Eine Intervalltherapie oder wechselnde Antibiotika mit immer gleichzeitiger Förderung der Laktobazillenflora bremsen die Entwicklung von Resistenzen.

8.6 Amnioninfektionssyndrom (AIS)

Eine Entzündug der Eihäute ist zunächst ein lokales Geschehen, das keine Symptome bei der Patientin verursacht. Vorzeitige Wehen oder Tachykardie des Kindes können durch die Infektion auf der kindlichen Seite ausgelöst werden. Bei Fieber über 38 °C und leichter Erhöhung der Entzündungsparameter ist auch die mütterliche Seite betroffen. Hier spricht man dann vom Amnioninfektionssyndrom (AIS). Dabei handelt es sich um ein Infektionsgeschehen, das auch die Mutter bedroht. Bei klinischer Symptomatik kann selbst mit Antibiotika die Entbindung nur noch kurze Zeit hinausgezögert werden. Da man weiß, dass das Kind in utero nicht ausreichend behandelt werden kann, wird man, wenn es die Schwangerschaftswoche einigermaßen zulässt, die Schwangerschaft beenden (oft durch Sektio).

Erreger. Alle Bakterien der Vaginalflora kommen hier infrage, allen voran E. coli und andere Darmbakterien. Hochpathogene Erreger wie A-Streptokokken sind selten, müssen aber sehr ernst genommen werden. Auch Staphylococcus aureus ist mehr als nur ein fakultativ pathogener Keim.

Klinik. Das Vollbild des AIS mit Plazentitis, Amnionitis, Deziduitis, Infektion der Nabelschnur und des Kindes ist zum Glück selten. In der Mehrzahl der Fälle dürfte es sich um eine Chorioamnionitis handeln mit leichtem Fieber und mäßig erhöhten Entzündungsparametern.

Risiko für das Kind. Das Hauptrisiko für das Kind ist die Unreife. Nur ein Teil der Kinder zeigt nach der Geburt Infektionszeichen. Wegen des nicht auszuschließenden Infektionsrisikos für das Kind erhalten Kinder umso häufiger prophylaktisch Antibiotika, je jünger sie sind.

Risikofaktoren.
- vorzeitiger Blasensprung
- vorzeitige Wehen
- Aminvaginose
- gestörte Vaginalflora
- pathogene Keime: Listerien, Gonokokken, Streptokokken der Gruppe A, Staphylococcus aureus
- hohe Zahlen anderer, fakultativ pathogener Keime wie Streptokokken der Gruppe B, E. coli, Haemophilus influenzae

Entscheidend für die Prognose des Kindes sind die Schwangerschaftswoche und die frühzeitige Erkennung und Behandlung der Infektion.

Diagnostik.
- leukozytärer Fluor (> 3-mal mehr Granulozyten als Epithelzellen)
- Erregernachweis im Zervixabstrich bzw. im abgehenden Fruchtwasser
- Temperaturerhöhung (> 38 °C) der Mutter
- Herzfrequenz des Kindes erhöht (> 160/min)
- Leukozytose im Blut der Mutter (> $15\,000 \times 10^9/l$)
- erhöhtes CRP im Serum der Mutter

- histologischer Granulozytennachweis in den Eihäuten (nachträgliche Sicherung der Infektion).

Geburtseinleitung und Therapie. Diese hängen von der Schwangerschaftswoche ab. Bei einem einigermaßen reifen Kind wird man die sofortige Geburt anstreben. Ist dies vaginal nicht möglich, wird man eine Sectio caesarea durchführen. Falls die Antibiotikatherapie nicht vorher begonnen wurde oder werden musste, wird man sie erst nach dem Abnabeln des Kindes ansetzen, um dem Pädiater nicht die Chance zu nehmen, vor seiner Therapie bakteriologische Untersuchungen durchzuführen. In besonders schweren Fällen wird man natürlich sofort mit der Antibiotikatherapie beginnen und hierauf keine Rücksicht nehmen. In der Mehrzahl der Fälle jedoch dürfte die Infektion noch nicht so weit fortgeschritten sein, sodass diagnostische Erwägungen berücksichtigt werden können.

Eine Verschlechterung des AIS durch die Sectio caesarea findet nicht statt. Wichtig ist aber, dass eine adäquate Antibiotikatherapie durchgeführt wird, die die wichtigsten infrage kommenden Keime erfasst, d. h. A-Streptokokken, B-Streptokokken und E. coli, die mit Penicillinen und Cephalosporinen gut erfasst werden.

Engmaschige Nachkontrolle von Mutter und Kind und frühzeitige Erweiterung der Therapie sind bereits bei den geringsten Auffälligkeiten geboten.

8.7 Fieber während der Schwangerschaft

Fieber in der Schwangerschaft sollte immer sehr ernst genommen werden, da eine ganze Reihe schwerwiegender, das Kind und die Mutter bedrohende Infektionen die Ursache sein können.

Diagnostik.
- Blutkultur (Ausschluss Listeriose, Campylobacter-fetus-Sepsis, Sepsis allgemein)
- Urindiagnostik (Stix, Mikroskopie und Kultur) zum Ausschluss einer Pyelonephritis
- körperliche Untersuchung der Schwangeren: bei Chorioamnionitis Druckschmerzhaftigkeit des Uterus
- Spiegeleinstellung und bakteriologischer Abstrich aus der Zervix
- mikroskopische Untersuchung der Vaginalflora (mehr Granulozyten als Epithelzellen kann auf genitale Ursache hinweisen)
- Laboruntersuchungen mit CRP oder Procalcitonin, Leukozyten im Blut, Thrombozytenbestimmung und Differenzialblutbild, wenn CRP nicht möglich und zum eventuellen Ausschluss einer Virusinfektion
- serologische Untersuchungen zum Ausschluss einer primären Zytomegalieinfektion
- Ausschluss einer Malaria bei Anamnese.

Klinik und Therapie. Bei anhaltendem Fieber, wenn ein Virusinfekt weitgehend ausgeschlossen ist, Antibiotikatherapie z.B mit Amoxicillin 3 × 1 g oral oder 3 × 2 g Ampicillin i. v. (bzw. Unacid oder Augmentan), da hiermit A-Streptokokken, Listerien und andere gefährdende Bakterienarten in der Schwangerschaft ganz gut erfasst werden. Bei persistierendem Fieber und steigenden CRP-Werten Antibiotikum ab 3. Tag auf Cephalosporin der Gruppe 2. oder 3. umsetzen und evtl. Metronidazol hinzugeben unter Berücksichtigung des bakteriologischen Kulturergebnisses.

! Fieber in der Schwangerschaft ist gefürchtet, da es ein Risiko für Kind und Mutter bedeutet.

Tuberkulose und Schwangerschaft

Siehe S. 207.

Schwangerschaft und Infektionsrisiko auf Tropenreisen

Ein besonderes Infektionsrisiko für Schwangere und deren ungeborene Kinder besteht durch Malaria tropica (Plasmodium falciparum), Durchfallerkrankungen, Wurmerkrankungen, viral hämorrhagische Fieberviren (z. B. Gelbfieber, Dengue-Fieber) und Hepatitis E (s. S. 242). Aber auch Toxoplasmose, Tetanus und HIV stellen in diesen Ländern ein erhöhtes Risiko dar. Schwangere Frauen sollten daher von einer Reise in tropische Länder – insbesondere in solche mit niedrigem hygienischen Standard – eher absehen.

Impfempfehlungen sollten beachtet werden.

■ Malaria

Die Malaria ist weltweit eine der häufigsten Infektionskrankheiten. Die Zahl der nach Deutschland eingeschleppten Malariafälle beträgt zwischen 800 und 1000. Über 80 % stammen aus Afrika. Die Letalität beträgt bei uns 2,4 %.

In der Schwangerschaft besteht eine erhöhte Anfälligkeit gegenüber den Erregern der Malaria und die Erkrankung verläuft häufig schwerer. Dabei hängen Erkrankungshäufigkeit und

Schwere auch vom Grad der erworbenen protektiven Immunität ab. Die erhöhte Anfälligkeit in der Schwangerschaft ist wahrscheinlich auf die Sequestrierung von Plasmodien in der Plazenta und die leichte Depression des Immunsystems während der Schwangerschaft zurück zu führen. Diese Gefährdung hält bis zu 2 Monate nach der Geburt an.

Das Hauptrisiko besteht für das Kind in Mortalität, Frühgeburt, Untergewicht, Retardierung. Es ist im Wesentlichen durch die Anämie und den schlechten Zustand der Mutter gefährdet, seltener durch diaplazantar übertragene Plasmodien.

Klinik. Beginn mit grippalen Symptomen wie Kopfweh, Gliederschmerzen, Abgeschlagenheit, danach kommt es zu wiederholten Fieberschüben bis 40 °C mit Kältegefühl und Schüttelfrost. Bei der gefährlicheren Malaria tropica (Plasmodium falciparum) verlaufen die Fieberattacken unregelmäßig.

Diagnostik. Indiziert bei Fieber in der Schwangerschaft und anamnestischem Risiko (Aufenthalt in Malariagebieten): Dicker Tropfen (Blut) mit färberischem Nachweis (Giemsa) der Plasmodien in den Erythrozyten (Speziallabor). Auch Anreicherungsverfahren und Schnelltests sind inzwischen verfügbar.

Therapie. Malariatherapeutika:
- Chinin zur Initialbehandlung der zerebralen und komplizierten Malaria tropica
- Chloroquin (Resochin) zur Prophylaxe (in der Schwangerschaft erlaubt) und Therapie der Malaria tertiana und quartana
- Mefloquin (Lariam) zur Prophylaxe (1 Tbl./Woche) und Therapie (3 – 4 Tbl./Tag)
- Proguanil (Paludrine) zur Prophylaxe in Kombination mit anderen Mitteln
- Atovaquon
- Atovaquon/Proguanil (Malarone).

Mefloquin besitzt eine lange Halbwertzeit von ca. 20 Tagen, weshalb zur Therapie die Eindosis oder Eintagesdosis und zur Prophylaxe die Einmal-pro-Woche-Einnahme möglich ist.

Erfahrungen in der Schwangerschaft. Resochin ist erlaubt, da hier schon eine sehr lange Erfahrung vorliegt. Leider ist es durch die Resistenzentwicklung bei Malaria tropica in Afrika kaum noch wirksam. Alle anderen Mittel gelten in der Schwangerschaft als kontraindiziert. Das Risiko ist aber gering, sodass eine Abruptio durch ihre Einnahme nicht gerechtfertigt ist. Bei hohem Malariarisiko sind beide Risiken gegeneinander abzuwägen und in dubio eher eine Prophylaxe (nach der 12. SSW) zu vorzunehmen.

Unter Mefloquin ist eine 4- bis 5-fach höhere Totgeburtenrate beschrieben, aber keine vermehrte Häufigkeit von Missbildungen oder neurologischen Störungen.

! Bei Indikation gibt es in der Schwangerschaft keine Kontraindikation für Mefloquin.

Malariaprophylaxe. Wegen der eingeschränkten Chemoprophylaxe hat die Expositionsprophylaxe (kein Aufenthalt im Freien in der Dämmerung und nachts, Kleidung, Moskitonetze etc.) für Schwangere einen besonderen Stellenwert.
- **Suppressionsprophylaxe:** Sie verhindert nicht die Leberschizogonie und muss noch 4 Wochen nach Verlassen des Malariagebiets eingenommen werden.
  - Chloroquin (Resochin), nur für Mittelamerika
  - Mefloquin (Lariam) Mittel der Wahl ab 14. SSW
  - alternativ Doxicyclin maximal bis zur 14. SSW.
- **Kausale Prophylaxe:** Sie muss nur bis 7 Tage nach Verlassen des Malariagebietes eingenommen werden.

Für Ataquavon und Proguanil (Malarone), fehlen Erfahrungen in der Schwangerschaft. Bei niedrigem Risiko kann auf eine Prophylaxe verzichtet werden und ein Malariamittel in therapeutischer Dosis eingenommen werden. Säuglinge und Kinder sind durch Malaria besonders gefährdet. Kann auf die Reise nicht verzichtet werden, so können Chloroquin, Mefloquin und Proguanil angewandt werden. Auch gestillte Kinder brauchen eine eigene Prophylaxe, da nur unzureichende Mengen in die Muttermilch übertreten.

Generell sollte in der Schwangerschaft eine Reise in Gebiete mit hohem Ansteckungsrisiko und resistenten Stämmen möglichst vermieden werden.

■ Hepatitis A

In Ländern mit hoher Inzidenz ist eine Erkrankung durch Schmierinfektion möglich. Ein Risiko für das Kind ist nicht bekannt. Eine Impfung vor Reiseantritt bei Empfänglichkeit (negativer Serostatus) ist ratsam. Näheres zur Hepatitis A in der Schwangerschaft s. S. 240.

■ Dengue-Fieber

Eine fieberhafte exanthematische Erkrankung durch ein Virus der Flavivirusgruppe (weitere Flaviviren sind das Hepatitis-C-Virus und der Erreger des Gelbfiebers). Etwa 1000 Patienten mit Dengue-Fieber kommen jährlich nach Deutschland. Die Diagnose wird serologisch oder durch PCR gesichert. Die Therapie ist symptomatisch. Das Risiko für das Kind besteht eher in der Schwere der Erkrankung der Mutter. Es gibt wenig Hinweise auf gehäufte Frühgeburten oder auch intrauterinen Kindstod. An einer Impfung wird gearbeitet.

■ Gelbfieber

Flavivirus, das ursprünglich aus Afrika stammt. Übertragung durch Mücken (Aedes africanus u. a.), die sich an Affen infizieren. Schwere fieberhafte heparenale Erkrankung mit hämorrhagischer Diathese und einer Letalität von 5-10 %. Die Diagnose erfolgt über den Erregernachweis im Plasma mittels PCR. Die Lebendimpfung durch zugelassene Impfstellen in Deutschland ist eine der Effektivsten. Bei Impfungen in der Schwangerschaft ist Zurückhaltung geboten, da eine leicht erhöhte Abortrate beschrieben ist. Für bestimmte Länder ist die Gelbfieberimpfung Pflicht.

■ Lamblien

Weltweit vorkommende Durchfallerreger, die bis zu 10 %, weltweit sogar 20 % der Durchfälle verursachen.

Erreger. Giardia lamblia sind Parasiten, deren vegetative Form 4 Geißeln besitzt. Sie ähneln den Trichomonaden.

Klinik. Übertragung häufig durch Trinkwasser. Akute Diarrhö, Bauchschmerzen. Übelkeit und Schwäche; im Verlauf werden die Beschwerden chronisch und subakut. Gelegentlich gibt es auch asymptomatische Verläufe.

Diagnostik. Mikroskopie mit Nachweis der Zysten im Stuhl.

Therapie. Metronidazol oral.

Bedeutung in der Schwangerschaft. Nur indirektes Risiko durch Malabsorption der Mutter. Bei Kleinkindern Wachstumsverzögerung

9 Infektionen peripartal und im Wochenbett

Infektionen im Wochenbett

Das Spektrum der Infektionen im Wochenbett ist breit und reicht von der tödlichen Puerperalsepsis über lästige Lokalinfektionen bis zu Folgeschäden nach Jahren. Hauptrisiko ist auch im Wochenbett die Virulenz des Erregers. Begünstigt werden Infektionen durch die ungeschützte Öffnung des Uterus, die große Wundfläche im Uterus (Plazentasitz), Geburtsmanipulationen und Wunden nach Episiotomie oder Sectio caesarea sowie die laktierenden Mammae. Auf der anderen Seite ist erstaunlich, wie gut der Körper mit diesen Gefahren zurechtkommt. Ein wesentlicher Grund ist die enorme Durchblutung dieses Gebietes, die für eine optimale Abwehr sorgt.

Gefährlich für die Mutter wird es nur, wenn hochpathogene Bakterien im Geburtskanal vorliegen, die dann rasch in den offenen Uterus eindringen können. Hier sind A-Streptokokken ganz besonders gefürchtet. Nur sie können sehr rasche foudroyante Infektionen auslösen, die in kurzer Zeit den ganzen Organismus erfassen. Gefährdet sind Frauen, bei denen sich dieser Erreger zum Zeitpunkt der Entbindung unerkannt in der Vagina befindet. Übertragungen über den Geburtshelfer bzw. das Personal sind ebenfalls möglich, aber eher die Ausnahme.

Ein sehr viel häufigerer Erreger ist Staphylococcus aureus. Dieser Keim befindet sich häufig auf der Haut der Patientin und kann auch in der Vagina vorkommen. Da er eine Eintrittspforte benötigt, sind Wochenbett und Stillzeit ein idealer Zeitpunkt für ihn. Staph. aureus ist der Haupterreger von Wundinfektionen, abszedierenden Infektionen und vor allem der Mastitis puerperalis. Die Sepsis durch Staph. aureus verläuft langsamer als die durch A-Streptokokken ausgelöste, so dass der Organismus mehr Zeit hat, Symptome und Warnzeichen zu entwickeln, die dann eher an eine Infektion denken lassen.

Viel häufiger findet man Mikroorganismen, die zur eigenen Körperflora gehören, wie Haut- und Darmkeime (z. B. Escherichia coli, Proteusarten, Klebsiellen, Enterokokken und viele mehr). Sie werden nur dann zur Gefahr, wenn sie in sehr großer Menge in die Gebärmutter, ins Gewebe oder in die Bauchhöhle eingebracht werden, wenn dort günstige Vermehrungsbedingungen vorliegen oder die Abwehr geschwächt ist. Ähnliches gilt auch für die Anaerobier. Letztere waren vor über 30 Jahren gelegentlich Ursache schwerer Infektionen, da man sie bis dahin als Krankheitserreger kaum kannte und bei der Therapie nicht berücksichtigte. Inzwischen werden sie als Erreger eher überschätzt.

Wochenfluss und Infektiosität

Infolge der großen Wundfläche im Uterus kommt es zu einer anfangs blutigen und dann immer mehr aufhellenden und nachlassenden Sekretion aus dem Uterus, die etwa 4–6 Wochen dauert. Dieser Wochenfluss wurde früher und teilweise heute noch als infektiös angesehen. Wie eigene mikrobiologische Untersuchungen gezeigt haben, ist diese Vorstellung falsch und viele Warnungen und Verbote sind unbegründet.

Nach der Entbindung und während der Stillperiode sind die Ovarien abgeschaltet. Infolge des Östrogenmangels fehlen meist die Laktobazillen und die Epithelzellen sind klein (Intermediär- und Parabasalzellen). Ähnlich wie bei präpubertären Mädchen lassen sich kulturell meist nur wenige Darm- oder Hautkeime nachweisen. Wie viele man findet, hängt von der Hygiene und vor allem von der Analpflege ab. Diese Mikroorganismen sind aber keine Erreger, sondern Darmflora, die üblicherweise in großen Mengen beim Stuhlgang ausgeschieden werden – man spricht schließlich auch nicht von infektiösem Stuhlgang. Nur wenn dieser pathogene Erreger enthält (Salmonellen, Cholera-Erreger etc.), wird er als infektiös bezeichnet.

Auf ein Wannenbad braucht nur in den ersten Tagen verzichtet zu werden, d. h. so lange der Wochenfluss noch sehr stark ist. Aus Sorge um eine Infektion der laktierenden Mammae dürfte ansonsten während der gesamten Stillzeit (viele Monate) nicht gebadet werden. In jedem Badewasser befinden sich geringe Mengen eigener Mikroorganismen der Haut und des Darms. Nur in sehr hohen Konzentrationen können sie bei geeigneter Eintrittspforte zu einer Infektion führen.

Auch das Kind kann aus infektiologischer Sicht bereits früh (nach 2–3 Wochen, wenn der Nabelschnurrest abgefallen ist) in das Wannenbad genommen werden. Es ist in den ersten Monaten durch die mütterlichen Antikörper gegen die Keime der Mutter gut geschützt und sollte daher in dieser Schutzphase das eigene Immunsystem aufbauen und trainieren.

Nur wenn sich Erreger – d. h. A-Streptokokken, Gonokokken, Herpes-simplex-Viren und mit Einschränkung auch Staphylococcus aureus – im Wochenfluss befinden, ist von infektiösem Wochenfluss zu sprechen. Das ist aber nur bei weit unter 1 % der Wöchnerinnen der Fall. Dies zu erkennen ist ärztliche Aufgabe.

Manche Beschwerden sind Folge des Östrogenmangels nach der Entbindung. Das Epithel ist empfindlich und wird leichter beschädigt. Das kann zu Eintrittspforten führen, weshalb gerade im Wochenbett mehr Hautpflege benötigt wird. Diese kann mit einem verträglichen Fett erfolgen oder auch in Einzelfällen mit einer geringen Menge von lokalem Estriol.

Das Aussprechen von Verboten mit dem Argument „Infektionsrisiko" ist bei dem heutigen Hygienezustand der meisten Wöchnerinnen nicht mehr gerechtfertigt. Verbote gefährden nur den stabilen Aufbau der Mutter/Kind-Bindung und stören die Paarbeziehung.

Infektionen im Wochenbett:
- Puerperalsepsis (gefährlichste Infektion)
- Endometritis (eher Durchgangsstation)
- Peritonitis (aszendierend oder nach Darmverletzung)
- Infektion der Episiotomiewunde (besonders bei Aminvaginose/BV)
- Infektion des Querschnitts nach Sektio (Staph. aureus)
- abszedierende Infektion zwischen Darm und Genital nach Darmverletzung (Nahtfehler, Riss)
- aszendierende Chlamydieninfektion (falls symptomatisch, dann erst nach 6 Wochen)
- Harnwegsinfekt (Keime und Leukozyten im Urin)
- Mastitis puerperalis (Staph. aureus).

■ Aszendierende Infektionen nach der Entbindung

Begünstigende Faktoren

Der Genitaltrakt und auch die abdominale Wunde nach Sektio sind nach der Geburt anfällig für bakterielle Infektionen, aber durch die Blutfülle doch wieder ganz gut geschützt. **Infektionsbegünstigend** sind das während der Schwangerschaft veränderte und leicht gebremste Immunsystem, die weite Öffnung des Uteruskavums, wodurch es durch Manipulationen während der Geburt leicht zum Einschleppen größerer Mengen von Keimen aus dem Vaginalbereich kommen kann, verbunden mit der geburtsbedingten Gewebetraumatisierung.

Dass schwere Infektionen nach der Geburt relativ selten sind, hängt in erster Linie mit der starken Durchblutung des Genitales zum Zeitpunkt der Geburt zusammen, wodurch reichlich humorale und zelluläre Abwehrstoffe zur Verfügung stehen.

Faktoren, die eine Infektion begünstigen, sind unten aufgeführt.

! Kein Faktor ist allein für die Infektion verantwortlich; es müssen wahrscheinlich mehrere zusammenkommen. Das Vorhandensein eines oder mehrerer dieser Faktoren sollte den Geburtshelfer zu erhöhter Aufmerksamkeit veranlassen.

Infektionsrisiken:
- pathogene Keime (A-Streptokokken, Chlamydien, Pneumokokken, Staph. aureus u. a.)
- hohe Keimzahlen von Körperflora, z. B. Aminvaginose/BV
- vorzeitiger Blasensprung
- lange Geburtsdauer mit vielen Untersuchungen
- Verletzungen (Zervix- bzw. Vaginalriss)
- Episiotomie
- operative vaginale Entbindung (Vakuum, Forzeps, manuelle Plazentalösung)
- Sectio caesarea
- Immunsuppression
- Anämie.

■ Puerperalsepsis

Bis zu Zeiten von Ignaz Semmelweis (1818–1865) waren Streptokokken der Gruppe A die Haupterreger bei letalem Infektionsverlauf nach Entbindung. In der schlimmsten Kindsbettfieber-Epidemie in Wien verstarb jede 4. Mutter an dieser Infektion. Als Semmelweiß 1847 seine Ergebnisse zur Ursache des Kindsbettfiebers veröffentlichte, wurden diese – wie so oft in der Medizin – lange Zeit nicht zur Kenntnis genommen.

Eintrittspforte für den Erreger ist der Uterus, aber auch die Episiotomiewunde oder der Querschnitt. In der überwiegenden Mehrzahl der Fälle befindet sich der Erreger zum Zeitpunkt der Geburt in der Vagina. Von dort kommt es nach der Entbindung zu einer raschen Ausbreitung über den Uterus in das Blut und in die Organe des Körpers.

Erreger. In > 80 % der Fälle Streptococcus pyogenes (Streptokokken der Serogruppe A); selten

Pneumokokken (Streptococcus pneumoniae), Staph. aureus, Enterobacteriaceen oder andere.

Epidemiologie. Leider gibt es in Deutschland keine Daten über die Häufigkeit der Puerperalsepsis oder von A-Streptokokkeninfektionen in der Schwangerschaft und im Wochenbett. Laut Bundesamt für Statistik werden pro Jahr ca. 1500 Fälle von Puerperalfieber ohne Erregernachweis erfasst. Todesfälle bei Puerperalsepsis sind zwar meldepflichtig, dennoch tauchen nicht alle Fälle in der Statistik auf, d. h. nicht alle Todesfälle durch Puerperalsepsis werden offiziell erfasst. In den letzen 10 Jahren wurden zwischen 0 und 3 Todesfälle pro Jahr registriert. Ursachen hierfür gibt es viele. So war zum Zeitpunkt des Todes der Erreger noch nicht bekannt oder nicht nachgewiesen, da entweder keine Proben für die Bakteriologie entnommen wurden oder dies erst nach Beginn der Antibiotikatherapie erfolgte, oder die Patientin in der Medizinischen Klinik verstorben ist.

Überlebende nach Puerperalsepsis mit schweren körperlichen Schäden wie Dezerebration, Nekrosen der Vorfüßen (Abb. 9.**1**) und Finger, Verlust der Füße (Abb. 9.**2**), Verlust eines Arms, schweren Weichteilschäden mit monatelangem Krankenhausaufenthalt (Abb. 9.**3**) sind in keiner Statistik aufgeführt.

Da bei fieberhaften Patientinnen viel häufiger Antibiotika gegeben werden als mikrobiologische Abstriche entnommen werden, ist die Häufigkeit einer A-Streptokokken-Infektion im Wochenbett kaum bekannt. Da nur über die seltenen spektakulären Fälle mit gerichtlicher Auseinandersetzung berichtet wird, hat sich die Meinung verfestigt, dass eine A-Streptokokken-Infektion im Wochenbett eine Rarität sei. Das stimmt leider nicht. Zum Glück ist die Puerperalsepsis mit tödlichem Ausgang ein seltenes Ereignis und die Häufigkeit ist in den letzten Jahren zurückgegangen.

> Nach meiner Einschätzung, die sich auf die offizielle Todesstatistik, auf Erfahrungen aus dem eigenen Haus, auf eine große Umfrage in deutschen Kliniken, eine Dissertation und Fallberichte von Kollegen stützt, kommen auf 100 000 Schwangerschaften mindestens 200 Infektionen durch A-Streptokokken, etwa 10 – 20 Puerperalsepsisfälle und ca. 0,5 Todesfälle.

Mehrgebährende sind deutlich häufiger betroffen, da sie durch ihre eigenen Kinder häufiger mit A-Streptokokken in Berührung kommen. Die Art der Entbindung ist nicht entscheiden, sondern die Präsenz des Erregers.

Laut Umfrage vor etwas mehr als 10 Jahren wurden bei 97 Patientinnen mit Puerperalsepsis immerhin in 39 Fällen A-Streptokokken nachgewiesen. Von den 39 Betroffenen verstarben 13. Von 35 Patientinnen mit anderen Bakterienisolaten verstarben 5, und von 23 Patientinnen ohne Bakteriennachweis bzw. ohne Angaben hierüber nur 1 Patientin.

Auf etwa 500 Entbindungen dürfte 1 Infektion mit A-Streptokokken kommen.

Pathogenese. In der Mehrzahl der Fälle bringt die Schwangere die A-Streptokokken in der Vagina zur Entbindung mit. Nach der Entbindung kommt es zu einer Aszension durch den puerperalen Uterus in die Blutbahn mit Streuung der Bakterien im ganzen Körper. Dies erfolgt umso schneller, je größer die Ausgangsdichte der A-Streptokokken ist. Diesen rasanten Infektionsver-

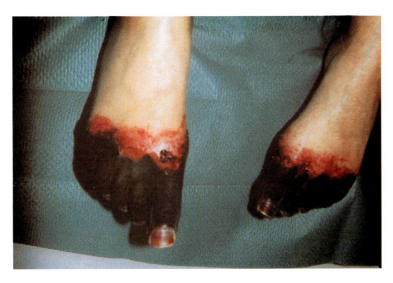

Abb. 9.**1** Nekrosen beider Vorfüße bei schwerer Puerperalsepsis bei 26-jähriger Patientin.

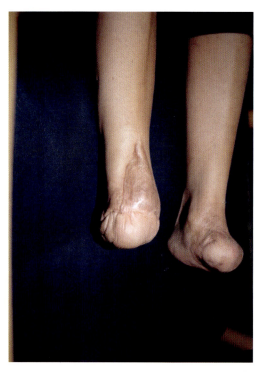

Abb. 9.2 Verlust der Füße nach Puerperalsepsis (30-jährige Patientin).

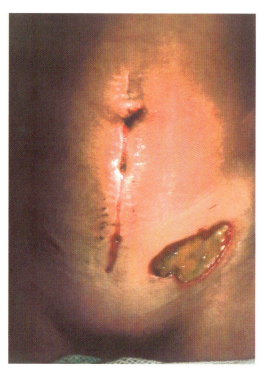

Abb. 9.3 Abheilender Längsschnitt und Weichteilinfektion nach Puerperalsepsis (24-jährige Patientin).

lauf gibt es fast nur bei A-Streptokokken und dann besonders im Wochenbett.

Als Konsiliarius hinzugezogene Kollegen kennen dieses Krankheitsbild kaum und sind daher oft keine Hilfe, gelegentlich das Gegenteil. Die Entfernung der Gebärmutter bei Puerperalsepsis wurde lange propagiert. Doch sie ist die falsche Maßnahme und gefährdet die Patientin zusätzlich durch den belastenden Eingriff. In den histologischen Berichten nach Exitus letalis wird der Uterus in allen Berichten als kaum entzündlich verändert beschrieben. Durch die rasche Vermehrung der Bakterien (in 24 Stunden werden aus 1 Bakterium mehrere Milliarden) wird der Organismus mit Supertoxinen überschwemmt, die ihn durch die Überreaktion seiner Entzündungsmediatoren schließlich vernichten.

Die **obligaten Kriterien** einer Sepsis sind nachfolgend aufgeführt, sind aber für die Erkennung einer Puerperalsepsis meist wenig hilfreich:
- Infektionsherd
- chirurgischer/invasiver Eingriff
- 4 der nachfolgenden 5 Kriterien
  - Temperatur > 38 °C oder < 36 °C
  - Tachypnoe > 20/min oder Hypokapnie
  - Tachykardie > 90/min
  - Leukozyten > 12 000/µl oder < 4000/µl
  - gestörte Organfunktion.

Fakultative Kriterien:
- positive Blutkultur
- Endotoxinnachweis
- Thrombozytenabfall
- AT-III-Erniedrigung.

Klinik und Verlauf der Erkrankung. Der kranke Zustand der Patientin ohne erkennbaren Grund ist eines der typischsten Zeichen einer beginnenden Puerperalsepsis. Die Patientinnen klagen über Schmerzen, die oft als in die Beine ausstrahlend beschrieben werden, sowie über Schwäche und Antriebsarmut. Zwischen dem 2. und 3. Tag kommt es zu einer geringgradigen Temperaturerhöhung bis 38,5 °C, die sich nach Gabe eines Schmerz und Fieber senkenden Mittels (z. B. Diclofenac) bald wieder normalisiert. Es kann zu einem erneuten kleinen Temperaturanstieg kommen. Typisch ist auch die kurze Wirkung des Schmerzmittels, weshalb es mehrfach pro Tag wiederholt gegeben wird, wie in allen Krankenunterlagen bei Gutachten zu lesen ist.

Werden vor der 2. oder 3. Schmerzmittelgabe nicht die Entzündungsparameter (CRP oder Procalcitonin) bestimmt und ein wirksames Antibiotikum gegen A-Streptokokken gegeben, kommt es in wenigen Stunden zum Vollbild einer Sepsis.

Die Patientin klagt über schwere Atmung und Zunahme der diffusen Schmerzen. Im Wochenbett fehlt die typische Abwehrspannung einer ebenfalls vorliegenden Peritonitis – bedingt durch die ausgeweiteten Bauchdecken. Häufig klagen die Patienten über Durchfall und Frösteln. Fieber kann, besonders bei den sehr rasch auftretenden und damit oft infausten Verläufen, fehlen.

Beim Vollbild der Sepsis liegt immer eine massive **Ateminsuffizienz** vor, da durch die inflammatorische Endothelschädigung der Gasaustausch kaum noch möglich ist. In den letzten Stunden vor dem Tod kommt es deshalb zur Akrenzyanose.

Der **Uteruskantenschmerz,** den man lehrbuchmäßig immer erwartet, ist leider kein zuverlässiges Zeichen, weshalb man nicht darauf warten sollte.

Die Letalität der Puerperalsepsis hängt davon ab, wann eine wirksame Antibiotikumtherapie begonnen wird. Die Angaben in der Literatur liegen zwischen 10 und 50 % und sollten nicht als Entschuldigung für zu späte Diagnosestellung und verzögerten Therapiebeginn herhalten.

Durch die heute messbaren Laborparameter kann die Infektion in einem frühen Stadium als Risikozustand erkannt werden. Wird dann richtig therapiert, kommt es weder zu bleibenden Schäden noch zum Exitus letalis. Bei allen mir bekannten A-Streptokokken-Infektionen im Wochenbett (über 60 Fälle, davon über die Hälfte mit Sepsis) kam es nur deshalb zu Schäden oder letalem Ausgang, weil die Infektion nicht erkannt wurde, da zu viele Schmerz und Fieber senkende Mittel gegeben wurden, ohne dass man aussagefähige Laborparameter bestimmt und/oder richtig bewertet hatte.

Ist die Infektion sehr weit fortgeschritten, dann kommt es durch die Enterotoxine sehr rasch zu einer **disseminierten intravasalen Gerinnungsstörung (DIC)** mit Multiorganversagen. In diesem Stadium kommen Antibiotika zu spät, da sie nur die Bakterienvermehrung hemmen.

Eine nicht seltene Komplikation ist die **Fasziitis** mit Gewebsnekrosen (Abb. 9.**1**) bei der durch die inflammatorische Endothelschädigung Gewebe zugrunde geht. Als Folge kann die Amputation von Teilen oder ganzen Gliedmaßen notwendig werden.

Abgrenzung zur Fasziitis.

Nekrotisierende Fasziitis: Es handelt sich um eine fortschreitende, schwere nekrotisierende Entzündung der tiefen Gewebeschichten nach operativen Eingriffen oder Manipulationen. Der Hautbereich weist zunächst nur eine diskrete Rötung auf. Verschiedene Erreger sind beschrieben worden, z. B. Anaerobier, aber auch A-Streptokokken (Synergismus?). Unbekannte immunologische Vorgänge spielen wahrscheinlich eine größere Rolle.

Therapeutisches Vorgehen: hochdosierte Breitbandantibiotika und chirurgische Abtragung des nekrotischen Gewebes, evtl. hochdosiert Kortison.

Pyoderma gangraenosum (s. S. 194 u. Abb. 7.**207**, Abb. 7.**208**); Therapie: hochdosiert systemische Kortikosteroide.

Diagnostik. Wesentlich sind die klinische Beurteilung zusammen mit CRP oder Procalcitonin. Verlässt man sich nur auf Patientenberichte und bestimmt nur wenige Laborparameter, lässt sich die gefährliche Situation nicht erkennen. Fiebermessung und ein kleines Blutbild sind zur frühzeitigen Erkennung einer Sepsis völlig ungeeignet. Steigt der CRP-Wert über das 20-Fache hinaus an, muss an eine schwere Infektion gedacht werden. Anstiege auf das 30- bis 100-Fache bei scheinbar normalen bzw. abfallenden Leukozytenwerten zeigen die bedrohliche Situation besonders deutlich. Die Thrombozyten fallen relativ spät ab und sind daher kein guter Frühparameter.

Klinisches Bild:
- kranker Zustand der Patientin mit diffusen Schmerzen
- Durchfall
- Schwäche
- Hypotonie (systolisch ≤ 80 mmHg)
- Tachypnoe > 25/min
- Tachykardie > 120/min
- Akrenzyanose (Präfinalzeichen).

Laborwerte:
- Frühzeichen:
  - anfangs erhöhte Leukozytenwerte im Blut (> 20 000/μl), dann abfallend
  - CRP > 20-fach erhöht (bis 100-fach)
  - Procalcitonin erhöht
  - Differenzialblutbild zeigt Linksverschiebung (durch unreife Zellen)
- Spätzeichen:
  - Gerinnungsstörung
  - Thrombozytopenie
  - erhöhte Leberwerte.

Mikrobiologie:
- Abstriche aus Vagina/Uterus, evtl. Querschnitt oder Episiotomiewunde. Erreger liegen frühestens nach 24 – 48 Stunden vor.
- Blutkulturen auch ohne Fieber vor der 1. Antibiotikagabe abnehmen.

Der Bakteriennachweis in der Blutkultur ist der beste Beleg für die Sepsis. Die Blutkulturen müssen aber vor der 1. Antibiotikagabe abgenommen werden, da empfindliche Bakterien unter Antibiotika im Blut nicht mehr nachweisbar sind. Der Erreger hat sich bei der Sepsis infolge der Bakteriämie jedoch schon in den Organen festgesetzt.

Therapie. Das klinische Bild entscheidet zusammen mit dem Laborbefund über die Therapie. Der Erreger ist zunächst unwichtig. Seine Kenntnis ist nur für die nachträgliche Beurteilung und das zukünftige Vorgehen von Bedeutung. Die wirksamste Maßnahme gegen eine Puerperalsepsis ist immer noch die frühzeitige Antibiotikagabe. Dabei kommt es in der Frühphase sehr auf die Art des Antibiotikums an.

Bei A-Streptokokken ist **Penicillin** Mittel der 1. Wahl. Da der Erreger zu Beginn nicht bekannt ist, richtet sich die Therapie zunächst nach der Schwere der Erkrankung. Bei leichten, frühen Formen einer Infektion sind Penicilline allein oder solche mit erweitertem Spektrum wie Amoxicillin/Clavulansäure (Augmentan) und Ampicillin/Sulbactam (Unacid) ausreichend. Ansonsten sollte ein Cephalosporin der Gruppe 2 oder 3, eventuell zusammen mit Metronidazol, gegeben werden.

Fluorchinolone oder gar Cotrimoxazol sind bei A-Streptokokken wenig wirksam und daher kontraindiziert.

Bei gesicherter Puerperalsepsis durch A-Streptokokken wird hochdosiert Penicillin mit Clindamycin empfohlen.

Bei zu später Gabe eines Antibiotikums helfen auch maximal wirksame und breite Antibiotika wie z. B. Meronem nur gegen die Vermehrung des Erregers. Antibiotika haben keinen Einfluss auf die Entzündung, die durch die Toxine des Erregers und die Mediatoren des Organismus ausgelöst wird. Versuche, die Immunreaktion auf bakterielle Endotoxine zu verhindern oder das eigene Immunsystem zu stärken, waren bisher erfolglos. Auch antiinflammatorische Agenzien und TNF-Gegenspieler haben bis heute nicht den erhofften Erfolg gebracht.

Gründe für die Nichterkennung einer Puerperalsepsis

- Patientin hatte kein Fieber.
- Es wurde überhaupt nicht an Infektion gedacht.
- Es wurden zu viele Schmerz und Fieber senkende Mittel gegeben (> 2 × täglich).
- Der klinisch kranke Zustand wurde nicht erkannt.
- Der Durchfall (Peritonitis) wurde als Enteritis bewertet und Stuhl untersucht.
- Hypotonie wurde als Nachblutung gewertet.
- Fehlende Erfahrungen mit der Sepsis.
- Falsche Diagnose (z. B. aus Gutachtenfällen: Enteritis, HWI, Appendizitis, Lumbalgie, Psychose, querulante Patientin, viraler Infekt, Symphysenlockerung, Lungenembolie, Hypotonie, Blutung), fehlende Abhandlung in Lehrbüchern.
- Falsche Diagnostik, z. B. nur klinische Untersuchung (Palpation, Ultraschall), nur kleines BB, kein CRP!!
- Zu späte Antibiotikagabe bei lokalem Infektionsbeginn.
- Wegen Penicillinallergie erfolgte keine Antibiotika-Prophylaxe und später bei Symptomen wurde mit dem Antibiotkum gezögert oder ein nicht wirksames gegeben (z. B. Fluorchinolon [Ciprobay]).

Wie kann eine Puerperalsepsis vermieden werden?

- Jeden Nachweis von A-Streptokokken in der Schwangerschaft ernst nehmen und behandeln.
- Auch Halsweh (Patientin oder Umgebung) kann der Beginn einer A-Streptokokken-Infektion sein.
- Bei 3-mal mehr Leukozyten als Epithelzellen im Fluor bzw. bei Kolpitis vor der Entbindung Abstrich für Mikrobiologie abnehmen.
- Bei A-Streptokokken-Infektionen in der Umgebung der Schwangeren: mikrobiologische Diagnostik aus Rachen und Vagina.
- Antibiotikaprophylaxe bei jeder Sektio.
- Im Wochenbett immer auch an die Möglichkeit einer Infektion denken.
- Bei krankem Zustand der Patientin CRP bestimmen.
- Bei stärkeren Schmerzen im Wochenbett vor Wiederholung der Schmerzmittelgabe Labordiagnostik (CRP).
- Vor der Antibiotikagabe Abstrich für Mikrobiologie aus Vagina/Uterus.
- Bei kranker Patientin nicht auf Fieber warten, ehe an Infektion gedacht wird.
- Bei Diarrhö im Wochenbett zuerst an Peritonitis und Sepsis denken, dann erst an Darminfekt.
- Bei schlechtem Zustand der Patientin großzügig Antibiotika geben.
- Immer ein A-Streptokokken-wirksames Antibiotikum wählen oder dazu geben, z. B. Penicillin, Cephalosporin, Clindamycin.
- Mehrgebärende sind durch ihre Kinder stärker gefährdet. Etwa 80 % der mir bekannten Patientinnen mit A-Streptokokkeninfektion (> 60) haben Kinder.

Toxisches Schocksyndrom durch A-Streptokokken

Die Abgrenzung einer Puerperalsepsis zum Toxischen Schocksyndrom (TSS) ist kaum möglich, da es immer die Supertoxine von Streptococcus pyogenes sind, die die Entzündungsmediatoren (proinflammatorische Zytokine wie IL-6, TNFα) des Organismus aktivieren. Prinzipiell sind alle A-Streptokokken zur Bildung von Superantigenen in der Lage. Sie werden jedoch nicht immer exprimiert.

! TSS ist eine klinische und keine mikrobielle Diagnose.

Entscheiden für den Verlauf ist die frühzeitige Erkennung der Infektion und die Gabe von wirkungsvollen Antibiotika, wie bei der Puerperalsepsis (s. S. 290) beschrieben.

> Den letalen Verlauf damit erklären zu wollen, dass Antibiotika gegen Toxine nicht wirken, ist völlig abwegig. In allen mir bekannten Fällen war, obwohl Symptome vorhanden waren, zu spät an die Möglichkeit einer Infektion gedacht und somit die Vermehrung der Bakterien nicht gestoppt worden. Die Diagnostik war unzureichend und Antibiotika wurden erst kurz vor dem Tod oder überhaupt nicht gegeben oder waren unwirksam gegen A-Streptokokken.

Endo(myo)metritis und Wundinfektion

Endometritis

Sie ist entweder nur eine Durchgangsstation bei hochpathogenen Erregern oder eine Infektion bei Lochialstau durch schwach pathogene Keime wie Anaerobier oder andere Darmkeime. Die typischen Symptome sind Ausfluss und Blutung, selten auch Schmerzen oder Fieber. Je nach Erreger kann die Endometritis sehr rasch auftreten (Tab. 9.1).

Klinik. Die Symptomatik reicht von schlecht riechendem Ausfluss über Blutung bis zu Schmerzen und Fieber. Der Uterus erweist sich bei der klinischen Untersuchung als Hauptort der Entzündung.

Am häufigsten liegt eine mäßige Endometritis durch Anaerobier vor. Sie tritt frühestens nach 48 Stunden auf. Das Fieber ist mäßig hoch; auch die Beschwerden halten sich meist in Grenzen. Die Patientin berichtet, dass der Wochenfluss nachgelassen habe. Dieser selbst besitzt einen fauligen Geruch. Der Uterus ist weich und leicht dolent; der Fundus steht höher, als es dem Wochenbetttag entspricht.

Bei der Spätendometritis, z. B. durch Chlamydien (s. u.), steht die Blutung im Vordergrund.

Tabelle 9.1 Latenz zwischen Entbindung und Auftreten einer Endometritis in Abhängigkeit vom Erreger

Erreger	Zeitintervall nach Entbindung
A-Streptokokken	wenige Stunden
Staph. aureus, Enterobakterien	1 – 3 Tage
Anaerobier	3 – 5 Tage
Chlamydien	4 – 6 Wochen

Diagnostik.
- klinische Untersuchung
- Ultraschall zum Ausschluss von Stauung und Schwangerschaftsresten
- Laborparameter (CRP und Blutbild,) um die Schwere der Entzündung zu erkennen
- Abstrich für Mikrobiologie.

! Kommt es nicht zur baldigen Entfieberung, handelt es sich möglicherweise um eine Infektion durch Staphylococcus aureus, evtl. mit Abszedierung.

Therapie. Sie hängt ab von der Klinik, den Entzündungsparametern (v. a. CRP) und den zu erwartenden Keimen. Da der CRP-Wert bei jeder Gewebetraumatisierung ansteigt, kommt es auch nach einer normalen Geburt oder nach Sektio zu einer gewissen CRP-Erhöhung. Vorübergehend, z. B. am 2 Tag, kann das CRP durchaus bis auf das 10-Fache oder etwas mehr ansteigen, ohne dass schon eine Infektion vorliegt. Ein weiterer Anstieg in den nächsten Tagen oder Werte ab dem 20- bis 100-fachen Normalwert sind als Alarmzeichen zu werten.

! Ab mehr als 20-facher CRP-Erhöhung müssen Antibiotika gegeben werden.

In leichten Fällen ohne pathogene Erreger genügen zunächst Kontraktionsmittel. Kommt es nicht zur raschen Normalisierung, sind Antibiotika, z. B. Breitspektrumpenicilline oder Cephalosporine, je nach Schwere auch gleich Metronidazol, angezeigt.

Differenzialdiagnosen. Obwohl die Endometritis die häufigste Ursache von Fieber nach vaginaler Entbindung ist, dürfen andere Ursachen wie z. B. ein Harnwegsinfekt, infizierte Episiotomiewunde, respiratorischer Infekt, Entzündung durch infizierten Venenkatheter, Mastitis und Virusinfekt nicht außer Acht gelassen werden.

Spätendometritis durch Chlamydien

Typisch ist der sehr späte Beginn der Beschwerden, meist erst 4–6 Wochen post partum (Tab. 9.1). Ursache ist die langsame Vermehrung der Chlamydien. Die Beschwerden sind nur mäßig, wobei die Blutung meist im Vordergrund steht, aber nicht obligatorisch ist, wie Abb. 9.4 zeigt. Jeder Chlamydiennachweis, auch im Wochenbett, muss behandelt werden, da die Gefahr einer Aszension mit nachfolgender tubarer Sterilität besteht.

Bei Konjunktivitis des Neugeborenen (Abb. 9.5) sollte man stets an Chlamydien denken und Diagnostik und Therapie bei der Mutter vornehmen. Bei etwa 2% der Wöchnerinnen lassen sich trotz Screening immer noch Chlamydien im Zervixabstrich nachweisen.

■ Weitere Wochenbettkomplikationen

Ovarialvenenthrombophlebitis

Sie ist eine seltene Komplikation bei schwerer puerperaler Infektion im kleinen Becken und wurde früher (ehe es Antibiotika gab) häufiger gesehen. Heute ist sie sehr selten und wird nur bei Laparotomie oder intensiver Diagnostik (Ultraschall, CT, Phlebografie) überhaupt erkannt. Die Häufigkeit ist nicht bekannt, dürfte bei uns heute unter 0,01% der Entbindungen liegen. In anderen Ländern mag sie häufiger sein. Erreger können hochpathogen sein wie A-Streptokokken, aber auch viele andere Keime aus der gestörten Vaginalflora. Sie kann Folge oder Ausgangsherd einer Sepsis sein. Das Risiko einer Lungenembolie wird durch ein operatives Vorgehen erhöht. In der überwiegenden Mehrzahl der Fälle ist die rechte Ovarialvene betroffen.

Die Therapie erfolgt konservativ mit Antibiotika und Antikoagulanzien.

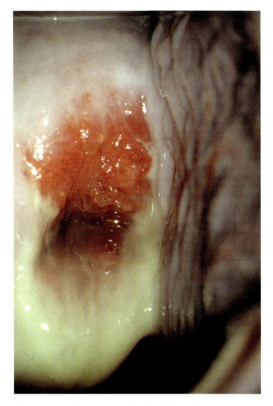

Abb. 9.**4** Endometritis durch Chlamydia trachomatis 4 Wochen post partum (28-jährige Patientin).

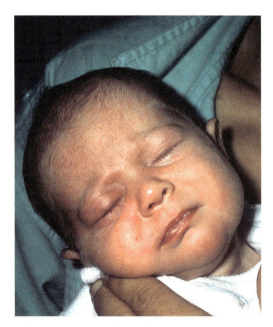

Abb. 9.**5** Chlamydienkonjunktivitis bei 3 Wochen altem Neugeborenem.

Postoperative Infektionen nach Sectio caesarea

Erreger. Gefürchtetster Keim ist auch hier Streptococcus der Gruppe A, gefolgt von Staphylococcus aureus. Keime einer gestörten Vaginalflora wie Enterobacteriaceaen und Anaerobier sowie Gardnerella vaginalis führen nur unter bestimmten Bedingungen, z. B. hohe Keimdichte, zu schweren Infektionen.

Häufigkeit, Pathogenese und Therapie. Infektionen sind nach Sectio caesarea 10-mal häufiger als nach vaginaler Entbindung. Die stärkere Traumatisierung des Gewebes zusammen mit der Hämatombildung und dem Reiz des Nahtmaterials begünstigen das Angehen der Haut- oder Vaginalkeime, die beim operativen Manipulieren im Operationsgebiet von Uterus, Peritonealraum und Bauchdecke eingebracht wurden.

Je nach Bewertung der Entzündungsparameter und je nach Untersuchungsgut wurden früher ohne Antibiotikaprophylaxe nach Sectio caesarea Infektionsraten zwischen 10 und 40 % beschrieben. Heute liegen sie deutlich niedriger und dürften zwischen 1 und 10 % betragen. Gründe hierfür sind großzügige Antibiotikaprophylaxe, besserer Gesundheitszustand, oft selektives Patientengut, Beachtung und Verbesserung der Vaginalflora während der Schwangerschaft.

Fieberhafte Infektionen mit Endomyometritis, Wundheilungsstörungen und andere liegen dank der oben genannten Verbesserungen bei uns inzwischen unter 1 % – bei 700 000 Entbindungen werden etwa 1500 Wochenbettfieberfälle gemeldet.

Schwere, lebensbedrohliche Infektionen sind selten und liegen unter 0,1 %.

Trotz des häufigen Vorkommens von Keimstörungen in der Vagina (ca. 10 – 20 % aller Schwangeren) kommt es nur in wenigen Fällen zu schweren abszedierenden Infektionen.

■ Peritonitis (s. auch S. 195)

Sie kann eine Durchgangsstation zur Sepsis sein bei hochpathogenen Keimen wie A-Streptokokken, kann aber auch die Hauptinfektion durch aszendierende Enterobacteriaceae und Anaerobier aus der Vagina oder nach Darmverletzung bei der Sektio darstellen. Fieber, Schmerzen, Durchfall bei erstaunlich weichen Bauchdecken sind typisch bei der puerperalen Peritonitis.

Auch hier sind die Bestimmung der Entzündungsparameter und eine frühzeitige Antibiotikatherapie nach Abnahme von Abstrichen für die Mikrobiologie entscheidend.

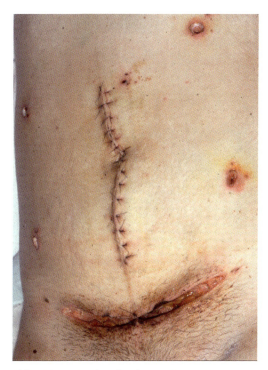

Abb. 9.**6** Zustand nach schwerer Peritonitis post sectionem mit Anaerobiernachweis (23-jährige Patientin).

Im Gegensatz zur Puerperalsepsis ist hier ein chirurgisches Vorgehen mit ausreichender Drainage das richtige Vorgehen (Abb. 9.**6**). Die früher häufig durchgeführte Hysterektomie ist auch hier nicht mehr gerechtfertigt. Bei richtiger Therapie mit wirksamen Antibiotika spricht nichts für eine Entfernung der Gebärmutter, da sie selbst kaum in das Infektionsgeschehen involviert ist.

Wundheilungsstörungen

■ Nach Querschnitt

Erreger. Bei den Wundheilungsstörungen steht Staphylococcus aureus mit ca. 80 – 90 % der Fälle an erster Stelle. Seltener lassen sich verschiedene Streptokokkenarten, Enterobacteriaceaen, besonders Escherichia coli, und Anaerobier bei Wundheilungsstörungen in den Bauchdecken nachweisen.

Häufigkeit. Etwa 5 % (0 – 15 %) ohne Antibiotikaprophylaxe, mit Antibiotikaprophylaxe ca. 1 %.

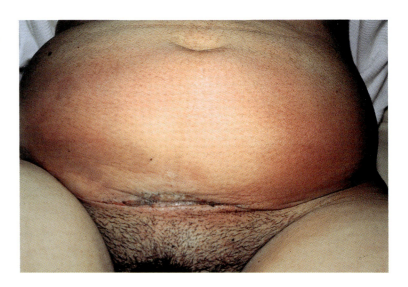

Abb. 9.7 Wundinfektion (Querschnitt) nach Sektio durch Staphylococcus aureus bei einer 22-jährigen Patientin.

Klinik. Rötung der Bauchdecken (Abb. 9.7), Dolenz des Querschnitts, Entleerung von zunächst seröser, später putrider Flüssigkeit. Fieber kann, muss aber nicht immer auftreten.

Diagnostik. Abstriche aus dem Querschnitt, der notfalls mit dem Tupfer leicht geöffnet wird. Bei einer fiebernden Patientin sollte auch ein Abstrich aus Vagina/Uterus entnommen werden und Laborparameter wie CRP, Hämoglobin, Leukozyten und Thrombozyten bestimmt werden.

Ein Anstieg der Leukozytenzahlen und des CRP auch ohne Fieber weist auf eine Infektion im Operationsgebiet hin.

Bei gerötetem Querschnitt ohne Dehiszenz kann mit dem Watteträger des Abstrichsets der Querschnitt stumpf eröffnet werden, um Material für die Keimisolierung zu erhalten.

Bei der klinisch-gynäkologischen Untersuchung der Patientin kann der Bereich gelegentlich schwer beurteilbar sein, da sich Resistenzen häufig nicht eindeutig erkennen lassen und das Operationsgebiet per se in den ersten Tagen als schmerzhaft empfunden wird.

Fieber nach Sectio caesarea ist nicht selten und nicht immer Ausdruck einer fortschreitenden Infektion.

Therapie. Sie richtet sich nach dem klinischen Zustand der Patientin und den Entzündungsparametern. Bei einem 20-fach erhöhten CRP-Wert und frühem Fieber nach dem Eingriff sollte sofort mit der Antibiotikatherapie begonnen werden. A-Streptokokken und Staphylococcus aureus sollten dabei immer erfasst werden. Ansonsten sollte eine Antibiotikatherapie spätestens am 2. Fiebertag einsetzen, wobei wegen der Vielzahl der möglichen Erreger ein Breitspektrumantibiotikum, welches β-Lactamase-fest ist und auch möglichst viele Anaerobier erfasst, zur Anwendung kommen sollte.

Bei schwersten Infektionen sollte man sofort mit einer Kombinationstherapie beginnen. Bei Verdacht auf Anaerobierbeteiligung verhindert die rechtzeitige Gabe von 5-Nitroimidazolen den langwierigen, abszedierenden Verlauf.

Infolge der guten Durchblutung des puerperalen Uterus werden hier hohe Antibiotikakonzentrationen erreicht, so dass zunächst immer eine konservative Therapie versucht werden kann. Spricht sie nicht rasch an, sollte frühzeitig relaparotomiert werden.

■ Nach Episiotomie

Episiotomien werden heute viel seltener geschnitten, da sie den erhofften Effekt meist nicht bringen. Wegen der hohen Keimzahl in diesem Bereich waren Infektionen nicht selten, insbesondere in der Zeit, als die Vaginalflora nicht so beachtet wurde wie heute. Risikopatientinnen für eine Infektion waren Frauen mit Aminvaginose/BV, da Anaerobier hier als Erreger die Hauptrolle spielen (Abb. 9.8).

Die Therapie richtet sich nach dem Ausmaß der Infektion. Ist konservativ mit Antibiotika keine Besserung zu erzielen, dann sollte die Wunde geöffnet werden. Nach Reinigung der Wunde kann unter Antibiotikaschutz eine Sekundärnaht vorgenommen werden, da dies den Heilungsprozess verkürzt.

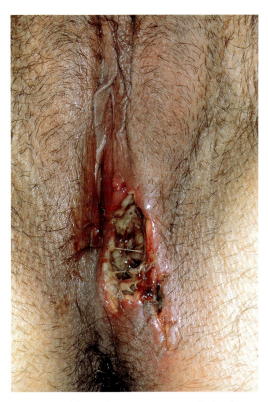

Abb. 9.8 Infektion der Episiotomiewunde durch Anaerobier am 6. postoperativen Tag (23-jährige Patientin).

Maßnahmen nach fieberhaftem Abort

Infektionsbedingte Aborte bzw. Aborte mit Fieber werden meist als **septische Aborte** bezeichnet. Diese sind heute sehr selten, da es illegale Abruptiones bei uns nicht mehr gibt. Meist sind es aber nur lokale Infektionen im Uterus. Bei hochpathogenem Erreger und unzureichender Therapie können sie jedoch leicht in eine Sepsis übergehen. Wegen der großen Eintrittspforte des puerperalen Uterus ist eine frühzeitige Antibiotikatherapie daher besonders wichtig. Zum Nachweis des Erregers und zur weiteren Behandlung ist ein Vorgehen wie bei Endometritis oder Puerperalsepsis empfohlen.

Erregernachweis und Therapie.
- Blutkulturen ab Temperatur > 38,5 °C
- Zervixabstrich für bakteriologische Kulturen (immer!)
- Antibiotikatherapie
- Abrasio, wenn Uterus nicht leer ist
- Histologie von Abortmaterial (Fetus) (Spezialfärbungen).

Ursachensuche bei Spätabort und früher Frühgeburt

Eine intensive Diagnostik zur Ursachensuche bringt meist kein Ergebnis, weshalb man sich auf wenige Maßnahmen beschränken kann. Durch einen Abstrich aus dem Zervixkanal können besondere Erreger wie Listerien eine Erklärung bieten. Ein erneuter Abort nach Listerien ist höchst unwahrscheinlich.

Der Nachweis von Darmflora, Clue cells (Aminvaginose/BV) ist zu diesem Zeitpunkt ohne Konsequenz (s. Abb. 8.41 und Abb. 8.42). Erst in der nächsten Schwangerschaft müssen diese Bakterien beachtet werden. Eine Histologie kann vorgenommen werden, da in Einzelfällen doch eine weitere Erklärung für den Abort gefunden wird.

Harnwegsinfekte (HWI)

Durch einen Blasenkatheter während einer operativen Entbindung oder durch stärkere Belastung der Harnröhre während einer vaginalen Entbindung sind Probleme mit der Blase im Wochenbett nicht selten. Während Blasenentleerungsprobleme sehr selten sind, werden Bakteriurien gelegentlich gesehen. Multistix (Trockenchemie) und die Nativmikroskopie des frisch gelassenen Urins sollten die ersten Untersuchungsschritte sein. Dabei sollte man die Patientin auf die richtige Gewinnung von Mittelstrahlurin aufmerksam machen. Sind vermehrt Leukozyten (> 3 pro Gesichtsfeld bei 400-facher Vergrößerung) zu sehen, ist das Anlegen einer bakteriologischen Kultur (Uricult, Uritube) sinnvoll.

Urinsediment: Das Zentrifugieren von 10 ml Urin und die Resuspendierung des Sediments (= Urinsediment, wie im Mutterpass gefordert) ist nicht geeignet zur mikroskopischen Untersuchung auf Harnwegsinfekt. Eine quantitative Beurteilung von Erythrozyten und Leukozyten (beides Hinweis für HWI) ist damit nicht möglich. Sediment ist vorgesehen für Urinzytologie, Partikelanalyse (z. B. Form der Erythrozyten), Zylindernachweis (Hinweis für Nierenerkrankung).

Bei Nachweis von **Blut im Urin** besteht zwar immer Verdacht auf HWI, darf bei vaginaler Blutung (Wochenfluss oder Periode) aber nicht überbewertet werden, da Kontamination hier häufig ist. Ähnliches gilt für Leukozyten, die im Wochenfluss meist vermehrt sind (Urinentnahme beachten!).

Wochenbett und Infektionsrisiko

■ Herpes im Wochenbett

Jeder primäre Herpes (genitalis wie oralis) der Mutter ist für das Neugeborene gefährlich, da es von der Mutter keine Immunität vor der Geburt mitbekommen hat. Besitzt die Mutter keine Antikörper gegen Herpes-simplex-Viren, so sind auch HSV ausscheidende Personen (Herpes oralis) für das Neugeborene ein Risiko (s. auch Abb. 8.19).

Hat die Wöchnerin selbst einen Herpes oralis, so sind die Regeln der Hygiene zu beachten:
- kein direkter Kontakt mit dem Mund zum Kind
- die Hände vorher mit alkoholischer Lösung behandeln
- Vorsicht mit den Kindern anderer Wöchnerinnen (10–20% besitzen keinen Schutz gegen HSV).

■ Mastitis

Eine der typischsten Wochenbettinfektionen ist die Mastitis durch Staph. aureus. Das in den ersten Lebenstagen aus seiner Umgebung oral kolonisierte Neugeborene infiziert die bei der Laktation offene Mamma beim Stillen (s. S. 301).

■ Pilzinfektion

Sehr viel seltener kann es auch zu einer Übertragung von C. albicans vom oral kolonisierten Kind auf die Brustwarze der Mutter kommen (s. Abb. 10.25). Abstrich für die Pilzkultur bei juckender und schuppig geröteter Mamille zu Diagnose und Lokalbehandlung mit antimykotischer Creme genügen meist.

Infektionsrisiko für das Neugeborene durch die Mutter

Es gibt fast keine Situationen, die aus infektiologischer Sicht eine Trennung des Kindes von der Mutter notwendig erscheinen lassen, und nur wenige, in denen vom Stillen abgeraten wird (Tab. 9.2).

Wassergeburt und Infektionsrisiko

Bei Beachtung der Hygieneregeln ist das Risiko für Mutter, Kind und Personal so gering, dass Infektionen kein Argument gegen eine Wassergeburt sind.

Theoretisch können Infektionen von der Mutter auf das Kind, von der Mutter auf das Geburtshelferteam und vom Wasser auf das Kind übergehen:
- von der Mutter ausgehende Risiken: HIV, Hepatitis
- vom Wasser ausgehende Risiken: unzureichend gereinigte Badewannen, Bakterienkolonisation mit Keimzahlen > 10^5/ml in den Wasserzuleitungen.

Eine Wassergeburt ist nicht erlaubt bei Infektion der Mutter mit:
- HIV
- Hepatitis (jedes Virus)
- Gonorrhö
- Staphylodermie (Staph. aureus)
- Pyodermie (A-Streptokokken)
- floridem Herpes genitalis
- sonstiger florider Infektion.

Tabelle 9.2 Infektionsrisiken zwischen Mutter und Kind im Wochenbett

Infektionen	Maßnahmen
Herpes labialis	nur Händedesinfektion, Vorsicht mit dem infektiösen Mund
Windpocken Mutter peripartal	Kind erhält VZV-Immunglobulin, nicht Anlegen bei Effloreszenzen an der Mamma, Beobachtung und bei ersten Symptomen Aciclovir
Hepatitis B	nach Impfung Stillen erlaubt
Hepatitis C	Stillen nur bei erhöhter Viruslast eingeschränkt
Mastitis (Staph. aureus)	Stillen generell erlaubt, jedoch erhöhte Aufmerksamkeit
CMV	Stillen erlaubt bei reifem Kind, bei unreifem Neugeborenen muss die Milch sterilisiert werden
HIV	kein Stillen, Ausnahme: keine Viruslast oder fehlender Ersatz
Tuberkulose	Trennung von Mutter und Kind nur bei offener Tbc
Gastroenteritis	Stillen erlaubt, Händedesinfektion

10 Entzündungen der Mamma

Die Entzündung des Brustdrüsenkörpers wird Mastitis genannt und ist die häufigste infektiöse Erkrankung der Mamma. Sie geht mit Rötung und Schmerzen einher und ist meist einseitig.

Bei der Mastitis unterscheidet man zwischen der häufigen Mastitis puerperalis und der Mastitis nonpuerperalis. Da die Milchkanäle während der Laktation weit geöffnet sind, bieten sie eine gute Eintrittspforte für Bakterien. Der Haupterreger von lokalen Infektionen ist Staphylococcus aureus (Staph. aureus). Er benötigt Eintrittspforten. Es ist daher nicht verwunderlich, dass er der nahezu alleinige Erreger einer Mastitis puerperalis ist. Er führt durch seine Koagulase zu abszedierenden Infektionen, die zwar heftig sein können, aber kaum tödlich sind.

Zugenommen hat in den letzten Jahren die nonpuerperale Mastitis. Aber auch hier sind besondere anatomische Voraussetzungen notwendig, damit Haut- und Darmflora eindringen können. Sie lösen eine deutlich weniger heftige Entzündung der Brustdrüse aus als Staph. aureus.

Neben der Entzündung der Mamma durch Bakterien gibt es seltene immunologische Erkrankungen des Brustdrüsenkörpers wie die granulomatöse Mastitis und das gefürchtete inflammatorische Mammakarzinom.

Davon abzugrenzen ist die Entzündung der Brusthaut, die Dermatitis der Mamma, die gelegentlich kaum von einer Mastitis zu unterscheiden ist. Auch Erkrankungen allein der Brustwarze sind möglich. Einen Überblick gibt Tab. 10.1.

■ Mastitis puerperalis

Sie tritt meist 2 – 3 Wochen nach der Entbindung auf, da es einige Zeit dauert, bis über den besiedelten Mund des Kindes die Mamma infiziert wird.

Erreger. Staphylococcus aureus ist für über 95 % der Fälle verantwortlich. Der seltene Nachweis von anderen Bakterien wie Staphylococcus epidermidis (Hautflora), Streptokokkenarten, Proteusarten, Escherichia coli, Klebsiellen und selten auch Anaerobiern oder gar Pseudomonas aeruginosa (alles Darmflora) ist wahrscheinlich nicht die Ursache einer puerperalen Mastitis, da diese Körperflora weniger starke Entzündungsreaktionen beim Immunkompetenten hervorruft, sondern eher Kontaminationen.

Häufigkeit. Etwa 1 % aller Wöchnerinnen. Die Zahl kann in beide Richtungen schwanken, je nachdem, ob man bereits beim Milchstau von Mastitis spricht oder erst beim ausgeprägten Krankheitsbild mit hohem Fieber oder gar Abszedierung.

Übertragung. In den meisten Fällen erfolgt die Übertragung durch den Mund des Kindes, der in den ersten Lebenstagen zunehmend mit den Keimen seiner Umgebung besiedelt wird. Begünstigt wird die Infektion durch Milchstau und Rhagadenbildung im Bereich der Brustwarze.

Tabelle 10.1 Mögliche Ursachen einer Mastitis

Infektionen	▶ Mastitis puerperalis ▶ Mastitis nonpuerperalis ▶ Abszess der Hautanhangsgebilde ▶ postoperative Infektionen ▶ Candidose der Brustwarze ▶ submammäre Candidose ▶ submammäres Erythrasma
Malignome	▶ inflammatorisches Mammakarzinom ▶ Morbus Paget
Immunerkrankungen	▶ granulomatöse Mastitis ▶ Mastitis bei Sarkoidose
Hauterkrankungen	▶ Infektionen ▶ Hautirritation ▶ Hautbeschädigung ▶ Factitia

Eine Kontamination der Milch mit den genannten Keimen ist sehr häufig; allerdings bewegen sich die Keimzahlen in einem niedrigen Bereich (< 10^4 Keime/ml). Nach einer Woche lässt sich bei bis zu 80 % aller gestillten Kinder Staphylococcus aureus in der Mundhöhle nachweisen.

Milchstau begünstigt die stärkere Vermehrung der Keime, so dass es dann im Einzelfall, wenn nichts unternommen wird, zu einer klinisch manifesten Mastitis kommen kann.

Eine hämatogene Infektion ist bei den oben genannten Keimen eine Rarität.

Klinik. Meist ist nur eine Mamma betroffen. Es fängt mit mäßigen Schmerzen und leichter, kaum erkennbarer Rötung an (Abb. 10.**1**). Ist die Entzündung schon weiter fortgeschritten, wird die Rötung deutlicher und die Schmerzen werden stärker (Abb. 10.**2**). Dass Patientinnen erst dann kommen, wenn schon die ganze Mamma entzündet ist und sie Fieber (> 38,6 °C) haben, ist heute eher selten (Abb. 10.**3**). In wenigen Fällen, insbesondere wenn beide Mammae betroffen sind, kann es zu hohem Fieber > 39 °C und so starken Schmerzen kommen, dass ein stationärer Aufenthalt notwendig wird. Die Mammae sind prall, induriert und so druckdolent, dass man sie nicht/kaum anfassen darf (Abb. 10.**4**).

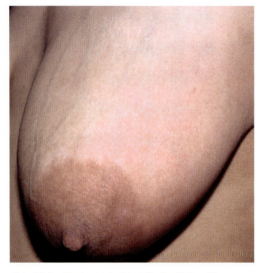

Abb. 10.**1** Beginnende Mastitis der linken Mamma mit Schmerzen und diskreter Rötung des äußeren oberen Quadranten 2 Wochen nach Entbindung (23-jährige Patientin).

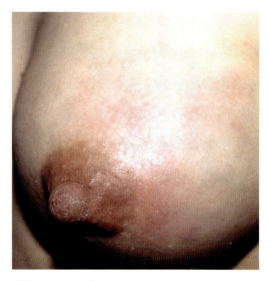

Abb. 10.**2** Deutliche Mastitis puerperalis bei einer 28-jährigen Patientin. Hier ist eine konservative Therapie noch möglich.

Abb. 10.**3** Fortgeschrittene Mastitis puerperalis bei einer 21-jähriger Patientin 3 Wochen nach Entbindung. Hier erfolgte später eine Inzision (Abb. 10.**7**).

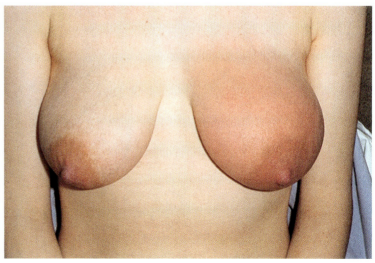

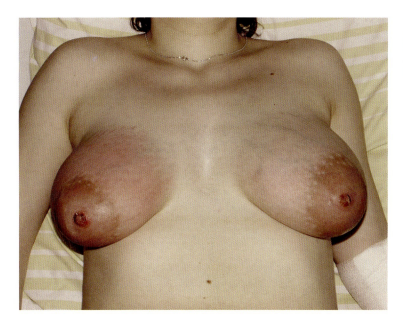

Abb. 10.**4** Mastitis puerperalis 3 Wochen post partum bei 20-jähriger Patientin. Auffällig sind die Beidseitigkeit der Entzündung und die Brustwarzen mit gelben Krusten (Staph. aureus).

Diagnostik. Das klinische Bild reicht für die Diagnose meist aus. Der Nachweis der Erreger (fast immer Staph. aureus) aus einer Milchprobe gelingt leicht. Massive Granulozytenmengen werden erst nach Einschmelzung im Pus gesehen (Abb. 10.**5**).

Therapie. Wie in vielen Bereichen der Medizin ändern sich auch hier die Empfehlungen.

Vor der Antibiotikum-Ära gab es nur Lokalbehandlung mit Alkoholumschlägen und Hochbinden der Brust. Dann kamen die Antibiotika dazu. Mit der Einführung der Prolaktinhemmer wurde zunächst ganz auf ihre Wirkung gesetzt. Heute wird die frühzeitige Antibiotikagabe empfohlen. Das zeigt schon, dass ein gewisser therapeutischer Spielraum besteht, insbesondere, da der Übergang von schmerzhaftem Milchstau zur Infektion fließend ist.

Praktisches Vorgehen:
- Mammae entleeren, am sichersten mit elektrischer Milchpumpe (Rezept)
- physikalische Maßnahmen wie guter Still-BH bzw. Hochbinden, Kühlung
- Prolaktinhemmer (Bromocriptin [Pravidel], Lisurid [Dopergin]) führen zu einer raschen Entspannung und Rückresorption, so dass auch die Entzündungszeichen abnehmen. Niedrige Dosierung verhindert das Versiegen des Milchflusses.
- frühzeitige Antibiotikagabe
- engmaschige klinische Kontrollen
- in schweren Fällen Klinikeinweisung.

Die **antibiotische Therapie** hat sich geändert: spezielle penicillinasefeste Penicilline wie Flucloxacillin (Staphylex) werden nicht mehr empfohlen, da sie keine gute Gewebegängigkeit besitzen. Sicherer sind Cephalosporine der Gruppe 2, z. B. orales Cefuroxim-Axetil (Elobact, Zinnax). Eine Unterbrechung des Stillens wird nicht empfoh-

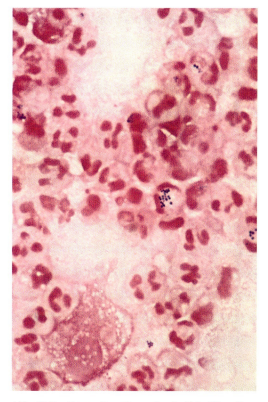

Abb. 10.**5** Grampräparat von Pus bei Mastitis mit massenhaft Granulozyten und positiven Kokken. Kultur: Staph. aureus.

len. Bei leichten Formen wurde auch mit Cotrimoxazol Heilung erreicht. Auch Clindamycin oder ein Makrolidantibiotikum sind möglich. Probleme entstehen, wenn hochresistente Stämme wie MRSA (multiresistente Staph. aureus) eine Mastitis verursacht

Das Verwerfen der Milch unter Therapie oder gar ein Abstillen ist nicht notwendig. Bei Prolaktinhemmern wird man die Dosis und Dauer so wählen, dass der Milchfluss nicht völlig versiegt.

Die Antibiotika sollten nur so lange verabreicht werden, wie Symptome vorhanden sind.

■ Abszedierende Mastitis

Zu späte oder ungenügende Therapie kann zu einer so fortgeschrittenen Entzündung führen, dass es mit konservativen Mitteln nicht mehr zur Abheilung kommt, da sich bereits ein Abszess gebildet hat.

Die frühere Behandlung mit Rotlicht zur Verbesserung der Durchblutung ist weitgehend verlassen worden.

Bei nachgewiesenem Abszess muss der Eiter abgelassen werden (Abb. 10.**6**). Gute Erfolge zeigt hier die Ultraschall-gesteuerte Punktion der Abszesshöhlen unter Antibiotikagabe – ein Verfahren, das zunehmend häufiger angewendet wird.

Das frühere chirurgische Vorgehen mit perimamillärem Schnitt, stumpfer Eröffnung der Abszesshöhlen und Gegeninzision in der Submammärfalte mit Drainage (Abb. 10.**7**) und täglichem Spülen war ohne wirksame Antibiotika der richtige Weg, sollte aber heute nicht mehr notwendig werden. Erstaunlicherweise war das kosmetische Ergebnis nach diesem Vorgehen gar nicht schlecht.

Mastitis und Stillen

Überraschenderweise kommt es bei Aufnahme von staphylokokkenreicher Muttermilch nur sehr selten zu einer Infektion des Kindes. Aus Vorsichtsgründen sollte nur während der akuten Infektionsphase bei hohen Keimzahlen ($> 10^5$/ml) das Stillen an der erkrankten Brust unterbrochen werden.

Die Erfahrung zeigt, dass es bei vielen Frauen, die trotz eindeutiger Entzündungszeichen weiter gestillt haben, kaum zu einer Infektion des Kindes kam. Ein generelles Stillverbot ist daher nicht gerechtfertigt. Auch die Gabe eines Antibiotikums sollte nicht vom Stillen abhalten. Eine sorgfältige Beobachtung und Überwachung des Kindes wird aber angeraten.

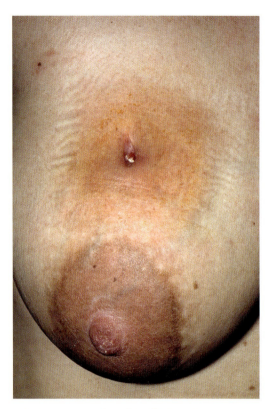

Abb. 10.**6** Zustand nach inzidiertem Abszess 8 Wochen post partum (28-jährige Patientin).

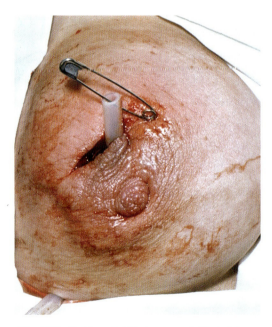

Abb. 10.**7** Inzision und Drainage nach Abszedierung der Mastitis bei der Patientin von Abb. 10.**3**.

Im Übrigen ist zu bedenken, dass auch bereits bei vorklinischen Entzündungen bei der Mehrzahl der Frauen hohe Staphylococcus-aureus-

Keimzahlen in der Muttermilch nachweisbar sind.

Mastitis nonpuerperalis

Diese Mastitis hat in den letzten Jahren zugenommen. Sie ist deutlich milder und lokal begrenzt (Abb. 10.8, Abb. 10.9), dafür jedoch langwierig und verläuft bei einigen Patientinnen chronisch rezidivierend über Jahre. Es müssen mehrere Faktoren zusammenkommen, dass eine nonpuerperale Mastitis auftritt, z. B. besondere genetische und anatomische Bedingungen wie Schlupfwarze oder Hyperprolaktinämie. Sie sind die Voraussetzung für die Entzündung einer Mamma im Ruhezustand.

Erreger. Ob es eine abakterielle Mastitis bzw. eine Mastitis ohne Erreger (auch Viren oder Parasiten sind möglich) überhaupt gibt, ist nicht bekannt. Ein fehlender Erregernachweis ist jedenfalls nicht gleichbedeutend mit einer nicht mikrobiell verursachten Mastitis.

Häufig nachweisbare Keime:
- Staphylococcus aureus (40 – 50 %)
- koagulasenegative Staphylokokken = Hautflora (40 %)
- Anaerobier (10 – 20 %)
- Escherichia coli (< 5 %)
- Streptokokkenarten (< 5 %)
- Proteus mirabilis (< 5 %).

Oft sind mehrere Keime anzüchtbar. Bei der geringen Keimzahl ist manchmal nicht zu entscheiden, inwieweit es sich um Kontaminationskeime oder um an der Entzündung beteiligte Keime handelt.

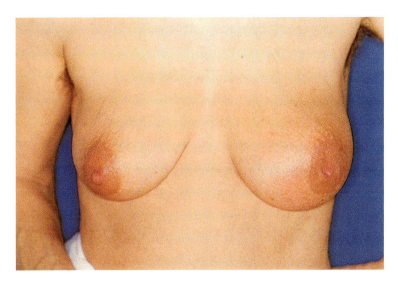

Abb. 10.**8** Mastitis nonpuerperalis bei 36-jähriger Patientin mit diffuser Rötung und Schwellung bei Schlupfwarze.

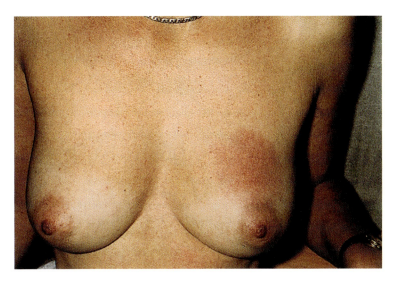

Abb. 10.**9** Umschriebene Mastitis nonpuerperalis bei 26-jähriger Patientin.

Entzündungen der Mamma

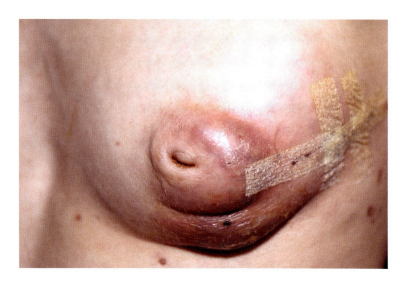

Abb. 10.10 Mastitis nonpuerperalis mit perimamillärer Abszedierung und Entzündung nach Resektion (37-jährige Patientin).

Häufigkeit und Altersverteilung. Unter 0,1 % der gynäkologischen Patientinnen sind betroffen. Die Altersverteilung entspricht in etwa der der Mastitis puerperalis, d. h. die meisten Patientinnen sind zwischen 20 und 35 Jahre alt.

Klinik und Pathogenese. Meist lokale Begrenzung in der Nähe der Mamille. Es ist ein ständiges Auf und Ab der Entzündung, z. T. mit Einschmelzung und Entleerung einer kleinen Abszesshöhle nach außen mit Fistelbildung (Abb. 10.10).

Pathogenetisch liegt ein Sekretstau der mamillennahen Drüsenausführungsgänge vor, z. B. durch Plattenepithelmetaplasien mit Hornbildung und zunehmend narbigen Veränderungen durch vorausgegangene Entzündungen oder bei Schlupfwarze (Abb. 10.11).

Therapie.
- Prolaktinhemmer (Dauereinnahme für Wochen und Monate)
- systemische Antibiotikagabe (je nach Erreger)
- chirurgisches Vorgehen, wobei eine distale konusförmige Milchgangresektion das beste Ergebnis erwarten lässt. Allerdings sind Rezidive nicht selten.

■ Mastitis tuberculosa

Bei Ausländerinnen (Afrika, Asien [Indien, Thailand]) 10- bis 100-mal häufiger als bei uns. Hier ist sie ein sehr seltenes Ereignis und daher schwierig zu diagnostizieren.
Diagnostik:
- Histologie
- Mikrobiologie (PCR)
- Tuberkulin-Hauttest.

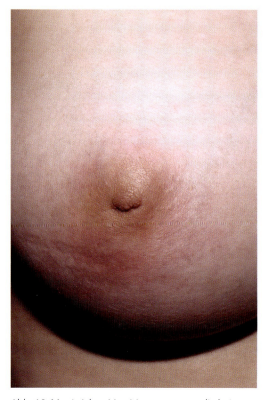

Abb. 10.11 Leichte Mastitis nonpuerperalis bei Schlupfwarze (23-jährige Patientin).

■ Weitere Entzündungsformen bzw. Differenzialdiagnostik

Inflammatorisches Mammakarzinom

Es ist die schwerwiegendste Differenzialdiagnose zur Mastitis. Das inflammatorische Mammakarzinom zeigt einen langsamen, kaum schmerzhaften Verlauf mit relativ scharfem Übergang der leichten Rötung zur gesunden Haut. Die

Entzündungen der Mamma

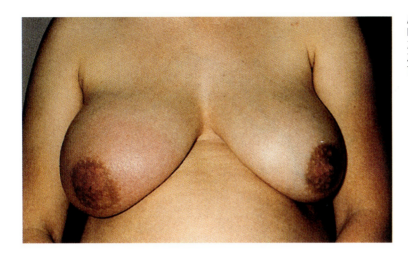

Abb. 10.**12** Inflammatorisches Mammakarzinom bei 23-jähriger Patientin in der 27. SSW. Sectio caesarea in der 34. SSW. Zwei Jahre später starb die Patientin trotz Therapie.

Mamma ist deutlich fester, Antibiotika bringen keine Besserung. Gerade in der Schwangerschaft und im Wochenbett wird zunächst an eine leichte Mastitis gedacht, was die Diagnose verzögert. Die Prognose ist beim inflammatorischen Mammakarzinom besonders infaust (Abb. 10.**12**).

Diagnostik:
- Mammografie: schwer beurteilbar und daher wenig aussagefähig
- Mammasonografie: gute Hinweismöglichkeit
- Feinnadelbiopsie: hohe Aussagekraft
- Probeexzision (PE): Sicherung der Diagnose.

Granulomatöse Mastitis/Immunerkrankungen

Seltene Erkrankung, die durch Nichtabheilen einer Wunde nach Biopsie wegen Mammakarzinomverdacht auffällig wird (Abb. 10.**13**). Typisch ist, dass sich auch in wiederholten Biopsien histologisch kein Anhalt für ein Malignom, sondern

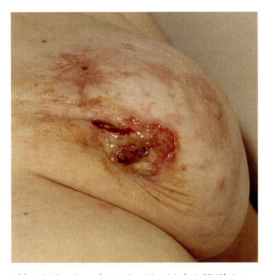

Abb. 10.**13** Granulomatöse Mastitis bei 65-jähriger Patientin. Erst unter Prednison (Decortin) heilte der durch eine Biopsie entstandene Defekt ab.

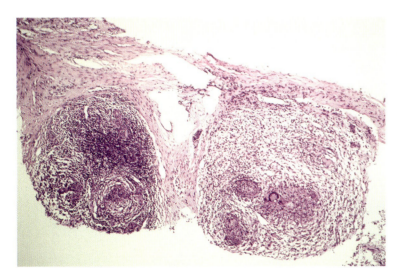

Abb. 10.**14** Histologischer Befund der Patientin aus Abb. 10.**13** mit granulomatöser Entzündung.

Entzündungen der Mamma

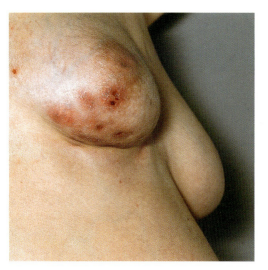

Abb. 10.**15** Chronische Mastitis bei Sarkoidose bei 32-jähriger Patientin in der 28. SSW.

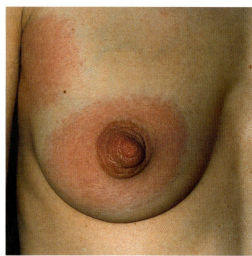

Abb. 10.**16** Erysipel der rechten Mamma (Streptokokken der Gruppe A) bei 36-jähriger Patientin ohne bekanntes Risiko.

nur eine granulomatöse Entzündung (Abb. 10.**14**) findet und Antibiotika nicht zur Abheilung führen. Erst die hochdosierte systemische Kortisonbehandlung bringt Heilung.

Eine chronische Mastitis in der Schwangerschaft, die trotz Antibiotika nicht abheilt, muss histologisch geklärt werden. Bei der in Abb. 10.**15** gezeigten Patientin war als Krankheitsursache der granulomatösen Mastitis nach vieler Diagnostik eine Sarkoidose angesehen worden.

Immunerkrankungen führen auch zu chronischen Entzündungen, die zu wiederholten Spontanperforationen führen können. Erst nach Therapie mit Prednison (Decortin) kommt es zur Abheilung.

Infektionen/Erkrankungen der Haut

■ Erysipel der Mamma

Eine scharf begrenzte, schmerzhafte, leicht brennende Rötung der Haut spricht für ein Erysipel (Abb. 10.**16**). Ein Erregernachweis in der Haut ist routinemäßig nicht möglich. Die Diagnose wird klinisch gestellt (A-Streptokokken). Gesichert wird die Diagnose durch das schnelle Ansprechen auf Penicilline (10 Tage).

■ Abszesse in der Mammahaut

Hautanhangsgebilde sind Eintrittspforten für Staph. aureus. Auch an der Mamma kann es – wenn auch selten – zu einem so großen Abszess kommen, wie in Abb. 10.**17** dargestellt. Nach Eröffnung und Lokalbehandlung mit PVP-Jod kommt es rasch zur Abheilung. Häufiger sind multiple kleine Entzündungen zu sehen (Abb. 10.**18**). Ursache können schlechte Hygiene, Hautbeschädigungen oder artifizielle Beschädigung (Facitia?) sein.

Nach Mamma-Operationen sind Infektionen des Wundgebietes nicht selten. Häufigster Erreger ist Staph. aureus. Eine frühzeitige Therapie, z. B. mit einem Cephalosporin der Gruppe 2, führt meist zu einer raschen Besserung (Abb. 10.**19**).

■ Erythem der Mamma

Eine Hautrötung der Mamma kann verschiedene Gründe haben. Gelegentlich ist sie anfangs von einer beginnenden Mastitis oder anderen Erkrankung des Brustdrüsenkörpers nicht zu unterscheiden (Abb. 10.**20**).

■ Erythem in der Schwangerschaft

Seltene Störung, die bevorzugt in der Schwangerschaft auftritt.

Klinik. Rötung und Überwärmung der Haut in der unteren Hälfte der Mamma (Abb. 10.**21**), meist beidseits, bei nur leichter Schmerzsymptomatik. Keine Knoten in der Mamma selbst.

Entzündungen der Mamma

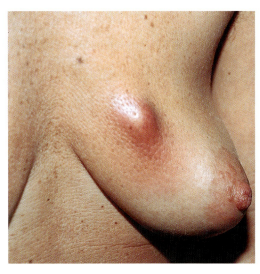

Abb. 10.**17** Abszess der Haut im Bereich der linken Mamma bei 45-jähriger Patientin.

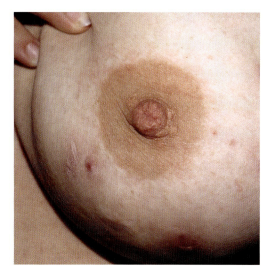

Abb. 10.**18** Rezidivierende kleine Entzündungen der Haut durch Staph. aureus (21-jährige Patientin).

Diagnostik.
▶ Palpation
▶ CRP (Ausschlussuntersuchung)
▶ Sonografie.

Therapie. Keine, lediglich Beruhigung der Patientin, Empfehlung von besser stützender Unterwäsche.

■ **Infektion der Submammärfalte**

Pilzinfektion

Gelegentlich finden sich Pilzinfektionen in der Haut der Submammärfalte (Abb. 10.**22**). Feuchte Wärme ist ein idealer Nährboden für Hefen.

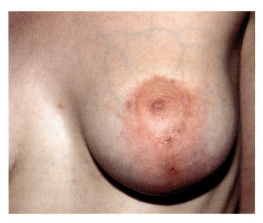

Abb. 10.**19** Entzündung nach Reduktionsoperation (26-jährige Patientin). Rasche Besserung unter oraler Gabe von Cefuroxim.

Abb. 10.**20** Erythem der rechten Mamma (66-jährige Patientin).

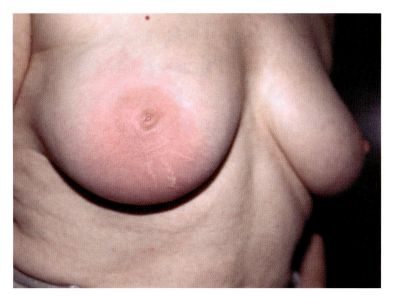

Abb. 10.**21** Erythem der Mammae in der 12. SSW bei 25-jähriger Patientin.

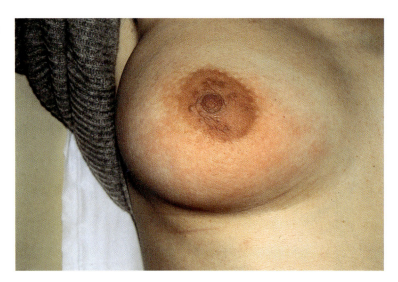

Abb. 10.**22** Pilzinfektion der Submammärfalte durch Candida albicans (35-jährige Patientin).

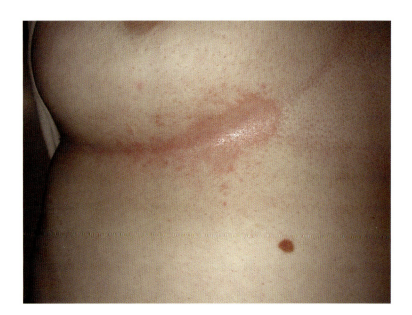

Abb. 10.**23** Erythrasma der Submammärfalte (36-jährige Patientin).

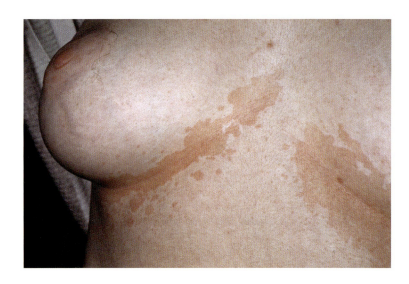

Entzündungen der Mamma

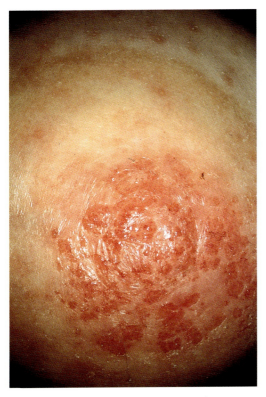

Abb. 10.**24** 12-jähriges Mädchen mit starker Entzündung beider Mamillen durch Staphylococcus aureus nach mehreren lokalen und systemischen Behandlungsversuchen.

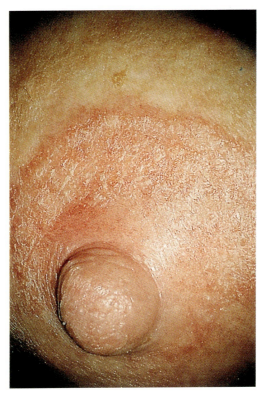

Abb. 10.**25** Candidose der Brustwarze im Wochenbett bei 30-jähriger, stillender Patientin.

Ohne den kulturellen Nachweis von Candida albicans ist die Rötung nicht von einem Ekzem unterscheidbar.

Erythrasma

Es handelt sich um eine schmerzlose Pigmentierung der Haut durch eine Hautinfektion mit Corynebacterium minutissimum (Abb. 10.**23**). Diagnosesicherung durch Wood-Licht (ziegelrotes Aufleuchten). Therapie mit Clotrimazol-Salbe.

■ Infektionen/Erkrankungen der Mamille

Eine Infektion der Mamille ist zwar ungewöhnlich, kommt aber vor. Sie wird begünstigt durch Hautbeschädigung und ein hohes Keimangebot bzw. schlechte Hygiene.

Dermatitis durch Staphylococcus aureus

Hautbeschädigung, z. B. durch scheuernden BH oder ständiges Reiben, sind wahrscheinlich die Voraussetzung für eine schmerzhafte Entzündung (Abb. 10.**24**), die meist beidseitig auftritt.

Bei versäumter baldiger Behandlung kann sie chronisch werden. Durch zusätzliche Hautveränderungen wird die Diagnose dann immer schwieriger.

Diagnostik. Abstrich mit feuchtem Watteträger für mikrobiologische Kulturen.

Therapie. Lokalbehandlung mit PVP-Jod-Salbe. Falls es nicht zu einer baldigen Heilung kommt:
- Antibiotikum über 8 Tage, z. B. Zinacef-Axetil (Elobact) 3 × 500 mg/Tag
- evtl. Kortisonsalbe/-creme für einige Tage
- Hautpflege mit Fettsalbe
- Vermeidung von Hautbeschädigung.

Candidose der Mamille

Eine Candidainfektion der Brustwarze und des Warzenhofes während der Stillperiode ist ein eher seltenes Ereignis (Abb. 10.**25**), wird aber oft nicht diagnostiziert.

Klinik. Rötung mit trockener Schuppung und Schmerzen zwischen Brennen und Jucken.

Entzündungen der Mamma

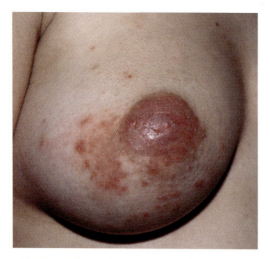

Abb. 10.**26** Ekzem der Mamma (20-jährige Patientin).

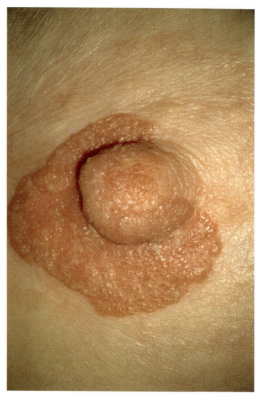

Abb. 10.**27** Condyloma acuminatum der Mamille (79-jährige Patientin).

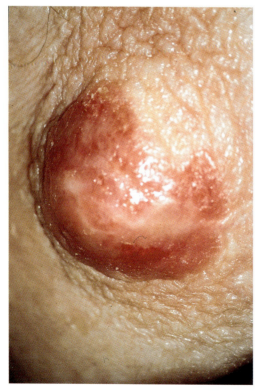

Abb. 10.**28** Chronische Mammillenentzündung, bei der die Biopsie einen Morbus Paget aufdeckte (52-jährige Patientin).

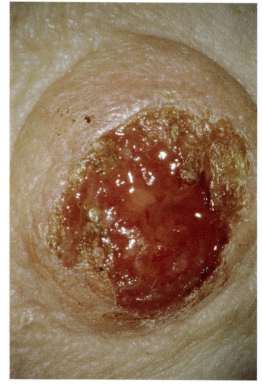

Abb. 10.**29** Blutende Mamille. Die Histologie ergab einen Morbus Paget (49-jährige Patientin).

Diagnostik. Abstrich mit feuchtem Watteträger für Pilzkultur.

Therapie. Lokales Antimykotikum, z. B. Clotrimazol.

Ekzem der Mamille

Ein Mamillenekzem ist von einer Infektion kaum zu unterscheiden (Abb. 10.26). Oft sind auch Erreger nachzuweisen wie Staph. aureus oder C. albicans, weshalb auch von einem mikrobiellen Ekzem gesprochen wird. Oft bringt erst eine antimikrobielle Lokalbehandlung mit einer Kortikosteroidsalbe Heilung. Anschließend Hautpflege mit einer verträglichen Fettsalbe.

Chronische Rötung der Mamille

Auch bei einem chronischen Verlauf lässt das klinische Bild doch unterscheiden zwischen einer eher harmlosen und einer malignomverdächtigen Rötung.

Viruspapillom der Mamille. Die Biopsie einer chronischen Rötung bei einer 79-jährigen Patientin (Abb. 10.27) ergab ein Viruspapillom vom Typ eines Condyloma acuminatum. Da es die Patientin nicht störte, nur etwas beunruhigte, wurde keine Therapie vorgenommen.

Morbus Paget. Bei Auftreten einer einseitigen persistierenden Rötung der Mamille (Abb. 10.28) oder von nässenden und krustigen Belägen (Abb. 10.29) sollte unbedingt auch an einen Morbus Paget gedacht und eine baldige histologische Klärung herbeigeführt werden. Der M. Paget ist eine Sonderform des duktalen Carcinoma in situ. Die Ausbreitung auch auf die Mamille ist oft der erste Hinweis auf ein in der Tiefe befindliches Karzinom. Bei etwa 2 % der Mammakarzinome handelt es sich um einen M. Paget. Die Prognose der Patientin wird durch das alleinige Auftreten eines Morbus Paget nicht verschlechtert. Entscheidend sind die Eigenschaften des tiefer gelegenen Karzinoms.

Der M. Paget der Mamma ist nicht zu verwechseln mit dem extramamären M. Paget der Vulva, der ähnlich aussehen kann, der aber nicht metastasiert.

Verwirrenderweise ist der Name Morbus Paget auch in Gebrauch für eine herdförmig (selten generalisiert) auftretende Knochenerkrankung, die mit einem pathologisch gesteigerten Knochenumbau einhergeht.

11 Sexuell übertragbare Infektionen

■ Definition und Formen

Hierunter fallen die 4 klassischen und früher meldepflichtigen Geschlechtskrankheiten und die vielen anderen Erreger, die beim engen Körperkontakt, den der Sexualkontakt mit sich bringt, ausgetauscht bzw. übertragen werden.

Relativ neu ist die Erkenntnis, dass bei sexuell übertragbaren Infektionen neben der Menge der Erreger und dem Immunsystem auch die individuellen Eintrittspforten eine nicht unbeträchtliche Rolle spielen. So benötigen Erreger, die am äußeren Genital zu einer Infektion führen, Hautläsionen als Eintrittspforte. Das sind bei uns vor allem Herpesviren (HSV), Papillomviren (HPV) und die seltenen Treponemen. Ohne Läsionen können diese Erreger nicht in die Haut eindringen. Hautpflege, z. B. mit Fettsalbe, bedeutet daher gleichzeitig Infektionsprophylaxe gegen diese Erreger.

Andere Erreger wie Gonokokken, Chlamydien, CMV, HIV und HBV, die über die Schleimhaut, d. h. einschichtiges Zylinderepithel, in den Organismus gelangen, benötigen günstige somatische Bedingungen wie eine große Ektopie, Urethralkontakt oder direkten Kontakt mit Darmschleimhaut (z. B. beim Analverkehr).

Nur über die meldepflichtigen Geschlechtskrankheiten liegen Zahlen zur Häufigkeit vor. Meldepflichtig waren ursprünglich mit Antibiotika behandelbare Infektionen wie Gonorrhö, Syphilis und das bei uns sehr seltene Lymphogranuloma venereum sowie das Ulcus molle. Heute ist nur noch die Syphilis meldepflichtig (s. Infektionsschutzgesetz; Kap. 16).

Als Geschlechtskrankheit ist eine Krankheit zu bezeichnen, die am Genital zu Krankheitszeichen führt und die auf „geschlechtlichem" Wege erworben wurde. Das sind heute viel mehr als die früheren 4 klassischen Geschlechtskrankheiten. Heute sprechen wir von sexuell übertragbaren Infektionen (sexually transmitted diseases; STD).

Die häufigste STD bei uns ist die Infektion mit HPV (Abb. 11.1). Über 50 % der sexuell Aktiven macht mit diesen Viren Bekanntschaft.

Die häufigste bakterielle STD bei uns ist die Chlamydieninfektion. Zwischen 10 und 20 % der Erwachsenen besitzen Antikörper gegen genitale Chlamydien.

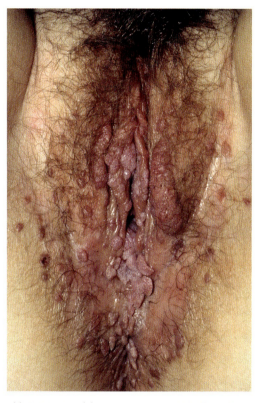

Abb. 11.1 Condylomata acuminata (32-jährige Patientin).

Zu denjenigen STD, die bereits an anderer Stelle in diesem Buch ausführlich behandelt werden, werden im Folgenden nur ergänzende Ausführungen gebracht.

Tab. 11.1 gibt eine Übersicht über die verschiedenen sexuell übertragenen Erreger.

■ Gonorrhö

Die Gonorrhö (s. S. 172) war bei uns die häufigste der früher meldepflichtigen Geschlechtskrankheiten. Die Erkrankungszahlen sind jedoch seit dem Auftauchen von AIDS ab 1983 drastisch gefallen. So ging die Gonorrhö von 130 Meldungen pro 100 000 Einwohner Anfang der 70er Jahre auf unter 10 zurück. Die akute Adnexitis, die in den 70er Jahren häufig war, wird kaum noch gesehen. Die Inzidenz bei gynäkologischen Pa-

Tabelle 11.1 Sexuell und nicht sexuell übertragbare Infektionen und differenzialdiagnostische Dermatosen

klassische Geschlechtskrankheiten	▶ Gonorrhö ▶ Lues (Syphilis) ▶ Lymphogranuloma venereum ▶ Ulcus molle
andere sexuell übertragbare Erreger/Infektionen des Genitales	▶ Trichomoniasis ▶ Chlamydieninfektion ▶ primärer Herpes genitalis ▶ Condylomata acuminata (Papillomviren) ▶ Phthiriasis (Filzläuse) ▶ Granuloma inguinale
Erreger, die auch sexuell übertragen werden	▶ Candida albicans ▶ Gardnerella vaginalis, Mobiluncus, Bacteroides-Arten, Atopobium vaginae ▶ Darmflora ▶ Staphyloccocus aureus ▶ A-Streptokokken ▶ Skabies (Milben) ▶ Poxviren (Mollusca contagiosa)
Infektionen, die vorwiegend sexuell übertragen werden, aber an anderen Organen Erkrankungen auslösen	▶ AIDS (HIV) ▶ Hepatitis B ▶ Zytomegalie ▶ (Hepatitis C nur bei Kontakt mit Blut)
Genitalinfektionen, die nicht sexuell übertragen werden	▶ Herpes-genitalis-Rezidiv ▶ Bilharziose
Differenzialdiagnose nicht infektionsbedingter Genitalerkrankungen	▶ Psoriasis ▶ Lichen simplex chronicus ▶ Lichen sclerosus ▶ Lichen planus (erosivus) ▶ allergisches Kontaktekzem ▶ fixes Arzneimittelexanthem ▶ Behçet-Syndrom ▶ Pemphigus

tientinnen dürfte zwischen 0,01 und 0,1 % liegen – je nach Patientengut und Klinik. Da der Gonokokkennachweis nicht mehr meldepflichtig ist, gibt es keine genauen Zahlen mehr.

Früher sah man gelegentlich auch disseminierte Gonokokkeninfektionen. Sie tritt bei 0,5 – 3 % der Patienten mit Lokalinfektion auf, ist bei Frauen häufiger als bei Männern und dürfte inzwischen eine Seltenheit geworden sein. Sie ist gekennzeichnet durch die Trias Fieberschübe, Polyarthritis und vaskulitische Hauterscheinungen (Abb. 11.2). Rasche Heilung bringt die Antibiotikatherapie, z. B. mit einem Cephalosporin. Die gefürchtete Gonoblenorrhö beim Neugeborenen ist heute eine Rarität. Von der häufigeren Chlamydienkonjunktivitis (Abb. 11.3) unterscheidet sie sich durch ihr frühes Auftreten nach der Geburt und in einer viel heftigeren Entzündungsreaktion, die zu Augenschäden führt.

■ **Lues**

Die Lues (s. S. 109) war lange Zeit die schwerste Geschlechtskrankheit mit erheblichen Folgeschäden, ist aber heute mit Antibiotika heilbar. Sie ist die einzige noch meldepflichtige STD bei uns. Wie aus dem Bericht des Robert Koch-Instituts (s. Kap. 16) hervorgeht, werden um die 3000 Fälle pro Jahr gemeldet, wobei es sich in der überwiegenden Zahl um Männer handelt. Nur ein Drittel der Betroffenen sind Frauen.

■ **HIV-Infektion**

Sie ist heute die schwerwiegendste STD, da sie nicht heilbar ist, sondern nur behandelbar. Die Patientin ist für den Rest des Lebens stigmatisiert und abhängig von der Medikation. Bilder wie das Kaposi-Sarkom (Abb. 11.4) werden dank der Medikation kaum noch gesehen. Beim Kaposi-Sarkom handelt es sich um eine Gefäßproliferation mit langsamer Progression, die in Zusammenhang mit einer Infektion mit dem humanen Herpesvirus Typ 8 (HHV 8) auftritt, die wiederum bei AIDS-Patienten häufig ist.

Sexuell übertragbare Infekionen

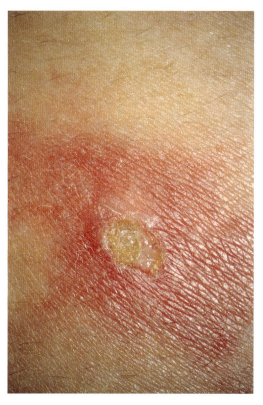

Abb. 11.**2** Disseminierte Gonokokkeninfektion mit Hautbeteiligung (24-jährige Patientin).

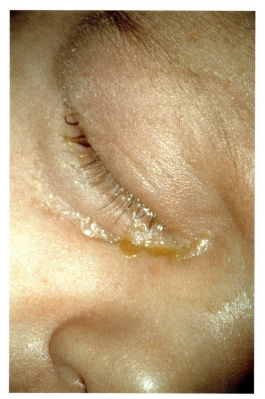

Abb. 11.**3** Konjunktivitis durch Chlamydia trachomatis (6 Wochen alter Säugling).

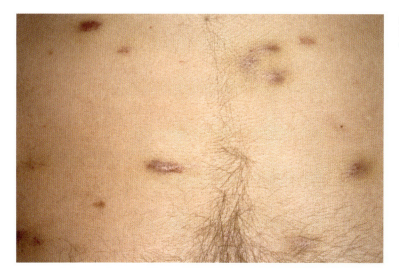

Abb. 11.**4** Kaposi-Sarkom bei einer AIDS-Patientin mit maligner Gefäßproliferation durch HHV 8.

■ Lymphogranuloma venereum (LGV)

Erreger. Chlamydia trachomatis Serotyp L 1 – L 3.
Epidemiologie. Kommt in tropischen Regionen von Südostasien, Afrika, Lateinamerika und den Südstaaten der USA vor. In unseren Breiten ist LGV sehr selten: 1 gemeldete Erkrankung auf 1 Million Einwohner.

Inkubationszeit. 6 – 14 Tage oder länger.

Pathogenese und Klinik. Lokal bildet sich eine bläschenartige Läsion, die rasch ulzeriert und abheilt. Danach kommt es zu einer schmerzhaften Vergrößerung der Leistenlymphknoten, die verbäckt, mit Rötung, Fistelbildung und zunehmender Eiterung im Infektionsgebiet. Allgemein können Fieber, Unwohlsein und Gelenkbeschwerden auftreten. Gelegentlich findet man auch Anorexie, Erbrechen und Rückenschmerzen.

Die Infektion löst eine chronische eitrige Lymphangitis aus, die zur Verlegung der Lymphbahnen führt. Die Folgen sind eine stärkere Ödembildung mit Ulzerationen, Fistelbildung und schließlich Elephantiasis des Beines bzw. des betroffenen Gebietes.

Diagnostik.
- klinisches Bild
- *Serologie:* Frei-Test, KBR, ELISA, Fluoreszenztest (Kreuzreaktion mit anderen Chlamydien)
- *Kultur:* Anzüchtung nur in wenigen Zentren in der Welt möglich
- PCR.

Therapie. Wie bei Chlamydieninfektion (s. S. 172): Doxycyclin 200 mg/Tag etc. Im Spätstadium chirurgisch.

■ Ulcus molle (Chancroid, Weicher Schanker)

Erreger. Haemophilus ducreyi.

Epidemiologie. Kommt in Asien und Afrika häufig vor, in den USA nimmt es zu. In Europa ist das Ulcus molle selten mit 4 Fällen pro 1 Million Einwohner. Weltweit ist es ein häufiger Grund von genitalen Ulzera. Aufgrund der Ulzerationen mit reichlich Granulozyten ist es ein Kofaktor bei der Übertragung von HIV.

Inkubationszeit: 3–7 Tage.

Pathogenese und Klinik. Es treten kleine, schmerzhafte Papeln auf, die schnell zerfallen und in Ulzera mit gezackten, unterminierten Rändern übergehen. Die Ulzera sind flach und weich, schmerzhaft und von einem rötlichen Randsaum begrenzt. Sie variieren in der Größe und können auch konfluieren (Abb. 11.5). Es kann zu einer erheblichen Gewebszerstörung durch die gangränösen Erosionen kommen mit üblem Geruch. Die inguinalen Lymphknoten sind mitbetroffen und werden größer; schließlich kommt es zur Abszessbildung. Harnröhrenstrikturen und urethrale Fisteln können Folgeschäden sein.

Diagnostik.
- klinisches Bild
- kulturelle Anzüchtung von Haemophilus ducreyi
- mikroskopischer Nachweis der gramnegativen, fischzugartig angeordneten Bakterien.

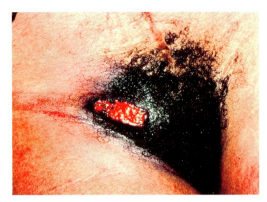

Abb. 11.**5** Ulcus molle.

! Bei all diesen Geschlechtskrankheiten sollte wegen der schweren Folgeschäden bei Nichtbehandlung einer gleichzeitig vorliegenden Luesinfektion sofort und 4–12 Wochen nach der Erkrankung zusätzlich eine Lues-Serologie durchgeführt werden.

Therapie. Mittel der Wahl:
- Azithromycin 1 × 1 g oral
- Ceftriaxon 1 × 250 mg i. m.

Alternative:
- Erythromycin 4 × 0,5 g/Tag oral für 7 Tage
- Fluorchinolone (z. B. Ciprofloxacin 2 × 500 mg oral für 3 Tage).

Differenzialdiagnose. Das Behçet-Syndrom, das bei uns nicht so selten ist, fängt ebenfalls mit schmerzhaften Knötchen an. Die Leistenlymphknoten sind aber nicht schmerzhaft vergrößert.

■ Granuloma inguinale

Eine seltene Geschlechtskrankheit, die bei uns so gut wie nicht vorkommt, ist das Granuloma inguinale, auch Wucherbeule genannt.

Es handelt sich um eine chronische granulomatöse Erkrankung der Genitalregion. Sie wird wahrscheinlich durch ein stäbchenförmiges Bakterium verursacht, welches früher als Calymatobacterium granulomatis bezeichnet wurde und heute Klebsiella granulomatis genannt wird. Die Krankheit beginnt als einzelner indolenten Knoten und breitet sich langsam, aber stetig aus und bedeckt schließlich das ganze Genitale. Es kommen ulzerierende und verruköse Formen vor (Abb. 11.**6**). Der Heilungsprozess ist langwierig und erfolgt unter Narbenbildung.

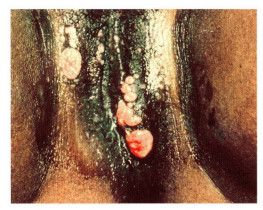

Abb. 11.**6** Verruköse Form des Granuloma inguinale.

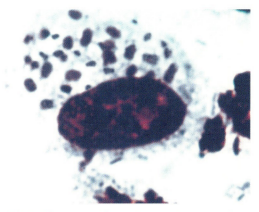

Abb. 11.**7** Donovan-Körperchen in einem Granulozyten (Giemsafärbung).

Diagnostik.
- klinisches Bild ohne Erregernachweis (Ausschlussdiagnose)
- Ausstrichpräparat mit Giemsa-Färbung zeigt Donovan-Körper in Leukozyten (Abb. 11.**7**).

Therapie.
- Doxicyclin 200 mg für 3 – 4 Wochen
- Ciprofloxacin 2 × 750 mg für 3 – 4 Wochen
- Azithromycin 1 × 1 g pro Woche für 3 – 4 Wochen.

12 Wurminfektionen

■ Wurmarten und Häufigkeit

Gelegentlich bekommt der Frauenarzt Würmer zu sehen, die im Analbereich oder in der Vulva herumkriechen. Hierbei handelt es sich um Madenwürmer (Enterobius vermicularis), auch Oxyuren genannt. Sie sind die häufigsten Würmer bei uns und zählen zu den **Rundwürmern (Nematoden),** die etwa 90 % aller Wurmerkrankungen ausmachen.

Seltener sind in unseren Breiten **Bandwürmer (Zestoden),** die mit etwa 9 % an Wurmerkrankungen beteiligt sind.

Nur 1 % der Wurmerkrankungen bei uns wird durch **Saugwürmer (Trematoden)** verursacht.

■ Madenwürmer (Oxyuren)

Erreger, Übertragung und Klinik. Oxyuren sind die häufigste Wurmart in Mitteleuropa. Die Übertragung erfolgt fäkal-oral durch Kratzen als Folge des Juckreizes, wobei die im perianalen Bereich abgelegten Eier oral aufgenommen werden. Die Erreger können sich jahrzehntelang als kommensale Parasiten bei den Betroffenen halten. Die Würmer selbst leben im Ileozäkum. Die fertilen Weibchen wandern kolonabwärts und kriechen aus dem Rektum heraus, wo sie im Perianalbereich massenhaft Eier ablegen. Die Madenwürmer sind etwa 3 – 12 mm lang (Abb. 12.1). Sie verursachen Analjucken.

Gelegentlich kann es auch zum Befall der Vulva (Abb. 12.2, Abb. 12.3) kommen. Das innere Genitale wird sehr selten erreicht, wo es zu einer Oxyuriasis des Eileiters kommen kann, die unter

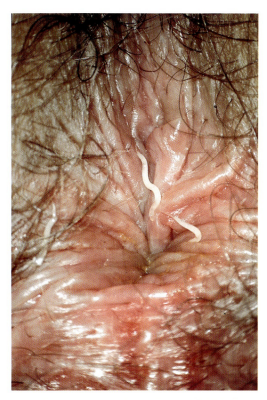

Abb. 12.**1** Oxyuren im Perianalbereich bei 38-jähriger Patientin.

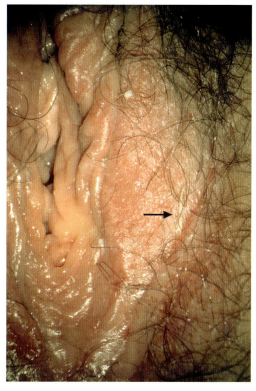

Abb. 12.**2** Vulva mit Oxyure, die nur beim genauen Hinsehen (Pfeil) entdeckt wird (39-jährige Patientin)

Wurminfektionen

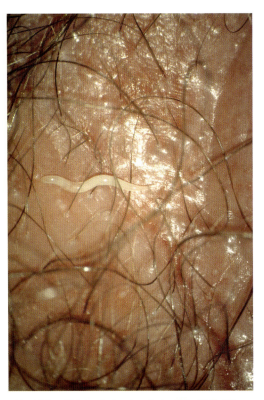

Abb. 12.**3** Gleiche Patientin wie in Abb. 12.**2**. Mit stärkerer Vergrößerung im Kolposkop ist der Madenwurm leicht zu erkennen.

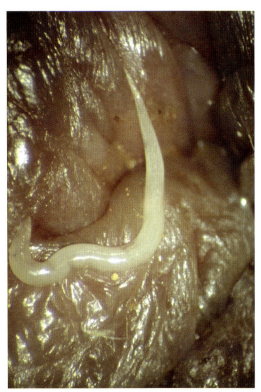

Abb. 12.**4** Analer Madenwurm in stärkster Vergrößerung (Kolposkop 20-fach) in der 39. SSW (29-jährige Patientin).

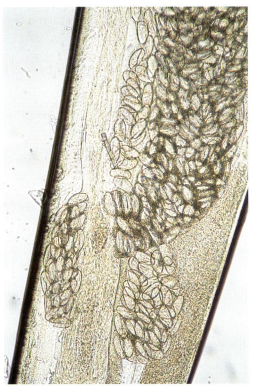

Abb. 12.**5** Mikroskopische Aufnahme eines Madenwurms (400-fach), der randvoll mit Eiern ist.

dem Bild einer nicht auf Antibiotika ansprechenden Adnexitis verläuft. Diese Diagnose wird in der Regel durch den Histologen als Zufallsbefund gestellt.

Diagnostik. Ein Madenwurmbefall wird durch das Erkennen von feinen Würmern auf dem Stuhl diagnostiziert. Bei intensivem Suchen lassen sie sich kolposkopisch perianal (Abb. 12.**1**, Abb. 12.**4**) oder im Vulvabereich (Abb. 12.**2**, Abb. 12.**3**) finden. Der perianale Ei-Nachweis erfolgt über einen Klebestreifen, der über den Analbereich geklebt, abgezogen und dann nach Aufkleben auf einen Objektträger mikroskopisch auf Eier (Abb. 12.**5**) abgesucht wird. Die Sensitivität beträgt 60 %.

Auch im zytologischen Abstrich können selten einmal Eier von Oxyuren zu sehen sein.

Therapie.
- Mebendazol (Vermox), 1 × pro Tag 100 mg über 3 Tage (die frühere Einmalgabe ist wegen Resistenzen verlassen worden)
- Pyrantel, Einmaldosis 10 mg/kg KG
- Pyrviniumembonat (Molevac), färbt den Stuhl rot, wirkt nur auf Oxyuren.

Die Einmaltherapie führt zum Abgang der Madenwürmer. Um Reinfektionen durch die Eier zu vermeiden, sind zusätzliche Hygienemaßnahmen (Händewaschen, Wäscheauskochen) notwendig.

In der Schwangerschaft dürfte höchstens gelegentlich die Behandlung eines Madenwurmbefalles notwendig werden, da nur der Madenwurm von Mensch zu Mensch übertragen wird. Die Einmaltherapie sollte dann kurz vor der Entbindung erfolgen. Für das Kind ist hierbei kein besonderes Risiko bekannt, da die therapeutisch verwendeten Substanzen kaum resorbiert werden.

Bei Therapieversagen wird empfohlen, alle Haushaltsmitglieder, gegebenenfalls über mehrere Wochen zu behandeln.

Weitere Wurmarten in unseren Breiten

- **Spulwürmer** (Ascaris lumbricoides): Sie werden etwa 5–40 cm lang und können (nicht immer) uncharakteristische Beschwerden wie Übelkeit, Unwohlsein, Gewichtsverlust u. a. verursachen.
- **Peitschenwürmer** (Trichuris trichiura): Sie werden 3–5 cm lang und wie die Spulwürmer durch den Rohverzehr von jauchegedüngten Salaten und Erdbeeren übertragen.
- **Bandwürmer:** Der *Rinderbandwurm (Taenia saginata)* ist bei uns der häufigste Bandwurm. Seine Übertragung erfolgt durch Verzehr von Finnen in rohem bzw. ungenügend gebratenem Rindfleisch.

Diagnostik. Der Nachweis einer Wurmerkrankung erfolgt in der Regel mikroskopisch durch den Nachweis der Eier im Stuhl. Bei den Bandwürmern können auch Wurmglieder im Stuhl mikroskopisch gesehen werden. Im Blutbild kann eine Eosinophilie oder eine IgE-Erhöhung auf eine Wurminfektion hinweisen.

Therapie. Es sind eine ganze Reihe von Wurmpräparaten auf dem Markt, die ein breites Spektrum besitzen und die gegen die Mehrzahl der Würmer wirksam sind. Einige Beispiele seien genannt:
- Mebendazol (Vermox), 1 × täglich 100 mg über 3 Tage (die frühere Einmalgabe ist wegen Resistenzen verlassen worden)
- Pyrantel (Helmex), Einmaldosis 10 mg/kg KG
- Albendazol.

Während beim Maden- und beim Spulwurmbefall die 1-Dosis-Behandlung (besser 3 Tage) ausreichend ist, sind beim Peitschenwurmbefall mehrmalige Therapieversuche mit wechselnden Antihelminthika erforderlich.

Die Behandlung des Rinderbandwurms erfolgt am besten mit Niclosamid (Yomesan).

Eingeschleppte tropische Wurmarten

Schistosomen

Diese Erkrankungen sind im südlichen Afrika weit verbreitet. Gelegentlich wird die Infektion aus dem Urlaub, z. B. in Malawi, mitgebracht. Sie muss unbedingt behandelt werden, da es andernfalls zu schweren Spätfolgen im Urogenitaltrakt kommt (Bilharziose).

Ein eigener ungewöhnlicher Fall mit Befall der Vulva ist in Abb. 12.**6** dargestellt. Erst ein Jahr nach dem Aufenthalt in Malawi traten die Veränderungen an der Vulva auf. Die serologische Untersuchung der ganzen Reisegruppe zeigte, dass alle infiziert waren. Sie wurden alle behandelt.

Diagnostik.
- Direktnachweis der Eier im Stuhl und Urin (gelingt frühestens nach 10 Wochen)
- Serologie (Tropeninstitute)
- Eosinophilie
- Biopsie mit Nachweis des Erregers (Abb. 12.**7**).

Therapie. Praziquantel: Einmaldosis 40 mg/kg KG.

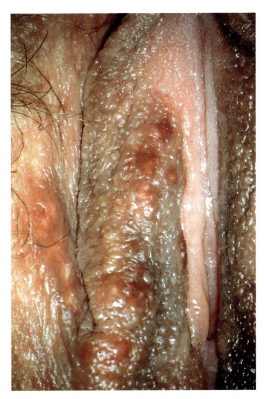

Abb. 12.**6** Bilharziose der Vulva bei 30-jähriger Patientin ein Jahr nach Baden im Malawi-See.

Abb. 12.**7** Gleiche Patientin wie in Abb. 12.**6**. Histologisches Bild der Biopsie mit Nachweis der Schistosomen.

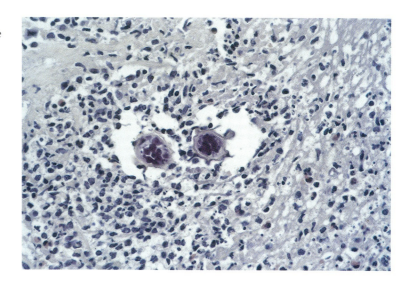

Strongyloidiasis/Larva migrans cutanea

Ein Zwergfadenwurm, der sich in die Haut bohrt und charakteristische Gänge verursacht (Abb. 12.**8**). Die Patientin hatte sich in Indien durch Kontakt mit Hunden am Strand angesteckt. Auch für diese Wurmart ist eine Eosinophilie typisch, die in diesem Fall zur Verdachtsdiagnose führte. Die Einmaltherapie mit Ivermectin 200 mg/kg KG führte zu einer raschen Abheilung.

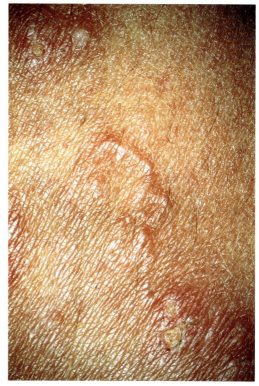

Abb. 12.**8** Larva migrans bei 32-jähriger Patientin.

13 Infektionen anderer Bereiche

■ Pneumonien

Haupterreger sind Pneumokokken. Sie sind weit verbreitet, man findet sie bei bis zu jedem Zweiten im Nasen-Rachen-Raum (asymptomatische Träger). Pneumokokken-Infektionen gefährden besonders splenektomierte, ältere oder sonstwie immungeschwächte Menschen. Die Letalität einer Pneumokokken-Bakteriämie beträgt 30%, bei über 60-jährigen Menschen liegt sie bei 50%. Von der Impfung profitieren vor allem Menschen mit erhöhtem Risiko.

Die häufigsten Pneumonie-Erreger sind in Tab. 13.1 aufgeführt.

■ Appendizitis

Häufige bakterielle Infektion des Appendix vermiformis, welche durch obstruierende Ereignisse begünstigt wird. Sie ist differenzialdiagnostisch gelegentlich nicht leicht von Adnexprozessen zu unterscheiden. Bei Unterbauchbeschwerden rechts ist sie daher mit zu bedenken. Auf der anderen Seite sollte vor jeder Appendektomie bei einer jungen Frau immer auch eine gynäkologische Untersuchung durchgeführt werden. Während Loslass-Schmerz am McBurney-Punkt typisch für eine Appendizitis ist, findet sich bei der Adnexitis fast immer auch eine Zervizitis mit purulentem Zervixsekret.

Sauberes, spinnbares Zervixsekret und normale Entzündungsparameter sprechen eher für eine Follikelzyste, eine ovarielle Follikelsprungblutung oder anderes. Bei der Abklärung ist hier die Ultraschalluntersuchung hilfreich.

In der Schwangerschaft kann es – wenngleich selten – auch zu einer akuten Appendizitis kommen. Wegen der Verdrängung des Darmes und der Verlagerung der Appendix nach oben durch den wachsenden Uterus kann die Erkennung schwierig sein.

Im Wochenbett sollte bei diffusen Unterbauchschmerzen zuerst immer an eine Puerperalinfektion/Sepsis (s. Kap. 9) gedacht werden und die entsprechende Infektionsdiagnostik mit klinischer Untersuchung, Abstrichen aus Vagina/Uterus und CRP vorgenommen werden. Im Vergleich zur einer Puerperalinfektion ist eine Appendizitis im Wochenbett eine Rarität.

■ Arthritis

Gelegentlich kann eine Arthritis der erste Hinweis auf eine genitale Infektion sein. Da mancher

Tabelle 13.1 Pneumonien und ihre Erreger

Erreger	Mittel der 1. Wahl	Mittel der 2. Wahl
„typische" Pneumonien		
Streptococcus pneumoniae (Pneumokokken)	Cephalosporin 2/3	Makrolide
Haemophilus influenzae	Amoxicillin	Cephalosporin 2/3
Moraxella catarrhalis	Ampicillin + BLI*	Cefuroxim
Staphylokokken	Cephalosporin 2/3	Fluorchinolone
Klebsiella pneumoniae	Cephalosporin 2/3	
Enterobakterien	Carbapenem	
„atypische" Pneumonien		
Chlamydia pneumoniae	Azithromycin	Doxicyclin
Mykoplasmen	Azithromycin	Doxicyclin
Legionellen	Azithromycin	Makrolide

* BLI = β-Lactamasehemmer

genitale Infektionserreger als Spätfolge eine Arthritis verursachen kann, werden die wichtigsten Erreger einer Arthritis kurz genannt:
- Gonokokken
- Chlamydia trachomatis und Chlamydia pneumoniae
- Borrelien
- Parvovirus B 19 (Ringelröteln)
- Yersinien
- Campylobacter.

Ehe aufwendige diagnostische (Arthroskopie) oder therapeutische Maßnahmen (intraartikuläre Injektionen) ergriffen werden, ist eine serologische Diagnostik und evtl. eine Antibiotikabehandlung ratsam.

14 Selbst herbeigeführte Infektionen

Gelegentlich sieht man Patienten mit Erkrankungen, so auch rezidivierenden Infektionen oder Hautveränderungen, die man sich zunächst nicht erklären kann und die nicht so recht zu den üblichen klinischen Erfahrungen passen. Es besteht eine Diskrepanz zwischen dem relativ guten Zustand des Patienten und den Beschwerden bzw. dem klinischen Bild oder den Befunden. Hier kann es sich um Selbstbeschädigungen handeln.

Viele Gründe können hinter einer Selbstbeschädigung stehen. Es kann ein Hilferuf sein, es kann um materielle Vorteile gehen oder eine psychoneurotische Persönlichkeit vorliegen. Überproportional häufig sind die Patienten im medizinischen Umfeld bzw. dem öffentlichen Gesundheitswesen beschäftigt. Das Spektrum der Bilder ist breit. Die Haut ist besonders häufig betroffen. Die Bilder reichen von rezidivierenden Abszessen, nicht heilenden Wunden, Hautbeschädigungen, unerklärlichen Blutungen bis hin zu Fieber mit positiven Blutkulturen und vielem mehr.

Man kennt diese Krankheitsbilder unter den Begriffen **Artefakte, Münchhausen-Syndrom** (benannt nach dem Lügenbaron Münchhausen) oder auch **Factitia.**

Meist sind gut demonstrierbare, „handgerechte" Lokalisationen und auch das Gesicht betroffen. Gelegentlich werden aber auch intimere Körperpartien wie Vulva oder Mamma gewählt (Abb. 14.1, Abb. 14.4).

Zur Erkennung bedarf es aber vieler Erfahrung, so dass es meist sehr lange dauert, bis eine Factitia als solche aufgedeckt wird.

Die Factitia ist eine seltene Diagnose, aber doch wiederum nicht so selten, dass nicht jeder irgendwann mit einer derartigen Patientin konfrontiert wird. Eine sorgfältige Beobachtung und

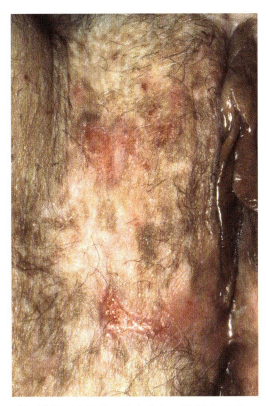

Abb. 14.**1** Vulvitis factitia bei einer 60-jährigen Patientin. Selbstverstümmelung durch Aufzwicken der Haut der Vulva mit Nachweis von Staphylococcus aureus.

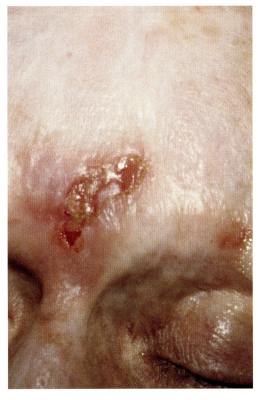

Abb. 14.**2** Gleiche Patientin wie Abb. 14.**1**. Auch im Gesicht sind multiple Hautschäden zu sehen.

Selbst herbeigeführte Infektionen

Abb. 14.**3** 31-jährige Patientin mit Hautveränderungen im Gesicht.

chisch auffällig war und Beschwerden verneinte, wurden sie zunächst auch als Factitia eingestuft. Die rasche Abheilung (Abb. 14.**6**), ein typisches Zeichen einer Hautverletzung, schien die Diagnose zu unterstützen. In Wirklichkeit hat die Patientin einen Lichen sclerosus, der mit einer Kortikosteroidsalbe behandelt werden muss, damit es nicht zu Folgeschäden kommt.

Trotzdem sollte man bei jeder chronischen, nicht heilenden und immer wieder aufbrechenden Infektion mit wechselnden Erregern, die man sich nicht erklären kann, auch an die Möglichkeit der artifiziellen Infektion durch die Patientin selbst denken.

■ Andere Beschädigungen/Fremdkörper

Neben den bewusst herbeigeführten Infektionen und Beschädigungen gibt es auch unbeabsichtigte Infektionen und Keimstörungen. Hierzu zählen in der Vagina zurückgelassene oder vergessene Gegenstände (= Fremdkörper).

Dabei verursacht ein mehrere Tage oder auch Wochen in der Vagina vergessener Tampon die stärkste und ausgesprochen übel riechende Keimstörungen (Abb. 14.**7**). Es ist immer wieder beeindruckend, wie rasch sich die Vaginalflora nach der Entfernung des Tampons meist wieder normalisiert.

Andere in der Vagina zurückgelassene, weniger saugfähige Gegenstände verursachen geringere Keimstörungen. Dies wird bei Kindern häufiger gesehen; so findet man kleine Bleistifte, Plastikkappen, Münzen, kleine Kugeln etc. Bei Erwachsenen ist dies, da kaum noch Pessare gelegt werden, eher selten wie z. B. ein eingewachsener Schnuller in das Vaginalgewölbe (Abb. 14.**8**).

vorsichtiges Herantasten an die Probleme der Patientin sind hierbei ratsam.

Es besteht dabei immer die Gefahr, dass man der Patienten auch Unrecht tut. Die größte Gefahr besteht diesbezüglich in der Verwechslung mit einem Lichen sclerosus. Abb. 14.**5** zeigt typische, mit den Fingernägeln herbeigeführte Hautbeschädigungen, die eigentlich typisch für eine Factitia sind. Da die 14-jährige Patientin psy-

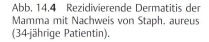

Abb. 14.**4** Rezidivierende Dermatitis der Mamma mit Nachweis von Staph. aureus (34-jährige Patientin).

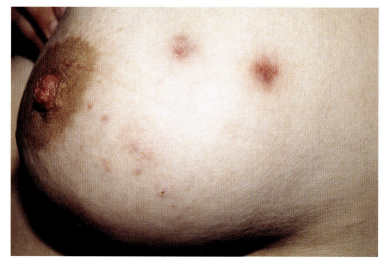

Selbst herbeigeführte Infektionen

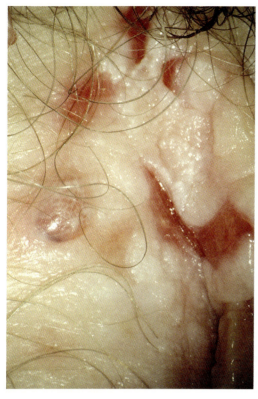

Abb. 14.**5** Vulvabeschädigungen bei Lichen sclerosus (14-jährige Patientin).

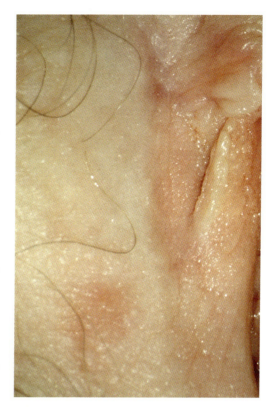

Abb. 14.**6** Gleiche Patientin wie in Abb. 14.5 zwei Wochen später.

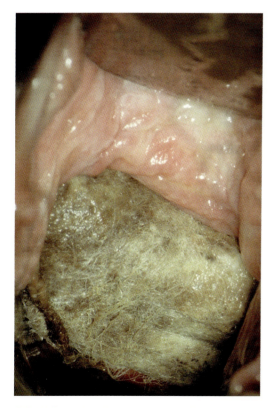

Abb. 14.**7** In der Vagina vergessener Tampon (24-jährige Patientin).

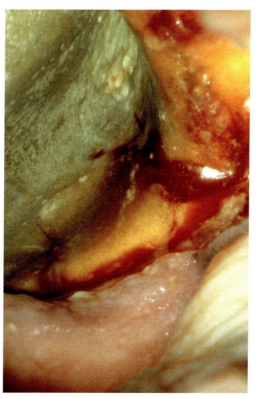

Abb. 14.**8** Ins Vaginalgewölbe eingewachsener Schnuller (61-jährige Patientin), erkennbar an gelber Farbe.

15 Infektionsverhütung

Händehygiene bei Patientenkontakt ist die wichtigste Maßnahme zur Vermeidung nosokomialer Infektionen. Händewaschen ist wichtig bei Verschmutzung. Eine signifikante Keimreduktion wird aber erst durch eine hygienische Händedesinfektion erreicht.

Das Tragen von Handschuhen ist sinnvoll bei der Untersuchung und Behandlung von inkontinenten Patienten, MRSA-Patienten, endotrachealem Absaugen, Blutentnahmen, Entfernen von Verbänden und Drainagen, Umgang mit Sekreten und Exkreten.

Die Wege der Erreger in den Organismus sind vielseitig und hängen von den Mikroorganismen ab. Einige kommen in den Körper über das einschichtige Zylinderepithel von Zervix, Urethra und Darm, andere über den Nasen-Rachen-Raum (vor allem Viren) oder über kleine Hautbeschädigungen (HSV und HPV). Operationen und Verletzungen bedeuten Eintrittspforten für Erreger, aber auch für die eigene Körperflora.

Keimarmut, eine intakte Körperoberfläche und ein trainiertes Immunsystem sind daher grundsätzlich der beste Schutz gegen Infektionen.

Infektionsrisiken und Gegenmaßnahmen

Das Infektionsrisiko bei invasiven Maßnahmen (Venenpunktion, Blasenkatheter, operative Eingriffe, Geburt) hängt zum einen von der Virulenz der Erreger (pathogene/fakultativ pathogene Keime) und zum anderen ganz besonders von der Menge der vorhandenen Keime ab.

Die überwiegende Zahl der Infektionen nach operativen Eingriffen wird durch fakultativ pathogene Keime verursacht, die von der Patientin selbst stammen und die in niedriger Keimzahl bei allen Patientinnen im äußeren Genitalbereich und auf der Haut vorkommen.

Ob es nun zur Infektion kommt oder nicht, hängt im Wesentlichen davon ab, wie viele Keime in das Wundgebiet eingebracht werden, welche Vermehrungsbedingungen sie dort vorfinden und wie die Körperabwehr darauf reagiert.

Durch prophylaktische Maßnahmen, die pflegerischer/hygienischer Natur sind, und auch durch eine Antibiotikaprophylaxe kann die Zahl der Bakterien so klein gehalten werden, dass auch das Risiko einer Infektion niedrig ist.

Keimfreiheit ist im Haut-, Darm- oder äußeren Genitalbereich mit keiner Methode zu erreichen, sondern nur Keimarmut. Insofern werden sich die verschiedenen Maßnahmen wie Desinfektion, Katheterhygiene und -wechsel und Wundpflege mit der Antibiotikaprophylaxe und Therapie ergänzen müssen.

■ Venenpunktion und Venenkatheterpflege

Desinfektion der Haut. Diese muss chemisch und mechanisch durchgeführt werden. Üblich sind hochprozentige Alkohollösungen, die die Haut entfetten und die Bakterien inaktivieren. Da in 70%igem Alkohol Sporen überleben können, haben sich Gemische von 60%igem Isopropylalkohol und Antiseptika wie Phenylphenol (z. B. Kodan) durchgesetzt.

Das Besprühen der Hautstelle ist unzureichend. Die angebotenen Sprühpumpen sollten nur als Spender für die Befeuchtung des Tupfers eingesetzt werden, und mit diesem soll das Desinfektionsmittel kräftig in die Haut eingerieben werden.

Da die Abtötung der Bakterien von der Einwirkzeit des Alkohols abhängig ist, muss immer dann, wenn Dauerkatheter gelegt werden, das Mittel mehrfach aufgetragen werden (2–4 Minuten).

Bei einer üblichen Blutentnahme beim immunkompetenten Patienten ist dies nicht so wichtig, da der Körper mit einer geringen Zahl eingeschwemmter Bakterien ohne Weiteres fertig wird.

Es ist aber etwas anderes beim Dauerkatheter, da es hier zur Infektion des Plastikkatheters mit koagulasenegativen Staphylokokken, speziell Staphylococcus epidermidis, kommen kann. Seltener werden Candida oder Enterobacteriaceae, z. B. Pseudomonas aeruginosa, gefunden.

Gerade **koagulasenegative Staphylokokken** sind in der Lage, sich an der Polymeroberfläche der Katheter festzusetzen, sich zu vermehren und sich durch eine extrazelluläre Schleimsubstanz gegen Abwehrmechanismen und Antibiotika zu schützen. Die von der Katheterspitze ausgehende Bakteriämie kann dann zu einer chronischen, schleichenden Sepsis führen.

Ein peripherer Venenkatheter sollte daher nicht länger als 24 bis maximal 48 Stunden liegen und nur nach sorgfältiger Desinfektion und Beachtung der Asepsis gelegt werden. Zentrale Dauerkatheter, die mehrere Tage liegen sollen, müssen unter besonders sorgfältigen aseptischen Bedingungen (chirurgische Abdeckung) gelegt werden. Ein Venenkatheter, der in der Notsituation gelegt wurde, sollte spätestens nach 12 Stunden gewechselt werden.

■ Desinfektion vor operativen Eingriffen

Es gibt kein ideales Desinfektionsmittel für die Schleimhaut. Polyvidon-Jod hat sich bis heute noch am besten bewährt. In alkoholischer Form wird es zur Desinfektion der Haut angeboten. Für die Desinfektion der Scheide sollte es in verdünnter Normallösung verwendet werden. Die Einwirkzeit sollte 5 Minuten nicht unterschreiten. Auch Chlorhexidin ist ein wirksames Antiseptikum.

Bei allen desinfizierenden Maßnahmen muss man sich bewusst sein, dass man die Keime nur an der Oberfläche reduziert, dass sich aber nach einiger Zeit (Stunden) wieder eine erhebliche Keimzahl auf der Haut gebildet hat.

Die Entfernung der Haare vor operativen Eingriffen muss unmittelbar vorher erfolgen. Dies kann durch eine nasse Rasur oder durch haarentfernende Cremes durchgeführt werden. Eine Rasur der Operationsstelle am Vortag ist unzulässig, da es durch die Manipulation zu einer Erhöhung der Keimzahlen und damit zu einem erhöhten Infektionsrisiko kommt.

■ Wunddrainage

Nach Hysterektomie (abdominal oder vaginal) sollte der Scheidenstumpf nicht primär verschlossen werden. Die Einlage eines T-Drains für 24 Stunden erlaubt den Abfluss des Wundsekrets bei geringem Risiko einer Keimaszension. Die Einlage eines Gazestreifens auch zur Tamponade ist für die Keimvermehrung günstiger als ein Drainageschlauch und sollte daher bald entfernt werden.

Die Verweildauer der Tamponade sollte 24 Stunden nicht über-, eher unterschreiten.

Subfasziale Redon-Drainagen sollten ebenfalls so kurz wie möglich liegen, normalerweise nicht länger als 24 Stunden, eher kürzer.

Bei länger im Bauchraum oder im Gewebe liegenden Drainagen muss die Drainageöffnung sorgfältig steril abgedeckt und wiederholt desinfiziert werden. Auch muss man darauf achten, dass kein Sekret zurückfließen kann. Bei ersten Infektionszeichen frühzeitige Antibiotikatherapie mit einem Staphylokokken-wirksamen Antibiotikum. Baldige Entfernung des Drainageschlauches.

■ Wundpflege

Nach vaginaler Hysterektomie und Scheidenplastik kommt es wegen der häufig vorliegenden hohen Besiedlung der Scheide mit Bakterien nicht selten zu einer oberflächlichen Infektion des Wundgebietes, welche durch das nekrotische Gewebe und das Wundsekret begünstigt wird. Frühzeitiges Spülen mit 1 : 100 verdünnter Polyvidon-Jod-Lösung reduziert die Keime und begünstigt das Abheilen.

Sitzbäder sind weitgehend obsolet und höchstens noch für oberflächliche Wunden geeignet. Wegen des Aufweichungseffektes sollten Sitzbäder anfänglich nur kurz durchgeführt werden. Adstringierende Zusätze wie Tannolact können zu einem besseren Ergebnis führen.

Hautinfektionen, z. B. des Unterbauchquerschnittes, sollten frühzeitig eröffnet werden und je nach Erreger mit Polyvidon-Jod (Staphylococcus aureus) oder auch mit Wasserstoffperoxid (Anaerobier) 1- bis 2-mal pro Tag gespült werden.

! Die keimreduzierende Wirkung dieser Maßnahmen hält nur wenige Stunden an.

■ Harnableitung

Aszendierende Infektionen bei transurethralem Dauerkatheter sind sehr häufig. Nach 8 Tagen weisen etwa 70–90 % der betroffenen Frauen eine Bakteriurie auf. Diese kann in eine symptomatische Zystitis übergehen und auch zur weiteren Aszension führen. Bei einer länger als 3 Tage dauernden Harnableitung sollte daher immer versucht werden, eine suprapubische Urinableitung vorzunehmen. Die Bakteriurie-Rate ist hier wesentlich geringer und beträgt nach 5 Tagen nur etwa 20 %. Auch nach 10 Tagen steigt sie bei sorgfältiger Pflege der Hautinzisionsstelle nur auf ca. 30 % an.

Vorgehen:
- sorgfältige Desinfektion der Urethra vor jeder Katheterisierung
- transurethrale Katheter so kurz wie möglich belassen, bei einfachen Eingriffen nach Abklingen der Narkose entfernen, maximale Liegedauer 24 Stunden
- bei längerer Liegezeit suprapubische Harnableitung
- Verwendung von geschlossenen Ableitungssystemen, die nicht zu einem Reflux des Urins führen.

■ Implantationsinfektionen

Im Zuge der Entwicklung in der Medizin wie auch des technischen Fortschritts wird die Liste der verfügbaren Implantate immer länger. Wenn auch die meisten nicht die Frauenheilkunde direkt betreffen, so wird der Frauenarzt doch zunehmend mit dieser Problematik konfrontiert. Abgesehen von den passageren Gefäß- und Urethrakathetern oder einem Port handelt es sich dabei am häufigsten um Gelenk- und Gefäßprothesen, Herzklappen, Osteosynthesen und Zahnimplantate. In der Frauenheilkunde schon länger bekannt sind die Intrauterinpessare.

Die häufigsten Erreger einer Implantat- und Katheterinfektion sind Staphylokokken, aber auch andere Mikroorganismen der Haut und des Darmes kommen vor. Es beginnt mit einer Adhäsion von Mikroorganismen auf dem Fremdmaterial. Es folgt die Aggregation und Kolonisation mit der Bildung eines Biofilms durch die Produktion einer Exopolysaccharidmatrix. Mikroorganismen im Biofilm sind hierdurch resistenter gegen Antiinfektiva und die Abwehrmechanismen des Immunsystems.

Definitionsgemäß ist ein Biofilm eine strukturierte Gemeinschaft von Mikroorganismen, die spezielle Funktionen haben, und stellt eine der natürlichen Überlebensstrategien von Mikroorganismen dar. Biofilme können mono- und polymikrobiell sein und sind nicht statisch. Teile des Biofilmes in Gefäßen können metastatisch verteilt werden und septisch-embolische Geschehen auslösen.

Die Therapie ist schwierig und verlangt eine höhere Dosierung und meist auch eine Kombinationstherapie, z. B. Rifampicin plus Fluorchinolon. Bei Funktionsverlust des Implantats und schwerer Infektion kann die Entfernung des Implantats notwendig sein.

Zur Prophylaxe wird bei operativen Eingriffen, die besiedeltes Gebiet berühren, bei Implantatträgern eine noch großzügigere Antibiotikaprophylaxe empfohlen, da eine Einschwemmung von Mikroorganismen ins Blut häufig ist.

Biofilme finden sich auch in der Vagina. Hier überwiegen andere Mikroorganismen wie Gardnerella vaginalis, Enterobakterien, Anaerobier und auch Pilze.

Infektionsprophylaxe

Durch Einführung der Antibiotikaprophylaxe bei Hysterektomie und Sectio caesarea konnte das Infektionsrisiko bei diesen Eingriffen um den Faktor 3 – 4 gesenkt werden.

Gründe für die Antibiotikaprophylaxe. Ob eine Antibiotikaprophylaxe durchgeführt werden sollte oder nicht, hängt auch von der Infektionshäufigkeit in der einzelnen Klinik ab.

Bei der Entscheidung, ob eine Infektionsprophylaxe mit einem Antibiotikum durchgeführt werden soll, sollte man sich nicht nur von der Art des Eingriffs leiten lassen, sondern besonders vom Zustand des Patienten. Patientinnen mit mehreren Grundkrankheiten, z. B. Diabetes mellitus, Adipositas, Verdacht auf herabgesetzte Immunabwehr (Alter, onkologische Erkrankung, AIDS, Zustand nach Transplantation), sollten auch bei kleinen Eingriffen ein Antibiotikum erhalten.

> Grundsätzlich muss gesagt werden, dass man mit der Antibiotikaprophylaxe auf der sichereren Seite ist. Natürlich lassen sich mit ihr nicht alle Infektionen, insbesondere nicht die Spätinfektionen, vermeiden. Neben der Verminderung der häufigen, leichten Infektionen, die die Patientin lediglich belästigen, geht es besonders um die Reduktion der seltenen, schweren infektiösen Komplikationen, die gelegentlich auch tödlich ausgehen können. Diese kommen so gut wie ausschließlich bei Patientinnen vor, die ohne Antibiotikaprophylaxe operiert wurden, werden dann aber dennoch gern als „schicksalhafte Verläufe" bezeichnet.

Geeignete Substanzen. Die **Art** des verwendeten Antibiotikums und auch die Zeitdauer der Prophylaxe sind dabei von untergeordneter Bedeutung, da es bei der Prophylaxe in erster Linie darum geht, die Keime im Operationsgebiet so weit zu reduzieren, dass eine Infektion tieferer Bereiche nicht erfolgt.

Das verwendete Antibiotikum muss auch nicht gegen alle potenziellen Keime wirksam sein, da es häufig Synergismen zwischen aeroben und anaeroben Keimen sind, die zu Wundinfektionen und schließlich zur Sepsis führen.

So konnte sowohl mit Substanzen, die nur gegen aerobe Keime als auch mit solchen, die nur gegen anaerobe Keime wirksam sind, eine gute Reduktion der postoperativen Infektionsrate erzielt werden.

Dauer der Prophylaxe. Auch die **Dauer** der Prophylaxe ist von untergeordneter Bedeutung. Nach heutiger Ansicht genügt ein hoher Antibiotikaspiegel zum Zeitpunkt der Operation. Eine Antibiotikaprophylaxe für mehr als 24 Stunden, gar für 3 oder 5 Tage, wird heute abgelehnt, da sie kein besseres Ergebnis bringt und abgesehen von den höheren Kosten die Gefahr einer Keimselektion in sich trägt.

Ebenso ist die Halbwertszeit des verwendeten Antibiotikums von nachgeordneter Bedeutung. Aber ein gewisser Unterschied besteht doch in der Infektionsrate, z. B. bei Harnwegsinfektionen, die bei einem Antibiotikum mit langer Halbwertszeit (z. B. Ceftriaxon) geringer ist als bei einem im Spektrum in etwa vergleichbaren Antibiotikum, dessen Halbwertszeit nur etwa 1 Stunde beträgt (z. B. Cefotiam).

Bei längeren Operationszeiten (> 3 – 4 Stunden) scheinen Antibiotika mit längerer Halbwertszeit bei Einmalgabe besser zu sein, insbesondere dann, wenn man nicht nur Wundinfektionen berücksichtigt, sondern z. B. auch postoperative Pneumonien, die unbedingt zu den operationsbedingten Infektionskomplikationen gerechnet werden müssen. Diese postoperativen Pneumonien entstehen durch Keimeinbringung während der Intubation und durch schlechte postoperative Belüftung in den ersten Tagen nach der Operation.

Da die meisten gynäkologischen Eingriffe nur 1 – 3 Stunden dauern, ist die Einmalgabe eines Antibiotikums mit einer kurzen Halbwertszeit (1 Stunde) in den meisten Fällen ausreichend. Bei längeren Eingriffen kann man auf ein Antibiotikum mit längerer Halbwertszeit übergehen oder eine 2. Dosis verabreichen. Es ist aber auch möglich, das Antibiotikum langsam während des gesamten Eingriffes einlaufen zu lassen, damit möglichst lange ein hoher Spiegel vorliegt.

Indikationen.
- vaginale Hysterektomie mit Scheidenplastik
- abdominale Hysterektomie
- ausgedehnte onkologische Abdominaloperation
- Sectio caesarea (nach der Abnabelung des Kindes)
- operative vaginale Entbindung bei gestörter Vaginalflora
- Patientinnen mit Herzklappenfehler bei normaler Spontangeburt sowie operativen Eingriffen (Endokarditisrisiko durch Keimeinschwemmung)
- Patientinnen mit Plastikimplantaten, da es hier zur Anheftung eingeschwemmter Staphylokokken auf dem Implantat kommen kann
- Spontangeburt bei Frauen, die ein Kind durch eine B-Streptokokken-Infektion bei einer vorherigen Geburt verloren haben.

Aber auch bei sogenannten sauberen Eingriffen, bei denen der Vaginalbereich nicht berührt wird wie Eingriffen an den Adnexen oder im Bereich der Mamma, können Wundinfektionen der Haut, die bei etwa 5 % der Patientinnen gefunden werden, durch eine einmalige Antibiotikaprophylaxe weitgehend vermieden werden.

Eine nachteilige Keimselektion durch die einmalige Antibiotikaprophylaxe erfolgt nicht. Bei Verwendung von verträglichen Antibiotika mit einer geringen Nebenwirkungsrate überwiegt der Nutzen um ein Vielfaches die Risiken.

Immunprophylaxe bei Virusinfektionen

Die beste Vorbeugung gegen Virusinfektionen ist die Impfung mit lebenden, abgeschwächten Erregern (s. S. 336). Während der Schwangerschaft ist dies jedoch nicht mehr möglich. In diesen Fällen kann vorbeugend vor einem Kontakt oder auch noch kurze Zeit danach durch die Verabreichung von Immunglobulinen eine vorübergehende Immunität erzielt werden. Die Wirkung hängt von der Menge der zugeführten Antikörper und vom Zeitpunkt der Applikation ab, wobei der Schutz umso größer ist, je früher die Gabe erfolgte (siehe bei den einzelnen Infektionen).

Chemoprophylaxe bei Virusinfektionen

Sie spielt besonders in der Schwangerschaft eine Rolle. Eine Chemophrophylaxe in der Schwangerschaft wird heute vorgenommen bei HIV (s. S. 225) und empfohlen bei bestimmten Formen des Herpes genitalis, ansonsten bei sehr häufig rezidivierendem Herpes genitalis (Suppressionstherapie).

Vorgehen nach beruflicher HIV-Exposition (Postexpositionsprophylaxe, PEP)

Risiko:
- bei Stich-/Schnittverletzung ca. 0,3 %
- Kontamination von geschädigter Haut, Auge oder Mundhöhle ca. 0,03 %.

Sofortmaßnahmen:
- bei Verletzung Blutfluss fördern, dann Desinfektion mit z. B. Softasept N
- bei Schleimhautkontakt intensive Spülung mit Wasser, evtl. mit verdünntem PVP-Jod.

Medikamentöse Chemoprophylaxe (möglichst innerhalb von 2–72 Stunden):
- Risiko abklären: abhängig von Verletzungsart und Viruslast beim Patienten.
- Chemotherapie empfohlen bei tiefer Verletzung, auch langer Punktionsnadel und hoher Viruslast.
- Chemotherapie anbieten bei oberflächlicher Verletzung, Stich mit chirurgischer Nadel oder Schleimhautkontakt.
- Keine Chemotherapie bei Kontakt mit intakter Haut, Schleimhautkontakt mit Urin oder Speichel.

Medikamente: Lamivudin + Zidovudin (Combivir) 2 × 1 Tbl. und Lopinavir + Ritonavir (Kaletra) 2 × 3 Kapseln über 28 Tage.

Weitere Maßnahmen:
- Blutentnahme zur Dokumentation des Ausgangsstatus
- Dokumentation des Unfallereignisses
- Meldung an Betrieb und Versicherung
- engmaschige ärztliche Nachkontrolle mit Labor und Virologie.

■ Augenprophylaxe beim Neugeborenen

Erreger. Das Kind kann beim Durchtritt durch den Geburtskanal eine ganze Reihe von Erregern der Mutter aufnehmen, wobei die Augen besonders empfänglich sind. Besonders gefürchtet ist die Infektion mit *Gonokokken,* die zur Erblindung des Neugeborenen führen kann. Sehr viel häufiger dagegen ist eine Infektion mit *Chlamydia trachomatis,* die bei bis zu 1% aller Neugeborenen erfolgen kann. Aber auch andere Erreger wie Staphylokokken, speziell Staphylococcus aureus, Streptokokken, Haemophilus influenzae können beim Neugeborenen zu Augeninfektionen führen.

Welche Rolle Infektionen mit anderen Erregern spielen, die während der Geburt auf das kindliche Auge übertragen werden, ist noch wenig bekannt.

Durch stärkere Beachtung der Vaginalflora während der Schwangerschaft und die gegebenenfalls rechtzeitige Sanierung dürfte auch dieses Risiko geringer werden.

Prophylaxe. Die Credé-Prophylaxe wurde zur Vermeidung der gonorrhoischen Konjunktivitis von Credé 1881 vorgeschlagen mit 2% Silbernitratlösung, *die* später wegen der häufigen Augenreizung auf 1% reduziert wurde. Es führte zu einer Reduktion der Gonokokkenkonjunktivitis von 13,6% auf 0,5%.

Inzwischen haben sich die Verhältnisse aber grundlegend geändert. Die Gonorrhö ist sehr selten geworden (< 0,01% bei Frauen), es gibt eine sichere Diagnostik (PCR) und wirksame Antibiotika. So wurde die Credé-Prophylaxe in der Schweiz bereits 1980 abgeschafft, in Deutschland erst vor wenigen Jahren. Seit dem Jahre 2000 ist die Gonorrhö in Deutschland nicht mehr meldepflichtig.

In anderen Ländern wie den USA mit einer 10-mal höheren Gonorrhö-Inzidenz ist die Prophylaxe noch empfohlen und in manchen Staaten vorgeschrieben, allerdings meist mit Antibiotikalösung (s. u.).

Die Credé-Prophylaxe hat eine gute Wirksamkeit gegenüber Staphylococcus aureus, was in Risikofällen ihre Anwendung rechtfertigen kann. Sie wirkt jedoch kaum gegen Chlamydien. Aus diesem Grund wird von manchen eine Augenprophylaxe mit *1%iger Tetracyclin-Lösung* oder *0,5%iger Erythromycin-Lösung* bevorzugt. Der Nachteil dieser Therapien ist ihre geringere Wirksamkeit gegenüber Staphylokokken und Enterobacteriaceae. Gegen Gonokokken und Chlamydien sind sie meist recht gut wirksam.

Eine weitere Alternative sind Augentropfen mit 2,5% oder 1,25% PVP-Jod-Lösung, die eine gute Wirkung auf nahezu alle Bakterien und Viren haben, aber in Deutschland bisher für diese Indikation nicht zugelassen sind.

Eine Gonorrhö ist heute leicht zu behandeln. Meist reicht eine einzige Antibiotikagabe bei der Mutter aus. Es ist einfach nicht mehr zeitgemäß, 99,99% der Neugeborenen eine nicht notwendige Gonokokkenprophylaxe zu geben und die Gonorrhö bei der Mutter zu übersehen.

Nur in Einzelfällen kann die Credé-Augenprophylaxe noch gegeben werden, und zwar dann, wenn schlechte soziale Verhältnisse vorliegen, keine ordentliche Schwangerenvorsorge erfolgte und die Nachbetreuung des Neugeborenen nicht gewährleistet ist.

Auch die Augenprophylaxe zur Vermeidung einer Chlamydienkonjunktivitis löst das Problem der Chlamydienübertragung auf das Kind nicht, da neben den Augen die Lunge und das Genital betroffen sein können. Nur die Erkennung der Chlamydienzervizitis bei der Schwangeren und deren Therapie vor der Entbindung beseitigen das Infektionsrisiko für das Neugeborene und bewahren es vor einer chronischen Infektion.

Impfungen

■ Bedeutung und Indikation

Impfungen spielen die entscheidende Rolle bei der Verhütung und damit Bekämpfung von durch Viren ausgelösten Krankheiten. Wirksame und verträgliche Therapeutika gibt es bis heute kaum und werden in absehbarer Zeit auch nicht zur Verfügung stehen. Dieser Nachteil wird etwas aufgewogen durch die Möglichkeit, gerade gegen Viren wirksame und verträgliche Impfstoffe zu entwickeln.

Bakterien sind aufgrund ihrer Größe und Antigenvielfalt schlechte Impfstoffsubstanzen. Nur dann, wenn lediglich mit Bestandteilen der Bakterien, Toxinen, die durch Behandlung zu harmlosen Toxoiden werden, geimpft wird (Tetanus, Diphtherie), sind diese verträglich und wirksam. Auch die Keuchhustenimpfung (Pertussis) verursacht seit Verwendung eines azellulären Impfstoffes deutlich weniger Nebenwirkungen.

Auch die Ausrottung von Viruserkrankungen durch Impfung ist mit Ausnahme der Pocken, die eine gefürchtete, gut erkennbare und nur beim Menschen vorkommende Erkrankung waren, nicht so leicht möglich.

So bleibt die regelmäßige und kontinuierliche Impfung die einzige Chance, den Schaden durch bestimmte Viruserkrankungen möglichst gering zu halten. Tab. 15.**1**, Tab. 15.**2** und Tab. 15.**3** zeigen die aktuellen Impfempfehlungen der Ständigen Impfkommission (STIKO) für Kinder und Erwachsene.

■ Impfstoffarten

Man unterscheidet Totimpfstoffe, bei denen abgetötete Viren, Bakterien, Toxoide oder Erregerbestandteile (Subunits) verimpft werden, von Lebendimpfstoffen, die abgeschwächte, aber vermehrungsfähige Erreger enthalten. Eine Übersicht über Vor- und Nachteile der Tot- und Lebendimpfstoffe zeigt Tab. 15.**4**.

Totimpfstoffe

Schon lange im Handel sind die Impfstoffe gegen das jeweils aktuelle Influenzavirus (H3N1; Subunit- oder Spaltimpfstoffe), Hepatitis A, Hepatitis B, FSME, Polio (IPV nach Salk), Tetanus, Diphtherie, Pertussis, Haemophilus influenzae Typ b, Pneumokokken (Indikation hier sind Immunschwäche, Hypo- oder Asplenie, verstärkte Exposition, ältere Menschen über 60 Jahre), Tollwut (nur Risikopersonen). Neu hinzugekommen sind die Impfstoffe gegen onkogene humane Papillomviren (HPV) mit den L1-Proteinen gegen HPV 16 und 18 (Cervarix), und den L1-Proteinen gegen HPV 6, 11, 16 und 18 (Gardasil). Ebenfalls neu ist der Impfstoff gegen neue Varianten des Influenzavirus wie Schweinegrippe (H1N1).

Einige Totimpfstoffe werden inzwischen gentechnologisch hergestellt (Hepatitis B, Haemophilus influenzae). Vorteile sind gute Verträglichkeit und fehlendes bzw. verringertes Kontaminationsrisiko mit anderen Erregern bei kostengünstigerer Herstellung.

Tabelle 15.**1** Impfempfehlungen für Säuglinge, Kinder und Jugendliche (STIKO, Stand 27. Juli 2009)

Impfalter	Impfung
Geburt	Simultanimpfung (aktiv+passiv) Hepatitis B, wenn Mutter HBs-Ag-positiv
ab 3. Monat	1. Impfung 7-fach*
ab 4. Monat	2. Impfung 7-fach*
ab 5. Monat	3. Impfung 7-fach*
ab 13. Monat	4. Impfung 7-fach*
11.–14. Monat	1. Impfung Masen-Mumps-Röteln + Varizellen (Lebendimpfung)
15.–23. Monat	2. Impfung Masern-Mumps-Röteln + Varizellen
5.–6. Jahr	5. Impfung Tetanus-Diphtherie (1. Auffrisch-Impfung)
9.–17. Jahr	6. Impfung Tetanus-Diphtherie (2. Auffrisch-Impfung) 4. Impfung Hepatitis B und Poliomyelitis (1. Auffrisch-Impfung)
ab 13. Jahr (Ungeimpfte)	Hepatitis B 1. Impfung (3 Injektionen)
12.–17. Jahr (nur Mädchen)	HPV-Impfung (je nach Vakzine gegen HPV 16/18 oder gegen HPV 6/11/16/18) (3 Injektionen)

* umfasst: Diphtherie, Pertussis, Tetanus, Haemophilus influenzae Typ b, Hepatitis B, Poliomyelitis trivalent, Pneumokokken

Tabelle 15.2 **Impfempfehlung für Erwachsene** (STIKO, Stand 27. Juli 2009)

Krankheit	Wer soll geimpft werden?	Wie oft?	Womit?
Hepatitis A	möglichst alle, besonders Reisende in Endemiegebiete, Infektionsrisiken (Labor, Infektiologen, Kanalarbeiter, kinderbetreuende Einrichtungen), vorher Immunstatus	3-mal	Totimpfstoff
Hepatitis B	möglichst alle, besonders Heil- und Pflegeberufe, Angehörige infektiöser Patienten, Sexualrisiken	3-mal	gentechnisch hergestellter Impfstoff
Tetanus	Auffrischung alle 10 Jahre, bei Verletzungen auch schon nach 5 Jahren	mehrfach	Toxoidimpfstoff
FSME	Personen in Endemiegebieten, Waldarbeiter	3-mal	Totimpfstoff
Masern/Mumps	Seronegative in pädiatrischen und kinderbetreuenden Einrichtungen, vorher Immunstatus	1-mal	Lebendimpfstoff
Röteln	Frauen mit Kinderwunsch, wenn negativ oder HAH-Titer < 16, Beschäftigte (auch männliche) in Einrichtungen wie bei Mumps/Masern (Risikopersonen)	1-mal	Lebendimpfstoff
Varizellen	wie Masern/Mumps	1-mal	Lebendimpfstoff
Poliomyelitis	alle, besonders aber bei Reisen in Endemiegebiete, Auffrischung alle 10 Jahre	mehrfach	Totimpfstoff
Influenza	ständiges Angebot bei Risikopatienten, bei drohender Epidemie alle	mehrfach	Totimpfstoff
Diphtherie	Auffrischung alle 10 Jahre	mehrfach	Toxoidimpfstoff
Tuberkulose	Heil- und Pflegeberufe (nur bei negativer Tuberkulinprobe, z. B. Tine-Test)	1-mal	Lebendimpfstoff
Tollwut	bei Berufs- und Freizeitrisiko, auch postexpositionell	3-mal	Totimpfstoff
Gelbfieber	bei Reisen in Endemiegebiete, nur durch staatlich zugelassene Impfstellen	1-mal	Lebendimpfstoff
Pneumokokken	Risikopersonen mit chronischen Grundkrankheiten, angeborener oder erworbener Immunschwäche, Personen > 60 Jahre (7-valenter und 10-valenter Impfstoff verfügbar)	mehrfach	Toxoidimpfstoff
HPV	bei HPV-Risiko	3-mal	Totimpfstoff

Tabelle 15.3 Öffentlich empfohlene Impfungen*

Ohne Alterseinschränkung	Ab 3. Lebensmonat	Ab 13. Monat	Risikogruppen
▶ Hepatitis A	▶ Tetanus	▶ Masern	▶ Tollwut
▶ Hepatitis B	▶ Diphtherie	▶ Mumps	▶ Tuberkulose
▶ Influenza	▶ Pertussis	▶ Röteln	▶ Pneumokokken
▶ FSME	▶ Varizellen		
▶ Haemophilus influenzae Typ b	▶ Poliomyelitis		

* Risiko vom Staat mitgetragen

Lebendimpfstoff

Die meisten Impfungen gegen Viruserkrankungen werden heute mit Lebendimpfstoffen durchgeführt. Hierbei handelt es sich um vermehrungsfähige, aber in ihrer Virulenz abgeschwächte Viren, die in geringer Dosis appliziert werden und die eine abgeschwächte Infektion auslösen, die i. d. R. zu einer lebenslangen Immunität führt.

Auch gegen bakterielle Infektionen gibt es Lebendimpfungen: Tuberkulose (BCG-Impfstoff), Typhus (Ty 21a) und Cholera (CVD 103HgR). Auch Lebendimpfstoffe können kombiniert werden.

Im Handel. Masern, Mumps, Röteln (auch als trivalenter Impfstoff), Varizellen (OKA-Impfstoff), Polio (trivalent gegen alle 3 Typen; in Deutsch-

Infektionsverhütung

Tabelle 15.4 Vor- und Nachteile von Lebend- und Totimpfstoffen im Überblick

	Vorteile	Nachteile
Totimpfstoffe	▶ geringe Nebenwirkungen ▶ wenig Kontraindikationen ▶ kann mit leichter Einschränkung in der Gravidität gegeben werden (s. Tab. 15.5)	▶ mehrmalige Applikation notwendig ▶ Wirksamkeit und Schutzdauer geringer als bei Lebendimpfung ▶ lokale Reaktion durch Adjuvans möglich
Lebendimpfstoffe	▶ hohe Wirksamkeit ▶ meist lebenslanger Schutz ▶ einmalige Applikation	▶ Nebenwirkungen (abgeschwächte Krankheitssymptome sind möglich) ▶ in der Schwangerschaft in der Regel kontraindiziert (s. Tab. 15.5) ▶ Interferenz mit anderen Viren ist möglich, spielt aber kaum eine Rolle ▶ Impfstoff *muss* kühl gelagert werden

land nicht mehr im Handel), BCG, Typhus (Ty 21a), Cholera (CVD 103HgR).

Für den Frauenarzt sind Impfungen wichtig, da sie zunehmend von ihm vorgenommen werden oder er beratend eingeschaltet wird.

Impfstoffe, an denen gearbeitet wird. Toxoplasmose (rekombinantes Protein), HIV, Herpes simplex, B-Streptokokken.

■ Impfversager (Nonresponder)

Nach der Impfung kommt es – unabhängig davon, ob es sich um eine Lebend- oder Totimpfung handelt – nicht bei allen Geimpften zu einer messbaren Antikörperantwort. Die Rate schwankt zwischen 5 und 10 %. Die Gründe liegen zum einen im Impfstoff selbst, z. B. der Labilität, der Immunogenität, zum anderen aber auch beim Geimpften mit seinem individuellen genetischen Code, der z. B. die Infektionsschwelle oder Reaktionsschwelle bestimmt. Verdoppelung der Impfdosis bringt nur in Einzelfällen ein besseres Ergebnis.

■ Tuberkuloseimpfung des Neugeborenen

Die Tuberkulosehäufigkeit und damit das Risiko für das Neugeborene, an einer Tuberkulose zu erkranken, ist inzwischen so niedrig, dass die BCG-Impfung von der STIKO (Ständige Impfkommission am Robert Koch-Institut) nicht mehr empfohlen wird.

Vor >3 Jahren wurden Neugeborene bei Entlassung aus der Klinik mit einem lebenden, abgeschwächten Impfstamm (BCG-Stamm) geimpft, von welchem 10^5 Keime streng intrakutan am Oberschenkel injiziert wurden. Mit einer Impfreaktion war nach etwa 6 Wochen zu rechnen. Schwere Komplikationen waren sehr selten, können aber, wie bei allen Lebendimpfungen, bei Immundefekten auftreten.

Neugeborene mit erhöhtem Tuberkuloserisiko (Risikoumgebung) sollten auch heute noch geimpft werden.

Eine Impfung bei Erwachsenen mit erhöhtem Ansteckungsrisiko ist heute nur nach vorheriger negativer Tuberkulintestung zulässig.

■ Impfungen in der Schwangerschaft

Grundsätzlich sind viele Impfungen in der Schwangerschaft erlaubt oder sogar erwünscht, da durch die Schwangerschaft bei bestimmten Krankheiten ein erhöhtes Risiko für Komplikationen beobachtet wurde, z. B. bei der neuen Schweinegrippe (Influenza H1N1). Die bedingte Erlaubnis bzw. das Verbot gewisser Impfungen ist – mit Ausnahme der Pockenimpfung, die nicht mehr notwendig ist – eher eine Vorsichtsmaßnahme (Tab. 15.5).

Selbst nach versehentlicher Rötelnimpfung in der Schwangerschaft ist noch kein gesicherter Schadensfall bekannt geworden, so dass dies kein Grund zur Beunruhigung der Patientin oder gar zur Abruptio darstellt.

Aus Vorsichtsgründen sollte man sich bei einer bedingt erlaubten Impfung im Klaren sein, ob die Impfung zum jetzigen Zeitpunkt wirklich notwendig ist. Eine geringe Nebenwirkungsrate ist bei keiner Impfung auszuschließen.

In der Schwangerschaft werden diese Nebenwirkungen von den Betroffenen aus Furcht um ihr Kind besonders schwer genommen. Die Nebenwirkungsrate hängt neben dem Impfstoff selbst auch von dem verwendeten Adjuvans zur Immunverstärkung ab. Grundsätzlich sollten Schwangere z. B. bei der Grippeimpfung bevorzugt nicht adjuvantierte Spaltimpfstoffe erhalten.

Tabelle 15.5 Impfungen in der Schwangerschaft

	Lebendimpfung	Tot- bzw. Toxoidimpfung
erlaubt	▶ Polio (in Deutschland nicht mehr im Handel)	▶ Polio ▶ Tetanus ▶ Influenza
bedingt erlaubt bzw. bei Indikation	▶ Gelbfieber (nur durch Impfstelle) ▶ Typhus oral (Typhoral L, Vivotif)	▶ Tollwut ▶ Hepatitis B ▶ Hepatitis A ▶ Cholera ▶ FSME
nicht erlaubt	▶ Röteln, Masern, Mumps, ▶ Tuberkulose ▶ Pocken ▶ Varizellen	

Wechselwirkungen von Medikamenten

Enzyminduktion

Enzyminduktion kann die Wirkung von Antikonzeptiva vermindern. Präparate, bei denen damit zu rechnen ist, sind in Tab. 15.6 aufgeführt.

Verlängerung des QT-Intervalls

Viele Medikamente (Antidepressiva, Antihistaminika, Neuroleptika, Antiarrhythmika, Tamoxifen etc.) und auch Antibiotika (Penicilline, Makrolide, Fluorchinolone, Cotrimoxazol, Malariamittel etc.) können die Ursache sein.

Wechselwirkungen mit Alkohol

Metronidazol hemmt die Aktivität Alkohol abbauender Dehydrogenasen.

Itraconazol wirkt zusammen mit Alkohol stärker schädigend auf die Leber.

Resorptionsstörung

Durch Änderung der Darmflora infolge oraler Antibiotikatherapie kann es zu einer Verringerung der Resorption von Hormonpräparaten kommen (s. S. 54). Dies kann zusammen mit der Enzyminduktion zu einer Abschwächung der Ovulationshemmer führen (Tab. 15.6). Bei längerer Antibiotikabehandlung (> 8 Tage) ist die Patientin auf dieses Risiko aufmerksam zu machen.

Tabelle 15.6 Medikamente, die zur Enzyminduktion führen können

Wirkstoffgruppe	Substanzen	Beispiele
Analgetika	Phenacetin	Quadronal
	Pyrazolone	Novalgin
	Dihydroergotamin	Optalidon special
Antibiotika	Rifampicin	Rifa, Rimactan
	Chloramphenicol	Paraxin
	Nitrofurane	Furadantin
	Ampicillin	Clamoxyl, Binotal, Amoxipen
	Phenoxypenicillin	Isocillin, Megacillin
	Sulfonamide	Azulfidine, Cotrimoxazol
	Tetracycline bzw. Doxicyclin	
Barbiturate		
fast alle Antikonvulsiva, Antipsychotika und Tranquilizer		
Lipidsenker	Clofibrat	Regelan
	Colestyramin	Quantalan
Ionenaustauscher		Resonium

Tabelle 15.7 Antibiotika in der Schwangerschaft und Stillperiode

Medikament	Risiko		Übergang in die Milch
	Mutter	Kind	
erlaubt			
Penicilline	Allergie	nichts bekannt	ja
Cephalosporine	(Allergie)	nichts bekannt	Spuren
bedingt erlaubt bzw. mit Vorsicht einzusetzen			
Erythromycin-Base	(Allergie)	nicht im 1. Trimenon wegen fraglich erhöhtem Risiko für Herzfehler und Ösophagusstenose	ja
Aminoglykoside	Otonephrotoxizität	Toxizität Hirnnerv VIII	ja (kaum Resorption)
5-Nitroimidazole (Metronidazol etc.)	theoretisches onkogenes Risiko wegen Interaktion mit DNA und Tumoren bei Tierversuchen	nichts bekannt, möglichst nicht im 1. Trimenon	ja
Sulfonamide	Allergie	fraglich Neuralrohrdefekt, Bilirubinerhöhung, Hämolyse (G6PD*-Mangel)	ja
Clindamycin	Allergie, vermehrt pseudomembranöse Kolitis durch Selektion von C. difficile	nichts bekannt	Spuren
Nitrofurantoin	Neuropathien	Hämolyse (G6PD*-Mangel)	ja
Carbapeneme	nichts bekannt	nichts bekannt	
nicht erlaubt			
Doxicyclin	(Lebertoxizität), Fotosensibilisierung	nicht ab 4. Monat wegen Zahnverfärbungen	ja (kaum Resorption)
Gyrasehemmer (Fluorchinolone)	Allergie	theoretisches Risiko (Knorpelschäden bei wachsenden Beagle-Hunden)	ja
Erythromycin-Estolat	Lebertoxizität	s. Erythomycin-Base	
Cotrimoxazol	Vaskulitis	Folsäureantagonismus, kongenitale Fehlbildungen (Tierversuch)	ja
Chloramphenicol	Agranulozytose	Gray-Syndrom	ja

* Glucose-6-Phosphat-Dehydrogenase

Eventuell muss man die Dosis verdoppeln oder es müssen andere zusätzliche Vorkehrungen getroffen werden.

Antibiotika in der Schwangerschaft und Stillperiode

Das Schädigungsrisiko für das Kind durch Antibiotika in der Schwangerschaft ist sehr niedrig. Die meisten Bedenken sind mehr theoretischer Natur (Tab. 15.7). Kein versehentlich verabreichtes Antibiotikum rechtfertigt eine Abruptio.

16 Meldegesetz (Infektionsschutzgesetz, IfSG)

Das Meldewesen unterscheidet zwischen einer Meldepflicht für Krankheiten und einer Meldepflicht für die Nachweise von Krankheitserregern. Neben einer Meldepflicht bei gehäuftem Auftreten nosokomialer Infektionen sind ausgewählte nosokomiale Infektionen beziehungsweise deren Erreger von Krankenhäusern und Einrichtungen für ambulantes Operieren zu erfassen und zu bewerten. Eine Übersicht über die gemeldeten Erkrankungen der letzten Jahre gibt Tab. 16.1.

Tabelle 16.1 Meldepflichtige Infektionskrankheiten 2001 – 2009*

Erkrankung	2001	2005	2006	2007	2008	2009
alle meldepflichtigen Krankheiten	245 699	291 736	297 962	445 074	455 431	548 979
Cholera	2	–	1	2	–	–
Typhus abdominalis	88	80	75	59	69	65
Paratyphus	72	56	73	72	86	76
Salmonellose	77 386	52 267	52 602	55 408	42 921	31 397
Shigellose	1624	1169	817	869	547	617
E. coli-Enteritis	5092	5883	6473	6435	7002	6224
EHEC-Erkrankung (außer HUS)	1018	1161	1179	839	834	835
Campylobacter-Enteritis	54 616	62 133	52 050	66 128	64 742	62 789
Botulismus	8	24	6	9	10	5
Giardiasis (Lamblien)	3894	4519	3669	3654	4765	3962
Kryptosporidiose	1481	1309	1204	1459	1014	1106
Rotavirus-Erkrankung	47 773	54 289	67 029	59 368	77 508	62 207
Norovirus-Gastroenteritis	9273	62 639	75 860	201 227	212 760	178 638
Tuberkulose	7566	6022	5404	5016	4536	4432
Pest	–	–	–	–	–	–
Tularämie	3	15	1	20	15	10
Milzbrand	–	–	–	–	–	1
Brucellose	25	31	37	21	24	19
Leptospirose	48	58	46	166	66	92
Yersiniose	7213	5627	5162	4988	4354	3731
Lepra	3	2	2	–	1	1
Listeriose	216	512	513	356	307	394
Diphtherie	–	1	–	2	–	4
Meningokokken (invasive Erkrankung)	780	627	555	439	453	493
Haemophilus influenzae (invasive Erkrankung)	77	70	121	93	152	185
Legionellose	329	556	576	534	525	503

Fortsetzung ▶

Tabelle 16.1 Fortsetzung

Erkrankung	2001	2005	2006	2007	2008	2009
Syphilis	1554	3229	3163	3278	3189	2556
Läuserückfallfieber	–	–	–	–	–	–
Ornithose	56	33	26	12	22	26
Fleckfieber	2	–	–	–	–	–
Q-Fieber	293	416	204	83	370	191
Poliomyelitis	–	–	–	–	–	–
Creutzfeld-Jakob-Krankheit	81	91	96	99	124	86
Tollwut	–	4	–	2	–	–
FSME	256	432	546	238	289	313
Dengue-Fieber	60	144	175	264	273	298
virales hämorrhagisches Fieber	–	–	53	32	17	56
Gelbfieber	–	–	–	–	–	–
Lassafieber	–	–	1	–	–	–
Marburgfieber	–	–	–	–	–	–
Ebolafieber	–	–	–	–	–	–
Hantavirus-Erkrankung	185	448	72	1688	243	181
Masern	6034	780	2307	566	915	574
Hepatitis A	2274	1217	1229	939	1073	929
Hepatitis B	2427	1236	1185	1003	819	748
Hepatitis D	8	15	21	9	7	7
Hepatitis C	8635	8363	7561	6868	6223	5412
Hepatitis E	31	54	51	73	104	108
Hepatitis Non A – E	2	–	–	–	–	–
HIV-Infektionen	1462	2500	2643	2774	2843	2856
Adenovirusinfektion Auge	132	138	574	375	180	169
Malaria	1044	630	569	541	553	523
Echinokokkose	46	125	129	93	115	106
Trichinellose	5	–	22	10	1	1
HUS, enteropathisch	–	79	63	44	59	66
Influenza	2486	12734	3805	18900	14852	175573
Röteln, konnatale Infektion	1	–	1	–	1	2
Toxoplasmose, konnatale	38	18	11	20	23	8

* Erhebung des Robert Koch-Instituts; gefettet sind die gynäkologisch relevanten Erreger

Meldepflichtige Infektionskrankheiten (§ 6 IfSG)

Namentliche Meldung bei Krankheitsverdacht/Erkrankung/Tod:
- Botulismus
- BSE
- Cholera
- Diphtherie
- Masern
- Meningokokken-Meningitis
- Milzbrand
- Poliomyelitis
- Pest
- Tollwut
- Typhus
- Tuberkulose
- akute Virushepatitis
- Impfschäden
- Verdacht auf Kontakt mit tollwutverdächtigem Tier

- Das Auftreten einer lebensbedrohlichen Krankheit oder das Auftreten von zwei oder mehr gleichartigen Erkrankungen, bei denen ein epidemischer Zusammenhang wahrscheinlich ist oder vermutet wird, wenn dies auf eine schwerwiegende Gefahr für die Allgemeinheit hinweist und Krankheitserreger als Ursache in Betracht kommen, die nicht in §7 genannt sind.

■ Meldepflichtige Krankheitserreger (§ 7 IfSG)

Namentliche Meldung:
Von den 47 genannten Erregern sind nur die Krankheitserreger aufgeführt, die im gynäkologischen Bereich vorkommen können:
- EHEC-Stämme von Escherichia coli
- Hepatitis-A-Virus
- Hepatitis-B-Virus
- Hepatitis-C-Virus
- Listeria monocytogenes
- Mycobacterium tuberculosis.

Nicht namentliche Meldung (s. auch Tab. 16.2):
Von den Chlamydien ist nur C. psittaci meldepflichtig. Weder C. trachomatis noch Neisseria gonorrhoeae sind als Erreger meldepflichtig.

Tabelle 16.2 Gemeldete angeborene Erkrankungen*

	1996	1997	1998	1999	2000
Lues	3	5	6	5	11
Röteln	1	1	4	4	5
Toxoplasmose	24	23	21	31	18
Listeriose	32	27	41	31	33
Zytomegalie	22	12	14	24	24

* Man kann davon ausgehen, dass die tatsächliche Zahl 5- bis 10-mal höher sein kann.

Literatur

Ackermann R. Erythema-migrans-Borreliose und Frühsommer-Meningoenzephalitis. Dtsch Ärztebl. 1986;24:1765–1774.

Allan HH. Bacterial pathogens in postsurgical infections; immunocompromised and normal patients. J Obstet Gynecol. 1986;6,Suppl. 1:40–42.

Ayliffe GA. Surgical scrub and skin desinfection. Infect Control. 1984;5:23–27.

Baltzer J, Geißler K, Gloning Ph et al. Clostridien-Infektion im Wochenbett nach vorausgegangener Sectio. Geburtsh u. Frauenheilk. 1989;49:1010–1013.

Bartlett JG. Anaerobic infections of the pelvis. Clin Obstet Gynecol. 1979;21:351–360.

Bauwens JE, Clark AM, Loeffelholz MJ et al: Diagnosis of chlamydia trachomatis urethritis in men by polymerase chain reaction assay of first-catch-urine. J Clin Microbiol. 1993:3023–3027.

Behr W. Nach Infektionen fahnden – die CRP-Bestimmung: Möglichkeiten und Grenzen. Diagn Lab. 1989:95–106.

Beichert M. HIV in Gynäkologie und Geburtshilfe. In: HIV und AIDS, Hrsg. Ader G, 5. Aufl. 50–63. Springer 2003.

Bell, TA, Stamm WE, Pin Wang S et al. Chronic chlamydia trachomatis infections in infants. J Am Med Assoc. 1992;267:400–402.

Ben-Abraham R, Keller N, Vered R et al. Invasive Group A Streptococcal Infections in a Large Tertiary Center: Epidemiology, Characteristics and Outcome. Infection. 2002;30/2:81–85.

Bergeron Ch, Ferenczy A, Shah K et al. Multicentric human papillomavirus infections of the female genital tract: Correlation of viral types with abnormal miotic figures, colposcopic presentation, and location. Obstet Gynecol. 1987;69:736–742.

Bergeron MG et al. Rapid Detection of group B Streptococci in pregnant women at delivery. N Engl Med. 2000;343:175–179.

Bialasiewicz A, Jahn G. Chlamydien-Infektionen. Sicherung der Diagnose über Augenbefunde. Dtsch Ärztebl. 1988;85:34–40.

Blum HE. Hepatitisviren und Leberkarzinom. Dtsch Ärztebl. 1993;90:1832–1836.

Bodmann K-F et al. Antimikrobielle Therapie der Sepsis. Empfehlungen einer Arbeitsgruppe der Paul-Ehrlich-Gesellschaft für Chemotherapie e.V. Chemoth J. 2001;10:43–54

Boege F, Schmidt-Rotte H, Scherberich JE. Harnwegsdiagnostik in der ärztlichen Praxis. Dtsch Ärztebl. 1993;90:1185–1192.

Bogdan, C; BU Baumgarten, M Röllinghoff. Ehrlichien: Durch Zecken übertragbare Erreger. Dtsch Ärztebl. 2000;97:2456–2462.

Bohnsack JF, A Whiting, M. Gottschalk et al. Population structure of invasive and colonization strains of streptococcus agalactiae from neonates of this U.S. academic centers from 1995–1999. J Clin Microbiol. 2008;46:1285–1291.

Boppana SB et al. Intrauterine transmission of cytomegalovirus to infants of women with preconceptual immunity. N Engl J Med. 2001;344:1366–1371.

Borelli S, Engst R, von Zumbusch R. Sexuell übertragbare Erkrankungen einschließlich HIV-Infektionen – AIDS. Deutscher Ärzteverlag, Köln 1992.

Bredt W. Mycoplasma-Infektionen in der Gynäkologie. Gynäkologe. 1985;18:138–141.

Broermann L, Heidenreich W. Malaria tropica und Schwangerschaft. Geburtsh Frauenheilk. 1992;52:624–626.

Brown ZA, Wald A, Morrow RA et al. Effect of serologic status and cesarean delivery on transmission rates of herpes simplex virus from mother to infant. JAMA. 2003;289:203–209.

Brunham RC, Binns B, Guijon F et al. Etiology and outcome of acute pelvic inflammatory disease. J Infect Dis. 1988;158:510–517.

Buchholz B, Beichert M, Mercus U et al. German-Austrian recommendations for HIV therapy in pregnancy and in HIV exposed newborn – update 2005. Eur J Med Res. 2006;11:359–376.

Bulletin Clinical Management Guidelines for Obstetrician-Gynecologists, No. 82. Obstet Gynecol. 2007;109/6.

Bulling E, Schönberg A, Seeliger HP. Infektionen mit Listeria monocytogenes. Dtsch Ärztebl. 1988;85:957–959.

Burg G, Kettelhack N. Haut und Alkohol. Dtsch Ärztebl. 2002;99:2712–2716.

Cassell, GH, Waites KB, Watson HL et al. Ureaplasma urealyticum intrauterine infection: role in prematurity and disease in newborns. Clin Microbiol Rev. 1993;6:69–87.

Catlin, BW. Gardnerella vaginalis: characteristics, clinical considerations, and controversies. Clin Microbiol Rev. 1992;5:213–237.

Cederqvist LL, Abdel-Latif N, Meyer J et al. Fetal and maternal humoral immune response to cytomegalovirus infection. Obstet Gynecol. 1986;67:214–216.

Chaim W, Bashiri A, Bar-David J et al. Prevalence and Clinical Significance of Postpartum Endometritis and Wound Infection. Inf Dis Obstet Gynecol. 2000;8:77–82.

Chow AW, Jewesson PJ. Pharmacokinetics and safety of anti-microbial agents during pregnancy. Rev Infect Dis. 1985;73:287–313.

Christ-Crain M, Schuetz P, Müller B. Procalcitonin und seine Bedeutung für die Diagnose bakterieller Infektionen. Chemother J. 2008;5:197–204.

Christie SN, McCaughey C, McBride M et al. Herpes simplex type 1 and genital herpes in Northern Ireland. Int J Sex Transm Dis. 1997:68–69.

Clad A, Flecken U, Petersen EE. Chlamydial serology in genital infections: ImmunoComb versus Ipazyme. Infection. 1993:384–389.

Clad, A., Flohr F, Petersen EE: Genital isolates of chlamydia trachomatis survive 12 day antibiotic treatment in vitro due to delayed cell lysis. In: Bowie: Chlamydial infections. Cambridge University Press, London 1990.

Clad A, Freidank H, Plünnecke J et al. Comparison of a new C. trachomatis IgG specific serology test with

Literatur

the microimmunofluorescence test (MIF). 10th ISSTDR Meeting, Helsinki 1993:83.

Clad A, Kleinschmidt M, Batsford S et al. Fetale Syphilis mit intrauterinem Fruchttod ohne Aktivitätszeichen der Lues in der mütterlichen Routineserologie. Geburtsh u Frauenheilk 1997;57:695–698.

Clad A, Prillwitz J, Hintz KC et al. Discordant Prevalence of Chlamydia trachomatis in Asymptomatic Couples Screened Usind Urine Ligase Chain Reaction. Eur J Clin Microbiol Infect Dis 2001;20:324–328.

Daffos F, Forestier F, Chapella-Pavlovsky M et al. Prenatal management of 746 pregnancies at risk for congenital toxoplasmosis. New Engl J Med. 1988;218:271–275.

Daschner F. Antibiotika am Krankenbett, 3. Aufl. Springer, Berlin 1986.

Desmonts G, Forestier F, Thulliez P et al. Prenatal diagnosis of congenital toxoplasmosis. Lancet. 1985; II:500–503.

Dettenkofer M, Jonas D, Wiechmann C et al. Effect of skin disinfection with octenidine dihydrochloride on insertion site colonization of intravascular catheters. Infection, 2002;30(5):282–285.

Diague N et al. Increased susceptibility to malaria during the early postpartum period. N Engl J Med 2000;343:651–652.

Dietrich M, Kern P. Tropenlabor. Diagnostik für die ärztliche Praxis mit einfacher Laborausrüstung. Fischer, Stuttgart 1983.

Donders GG, van Calsteren, Bellen G et al. Predictive value for preterm birth of abnormal vaginal flora, bacterial vaginosis and aerobic vaginitis during the first trimester of pregnancy or why metronidazole is not a good option in pregnancy. 6th Eur Conf Eur Soc Inf Dis Obstet Gynecol (ESIDOG), Leuven/Belgien, August 2008, Abstract Plen II-2.

Dore GJ, Freeman AJ, Law M et al. Is severe liver disease a common outcome for people with chronic hepatitis C? Gastroenterol Hepatol. 2002;17:423–430.

Dupuis O et al. Herpes simplex encephalitis in pregnancy. Obstet Gynecol. 1999;94:810–812.

Eggers HJ. Antivirale Chemotherapie. Dtsch Ärztebl. 1991;88:1882–1887.

Eiermann W, Tsutsulopulos C. Die non-puerperale Mastitis. 1987;FAC 6 – 2:401–405.

Elsner P, Martius J, eds. Vulvovaginitis. Dekker, New York 1993.

Enders G. Infektionen und Impfungen in der Schwangerschaft. Urban & Schwarzenberg, München 1988.

Enders G. Röteln und Ringelröteln. In: Friese K, Kachel W, Hrsg. Infektionskrankheiten der Schwangeren und des Neugeborenen. Springer, Berlin–Heidelberg 1998:67–89.

Enders G, Braun R. Prä- und peripartale Übertragung des Hepatitis C-Virus. Internist. 2000;7:676–678.

Enders M, Weidner A, Zoellner I et al. Fetal morbidity and mortality after acute humanparvovirus B19 infection in pregnancy: prospective evaluation of 1018 cases. Prenat Diagn. 2004;24:513–518.

Erikson BK, Norgren M, McGregor K et al. Group A streptococcal infections in Sweden; a comparative study of invasive and noninvasive infections and analysis of dominant T28 emm28 isolates. Clin Infect Dis. 2003;37(9):1189–1193.

Eschenbach DA. Vaginal infection. Clin Obst Gynecol. 1983;26:186.

Eschenbach DA. Lower genital tract infections. In: Galask RP, Larsen B. Infectious Disease in the Female Patient. Springer, Berlin 1986.

Eschenbach DA, Davick PR, Williams BL et al.: Prevalence of hydrogen peroxide-producing Lactobacillus species in normal women and women with bacterial vaginosis. J Clin Microbiol. 1989;27:251–256.

Evans AA, Bortuolussi R, Issekutz TB et al. Follow-up study of survivors of fetal and early onset neonatal listeriosis. Clin Invest Med. 1984;7:329–334.

Farley, TMM, Rosenberg MJ, Rowe PJ et al. Intrauterine devices and pelvic inflammatory disease: an international perspective. Lancet. 1992;339:785–788.

Feng-Ying C, Weisman LE, Azimi PH et al. Level of maternal IgG anti-group B streptococcus type III antibody correlated with protection of neonates against early-onset disease caused by this pathogen. J Infect Dis. 2004;190:928–934.

Fischbach F, Petersen EE, Weissenbacher ER et al. Efficacy of Clindamycin vaginal cream versus oral metronidazole in the treatment of bacterial vaginosis. Obstet Gynecol. 1993;82:405–410.

Fischer E, Reese J. Neonatale Salmonelleninfektion. Gyn. Praxis 2010;34:245–251.

Fleischer B. Superantigene: Schock und Immunsuppression als Folge der T-Zell-Stimulation. Gelb H. 1991;41:141–147.

Fleming AD, Ehrlich DW, Miller NA et al. Successful treatment of maternal septicemia due to listeria monocytogenes at 26 weeks' gestation. Obstet Gynecol. 1985;66:52–53.

Fleming DW, Cochi SL, MacDonald KL et al. Pasteurized milk as a vehicle of infection in an outbreak of listeriosis. N Engl J Med. 1985;312:404–407.

Ford LC, Quan WL, Lagasse LD. Recommendations for the use of antibiotics in gynaecological oncology. J Obstet Gynecol. 1986;Suppl 1:42–44.

Foulon W, Pinon JM, Stray-Pedersen B, et al. Prenatal diagnosis of congenital toxoplasmosis: a multicenter evaluation of different diagnostic parameters. Am J Obstet Gynecol. 1999;181(4):843–847.

Foulon W, Villena I, Stray-Pedersen B, et al. Treatment of toxoplasmosis during pregnancy: a multicenter study of impact on fetal transmission and children's sequelae at age 1 year. Am J Obstet Gynecol 1999; 180:410–415.

Friese K, Schäfer A, Hof H. Infektionskrankheiten in Gynäkologie und Geburtshilfe. Springer, Berlin 2003.

Friese K. Die medikamentöse Behandlung der sexuell übertragbaren Krankheiten. Gynäkologe. 1988;21: 31–38.

Frösner GG. Hepatitis B – auch eine Partnerinfektion. Gynäkologe. 1985;18:151–155.

Galask RP, Larsen B. Infectious Diseases in the Female Patient. Springer, Berlin–New York 1986.

Gärtner B, Enders M, Luft-Duchow C et al. Parvovirus-B19-Infektionen bei Schwangeren in der Kinderbetreuung Gesundheitsökonomische Analyse eines Beschäftigungsverbots. Bundesgesundheitsbl – Gesundheitsforsch. – Gesundheitsschutz 2007;50:1369–1378

Gastmeier P, Kampf G, Wischnewski N et al. Prevalence of nosocomial infections in representative German hospitals. J Hosp Infect. 1998;38:37–49.

Gaytant MA, Steegers EA et al. Seroprevalence of Herpes Simplex Virus Type 1 and Type 2 Among Pregnant Women in the Netherlands. Sex Transm Dis. 2002;29/11:710–714.

Gerken G, Meyer zum Büschenfelde KH. Virushepatitis von A bis E. Gelb H. 1992;32:97–106.

Gershon AA. Live attenuated varicella vaccine. Int J Inf Dis. 1977;1:130–134.

Gerstner GJ, Schmid R. Infektionsprophylaxe bei vaginalen Hysterektomien mit Metronidazol. Geburtsh Frauenheilk. 1982;42:269–272.

Gibb DM et al. Mother-to child transmission of the Hepatitis C virus: evidence for preventable peripartum transmission. Lancet. 2000;89:904 – 907.

Gibbs R. Microbiology of the female genital trakt. Am J Obstet Gynecol. 1987;156:491 – 495.

Gibbs R. The relationship between infections and adverse pregnancy outcomes: An overview. Ann Periodontol. 2001;6:153 – 163.

Gilbert RE, Tookey PA. Perinatal mortality and morbidity among babies delivered in water: surveillance study and postal survery. Brit Med J. 1999;319:483 – 487.

Goldenberg RL, Culhane JF, Iams JD et al. Epidemiology and causes of preterm birth. Lancet. 2008;371:75 – 84.

Goldenberg RL, Hauth JC, Andrews WW. Intrauterine Infection and Preterm Delivery. N Engl J Med 2000;342:1500 – 1507.

Göppinger A, Ikenberg H, Birmelin G et al. CO2-Lasertherapie und HPV-Typisierung bei CIN-Verlaufsbeobachtungen. Geburtsh Frauenheilk. 1988;48:343 – 345.

Grab D, Kittelberger M, Flock F. Kindliche Entwicklung nach maternaler Ringelrötelninfektion in der Schwangerschaft. Gynäkol. 2002;7:299 – 303.

Granitzka S. Epidemiologie der Gonorrhoe. In: Sexuell übertragbare Krankheiten, Hahnenklee-Symposion. Editiones Roche, Basel 1985.

Graystone JT. Infections caused by Chlamydia pneumoniae strain TWAR. Clin Infect Dis. 1992;15:757 – 763.

Griffiths PD, Baboonian C. A prospective study of primary cytomegalovirus infection during pregnancy: final report. Brit J Obstet Gynecol. 1984;91:307 – 315.

Groß U, Roos T, Friese F. Toxoplasmose in der Schwangerschaft. Dtsch Ärztebl. 2001;98/49:B2778 – 2783.

Groß U, Hurzik A, Graumann K et al. Toxoplamose in der Schwangerschaft und bei Immunsupprimierten. Chemother J. 2008;17:75 – 83.

Gsell O, Krech U, Mohr W. Klinische Virologie. Urban & Schwarzenberg, München 1986.

Gürtler L. AIDS: Welche Tests sichern die Diagnose? Diagn. 1987;37:157 – 167.

Hager WD: Treatment of Metronidazol-Resitant Trichomonas vaginale With Tinidazol: Case Reports of Three Patients. Sex Transm Dis. 2004;31:343 – 345.

Hahn H. Physiologie und Pathologie der zellulären Immunität bei der Infektionsabwehr. In: Krasemann C. Infektiologisches Kolloquium 2: Der abwehrgeschwächte Patient. De Gruyter, Berlin 1984:47 – 59.

Hahn H, Falke D, Klein P. Medizinische Mikrobiologie. Springer, Berlin–Heidelberg–New York 1991.

Hambrecht K, Marschmann J, Jahn G et al. Cytomegalusvirus transmission to preterm infants during lactation. J Clin Virol. 2008;41:198 – 205.

Handrick W, von Eiff C. Durch Staphylococcus aureus verursachtes Toxic-shock-Syndrom. Gynäkologe. 2002;35:81 – 86.

Hankins GD, Cunningham FG, Luby JP et al. Asymptomatic genital excretion of herpes simplex virus during early labor. Am J Obstet Gynecol. 1984; 150:100 – 101.

Harger JD, English DH. Selection of patients for antibiotic prophylaxis. Am J Obstet Gynecol. 1981; 141:752 – 758.

Haustein UF. Pyrethrine und Pyrethroide (Permethrin) in der Behandlung von Skabies und Pediculosis. Hautarzt. 1991;41:453 – 455.

Haverkorn ML. A comparison of single-dose and multidose metronidazole prophylaxis for hysterectomy. J Hosp Infect. 1987;9:249 – 254.

Hawkins DF. Antimicrobial drugs in pregnancy and adverse effects on the fetus. J Obstet Gynecol. 1986;6, Suppl. 1:11 – 24.

Heeg K, Miethke T, Wagner H. Neue Perspektiven zur Pathophysiologie der grampositiven Sepsis. Dtsch. Ärztebl. 1995; 92:A:1177 – 1180.

Hemmer CJ, Lafrenz M, Lademann M et al. Rechtzeitig auch an eine Infektion mit Plasmodien denken. Klinikarzt. 2003;32/6:208 – 213.

Hemsell DL, Johnson ER, Bawdon RE et al. Ceftriaxone and Cefazolin prophylaxis for hysterectomy. Surg Gynecol Obstet. 1985;161:197 – 203.

Hemsell DL, Mensell PG, Heard MC et al. Infektionsprophylaxe nach Hysterektomie und Kaiserschnitt. FAC 6 – 2. 1987:357 – 363.

Hernández-Dias et al. Folic acid antagonist during pregnancy and the risk of birth defects. N Engl J Med. 2000;343:1608 – 14.

Hess G, Gross G. Sexuelle Übertragung der Hepatitisviren. Hautarzt. 1991;42:347 – 349.

Higa K, Dan K, Manabe H. Varicella-zoster virus infections during pregnancy: Hypothesis concerning the mechanisms of congenital malformations. Obstet Gynecol. 1987;69:214 – 222.

Hill GB, Ayers OA. Antimicrobial susceptibilities of anaerobic bacteria isolated from female genital tract infections. Antimicrob Agents Chemother. 1985; 27:324 – 331.

Hillier SL, Nugent RP, Eschenbach DA et al.: Association between bacterial vaginosis and preterm delivery of a low-birth-weight infant. The Vaginal Infections and Prematurity Study Group. N Engl J Med. 1995; 333:1737 – 1742.

Hirsch HA, Niehues U. Mütterliche Morbidität nach Sectio: Einfluß von Infektionskontrolle und Antibiotikaprophylaxe. Geburtsh Frauenheilk. 1988;48:1 – 7.

Hirsch HA. Harnwegsinfektionen in der Gynäkologie und Geburtshilfe. FAC 6 – 2. 1987:333 – 338.

Hirsch HA. Harnwegsinfektionen in der Schwangerschaft. Dtsch Med Wschr. 1987;112:45 – 46.

Hirschberger R, Schaefer K. Syndrom des toxischen Schocks. Dtsch Med Wschr. 1983;108:912 – 917.

Hitti JE, Hillier SL, Eschenbach DA et al. Vaginal Indicators of Amniotic Fluid Infection in Preterm Labor. Obstet Gynecol. 2001;97:211 – 219.

Hof H, Nichterlein T, Ulbricht A et al. Die Listeriose der Erwachsenen – eine Lebensmittelinfektion? Dtsch Ärztebl. 1993;90:262 – 265.

Hof H, Ulbricht A, Stehle G. Listeriosis – a puzzling disease. Infection. 1992;20:290 – 292.

Hofmann H. Lyme-Borreliose. Kutane Manifestation. Hautarzt 2005;56:783-795.

Holst E, Goffeng AR, Andersch B. Bacterial vaginosis and vaginal microorganisms in idiopathic premature labor and association with pregnancy outcome. J Clin Microbiol. 1994;32(1):176 – 186.

Huch R. Hepatitis C und Stillen, Empfehlung der Nationalen Stillkommission in Abstimmung mit der Gesellschaft für pädiatrische Gastroenterologie und Ernährung und der Deutschen Gesellschaft für pädiatrische Infektiologie. Gynäkol Praxis. 2002; 26:31 – 34.

Ikenberg H. Der Stellenwert der Papillomviren und ihre Diagnostik bei der Vorsorge. Therapeut Umschau. 2002;59:489 – 494.

Baeten JM, Hassan WM, Chohan V et al. Prospective study of correlates of vaginal Lactobacillus colonisation among high-risk HIV-1 seronegative women. Sex Transm Infect 2009;85:348 – 353.

Jenum PA, Stray-Pedersen B et al. Incidence of Toxoplasma gondii Infection in Norway. J Clin Microbiol. 1998;36:2900 – 2906.

Literatur

Jilg W, Deinhardt F. Schutzimpfung gegen Hepatitis B. Dtsch Ärztebl. 1988;85:791–795.

Jilg W. Die aktive Schutzimpfung gegen Hepatitis A. Dtsch Ärztebl. 1992;89:2113–2114.

Jilg W. Immunisierung gegen Hepatitis A. Gelb H. 1992;32:107–118.

Jilg W. Gründe für eine generelle Impfung gegen Hepatitis B. Dtsch Ärztebl. 1996;93:2435–2439.

Jochun M, Fritz H, Nast-Kolb D et al. Granulozyten-Elastase als prognostischer Parameter. Dtsch Ärztebl. 1990;87:1106–1110.

Kampf G, Löffler H, Gastmeier P. Händehygiene zur Prävention nosokomialer Infektionen, Dtsch Ärztebl. 2009;106:649–655.

Kaufhold A, Podbielski A, Kühnemund O et al. Infektionen durch Streptococcus pyogenes: neuere Aspekte zur Diagnostik, Epidemiologie, Klinik und Therapie. Immun Infekt. 1992;20:192–199.

Klebanoff MA et al. Failure of metronidazole to prevent preterm delivery among pregnant women with asymptomatic Trichomonas vaginalis infection. N Engl J Med. 2001;345:487–493.

Kleinebrecht J, Fränz J, Windorfer A. Arzneimittel in der Schwangerschaft und Stillzeit. Wissenschaftl. Verlagsgesellschaft, Stuttgart 1986.

Klinger JD. Isolation of listeria: a review of procedures and future prospects. Infection. 1988;16(Suppl. 2):98–104.

Knörr K. Pränatale und perinatale Virusinfektionen aus gynäkologisch-geburtshilflicher Sicht. Geburtsh Frauenheilk. 1983;43:701–709.

Knothe H, Dette GA. Antibiotika in der Klinik, 2. Aufl. Aesopus, München 1984.

Koch MG. AIDS. Vom Molekül zur Pandemie. Spektrum der Wissenschaft, Heidelberg 1987.

Konietzko N, Loddenkemper R (Hrsg.). Tuberkulose. Thieme, Stuttgart 1999.

Koppe JG, Loewer-Sieger DH, De Reover-Bonnet H. Results of 20-year follow-up of congenital toxoplasmosis. Lancet. 1986;I:254–255.

Korting HC. Cephalosporin-Therapie der Gonorrhoe. Karger, Basel 1987.

Kramer A, Fritze F, Klebingat K-J et al. Zielsetzung und Möglichkeit der Antiseptik im Genitalbereich. Gyn. 1999;4:182–190.

Krause W, Weidner W. Sexuell übertragbare Krankheiten, 2. Aufl. Enke, Stuttgart 1988.

Krech T. Chlamydieninfektionen: Schnellerer Nachweis und gezielte Therapie. Dtsch Ärztebl. 1986;7:394–399.

Kresken M, Höffken G, Sha PM. Cephalosporine zur parenteralen Applikation – Plädoyer für eine neue Gruppe. Chemother J. 2009;18:142–144.

Kujath P, Eckmann C. Die nekrotisierende Fasziitis und schwere Weichteilinfektionen durch Gruppe-A-Streptokokken. Dtsch. Ärztebl. 1998;95:A408–413.

Kurup M, Goldkran JW. Cervical incompetence: Elective, emergent, or urgent cerclage. Am J Obst Gynecol. 1999;181/2:240–246.

Landthaler M, Braun-Falco O. Vulvitis aus dermatologischer Sicht. FAC 6–2. 1987;327–331.

Ledger WJ. Diagnose und Therapie schwerer Adnexitis. FAC 6–2. 1987;407–415.

Ledger WJ. Infection in the Female, 2nd ed. Lea & Febiger, Philadelphia 1986.

Lippes J. Pelvic actinomycosis: a review and preliminary look at prevalence. Am J Obstet Gynecol. 1999;180:265–269.

Loddenkemper R, Hauer B. Resistente Tuberkulose. Dtsch Ärztebl. 2010;107:10–19.

Lowe FC, Fagelman E. Cranberry juice for preventing urinary tract infections (Cochrane Review). In: The Cochrane Library, Issue 4. Oxford: Update Software, 2001.

Luthardt T. Pränatale und perinatale Virusinfektionen. In: Gsell O, Krech U, Mohr W. Klinische Virologie. Urban & Schwarzenberg, München 1986:263–274.

Mårdh PA, Møller BR, Ingerselv HJ et al. Endometritis caused by Chlamydia trachomatis. Brit J Vener Dis. 1981;57:191–195.

Mårdh PA, La Placa J, Ward M. Proceedings of the European Society of Chlamydia Research. Uppsala University Centre for STD-Research, Uppsala 1992.

Marre R, Mertens T, Trautmann M et al. Klinische Infektiologie. Urban & Fischer, München 2000.

Martius G. Differentialdiagnose in Geburtshilfe und Gynäkologie, 2. Aufl., Bd. I. Thieme, Stuttgart 1987.

Martius J, Hirsch HA. Hämolysierende Streptokokken der Gruppe B in der Geburtshilfe. Gynäkol Geburtsh. 1992:46–48.

Maunz G, H Concett, W Zimmerli. Cutaneous Vasculitis Associated with Fluorchonolones. Infection. 2009;27:466–468.

McGregor JA, French JI. Chlamydia trachomatis infection during pregnancy. Am J Obstet Gynecol. 1991; 164:1782–1789.

Mendling W, Bethke A. Oxyuriasis des Eileiters. Gynäkol Prax. 1986;10:711–714.

Mendling W. Die Vulvovaginal-Kandidose. Theorie und Praxis. Springer. Berlin 1987.

Mendling W. Puerperalsepsis durch Ovarialvenenthrombophlebitis. Gynäkol Prax. 1987;11:431–435.

Mendling W. Back to the roots – mit Laktobazillen und Probiotika. Frauenarzt. 2009;50:396–404.

Mercer BM, Arheart KL. Antimicrobial therapy in expectant management of preterm premature rupture of the membranes. Lancet. 1995;346:1271–1279.

Mertens Th, Zippel C, Seufer R et al. Comparison of four different methods for detection of rubella IgM antibodies. Med Microbiol Immunol. 1983;172:181–189.

Meurer M, Braun-Falco O. Klinik, Diagnostik und Therapie der Syphilis in der Schwangerschaft und bei Neugeborenen. Geburtsh Frauenheilk. 1987;47:81–86.

Meyer H, Goettlicher S., Mendling W. Stress as a cause of chronic recurrent vulvovaginal candidosis and the effectiveness of the conventional antimycotic therapy. Mycoses. 2006:49;202–209.

Mijac VD, Dukic SV, Opavski NZ et al. Hydrogen peroxide producing lactobacilli in women with vaginal infections. Eur J Obstet Gynecol Reprod Biol. 2006;129:69–76.

Miller E, Fairley CK, Cohen BJ et al. Immediate and long term outcome of human parvovirus B 19 infection in pregnancy. Br J Obstet Gynecol. 1998;105:174–178.

Modrow S. Parvovirus B 19. Dtsch Ärztebl. 2001;98:A1620–1624.

Modrow S. Parvovirus B19. Ein Infektionserreger mit vielen Erkrankungsbildern. Dtsch Ärztebl. 2003;98/24:B1930–1394.

Modrow S, Gärtner B. Parvovirus-B19-Infektionen in der Schwangerschaft. Dtsch Ärztebl. 2006;103:A2869–2876.

Morales WJ. The effect of chorioamnionitis on the developmental outcome of preterm infants at one year. Obstet Gynecol. 1987;70:183–190.

Moulder JW. Interaction of chlamydia and host cells in vitro. Microbiol Rev. 1991;55:143–190.

MSD-Manual der Diagnostik und Therapie, 3. Aufl. Urban & Schwarzenberg, München 1984.

Munoz N et al. Epidemiologic classification of human papillomavirus types assiciated with cervical cancer. N Engl J Med. 2003;348:518–526.

Naber KG, Schito GC et al. Surveillance study in Europe and Brazil on clinical aspects and antimicrobial resistance epidemiology in females with cystitis (ARESCO): Implications for empiric therapy. Eur Urol. 2008;54:1164–1175.

Nau R, Christen HJ, Eiffert H. Lyme-Borreliose – aktueller Kenntnisstand. Dtsch Ärztebl Int. 2009; 106:72–82.

Nigro G, Adler SP, La Torre R et al. Congenital Cytomegalovirus Collaborating Group: Passive Immunization during pregnancy for congenital cytomegalovirus infection. N Engl J Med. 2005;353:1350–1362.

Oberpenning F, van Ophoven A, Hertle L. Chronische interstitielle Zystitis. Dtsch Ärztebl 2002;99: A204–208.

Ortels S. Zur Bedeutung neuerer Forschungsergebnisse auf dem Gebiet der menschlichen Listeriose. Zbl Gynäkol. 1983;105:1295–1306.

Peters F. Laktation und Stillen. Bücherei des Frauenarztes, Bd. 26. Enke, Stuttgart 1987.

Peters G. Plastikinfektionen durch Staphylokokken. Dtsch Ärztebl. 1988;85:234–239.

Peters F, Flick-Filliées D, Diemer P. Stillberatung – auch eine Angelegenheit der Ärzteschaft. Gynäkol. 2000;5:183–188.

Peters F, Petersen EE, Kirkpatrick J. Isolated erythema (cellulitis) of the breast. The Breast 2002; 11:484–488.

Petersen EE, Pelz K, Isele T et al. Die Aminkolpitis. Diagnose und Therapie. Gyn Prax. 1983;7:447–455.

Petersen EE, Pelz K. Diagnosis and therapy of nonspecific vaginitis. Correlation between KOH-Test, clue cells and microbiology. Scand J Infect Dis. 1983;Suppl 40:97–99.

Petersen EE. Anaerobic vaginosis. Lancet. 1984; II:337–338.

Petersen EE, Sanabria de Isele T, Pelz K et al. Die Aminkolpitis, nicht nur ein ästhetisches Problem: Erhöhtes Infektionsrisiko bei Geburt. Geburtsh Frauenheilk. 1985;45:43–47.

Petersen EE, Sanabria de Isele T, Pelz K. Infection prophylaxis in cesarean section by a single dose of ceftriaxone. Chemioterapia. 1985;4:742–744.

Petersen EE. Bedeutung der Laktobazillen als Normalflora. Gynäkologe. 1985;18:128–130.

Petersen EE. Die Aminkolpitis. Gynäkologe. 1985; 18:131–135.

Petersen EE. Herpes genitalis. Gynäkologe. 1985;18: 163–166.

Petersen EE. Trichomoniasis. Gynäkologe. 1985;18: 136–137.

Petersen EE, Sanabria de Isele T, Pelz K. Disturbed vaginal flora as a risk factor in pregnancy. J Obstet Gynecol. 1986;65:16–18.

Petersen EE. Die Aminkolpitis, nicht nur ein ästhetetisches Problem. FAC 6–2. 1987:295–300.

Petersen EE, Schwarz U, Vaith P et al. AIDS und Frauen; Wandel der Probleme für den Frauenarzt. Geburtsh Frauenheilk. 1990:50:15–19.

Petersen EE, Wingen F, Fairchild KL et al. Single dose pefloxacin compared with multiple dose co-trimoxazole in cystitis. J Antimicrob Chemother. 1990;Suppl. B:147–152.

Petersen EE. Erkrankungen der Vulva. Thieme, Stuttgart 1992.

Petersen EE, Clemens R, Bock HL et al. Hepatitis B and C in heterosexual patients with various sexually transmitted diseases. Infection. 1992;20:128–131.

Petersen EE, Clad A. Klinische Bedeutung der Papillomviren in der Gynäkologie: Gynäkologe. 1992; 25:20–25.

Petersen EE. Antibiotikaprophylaxe in der Gynäkologie und Geburtshilfe. Gynäkol Geburtsh. 1994:1–5.

Petersen EE, Clad A. Genitale Chlamydien-Infektionen. Dtsch Ärztebl. 1995;92:A:205–210.

Petersen EE, Clad A, Mendel R et al. Prevalence of chlamydial Infections in Germany: Screening of asymptomatic women and men by testing first void urine by Ligase chain reaction. Proceedings third meeting of the European society for chlamydial Research Vienna 11.-14. Sept. 1996:415.

Petersen EE. Lebensbedrohliche Infektionen im Wochenbett. Gynäkologe 1997;30:775–781.

Petersen EE. Der Einsatz von Vitamin C zur Normalisierung der Vaginalflora. Gyne 1998;19(3):1–4.

Petersen EE Streptokokken-A-Puerperalsepsis. Gynäkologe 1999;32:512–517.

Petersen EE, Distler C. Vorkommen von Hefepilzen im Vulvovaginalbereich bei symptomatischen und asymptomatischen Frauen. Geburtsh u Frauenheilk 1999;59:470–474.

Petersen EE, Doerr HW, Gross G et al. Der Herpes genitalis. Dtsch Ärztebl.1999;96:2358–2364.

Petersen EE. Bakterielle Infektionen der Vulva. Gynäkologe. 2001;34:903–906.

Petersen EE. Genitalinfektionen und ihre Diagnostik. Ther Umsch. 2002;59/9:447–453.

Petersen EE: Farbatlas der Vulvaerkrankungen. 2. Aufl. Kaymogyn GmbH; 2007.

Petersen EE. Urogenitale Beschwerden von der Infektion bis zur Dermatose: Woran muss bei der Untersuchung auch gedacht werden? J Urol Urogynäkol 2008;15(3):1–7.

Petzoldt D, Näher H. Immunologisch-serologische Verfahren zum Nachweis von Neisseria gonorrhoeae und Chlamydia trachomatis. In: Sexuell übertragbare Krankheiten. Hahnenklee-Symposion. Basel: Editiones Roche; 1985:135–140.

Pirotta MV, Garland SM. Genital Candida Species Detected in Samples from Women in Melbourne, Australia, before and after Treatment with Antibiotics. J Clin Microbiol. 2006;44:3213–3217.

Potel J. 40 Jahre Listeriose-Forschung in Deutschland. Niedersächs Ärztebl. 1989;19:28–32.

Preiser W, Berger A, Doerr HW. Therapie viraler Erkrankungen. Dtsch Ärztebl. 2000;97:A3433–3439.

Prestel E. Implantatinfektionen. Chemother J. 2009; 18:56–60.

Prince AM. Die Non-A-Non-B-Hepatitis: ein ungelöstes Rätsel. Gelb H. 1987;27:53–60.

Quentin R, Pierre F, Dubois M et al. Frequent isolation of capnophilic bacteria in aspirate from Bartholin's gland abscesses and cysts. Europ J Clin Microbiol. 1990;9:138–147.

Ravel J, Gajer P, Abdo Z et al. Microbes and Health Sackler Colloquium: Vaginal microbiome of reproductive-age women. Proc Natl Acad Sci USA. 2010 Aug 19. Epub ahead of print.

Reese RE, Douglas RG. A Practical Approach to Infectious Diseases, 2nd ed. Little, Brown, Boston 1986.

Reid R, Greenberg M, Jenson B et al. Sexually transmitted papillomaviral infections. Am J Obstet Gynecol. 1985;156:212–222.

Remington JS, Araujo FG, Desmonts G. Recognition of different toxoplasma antigens by IgM and IgG antibodies in mothers and their congenitally infected newborns. J Infect Dis. 1985;152:1020–1024.

Remington JS, Klein JO: Infectious Disease of the Fetus and the Newborn Infant, 3rd ed. Saunders, Philadelphia 1990.

Richardson BA et al. Evaluation of a low dose nonxynol-9 gel for the prevention of sexually transmitted diseases. Sex Transm Dis. 2001;28:394–400.

Richter R, Below H, Kadow I et al. Effect of topical 1.25% povidon-iodine eyedrops used for prophylaxis of ophthalmia neonatorum on renal iodine excretion and thyroid-stimulating hormone level. J Pediatr. 2006;148:401–403.

Roggendorf M, Schwarz TF, Habermehl KO et al. Parvovirus-B-19-Infektionen in der Schwangerschaft. Dtsch Ärztebl. 1988;85:2430.

Romero R, Chaiworapongsa T, Espinoza J. Miconutrients and intrauterine Infections, Preterm Birth and the Fetal Inflammatory Response Syndrome. J Nutr. 2003;133:1668S–1673S.

Rosenthal SL, Cohen SS, Stanberry LR. Topical Microbicides. Current Status and Research Condiserations for Adolescent Girls. Sex Transm Dis. 1998;37 725/7:368.

Ross L, Mason P, Barnet-Lamb M et al. Prophylactic metronidazole in patients with ruptured membranes undergoing emergency caesarean section. J Obstet Gynecol. 1984;4:32–35.

Rother K. Antiinfektiöse Therapie mit Immunoglobulinen. Gelb H. 1986;26:97–104.

Sanabrina de Isele T, Pelz K, Petersen EE. Das Keimspektrum bei Aminkolpitis in der Vagina und im Ejakulat. In: Sexuell übertragbare Krankheiten. Hahnenklee-Symposion. Editiones Roche, Basel 1985:141–147.

Sauerbrei A, Wutzler P. Varicella-Zoster-Virusinfektionen während der Schwangerschaft. Dtsch Ärztebl. 1999;96:B930–933.

Sauerwein RW, Bisseling J, Horrerorts AM. Septic abortion associated with campylobacter fetus subspecies fetus infections. Case report and review of the literature. Infection. 1993;21:331–335.

Schachter J, Gschnait G. Chlamydieninfektionen. Z Hautkr. 1985;60:1472–1485.

Schachter J, Sweet RL, Grossman M et al. Experience with the routine use of erythromycin for chlamydial infections in pregnancy. New Engl J Med. 1986;314:276–279.

Schaefer C, Bunjes R. Medikamente in der Schwangerschaft und Stillzeit. Dtsch Ärztebl. 1990;87:277–289.

Schäfer A, Jovaisas E, Stauber M et al. Nachweis einer diaplazentaren Übertragung von HILV-III/LAV vor der 20. Schwangerschaftswoche. Geburtsh Frauenheilk. 1986;46:88–89.

Schäfer A, Friese K. Maßnahmen zur Senkung des maternofetalen HIV-Transmissionsrisikos. Dtsch Ärztebl. 1996;93:A:2234–2236.

Schieve LA, Handler A, Hershow R et al. Urinary tract infection during pregnancy: its association with maternal morbidity and perinatal outcome. Am J Public Health. 1994;84,3:405–410.

Schleiermacher D, Puijalon OM. PCR-Genotypisierung von Plasmodium falciparum in der Schwangerschaft. Chemother J. 2002;11:130–136.

Schlesinger P, Duray PH, Burke BA et al. Maternal-fetal transmission of the Lyme disease spirochete, Borrelia burgdorferi. Ann Int Med. 1985;103:67–69.

Schleunig M. Parvovirus-B-19-Infektionen. Dtsch Ärztebl. 1996;93:B:2182–2185.

Schmidt-Wolf G, Seeliger HPR, Schrettenbrunner A. Menschliche Listeriose-Erkrankungen in der Bundesrepublik Deutschland, 1969–1985. Zbl Bakteriol I. Abt Orig A. 1987;265:472–486.

Schmitt X, Vinvent JL. The Time Course of Blood C-reactive Protein Concentration in Relationto the Initial Antimicrobial Therapy in Patients with Sepsis. Infection. 2008;36:214–219.

Schneider A, Hoyer H, Loth B et al. Screening for high grade cervical intraepithelial neoplasia and cancer by testing for high risch HPV, routine cytology or colposcopy. Int J Cancer. 2000;89:529–534.

Schneider A, Schuhmann R, De Villiers EM et al. Klinische Bedeutung der humanen Papilloma-Virus-(HPV) Infektionen im unteren Genitaltrakt. Geburtsh Frauenheilk. 1986;46:261.

Schneider A, Wagner D. Infektionen der Frau mit genitalem humanem Papillomvirus. Dtsch Ärztebl. 1993;90:530–532.

Scholz H, Belohradsky BH, Heininger U. Handbuch Infektionen bei Kindern und Jugendlichen. 3. Aufl. 2000, S. 412–417. Futuramed, München

Scholz H, Naber KG und eine Expertengruppe der Paul-Ehrlich-Gesellschaft für Chemotherapie e. V. Einteilung der Oralcephalosporine. Chemother J. 1999;6:227–229.

Schulze, J, U Sonnenborn. Pilze im Darm – von kommensalen Untermietern zu Infektionserregern. Dtsch Arztebl Int. 2009;106:837–842.

Schwarz TF, Roggendorf M, Deinhardt F. Die Infektion mit dem Erreger der Ringelröteln (Humanes Parvovirus B 19) und ihr Einfluss auf die Schwangerschaft. Dtsch Ärztebl. 1987;49:3365–3368.

Schwarze R, Bauernmeister CD, Ortel S et al. Perinatal listeriosis in Dresden 1981–1986: clinical and microbiological findings in 18 cases. Infection. 1989;17:131–138.

Schwiertz A. Gesunde Vaginalflora, alles eine Frage des Gleichgewichts. Gynäkologie + Geburtshilfe 2010; 7–8:16–18.

Searle K, Guilliard C, Enders G. Parvovirus B 19 diagnosis in pregnant women-quantification of IgG antibody levels (IU/ml) with reference to the international parvovirus B 19 standard serum. Infection. 1997;25:32–34.

Seufert R, Casper F, Herzog RE et al. Die Mastitis tuberculosa – Eine seltene Differentialdiagnose der nonpuerperalen Mastitis. Geburtsh Frauenheilk. 1993;53:61–63.

Sheffield JS, Hollier LM, Hill JB et al. Acyclovir prophylaxis to prevent herpes simplex virus recurrence at delivery: a systematic review. Obstetrics & Gynecology. 2003;102:1396–1403.

Shirts SR, Brown MS, Bobitt JR. Listeriosis and borreliosis as causes of antepartum fever. Obstet and Gynecol. 1983;62:256–260.

Simon C, Stille W. Antibiotika-Therapie in Klinik und Praxis, 8. Aufl. Schattauer, Stuttgart 1993.

Simor AE, Ferro S. Campylobacter jejuni infection occuring during pregnancy. Europ J Clin Microbiol. 1990;9:142–144.

Slattery MM, Morrison JJ. Preterm delivery. Lancet. 2002;360:1498–1498.

Sobel, JD. Management of recurrent vulvovaginal candidiasis: unresolved issues, Curr Infect Dis Rep. 2006;8:481–486.

Sonnex Ch. Colpitis macularis and macular vaginitis unrelated to Trichomonas vaginale infection. Int J STD & AIDS 1997;8:589–591.

Spiegel CA. Bacterial vaginosis. Clin Microbiol Rev. 1991;4:485–502.

Stagno S, Whitley RJ. Herpes simplex virus and varicella-zoster virus infections (current concepts). New Engl J Med. 1985;313:1327–1330.

Stauber M, Schäfer A, Löwenthal D et al. Das AIDS-Problem bei schwangeren Frauen – eine Herausforderung an den Geburtshelfer. Geburtsh Frauenheilk. 1986;46:201.

Stich A, Schlitzer M. Wirkstoffe zur Therapie und Prophylaxe von Malaria. Chemother J. 2008;17:37–56.

Strandberg KL et al. Reduction in Staphylococcus aureus growth and exotoxin production and in vaginal interleukin8 levels due to glycerol monolaureat in tampons. Clin Infect Dis. 2009;49:1711–1717.

Straßburg V. Die Rolle von Infektionen bei wiederholten Spätaborten und frühen Frühgeburten. Darstellung eines präventiven Behandlungskonzeptes an der UFK Freiburg. Dissertation, Freiburg 2005.

Striepecke E, Bollmann R. Pseudosulfurgranula (Pseudoaktinomyzesdrusen) bei Intrauterinpessar-Trägerinnen. Geburtsh Frauenheilk. 1994;54:171–173.

Strohmeyer G, Müller R, Baumgarten R et al. Therapie der chronischen Virus-Hepatitis mit Alpha-Interferon. Dtsch Ärztebl. 1993;90:628–634.

Stüttgen G. Skabies und Läuse heute. Dtsch Ärztebl. 1992;89:956–963.

Svanborg C, Bergsten G, Fischer H et al. The innate host response protects and damages the infected urinary tract. Ann Med. 2001;33:563–570.

Sweet RL, Landers DV, Walker C et al. Chlamydia trachomatis infection and pregnancy outcome. Am J Obstet Gynecol. 1987;156:824–833.

Swidsinski A, Mendling W, Loening-Baucke V et al.: An adherent Gardnerella vaginalis biofilm persists on the vaginal epithelium after standard therapy with oral metronidazole. Am J Obstet Gynecol. 2008;198:97e1–6.

Tercanli S, Enders G, Holzgrewe W. Aktuelles Management bei mütterlichen Infektionen mit Röteln, Toxoplasmose, Zytomegalie, Varizellen und Parvovirus B 19 in der Schwangerschaft. Gynäkologe. 1996;29:144–163.

Thomas L. Labor und Diagnose. 6. Aufl. TH Books Verlagsgesellschaft mBH, Frankfurt 2005.

Thorp JM, Hartmann E, Berkman D et al. Antibiotic therapy for the treatment of preterm labour: A review of the evidence. Am J Obstet Gynecol. 2002;186:587–592.

Tietz J-J, Mendling W. Haut- und Vaginalmykosen. Blackwell Berlin 2001.

Verbruggen BSM: Dybacteriosis, a cytological concept of a disturbed vaginal flora. Proefschrift Utrecht University, 2006.

Vogel F, Scholz H, Al-Nawas B et al. Rationaler Einsatz oraler Antibiotika bei Erwachsenen. Chemother J. 2002;2:47–58.

Vogt A. Heutiger Stand der Syphilis-Diagnostik. Gynäkologe. 1985;18:146–150.

Volkheimer G. Intestinale Helminthosen. Krankenhausarzt. 1988;61:642–656.

Volkheimer G. Zur Diagnose von Wurmbefall. Diagn Labor. 1986;36:158–172.

Volmink J, Sigfried NL, van de Merve L et al. Antiretrovirals for reducing the risk of mother-to-child transmiddion of HIV infection. Cochrane Database Syst Rev 2007; (1)CD 003 510.

von Hugo R, Muck BR, Graeff G et al. Kasuistische Beispiele lebensbedrohlicher Infektionen im Wochenbett. Geburtsh Frauenheilk. 1982;42:666–671.

von Loewenich V. Geburtshilfliches Vorgehen bei Infektionen in der Schwangerschaft (B-Streptokokken, Herpes simplex) aus der Sicht des Pädiaters. Gynäkologe. 1984;17:220.

Wagner D, Ikenberg H, Böhm N et al. Identification of human papillomavirus in cervical swabs by DNA in situ hybridisation. Obstet Gynecol. 1984;64:767–772.

Wahl, RA, Lüttiken R, Stenzel S et al. Epidemiology of invasive Streptococcus pyogenes infections in Germany, Department of Medical Microbiology – National Reference Center for Streptococci – and Institut of Medical Statistic, RWTH Aachen University. Clin Microbiol Inf. 2007;13/12:1173–1178.

Wai-Tim J, Chyong-Hsin S, Nan-Chang C et al. High Cytomegalovirus Load and Prolonged Virus Excretion in Breast Milk Increase Risk for Viral Acquisition by Very Low Birth Weight Infants. Pediatr Infect Dis J. 2009;28(10):891–894.

Wallin KL, Wiklund F, Angström T et al. Type-specific persistence of Human Papillomavirus DNA before the development of invasive cervical cancer. N Engl J Med. 1999;342:1633–1638.

Wallon M et al. Congenital toxoplasmosis: systematic review of evidence of efficacy of treatment in pregnancy. BMI. 1999;318:1511–1514.

Walter J, Ghosh MK, Kuhn L. High concentrations of interleukin 15 in breast milk are associated with protection against postnatal HIV transmission. Infect Dis. 2009;200(10):1498–1502.

Walz A, Wirth S, Hucke J et al. Vertical transmission of hepatitis B virus (HBV) from mothers negative for HBV surface antigen and positive for antibody to HBV core antigen. J Infect Dis. 2009;200 (8):1227–1231.

Watts DH. Management of Human Immunodeficiency Virus Infection in Pregnancy. N Engl J Med. 2002;346:1879–1891.

Weidner W, Schiefer HG. Urethro-Adnexitis des Mannes und sexuell übertragbare Erreger. Urologe. 1988;A 27:123–131.

Werner H. Anaerobe gramnegative Stäbchen. DGHM-Verfahrensrichtlinien. Fischer, Stuttgart 1991.

Werner H. Anaerobier-Infektionen. 2. Aufl. Thieme, Stuttgart 1985.

Weström L. Chlamydieninfektionen des weiblichen Genitalbereichs. FAC 6 – 2. 1987:277–290.

Weström L. The risk of pelvic inflammatory disease in women using intrauterine contraceptive devices as compared to non-users. Lancet. 1976;II:221.

Weström LV. Sexually transmitted diseases and infertility. Sex Transm Dis. 1994;21:32–37.

Weyers W, Diaz C, Petersen EE. Indikation zur Vulvabiopsie. Gyne. 2002;23(1):2–6.

Weyers W, Petersen EE, Diaz C. Die irritative Kontakdermatitis der Vulva als Folge langfristiger externer Behandlungsversuche. Gyne 2002;226–229.

Whitley RJ, Nahmias AJ, Visintine AM et al. The natural history of herpes simplex virus infection of mother and newborn. Pediatrics. 1980;66:489–494.

Witte W. Epidemiologie von Staphylococcus aureus. Chemother J. 2008;17,6:274–281.

Wölbling RH, Fuchs J, Milbradt R. Systemische Antimykotika. Arzneimitteltherapie. 1985;3:200–208.

Wright R, Johnson D, Neumann M et al. Congenital lymphocytic choriomeningitis virus syndrome: a disease that mimics congenital toxoplasmosis or cytomegalovirus infection. Pediatrics.1997;100:1–6.

Wutzler P et al. Ist eine Elimination der Varizellen durch eine allgemeine Impfung möglich? Dtsch Ärzteblatt. 2002;99B:850–856.

Yeager AS. Genital herpes simplex infections: Effect of asymptomatic shedding and latency on management of infections in pregnant women and neonates. J Invest Dermatol. 1984;83:53–56.

Zimmerli W. Staphylococcus aureus-Sepsis im Wandel der Zeit. Chemother J. 2010;19:1–4.

Zur Hausen H. Papillomavirus in human cancer. Cancer. 1987;59:1692–1696.

Zur Hausen H. Papillomvirusinfektionen als Ursache des Gebärmutterhalskrebses. Dtsch Ärztebl. 1994;91B:1488–1450.

Sachverzeichnis

A

Abort, fieberhafter 222
Abort, septischer 299
Abortus progrediens 274
Absorptionstest 41
Abstrich 27
– Fluor 81 f
– intrachorioamnialer 284
– Vaginalbereich 32 f
Abszess 258
– Mamma 308
– Vulva 104
Abwehr
– spezifische
– – humorale 22
– – zelluläre 23
Abwehrreaktion 63
Abwehrsysteme 21 ff
Aciclovir 55
– Frühschwangerschaft 235
– Herpes genitalis 118, 123
Acne
– conglobata 131
– inversa 131 ff
Acylaminopenicilline 48
Adnexe, enztündlicher Konglomerattumor 187
Adnexitis (s. auch Salpingitis) 186 f, 190 ff
– akute 315
– chronisch rezidivierende 187
– Konglomerattumor, entzündlicher 187
AIDS s. HIV-Infektion
Akne 131 ff
Aktinomyzeten 20
Akute-Phase-Proteine 67 f
Aldara 130
Alkohol, Medikamentenwechselwirkungen 339
Aminkolpitis s. Aminvaginose
Aminoglykoside 50
Aminopenicillin 48
Amintest 80
Aminvaginose 155 ff, 264 ff, 277
– Antibiotikabehandlung 266 f
– Ausfluss 157
– Chemotherapie 159
– chronische, Spätabort 269
– Fluor 75 f
– Langzeitbehandlung 265
– Rezidivrate 160
– Risiken 158
– Schwangerschaft 264 ff
Amnioninfektsyndrom 285 f
Amnionitis 262, 276
Amoxicillin 47 f
Amoxipenicilline 47 f
Amphotericin B 57
Ampicillin 47

Anaerobier 15
– Transportmedium 28
Angst, Schwangerschaftsverlauf 277
Anogenitalbereich, Hautpflege 92
Ansäuerung 278
Antibiotika 45
– Bakterien, hochresistente 54
– Einsatzgebiete 46
– Nebenwirkungen 54 f
– Schwangerschaft 340
– Spätabortprophylaxe 282
– Stillperiode 340
– Wirksamkeitsbestimmung in vitro 46
Antibiotikaprophylaxe 333 f
Antibiotika-Therapie, Dauer 47
Antibody-coated-Bakterien 207
Antigen-Antikörper-Bindung 215
Antigentest, direkter 118 f
Antiinfektiva 45 ff
Antikonzeptiva, Enzyminduktion 339
Antikörper 27
– Wirkung 23
– zelluläre 22
Antikörperbildung 34
Antikörpernachweis 36
Antimykotika 10, 56 ff, 281 f
Antiseptika 59 f, 331
Appendizitis 325
Arenavirus 243
Arilin s. Metronidazol
Artefakt 327
Arthritis, chronisch-rezidivierende 249
Arzneimittelexanthem 139 f
Aspergillom 211
Aspergillose 210
– invasive 210
A-Streptokokken s. Streptokokken, Serogruppe A
Ataquavon 287
Ateminsuffizienz 293
Atopie 15
Atopobium vaginae 156
Augenprophylaxe, Neugeborenes 335
Autoimmunerkrankung 24 f
Avidität 215
Aviditätsbestimmung 41
Azithromycin 51

B

Bacampicillin 47 f
Bacterial vaginosis s. Aminvaginose
Bacteroides-Arten 112
– Aminvaginose 156
– Pyometra 185
– Salpingitis 187
Bakteriämie 199
– Gonokokken 173
– Listeriose 247

– Puerperalsepsis 194
– Sepsis 198 f
Bakterien 4 f
– aerobe 4 f
– anaerobe 5
– Auflistung 6 f
– Darm 15
– gramnegative 4
– grampositive 4
– hochresistente, Antibiotika 54
– Kulturverfahren 29
– Serologie 36
– Verdopplungszeit 5
Bakterienarten 9
Bakteriurie 202
Bandwürmer s. Zestoden
Bartholin-Empyem 112
Bartholinitis 112 f
Beckenbodentraining 204
Behçet-Syndrom 137 f, 162
Belastungsinkontinenz 204
Benzylpenicillin 246
Benzylpenicillin-Benzathin 246
Betaisodona s. Polyvidon-Jod
Bilharziose 323
Biopsie 84
Blase, überaktive 207
Blasensprung
– drohender, Frühzeichen 284
– Klebsiella pneumoniae 267
– vorzeitiger 270, 275, 278
– – Infektion 283
– – Kind, unreifes 284 f
Blutkörperchensenkungsgeschwindigkeit 66
Blutkultur 28
Blutung, bei Abort 274
B-Lymphozyten 22
Bordetella pertussis 256 f
Borreliose 248 ff
– Stadien 249
Breitspektrumantibiotika, Laktobazillen 11 f
B-Streptokokken s. Streptokokken Serogruppe B

C

Campylobacter 20
– fetus 257 f
– jejuni 257 f
CAMRSA s. Community-acquired, Paton-Valentine-produzierende MRSA
Candida (s. auch Hefen)
– albicans 5
– – Kolpitis 142 ff
– – Kultur 31 f
– – Pathogenitätseigenschaften 101
– – Therapeutika 58

Sachverzeichnis

Candida
– – Vaginitis 142 ff
– – Vulvitis 92
– glabrata 101 f
– – Fluor 74?
– – Immunsuppression 210
– – Therapeutika 58
– – Vagina 101, 144 f
– krusei 93
– tropicalis 93
Candida-Hämagglutinationstest, indirekter 34
Candida-Hefen 15
Candida-Immunfluoreszenztest, indirekter 34
Candidose 92 ff, 96
– chronisch rezidivierende 100 f
– Fluor 77 f
– gelegentlich auftretende 100
– komplizierte 100 f
– Mamille 311
– Therapieversager 101
Canesten s. Clomitrazol
Carbapeneme 49 f, 198
Cardiolipin-Mikroflockungstest 111
Cefepimgruppe 49
Cefixim 189
Cefotaximgruppe 49
Cefotiamgruppe 49
Cefpiromgruppe 49
Ceftobiprol 49
Ceftriaxon 189
– Borreliose 250
– Gonorrhoe 174
– Lues 111
– Peritonitis 196
– Salpingitis 189
– Ulcus molle 218
Ceftriaxongruppe 49
Cefuroximgruppe 49
Cephalosporine 48 f
– orale 49
Cephazoingruppe 49
Cervarix 131
Chankroid s. Ulcus molle
Chemoprophylaxe, Virusinfektion 334
Chemotherapeutika 45
Chinolone s. Fluorchinolone
Chlamydia
– pneumoniae 167 f
– psittaci 168
– trachomatis 165, 190 ff, 270 f
– – Antikörper, fehlende 191 f
– – L 1-L 3 167
– – Neugeborenes 335
– – Serotyp A-C 167
– – Serotyp D-K 168 f
– – und Spätabort 273
Chlamydien
– Einteilung 167
– Endometritis 183 f
– Erregernachweis 171
– Konglomerattumor 189
– Peritonitis 195
– Salpingitis 170, 190
– Spätendometritis 296
– Zervizitis 165 ff, 170, 174
Chlamydienadnexitis 190 ff
– 190
– Folgeschäden 192
Chlamydieninfektion

– Diagnostik 171 f
– Folgeschäden 172
– genitale 168
– Schwangerschaft 259
– Therapie 172
– Verlauf 172
Chlamydienkonjunktivitis 296
Chlamydiennachweis 28
Chlamydienpneumonie 170
Chlamydiensalpingitis 170
Chlamydienzervitis 259, 274
Chlamydienzervizitis 165 ff, 170, 174
Chlamidienurethritis 205
Chloramphenicol 54
Chloroquin
– Malaria 287
Choriomeningitis, lymphozytäre 243
Chorionamnionitis 285
Chorioretinitis 251
Chromplatten 33
Churg-Strauss-Syndrom 164
Clarithromycin 51
Clemizol-Penicillin 246
Clindamycin 151, 159, 282
– Aminvaginose 159, 266
– Erysipel 107
– Kolpitis 150 ff, 282
– Mastitis 204
– Puerperalsepsis 294 f
– Scharlach 256
– Vulvitis 107, 134 f
Clont s. Metronidazol
Clostridium
– Gasbrandinfektion 200 f
– novyi 200
– perfringens 200
– septicum 200
Clotrimazol 57, 91, 105, 108, 150, 311, 313
Clue cells 156, 158, 265, 299
CMV (s. auch Zytomegalie) 229
CMV-IgM-Antikörper, persistierende, Kinderwunsch 229
Colitis ulcerosa 209 f
Community-acquired, Paton-Valentine-produzierende MRSA 18
Condylomata
– acuminata 124 ff
– – Arzneimittel 56
– – Therapie 131
– – Vagina 146
– lata 109, 111
Cotrimoxazol 53
Cranberry-Saft 205
C-reaktives Protein (CRP) 67
Credé-Prophylaxe 335
Cyclosporin A 195

D

Dalfopristin 54
Daraprim s. Pyrimethamin
Darm, Normalflora 12 ff
Darmkeime 267
Dauerkatheter, Desinfektion 331
Deciduitis 276
Dengue-Fieber 288
Dermatitis
– Mamille 311

– perianale 106
– periurethral 203
– rezidivierende 328
Desinfektion
– Eingriff, operativer 332
– Substanzen, geeignete 333 f
Desinfektiva 281
Diarrhö 257
– Antibiotika-assoziierte 54 f
Differenzialblutbild 66
DNA-Analoga 55 f
DNA-Chip 42
Donovan-Körperchen 319
Douglas-Abszess 184
Doxycyclin 50
– Borreliose 250
– Ehrlichien 250
– Endometritis 184
– Granuloma inguinale 320
– Konglomerattumor 193
– Lymphgranuloma venereum 318
– Salpingitis 190, 192
– Vulvitis 111
– Zervizitis 174
D-Streptokokken 17
Dysplasie, High-Risk-HPV-Nachweis 181

E

ECHO-Viren 238 f
Econazol 57
EHEC 19
Ehrlichien 250
EIA 39
Eileiterschwangerschaft 188
Eingriff, operativer
– – Erreger 196
– – Wundinfektion 193 ff
Ektopie 12
Ekzem
– Mamille 313
– Mamma 312
ELISA 39 f
– indirekter 40
– kompetetiver 40
Empyem 112
Endometritis 183, 295 f
– ambulante Patientin 184
– Tuberkelbazillen 186
Endomyometritis 183
Entbindung
– Herpes genitalis 232, 234 f
– Infektionen, aszendierende 290
– operative, Erreger 196
– Portio 270
– Streptokokken, Serogruppe B 263
Enterobacteriaceen 18 ff
Enterobius vermicularis 321
Enterococcus faecialis 17
Enterokokken
– Harnwegsinfekt 201 f, 204 f, 207
– Sepsis 196
– Wochenbett 289
Enterotoxin F 199
Enteroviren A-D 239
Enterovirusinfektion, humane 238 f
Entzündungsreaktion 63
Enzyminduktion 339
Enzymtest 39 f

Sachverzeichnis

Epididymitis 169
Episiotomie 298
Epstein-Barr-Virusinfektion 237 f
Erreger
– Nachweis, molekularbiologischer 27, 41 f
– Transportmedium 28 f
– Kind, Übertragung 214
Erregernachweis 27 ff
– molekularbiologischer 27, 41 f
– serologischer 27
Erysipel 107 f, 256
– Mamma 308
Erythem
– Mamma 308, 310
– Schwangerschaft 308 f
Erythema
– infectiosum s. Ringelröteln
– migrans 249
Erythrasma 108 f
– Mamma 310 f
Erythrocin 51
Erythromycin 51
Erythrozyten-Festphasen-Aggregationstest 37
ESBL 19
Escherichia coli 19 f, 204, 267
Estriol 162
Exotoxine 16
Extinktionswerte 37

F

Factitia 327 f
Fadenpilze 102
Famciclovir, Herpes genitalis 118
Fasziitis, nekrotisierende 293
Fieber 64 f
– Abort 299
– Schwangerschaft 286 f
Filzlaus
– Therapeutika 59
– Therapie 136
Filzlaus-Vulvitis 135
Flagyl s. Metronidazol
Fluconazol 57
Flucytosin 10
Fluor 71 ff
– atrophischer 73
– blasiger 148, 158
– Diagnostik 71
– diagnostische Aussagekraft 73
– entzündlicher 77 ff
– – nicht mikrobiell verursachter 79
– Formen 72
– hormonell veränderter 73
– infektiöser 75
– Lebensphasen 72
– mikrobiell
– – veränderter 75
– – – nicht entzündlicher 75 ff
– Mikroskopie 80 f
– mikroskopische Befunde 83
– Mischflora 76
– normaler 72, 74
– östrogenbedingter 73
– pH-Messung 80
– pH-Wert 81
– physiologischer 73

– Ursachen 72
Fluorchinolone 52 f
Fluordiagnostik 80 ff
Fluoreszenztest (FT) 39
– direkter 37, 39
– indirekter (IFT) 39
Follikulitis 102 f
Fosfomycin 54
Fremdkörper, Vagina 328
Fruchtblasenprolaps 270, 274 f, 281 f
Fruchtwasser, Erregernachweis 42 f
Frühgeburt 268 ff
– infektionsbedingte, Prophylaxe 278 ff
– Mikroorganismen 276 f
– Ursachensuche 299 f
Frühschwangerschaft, Aciclovir 235
Frühsommer-Meningoenzephalitis 243 f
Furunkel 102, 104
– Vulva 104

G

Galileo 204
Gamma-Glutamyl-Transferase 69
Gardasil 131
Gardnerella vaghinalis 156, 264
– Aminvaginose 155 ff
– Implantationsinfektion 333
– Salpingitis 187
– Schwangerschaft
– Sectio caesarea 297
Gasbrandinfektion 200 f
Gegenstand, Vagina 328
Gehirnabszess 258
Gelbfieber 288
Genchip, diagnostischer 42
Genital, inneres, aszendierende Infektionen 182 ff
Genitaltuberkulose 208 f
Geotrichum candidum 267
– Vagina 144
Gerinnungsstörung 68
– disseminierte intravasale 293
Gesetz zum Schutz der erwerbstätigen Mutter 213
Glykopeptide 51
Gonokokken
– disseminierte 317
– Konglomerattumor, entzündlicher 192
– Salpingitis 187
– unkomplizierte 189
Gonokokkenzervizitis 172 ff
Gonorrhö 259, 315 f
Gram-Färbung 4
Granuloma inguinale 319
Granulozyten, neutrophile 202
Grippe s. Influenza
Gürtelrose s. Zoster
Gyrasehemmer s. Fluorchinolone

H

Haemophilus
– ducreyi 318 f
– influenza 214, 267, 285, 325
Hämagglutinationshemmtest 37, 217 f
Hämatom 140 f, 193, 297
Hämolyse 37

Hämolyse-in-Gel-Test 37
Händehygiene 331
Harnableitung 332 f
Harnstoffwert 69
Harnwegsinfekt 201 ff, 299 f
– komplizierter 206 f
– rezidivierender 205
– unkomplizierter
– – oberer 205 f
– – unterer 202 ff
– Urindiagnostik 28
Haut, Normalflora 12
Hautdesinfektion 331
HBsAg-Nachweis 241
Hefen 5
– biochemische Differenzierung 33 f
– mikroskopisch-morphologische Differenzierung 33
– Nachweis 30
– Pseudomyzel bildende 33
– serologische Differenzierung 34
– Vorkommen und Bedeutung 8
Hefepilzdiagnostik 31
HELLP-Syndrom 66
Hemmkonzentration, minimale 46
Hepatitis 239
Hepatitis A 240
– Schwangerschaft 240, 287
Hepatitis B
– chronische 241
– Schwangerschaft 240 f
– Diagnostik 241
Hepatitis C 242
Hepatitis E 242 f
Hepatitis G 243
Hepatitis-Delta-Virus 242
Herpers-simplex-Virus 112 ff
Herpes
– genitalis 112 ff
– – AIDS-Endstadium 224
– – Erregernachweis 118 f
– – primärer 115 ff
– – rezidivierender 120 ff, 177 f
– – Säugling 236
– – Schwangerschaft 232 ff
– – Stressfaktoren 114 f
– – Wochenbett 300
– – Zervix 175
– gestationis s. Pemphigoid gestationis
– neonatorum 112, 232 f
– oralis 114, 232
– rezidivierender 236
– – Wochenbett 233, 300
Herpesinfektion, antivirale Substanzen 235
Herpes-simplex-Virus, DNA-Analoga 55 f
Herpes-simplex-Virusinfektion, Vagina 145
Herpesvirus, humaner, Typ 6 236
Hidradenitis 131
High-Risk-HPV-Infektion
– Entwicklung 181
– persistierende 181
High-Risk-HPV-Nachweis, Dysplasie 181 f
HIV, DNA-Analoga 56
HIV-Exposition, berufliche 334 f
HIV-Infektion 210, 222 ff, 316
– Antikörperbildung 223
– Diagnostik 224 f
– Immunstatus 225

355

Sachverzeichnis

HIV-Infektion
– Postexpositionsprophylaxe 226, 334 f
– Schwangerschaft 225 f
– – Prophylaxe und Therapie 226
– Stadien 224
– Übertragungswege 222 f
HPV-Infektion s. Papillomvirusinfektion
Hutchinson-Trias 245
Hybrid-Capture-II-Test 128
Hydrops fetalis 220 f
Hydrosalpinx 187
Hyperbilirubinämie 69
Hyperimmunseren 61
Hyphenpilze 5
Hysterektomie
– abdominale 194
– vaginale, Scheidenstumpfinfektion 194
– Wunddrainage 332

I

IfSG s. Infektionsschutzgesetz
IgA-Antikörper 23
IgD-Antikörper 23
IgE-Antikörper 23
IgG-Antikörper 23
IgM-Antikörper 23
– spezifische, Nachweis 40
– Röteln 218
Ileus 196, 206, 210
Imidazolderivate 57
Imipenem-Cilastatin 198
Imiquimod 130
Immunglobuline 22 f, 59 ff
– i. v. Präparate 61
– prophylaktische Gabe 215
– Therapie 59 ff
Immunkolpitis, chronische 163
Immunprophylaxe, Virusinfektion 334
Immunreaktion, Ablauf 24
Immunstatus, Entwicklung 24
Immunsuppression, Infektionen 210 f
Immunsystem, Störungen 24
Impetigo contagiosa 107
Impfempfehlungen
– Erwachsene 337
– Kinder 336
Impfstoffarten 336
Impfungen 336 ff
– Schwangerschaft 338
Impfversager 338
Implantationsinfektion 333
Infektion
– Allgemeinsymptome 64
– aszendierende
– – Geburt 214
– – Schwangerschaft 214
– Dermatosen, differenzialdiagnostische 316
– gynäkologische 89 ff
– – Zeichen 63
– hämatogene
– – Bakterien 244 ff
– – Geburt 214
– – Protozoen 244 ff
– – Schwangerschaft 214
– humaner Herpesvirus Typ 6 236
– lokale 63 f
– Schwangerschaft 213 ff

– – Komplikationen 213 f
– – Therapiemöglichkeiten 215
– selbst herbeigeführte 327 ff
– sexuell
– – und nicht sexuell übertragbare 316
– – übertragbare 315 ff
– vaginale 258 ff
Infektionsdiagnostik 71 ff
Infektionsgefahr, Mutterschutzgesetz 213
Infektionskomplikationen, Schwangerschaft 213 f
Infektionskrankheiten, medepflichtige 341 f
Infektionsprophylaxe 333 f
Infektionsrisiken, Gegenmaßnahmen 331
Infektionsschutzgesetz 341
Infektionsverhütung 331 ff
Infektionswege, Schwangerschaft 213
Infektionszeichen 63 ff
Influenza 244, 338
Interferon α 56
Itraconazol, Alkohol 339

J

Jacutin 136
Jarisch-Herxheimer-Reaktion 246
Juckreiz, Vulva 93 f

K

Kaposi-Sarkom 317
Karbunkel 104
Karzinom, hepatozelluläres 242
Keratoangiom, Morbus Bowen 133
KES-Gruppe 19
Ketoconazol 57
Keuchhusten 256
Killerzellen 22
Kind
– Risiko
– – Amnioninfektsyndrom 285
– – Borreliose 248 f
– – Campylobacter
– – – fetus 257 f
– – – jejuni 257 f
– – Enterovirusinfektion
– – Epstein-Barr-Virusinfektion
– – Hepatitis A
– – Hepatitis B
– – Hepatitis C
– – Herpes genitalis
– – Keuchhusten 256
– – Listeriose 246 f
– – Lues 316
– – Masern 238
– – Mumps 238
– – Rötelninfektion 215 f
– – Scharlach 255 f
– – Toxoplasmose 250 f
Kinderwunsch, Zytomagalievirus-IgM-Antikörper, persisitierende 229
Klebsiella pneumoniae 267
Klebsiellen 19
Koagulase 17
Koilozytose 89, 127, 181

Kolitis, pseudomembranöse 55
Kolpitis 141 ff, 256
– atropische 161 f
– Bakterien, bekannte 152 ff
– erosiva 152 f, 162
– – Fluor 80
– Erreger 142
– Fluor 141
– granularis 147
– macularis 147 f
– ohne nachweisbaren Erreger 150 ff
– Pilze 142 ff
– plasmacellularis 150
– – Fluor 77, 79
– Protozoen 146 ff
– rezidivierende 106
– senilis 161 f
– Viren 145
Kolposkopie 83
Komplementbindungsreaktion 37 f
Komplementsystem 21
Kondylome 124 ff
– AIDS-Endstadium 224
– HPV 6 179
– Portio 178
– Schwangerschaft 260
Konglomerattumor
– Adnexitis 189
– entzündlicher 192 f
– Therapeutika 193
Konjunktivitis 317
– gonorrhoische 173
Kontaktekzem 99
Kopfläuse
– Therapeutika 59
– Therapie 136
Koplik-Flecken 238
Krankheiten, meldepflichtige 342
Krankheitserrerger, meldepflichtige 342 f
Krätze s. Milben
Kreatinin 69
Krepitation 201
Kulturverfahren 29
– Viren 30

L

Laborwerte 65 ff
β-Lactam-Antibiotika 47
– Sepsis 198
Laktobazillen 10 ff, 15
Laktobazillenpräparate 281
Lamblien 288
Laparoskopie, Adnexitis 191
Larva migrans cutanea 324
Lebendimpfstoffe 337 f
Leberwerte 68 f
Leistenlymphknoten 317, 319
– Herpes genitalis 115 ff
– Lues 109, 174
Leukozyten 65
Leukozytenesterase-Test 203
Leukozytopenie 65
Leukozytose 65 f
Lichen
– planus 99, 139
– – Kolpitis erosiva 152
– sclerosus 98, 328

Sachverzeichnis

– – Vulvabeschädigung 329
– simplex chronicus 99
Lincomycin 51
Lincosamide 51
Linezolid 51
Lipopeptide 51
Liquor cerebrospinalis, Lues 246
Listeriose 246 ff
Lues 109 ff, 316
– connata 245
– – praecox 245
– – tarda 245
– konnatale 244 ff
– – Therapie 245 f
– Schwangerschaftsscreening 246
– Zervix 174
Lungentuberkulose 208
Lyme-Arthritis s. Arthritis. chronisch-rezidivierende
Lyme-Borreliose s. Borreliose
Lymphadenitis cutis benigna 249
Lymphochoriomeningitis 216
Lymphogranuloma venereum 167, 317 f
T 4-Lymphozyten 223

M

Madenwürmer s. Oxyuren
Magen-Darm-Trakt, Bakterien 15
Makrolidantibiotika 51
Makrophagen 22
Malaria
– Nachweis 34
– Schwangerschaft 286 f
– Therapeutika 58
Malariaprophylaxe 287
Malariatherapeutika 287
Malignom, Harnblase 206
Mamille
– blutende 312
– chronische Rötung 313
– Infektionen 311 ff
Mamillenentzündung, chronische 312
Mamma, Entzündungen 301 ff
Mammakarzinom, inflammatorisches 306 f
Marsupialisation 112
Masern 238
Mastitis 300
– abszedierende 304
– antibiotische Therapie 303 f
– granulomatöse 307 f
– nonpuerperalis 305 f
– puerperalis 301 ff
– bei Sarkoidose 308
– Therapie 303
– tuberculosa 306
– Ursachen 301
Mebendazol 322 f
Medikamentenwechselwirkungen 339 f
Mefloquin 287
Meldegesetz 341 ff
Meldepflicht 315
Meningitis, seröse 249
Metronidazol 53, 159, 282
– Alkohol 339
Miconazol 57
Mikroorganismen
– Frühgeburt 276 ff

– Spätabort 276 ff
Mikrophagen 22
Milben 136 f
– Therapeutika 59
Milchsäure 278
Milchstau 301 f
Miliartuberkulose 209
Milz, septische 198
Molluscum contagiosum 123 f
Morbus
– Bowen 131
– Crohn 209 f
– Paget 312 f
M-Protein 16
MRSA 18, 155
Mumps 238
Münchhausen-Syndrom 327
Mund, Mischflora 15 f
Mupirocin 54
Mutterschutzgesetz 213
Mycobacterium
– bovis 208
– tuberculosis 208
Mykobakterien 208
Mykologie 36 f
Mykoplasmen 160 f, 267 f
Mykosen, Schwangerschaft 261
Myxovirus 238

N

Nabelschnurblut, Antikörpernachweis 43
Natamycin 57
Neisseria gonorrhoeae 173, 182, 187, 259
– Bartholinitis 112
– Gonokokkenzervizitis 172, 259
– Salpingitis 187
– Zervizitis 259
Nekrose 291
Nematoden 321
Neugeborenes
– Augenprophylaxe 335
– HIV-Infektion 226
– Infektionsrisiko 300
– Toxoplasmose 254 f
– Tuberkuloseimpfung 338
Neuraminidase-Hemmer 56
Neurosyphilis 111
Neutralisationstest (NT) 37
Nierenwerte 69
Nitrofurantoin 53
Nitroimidazole 53
Nonresponder s. Impfversager
Normalflora 3
Nystatin 57, 261

O

Oedema indurativum 245
Oophoritis 238
Operation, Desinfektion 332
Opsonisierung 22
Oseltamivir 56
Östrogenmangel-Fluor 73
Ovarialvenenthrombophlebitis 296
Ovulationshemer, Abschwächung 340
Ovulationshemmer, Tetrazykline 55
Oxazolidinone 51 f

Oxyuren 321 ff
Oxyuriasis des Eileiters 322

P

Papillomatose 146
Papillomvirusinfektion 124 ff
– Impfung 131
– Prophylaxe 130 f
– Vagina 146
– Zervix 178 ff
– und Zervixkarzinom 179 ff
Papulose 147
– bowenoide 131
Parvovirus B19 220 ff
PCR s. Polymerasekettenreaktion (PCR)
Peitschenwürmer 323
Pelveoperitonitis 196
Pemphigoid 140, 237
– gestationis 236 f
Pemphigus vulgaris 140
Penicillin
– G 246
– Sepsis 294
Penicillinallergie 246
Penicilline 47 f
Perianalfistel 210
Peritonitis 195 f, 293, 297
Pertussistoxin 256
Phagozytose 22 f
Pharyngitis 255
Phasenkontrastmikroskopie 149
Phenylphenol 331
Phlegmose 256
Phosphatase, alkalische 69
Phtirus pubis 135
Picornaviren 239
Pili-Antigene 264
Pilze
– Arten 8 f
– Nachweis 30 ff
Pilzinfektion
– Präparate 57
– Submammärfalte 309 f
– Vulva 92
– Wochenbett 300
Pilzkolpitis 142 ff
Pilztherapie, systemische 58
Plasma, Immunglobuline, Gehalt 23
Plasminogen-Aktivator-Inhibitor 197
Plasmodien, Nachweis 34
Plasmodium falciparum 286 ff
PMN-Elastase 68
Pneumokokken 17
Pneumonie 325
– Erreger 325
Podophyllotoxin 53, 130
Polyene 57
Polymerasekettenreaktion (PCR) 30, 41 f
Polysaccharidantigene 262
Polyvidon-Jod 332
Portio 13 f
– Lues-Primäraffekt 175
– Papillomvirusinfektion 180
– primärer Herpes genitalis 176 f
Pränataldiagnostik, infektiologische 42 f
Prevegine s. Vagi-C
Primärtuberkulose 209
Procalcitonin 67 f

Sachverzeichnis

Proguanil 287
Prolaktinhemmer 303
PROM s. Blasensprung, vorzeitiger
Protease-Inhibitoren 56
Protein
– C, rekombinantes aktiviertes 197
– C-reaktives (CRP) 67
Proteinantigene 262
Protozoen 9 f
– Nachweis 34
– Serologie 36
Pseudomonas aeruginosa 19
Pseudomyzelien 144
Psoriasis 100
– vulgaris, Vulva 140
Puerperalsepsis 16, 290 ff
– Nichterkennung 294
– Therapie 294
– Verlauf 292 f
– Vermeidung 294 f
purulent vaginitis s. Kolpitis plasma-cellularis
Pyelonephritis, akute unkomplizierte 205
Pyoderma gangraenosum 194 f, 293
Pyodermie 256
Pyometra 185 f
Pyosalpinx 187
Pyridone 58
Pyrimethamin 252, 255
Pyrimidine 58

Q

Q-Fieber 258
QT-Intervall, Verlängerung 339
Quinupristin 54
Quotient AST:ALT 68

R

Radioimmunoassay (RIA) 40
Rasur 332
Realtime-PCR 128
Redon-Drainage, subfasziale 332
Reserve-Antibiotika 54
Resistenzen 46 f
Resochin 287
Reverse-Transkriptase-Hemmer, nicht-nukleosidische 56
Rifamycin 54
Rinderbandwurm 323
Ringelröteln 220 ff
Risikoschwangerschaft, Betreuung 277 f
Rotaviren 239
Röteln 215 ff
– Infektiosität 217
– kongenitale Infektion, Diagnostik 218
Rötelnimpfung, versehentliche 338
Rötelnprophylaxe 218 f
Roxithromycin 51
Rundwürmer s. Nematoden

S

Saccharomyces ceevisiae, Fluor 74
Salmonellen 20
Salmonellose 257 ff
Salpingitis 186 f
– akute 187 ff
– subakute 190 ff
– Chlamydien 170
– Folgeschäden 187
Sarcoptes scabiei hominis 136
Sarkoidose 308
Saugwürmer s. Trematoden
Scharlach 255
Scheidenplastik, Wundpflege 332
Scheidenstumpfinfektion 194
Schimmelpilze 5
Schistosomen 323 f
Schmerzen 64
– Puerperalsepsis 292
Schock, septischer 199
Schocksyndrom, toxisches 199 f, 295
Schulterschmerz 190
Schwangerschaft
– Aminvaginose 264 ff
– bakterielle Infektionen 244 ff
– Borreliose 248 ff
– Choriomeningitis, lymphozytäre 243
– Dengue-Fieber 288
– ECHO-Viren 238 f
– Ehrlichien 250
– Epstein-Barr-Virusinfektion 237 f
– Erkrankungen mit Blasenbildung 236 f
– Fieber 286 f
– Frühsommer-Meningoenzephalitis 243 f
– Harnwegsinfekt, komplizierter 206 f, 299
– Hepatitis A 240, 287
– Hepatitis B 240 f
– Hepatitis C 242
– Hepatitis E 242 f
– Hepatitis G 243
– Hepatitis-Delta-Virus 242
– Hepatitisarten 239
– Herpes genitalis 232 ff
– HIV 225 f
– Infektionen 213 ff
– Influenza 244, 338
– Keuchhusten 256
– Listeriose 246 ff
– Lues 244 ff
– Malaria 286 f
– Masern 238
– Mumps 238
– Mykosen 244 ff
– Pemphigoid 236 f
– Pharyngitis 255
– Q-Fieber 258
– Reisen 286
– Ringelröteln 220 ff
– Rotaviren 239
– Röteln 215 ff
– Salmonellose 257 ff
– Scharlach 255
– Tonsillitis 255
– Toxoplasmose 250 ff
– Trichomonadeninfektion 259 f
– Tuberkulose 207 ff
– Wurminfektionen 321 ff
– Zoonosen 244 ff
– Zoster 232
– Zytomegalie 226 ff
Schweinegrippe, Impfung 338
Sectio caesarea
– postoperative Infektionen 297 f
– Streptokokken 256
Selbstbeschädigung 327
Sepsis 196 ff
– Ablauf 197
– Blutkultur 28
– Definition 197
– Diagnostik 198
– Erreger 198
– frühzeitige Erkennung 293 f
– Kriterien 292
– Therapie 294
Serologie 34 ff
Skenitis mit Harndrang 205
Sobelin s. Clindamycin
Spätabort 268 ff
– infektionsbedingter, Prophylaxe 278 ff
– Mikroorganismen 276
– Ursachensuche 299 f
Spätendometritis 295 f
Spulwürmer 323
Standardimmunglobulin 61
Staphylococcus
– aureus 12, 17 f, 258 f
– – Methicillin-resistenter (MRSA) 18
– – Vulvainfektionen 102 ff
– epidermidis 12, 18
– sacrophyticus 12
Staphylococus-aureus-Kolpitis 155
Staphylokokken 17 f
– koagulasenegative, Katheter 332
Sterilität, tubare 170
Stillen
– Antibiotika 340
– HIV-Infektion 226
– Mastitis 304 f
– Zytomegalie 229
Streptococcus
– agalactiae 16, 262
– Milleri-Gruppe 17
– pneumoniae 17
– pyogenes 16, 193
Streptokokken 16 f
– Serogruppe A 16, 255 ff, 295
– Serogruppe B 16 f, 261 ff
– – – Antibiotikaprophylaxe 263 f
– – – Early-Onset-Erkrankung 261, 263
– – – Entbindung 263
– – – Kind 262 f
– – – Late-Onset-Erkrankung 261, 263
– – – Mutter 263
– Serogruppe G 17
Streptokokken-Schnelltest 85
Stress, Schwangerschaftsverlauf 277
Strongyloidiasis 324
Submammärfalte, Infektion 309 f
Sulfonamide 53
Syphilis s. Lues

T

Tampon, vergessener 328 f
Tamponade 332
Teleangiektasie 142
Temperatursenkung 65
Tetrazykline 50
– Ovulationshemmer 55
Therapeutika, antiparasitäre 58
Thrombophlebitis im kleinen Becken 196
Thrombozyten 66
Thrombozytopenie 66
Tinea inguinalis 102
Tine-Test 208
Tissue-Faktor 197
Titerhöhe 37
T-Lymphozyten 22
Tonsillitis 255
Totimpfstoffe 336, 338
Toxoplasma gondii, Nachweis 34
Toxoplasmose 250 ff
– Diagnostik 253 f
– Pränataldiagnostik 254
– Schädigungsrisiko 253
– Schwangerschaft 251 ff
– – Studie 252 f
– Therapeutika 58
Trachom 167
Trematoden 321
Treponema pallidum 109 ff, 245
Treponema-pallidum-Hämagglutinationstest 111
Triazole 57 f
Trichomonaden 35
Trichomonadeninfektion, Schwangerschaft 259 f
Trichomonadenkolpitis 146 ff
Trichomonas vaginalis 147
– – Nachweis 34 f
Trichomoniasis 146 ff
– Fluor 77 f
Trimethoprim 53
Tropenreisen 286
Tuberkelbakterien, Endometritis 186
Tuberkulintest, intrakutaner 208
Tuberkulose 207 ff
Tuberkuloseimpfung, Neugeborenes 338
Tuberkulostatika 209
Tuboovarialabszess 192 f

U

Ulcus molle 318 f
Ureidopenicilline 48 f
Urethralherpes 203
Urethralkarbunkel 205
Urethritis 202
Urin, Zystitis 204
Urindiagnostik 28
Uteruskantenschmerz 293

V

Vagi-C 59, 150
– Aminvaginose 265
– Kolpitis 150
– Prophylaxe Spätabort 269
Vagina
– Bakterienarten 12
– Darmbakterien 161
– Gegenstand 328
– Hautkeime 161
– Hefearten 144 f
– Herpes-simplex-Virusinfektion 145
– Infektionen 141 ff
– Milieu 141
– Mischflora 160 f
– Nachweis von Bakterien 267
– nicht infektionsbedingte Erkrankung 161 ff
– Normalflora 10 ff
– Papillomvirusinfektion 146
– pathogene Bakterien 160 f
– Tumor 164
Vaginaldusche 160
Vaginalflora
– Frühgeburt 266
– gestörte 155 ff
– mikrobielle Störung 264
– Störungen, Desinfektiva 281
Vaginalläsionen 162
Vaginitis 141 ff
Vaginose, bakterielle 155 ff, 264 ff
– – Fluor 75 f
Valaciclovir 55 f
– Herpes genitalis 118
Vancomycin 51
Varizellen 229 ff
– nach der Geburt 231
– perinatale
– – Kind, Risiko 231
– – der Mutter 231
– Schwangerschaft 231
Varizellenkontakt, Schwangerschaft 232
Varizellensyndrom, konnatales 230 ff
Varizellen-Zoster-Virus 55 f, 229
Venenkatheterpflege 331 f
Venenpunktion 331 f
Vestibularadenitis 133 f
Vestibulitis 133 ff
Viren 3 f
– Aufbau 4
– Kulturverfahren 30
Virulenz 3
Virusinfektion
– Chemoprophylaxe 334
– Immunprophylaxe 334
– Schwangerschaft 214 ff
– – Risiken, Kind 216
– Serologie 36
Virusnachweis 3
Viruspapillom, Mamille 313
Viruspenetrationshemmer 56
Virustatika 55
Vitamin C 278
Vulva
– Billharziose 323
– Condylomata acuminata 124 ff
– Hämatom 140 f
– Infektionen 89 ff
– Kontaktekzem 99

– Zoster 123 ff
Vulvaabszess 104
Vulvabiopsie 84 f
Vulvaerkrankungen 90
– Lokalbehandlung 91
Vulvakarzinom 137 f
Vulvaverletzung 140 f
Vulvitis 89 ff
– Bakterien 102
– chronische 95 f
– Diagnostik 96 ff
– Ektoparasiten 135 f
– ohne Erreger 133 ff
– factitia 327
– Hefepilze 92 ff
– irritative 137 f
– nicht nachweisbarer Erreger 133 ff
– plasmacellularis 150
– pustulosa 94 f, 103
– rezidivierende 106
– Risikofaktoren 91 f
– Säugling 236
– Streptokokken Serogruppe A 104 ff
– durch Viren 112 ff
Vulvovaginalkandidose, Differenzialdiagnostik 98

W

Wartec s. Podophyllotoxin
Wassergeburt 300
Wasserstoffperoxid 11
Weicher Schanker s. Ulcus molle
Western Blot 40
Windpocken s. Varizellen
Wochenbett 289 ff
– Hautpflege 290
– Herpes oralis 233
Wochenbettkomplikationen 296
Wochenfluss, Infektiosität 289 f
Wunddrainage 332
Wundheilungsstörung
– Episiotomie 298
– Sectio caesarea 297 f
Wundinfektion 193 ff
Wundpflege 332
Wurmarten, tropische 323 f
Wurminfektionen 321 ff
Wurmmittel 58

Y

Yersinien 20

Z

Zecken 243 f, 248 ff
Zervix 12
– Blutung 270
– Papillomvirusinfektion 178 ff
– Schwangerschaft 269 ff
– Trichterbildung 270
Zervixhyperplasie 270 f
Zervixinfektion 164 ff
– bakterielle 166 ff
– Herpes genitalis 177 f
– Lokalisation 165

Sachverzeichnis

– virale 175 ff
Zervixkarzinom 178, 182
– HPV-Infektion 178
Zervixkarzinom-Linien, HPV-positive 180
Zervixlänge, Bestimmung 269 f
Zervixpolypen 270 f
Zervixzysten 270 f
Zervizitis 164 ff, 259
– durch andere Bakterien 174 f
– durch Chlamydien 165
– Chlamydien 170, 174
– chronische, Differenzialdiagnosen 182
– durch Gonokokken 165
– Gonokokken 172 ff
– Herpes genitalis, primärer 175
– hyperplastische 169
Zestoden 321, 323
Zidovudin 225
Zoster 232
– Vulva 123 ff
Zyklus, lytischer 3
Zystitis
– chronische interstitielle 207
– rezidivierende, Prophylaxe 204
– untere 206
– mit Urethritis 202
Zytokine 197
Zytomegalie 226 ff
– Diagnose 227
– konnatale 227 f
– – Fetus, Therapie 229
– – Prophylaxe 228
– reaktivierte, Mutter 229
Zytomegalievirus, DNA-Analoga 56